国家古籍出版

专项经费资助项目

五运六气典籍汇纂

五运六气经典集粹

总主编　杨　威

主　　编　刘寨华　杜　松

主　　审　孟庆云　刘从明

中医古籍出版社

Publishing House of Ancient Chinese Medical Books

图书在版编目（CIP）数据

五运六气经典集粹/杨威等主编．—北京：中医古籍出版社，2017.8（2021.10 重印）
（五运六气典籍汇纂）
ISBN 978－7－5152－1186－2

Ⅰ.①五…　Ⅱ.①杨…　Ⅲ.①运气（中医）—中医典籍—选集
Ⅳ.①R226

中国版本图书馆 CIP 数据核字（2017）第 186258 号

五运六气经典集粹
杨　威　总主编

责任编辑　张　磊
封面设计　韩博玥
出版发行　中医古籍出版社
社　　址　北京东直门内南小街 16 号（100700）
电　　话　010－64089446（总编室）010－64002949（发行部）
网　　址　www. zhongyiguji. com. cn
印　　刷　廊坊市鸿煊印刷有限公司
开　　本　787mm×1092mm　1/16
印　　张　24. 25
字　　数　420 千字
版　　次　2017 年 8 月第 1 版　2021 年 10 月第 2 次印刷
书　　号　ISBN 978－7－5152－1186－2
定　　价　108. 00 元

《五运六气经典集粹》

编 委 会

总主编 杨 威

主　编 刘寨华 杜 松

主　审 孟庆云 刘从明

校注编委 （以姓氏笔画为序）

于 峥 王红芹 王国为 牛红艳

牛燕梅 冯茗渲 朱二苓 孙明杰

孙 萌 杨 磊 吴新明 余丞浩

张华敏 张宇鹏 邵晶晶 屈 伸

赵 薇 侯 阳 高占华 黄晓华

储戟农 鲍继洪 翟志光 魏 民

作者简介

杨威，女，北京人，研究员。中国中医科学院中医基础理论研究所藏象学研究室主任。毕业于北京中医药大学，从事中医理论研究与临床工作三十余年，主要开展五运六气、藏象理论、时令病诊疗研究。兼任中国中医药信息学会干支象数医学研究分会秘书长，中国中医药研究促进会医养结合分会副会长，中国中华中医药学会五运六气专家协作组专家等。2003 年至今，系统开展五运六气学术源流、科学原理、临床应用等研究，主持的多项五运六气相关研究获科技成果奖励。临床中重视五运六气时空变化对人体禀赋、藏府及疾病变化的影响，强调运用时令变化规律指导临床诊断、防治、调摄。发表学术论文 120 余篇，主编《五运六气研究》《五运六气推演指南》《五运六气临床指南》等学术专著。

刘寨华，女，黑龙江人，医学博士，研究员。现任职于中国中医科学院中医基础理论研究所，长期从事中医理论研究与临床工作，主要开展藏象理论、中医养生理论及心血管疾病研究。兼任中华中医药学会中医基础理论分会委员，中国中医药信息研究会中医药信息数字化专业委员会委员，世界中医药学会联合会伦理审查委员会委员。参与的项目获得国家科技进步二等奖、中华中医药学会科学技术一等奖等。发表学术论文 80 余篇，主编著作 2 部，副主编 2 部。

杜松，女，辽宁省丹东市人，中国中医科学院医学博士、副研究员、硕士研究生导师。现任职于中国中医科学院中医基础理论研究所。长期从事中医理论研究与临床工作，主要开展中医诊法理论、疑难病中医诊疗研究等。兼任世界中医药学会联合会痰证学专业委员会常务理事、中国中西医结合学会诊断专业委员会委员等。编写著作 20 余部，发表论文 80 余篇，获科技成果奖 3 项。

内容简介

五运六气是以阴阳、五行、六气、干支等为纲目，融合自然、生命多领域知识形成的中医理论，用以阐释自然、生命与疾病的时空规律。自唐代王冰次注《素问》补入运气七篇大论后，五运六气被列入中医经典，对医经释义、临床辨证、疫病防治等具重要意义。在五运六气文献的古今调研、系统整理、深入研究中，将古代五运六气经典文献进行精选、校注，精选五运六气医经、歌诀、考卷、格局、医案、方药、医论、书目等古代文献，以摘录形式集粹经典文献，希望为中医药科研工作者、医科院校在校学生、临床医护人员的学习提高提供优质素材，为体悟中医精髓指引捷径。

孟　序

五运六气，意博机奥，趣深理至，明代朱权在《乾坤生意》中说："医者不明五运六气，如涉海问津。"五运六气是集矢中医理论生机的渊薮，也是启蒙医生临证的真筌。当年王冰在次注《素问》时，把汉代称"内学"又称"推布"的"七篇大论"补入了《内经》以后，遂成为续接中医理论的生长点，由是中医六气的气象病因学系统化了，升降出入开合的气化学说理论化了，以十九条为核心的病机学说确立了，六气节候的流行病的证治模式纲领化了，这也成为明清医家奠立温病学的理据。吴鞠通在《温病条辨》之首，以运气十九条"原温病学之始"。金元学子，各以其一隅的发挥就足以自成一家。刘河间专主火，李东垣以脾胃为气机升降的中枢，张子和在王冰注病机的"气动"四说上主攻破，朱丹溪发展了五郁之治。

临床上得运气津涯的人治病应手如拿，妙如神仙。唐之孙思邈与张仲景、李时珍并称中国医学史上的三个"大医"，昔云张仲景之圣，孙思邈之寿，李时珍之博。这位寿医是以精诚和至巧而名世。其巧就巧在临证中对"推布"即运气理论的灵活应用，诚如《旧唐书·方伎传·孙思邈传》所赞："道合古今，其殚数术，高谈正一，则古之蒙庄子，深入不二，则今之维摩诘，其推步甲乙，度量乾坤，则落下闳、安其先生之俦也。"

向学五运六气者，在登堂入室之前，每遇两难。一是本源不清，浊流靡已；二是侈论杂陈，精本难求。认知发生学的开创者皮亚杰说："懂得了起源，就洞察了本质。"把握五运六气，如能先从"七篇大论"的原典出发，则既得真要，又能探微索隐。

五运六气在发展中逐渐演成三派：研理派、推算派和江湖派。其中江湖派者，浪迹人世，敷会行情，推天说命，把气运巧舌为国运、人运者大有人在。当年刘河间先生就曾批评："世俗或以谓运气无徵，而为惑人言妄说者。"但历代书肆之中确不乏己昏未得其意而昭昭大道玄机之作，使人难以向学。时至今日也有之。有鉴于此，推出五运六气集成经典的文本，对于学习者、临床医生以及从事五运六气科研的人，都是很有意义的。

中国中医科学院杨威研究员、刘寨华研究员及其团队，十数年来以五运六气课题参与国家传染病防治的重大项目，在理论研究的同时，裒辑群书，选其经典，萃其要论，分医经、歌诀、考卷、格局、医案、方药、医论、书目八端，有者示以提要，使览者经目，顿知妙道。我看，这部书对于五运六气，有理论性、实践性和资料性三方面的价值。

孟庆云

2015 年 1 月 13 日于中国中医科学院

前　言

五运六气是以阴阳、五行、六气、干支等为纲目，融合古代天文历法、气象物候、藏象病候等自然、生命多领域知识形成的中医经典理论，用以阐释自然、生命与疾病的时空规律，以甲子年四时主客变化为特色，是中医天人相应整体观念、三因制宜辨证思维的具体体现，被古人誉为“造化之玄机”“医门之捷径”。自唐代王冰次注《素问》补入运气七篇大论后，五运六气被列入中医经典，对医经释意、临床辨证、疫病防治等具重要意义，也赋予中医学术传承与创新的推动力。

一、《五运六气典籍汇纂》编写缘由

五运六气集中阐述首见于唐代王冰次注《素问》（又称《重广补注黄帝内经素问》）补入的天元纪大论、五运行大论、六微旨大论、气交变大论、五常政大论、六元正纪大论、至真要大论等七篇大论，对医经大加诠注，多有发明解难，并另撰《玄珠密语》以陈其道，其核心思想涉及顺天察运，因变求气，知常达变，迁移有位，变化可期，非位则邪，当位则正，亢害承制，胜复郁发等。其后历代医家对五运六气多有阐述、发挥。宋代，借助学者推崇、政府提倡、官学推广，王冰次注《素问》成为《黄帝内经》的正经、正注，《素问入式运气论奥》《圣济经》《圣济总录》《三因极一病证方论》等予褒扬推广，五运六气成为中医必修知识，民间流传“不读五运六气，拣遍方书何济?”金元时期，医家各呈己意，深切体悟五运六气而成就一家之学，促成中医学术流派纷呈，发挥其理论指导临床作用。迨至明清，医学明家多注重五运六气的医经考释与临床发挥，五运六气鼎力支撑了温补学派、温病学派的创立、繁荣，《运气易览》《类经》《医学纲目》《世补斋医书》《医学入门》《普济方》《医宗金鉴》等传播五运六气，影响远至韩日等周边国家。近现代以来，虽屡遇质疑之声，五运六气在中医理论与临床研究中仍突显作用，五运六气不可或缺的中医学术地位难被撼动，掀起新一轮五运六气学术热潮，并成为国家级重大科研项目及高等中医教育特色课程，获得广大中医爱好者、学习者、临证者的热切关注。

历代经典文献是中医学术发展的承载本底，也是中医传承、提高的学习载体。自唐代王冰次注《素问》补入七篇大论并别撰《素问六气玄珠秘语》以陈其道始，五运六气受到历代医学明家的高度重视，在对《素问》相关篇章的解读、五运六气的理论阐发、五运六气指导防病治病经验总结中，形成了丰富的历史文献资源。

五运六气文献丰富、卷帙浩繁，因其文辞古奥艰深、内容浩如烟海、文献整理专业要求等，影响着五运六气经典文献的传播、普及。当前最为普遍的文献问题在于，一些广为流传的现刊本，专业性的文字错讹较普遍，影响五运六气理解与学习；一些孤本、珍本的现刊本较少，难得阅览；仅限于《素问》七篇运气大论及少数文献的学习，因不系统全面易导致以偏概全的误解、分歧。

因文辞古奥、内容旁杂、版本珍稀、传播困乏，五运六气历代文献资料尚缺乏系统的整理出版，部分重要出版物中存在明显有悖于五运六气医理的文字错误，也常因文献获得缺陷导致五运六气认识与理解上的偏差与分歧。较普遍存在的文字讹误，如木、火、水诸字不分等，阴、阳两字不别，“间气”误为“问气”等。

在学习与研究五运六气文献的过程中，会遇到各种各样的五运六气文献资料困难，编者切身感受到获得相对全面系统且较少文字讹误的五运六气经典文献，对于正确领悟与全面理解五运六气是如此重要。研究团队在五运六气相关课题（2005CB23505，2008ZX10005－013，2007BAI10 B01－092，200707002，06－07JP50，ZZ2006014，YZ－1114，YZ－1426）研究中，总结历代五运六气文献研究工作，从中精选了较具代表性、参考性、系统性的五运六气经典文献，校勘正误，汇集成册，以类编、类书、摘录的形式，编纂各有侧重的《五运六气精华类编》《五运六气珍本集成》《五运六气经典集粹》，互为支撑，略有重复，旨在较全面地展现五运六气理论内涵及发展历程，为阅读涉猎者快速勾画五运六气文献与理论全貌，期冀对致力于中国传统文化、中医传统理论研学者有所帮助。

二、《五运六气典籍汇纂》校注说明

本次整理校注以薛清录主编《中国中医古籍总目》的版本信息为线索查

找资料，运用本校、对校、理校等方法校正，凡异体字、古今字、俗体字、繁体字等以规范简化字替代，竖版繁体改为横排简体，“右”改为“上”等不做说明，合理分段、标点，调整字体格式，内容保持原貌。

疑难、生僻、碍于理解字词酌加注释。通假字、明显错讹字加注说明。不同版本的异文，依医理择选，加注说明。错讹、脱衍，确系错别字、俗字、小误，或确须明辨者，校改并加注说明。引用其他文献不失原意或有意改动者原样录用，有歧义或难以理解者考据出处及前后文，加注说明。

本次五运六气经典文献校注整理，幸得中国中医科学院孟庆云先生、中医古籍出版社刘从明先生审阅，陕西中医学院张登本先生、中国中医科学院潘桂娟先生、山西太原田合禄先生指导，中国中医科学院图书馆、上海中医药大学图书馆提供珍藏文献资料借阅，在此深表谢意！

三、《五运六气经典集粹》引用文献及版本说明

本次整理校注以影印本为底本，以通行本、流通本为参校本，个别版本不详的文献采用流通本，所涉文献的版本情况如下：

1.《重广补注黄帝内经素问》

《重广补注黄帝内经素问》传本有两种，一种是《重广补注黄帝内经素问》二十四卷、《黄帝内经灵枢》二十四卷本。现存版本主要有明万历十二年甲申（1584）绣谷书林周曰校刻本、明刻本、日本宽文三年癸卯（1663）据万历十二年周曰校刻本重刻本、日本宽政三年辛亥（1791）风月堂刻本、清咸丰二年壬子（1852）钱熙祚守山阁校刻本、日本清规堂刻本、日本中尾氏刻本、清大业堂刻本、1928年中国学会据清咸丰二年钱熙祚守山阁校刻本影印本等。

另一种是《重广补注黄帝内经素问》二十四卷、《黄帝内经灵枢》十二卷本。现存版本主要有明万历二十九年辛丑（1601）新安吴勉学校刻古今医统正脉全书本，明涵远斋刻本，清道光二十九年己酉（1849）金陵宋仁甫刻本，清咸丰刻本，清光绪三年丁丑（1877）浙江书局刻二十二子本，清光绪十年甲申（1884）京口文成堂摹宋刻本，清光绪十九年癸巳（1893）上海鸿文书局石印二十五子汇函本，清光绪二十三年丁酉（1897）上海图书集成印书局铅印子书二十二种本，清光绪二十三年丁酉（1897）新化三味书室刻本，清光绪三十三年丁未（1907）京师医局刻本，清宣统三年辛亥（1911）、1913、1914、1921年上海育文书局石印子书二十八种本，1916年上海书局石印本，

1916 年上海石竹山房影印本，1919（1929）年上海商务印书馆影印四部丛刊本，1921（1924）年上海隆文书局石印本，1925 年上海鸿章书局石印本，1928 年上海大德书局石印本，1931（1939）上海商务印书馆铅印万有文库本，1933 年上海铸记书局石印本，民国上海锦章书局石印本，民国上海广益书局石印本，民国上海千顷堂书局石印本，日本刻本，1982 年人民卫生出版社影印本等。亦见载于《医学六经》《古今医统正脉全书》《四库全书》《四部丛刊》《万有文库》《四部备要》。[①] 此外，还有 2004 年学苑出版社孙国中、方向红点校本，2011 年科学技术文献出版社范登脉校注本。

2.《医宗金鉴》

现存版本主要有清乾隆七年壬戌（1742）内府稿本、清乾隆武英殿聚珍本、清乾隆吴经元堂重刻本、清道光四年甲申（1824）云南刻本、清同治光绪间刻本、清光绪二年丙子（1876）江西书局刻本、清光绪四年戊寅（1878）潘氏敏德堂刻本、清光绪九年癸未（1883）扫叶山房刻本、清光绪十七年辛卯（1891）文远堂刻本、清光绪十八年壬辰（1892）上海五彩书局铅印本、清光绪十八年壬辰（1892）上海图书集成印书局铅印本、清光绪二十二年丙申（1896）上海同仁馆石印本、清光绪二十八年壬寅（1902）上海醉六堂石印本、清光绪二十九年癸卯（1903）上海经香阁石印本、清光绪二十九年癸卯（1903）上海飞鸿阁书林石印本、清光绪三十二年丙午（1906）上海锦章书局石印本、清光绪三十二年丙午（1906）上海有益斋石印本、清光绪三十二年丙午（1906）上海文新书局石印本、清光绪蜀都会友堂刻本、清宣统元年己酉（1909）铸记书局石印本、清宣统元年己酉（1909）章福记书局石印本、清宣统元年己酉（1909）简青斋书局石印本、清宣统三年辛亥（1911）上海文盛书局石印本、清三让堂刻本、清经元堂刻本、清宝仁堂刻本、清善成堂刻本、清聚奎堂刻本、清刻本尊经阁藏板、1912（1949）年上海商务印书馆铅印本、1916（1934）年上海锦章书局石印本、1919（1925、1929）年上海鸿宝斋书局石印本、1922（1949）年上海中华图书馆石印本、1922（1949）年上海文化书局石印本、1923 年成文厚书局石印本、1929 年上海昌文书局石印本、1929 年上海校经山房石印本、1936 年中国医药书局铅印本、1939（1942）年上海鸿文书局石印本、1943 年沈阳艺光书店铅印本、1943 年上海广益书局石印本、民国上海大成书局石印本、民国上海启新书局石印本、民国闽

---

① 薛清录. 中国中医古籍总目. 上海：上海辞书出版社，2007：1－2.

沪明怡斋石印本、民国铅印本、1957（1980）年人民卫生出版社据清乾隆聚珍版影印本等。亦见于《四库全书》。[①]

此外，还有1963、1982年人民卫生出版社武英殿版排印本，1994年中国中医药出版社闫志安、何源校注本，1995年中医古籍出版社刘国正校注本，2006年人民卫生出版社郑金生整理本等。

3.《宋太医局诸科程文格》运气九道

《太医局诸科程文》九卷，现存版本主要有清光绪四年戊寅（1878）丁氏当归草堂刻本、清光绪三十一年乙巳（1905）上海六艺书局石印本、清宣统三年辛亥（1911）上海医学书局铅印本、1918年上海大东书局石印本等。亦收载于《四库全书》《当归草堂医学丛书初编》《古今医学会通》等。[②] 此外，还有2015年中国中医药出版社邢玉瑞、孙雨来校注本。

4.《圣济总录》六十年运气图说

现在版本主要有元大德四年庚子（1300）江浙等处行中书省刻本、明抄本、清乾隆五十四年己酉（1789）震泽汪氏燕远堂刻本、日本文化十年癸酉（1813）江户医学馆活字本、日本文化十三年丙子（1816）东都医学活字本、清朝鲜刻本、1919年上海文瑞楼石印本、日本影元抄本、据元影宋刻本复制本等。[③] 此外，还有1962年人民卫生出版社点校本，2013年人民卫生出版社郑金生校点本。

5.《医学穷源集》

现存版本主要有清嘉庆十三年戊辰（1808）刻本吟香书屋藏板、清嘉庆二十二年丁丑（1817）书业堂刻本等。[④]

6.《元和纪用经》

现存版本主要有清乾隆五十九年甲寅（1794）修敬堂刻本、清同治光绪间刻本、日本明治二十四年辛卯（1891）抄本、清刻本於然室藏板、1925年上海千顷堂书局石印本、日本抄本等。亦见于《六醴斋医书》中。[⑤] 此外，还有2006年中国中医药出版社张登本、孙理军校注《王冰医学全书》本。

---

① 薛清录. 中国中医古籍总目. 上海：上海辞书出版社，2007：929-930.
② 薛清录. 中国中医古籍总目. 上海：上海辞书出版社，2007：834.
③ 薛清录. 中国中医古籍总目. 上海：上海辞书出版社，2007：265.
④ 薛清录. 中国中医古籍总目. 上海：上海辞书出版社，2007：795.
⑤ 薛清录. 中国中医古籍总目. 上海：上海辞书出版社，2007：36-37.

7.《本草纲目》

现存版本主要有明万历二十一年癸巳（1593）金陵胡承龙刻本，明万历三十一年癸卯（1603）夏良心张鼎思江西刻本，明万历三十四年丙午（1606）晋江杨道会刻本，明崇祯十三年庚辰（1640）钱蔚起刻本，明末石渠阁刻本梅墅烟萝阁藏板，明刻本清初立达堂印本，清顺治十二年乙未（1655）刻本太和堂藏板，清顺治十四年丁酉（1657）张朝璘刻本，清顺治十五年戊戌（1658）张温如刻本，清顺治十五年戊戌（1658）清畏堂刻本，清康熙二十三年甲子（1684）金阊绿荫堂刻本，清初连云阁刻本，日本正德四年甲午（1714）含英豫章堂刻本，清康熙五十六年丁酉（1717）刻本，清康熙刻本芥子园藏板，清雍正十三年乙卯（1735）三乐斋刻本，清乾隆三十二年丁亥（1767）三乐斋校刻本，清乾隆四十九年甲辰（1784）金阊书业堂刻本，清道光六年丙戌（1826）务本堂刻本，清道光六年丙戌（1826）英德堂刻本，清道光十三年癸巳（1833）本立堂刻本，清道光二十五年乙巳（1845）文光堂刻本，清道光二十九年己酉（1849）天德堂刻本，清道光三十年庚戌（1850）翰苑阁校刻本六有堂藏板，清同治六年丁卯（1867）藜照书屋刻本，清同治六年丁卯（1867）天德堂刻本，清同治十一年壬申（1872）芥子园刻本，清同治十一年壬申（1872）书业堂刻本，清同治十一年壬申（1872）善成堂刻本，清光绪元年乙亥（1875）、三十年甲辰（1904）、宣统元年己酉（1909）上海经香阁石印本，清光绪十一年乙酉（1885）合肥张绍棠味古斋校刻本，清光绪十四年戊子（1888）、十八年壬辰（1892）、十九年癸巳（1893）、三十三年丁未（1901）、宣统元年己酉（1909）鸿宝斋书局石印本，清光绪十七年辛卯（1891）古经阁重刻本，清光绪二十年甲午（1894）、三十三年丁未（1907）上海图书集成印书局铅印本，清光绪二十二年丙申（1896）刻本，清光绪三十年甲辰（1904）上海同文书局石印本，清光绪三十二年丙午（1906）萃珍书局石印本，清光绪三十三年丁未（1907）益元书局刻本，清光绪三十三年丁未（1907）上海华商集成书局铅印本，清光绪三十四年戊申（1908）上海商务印书馆石印本，清本立堂刻本，清春明堂刻本，清衣德堂刻本，清天宝楼刻本，清学库山房刻本，清福文堂刻本，清同文堂刻本，清文会益刻本，清务本书局刻本，清三让睦记刻本，清刻本本衙藏板，清刻本五芝堂藏板，清渔古山房刻本，清石印本，1912 年上海章福记书局石印本，1912（1916、1917、1919、1925）上海鸿宝斋书局石印本，1913（1923、1926、1930、

1932、1933、1935、1940）年上海商务印书馆铅印本，1916 年上海锦章书局石印本，1916 年上海进步书局石印本，1937 年上海世界书局影印本，敦化堂刻本，扫叶山房石印本，1957 年人民卫生出版社据清光绪 11 年合肥张绍棠味古斋校刻本影印本，1988（1996）年中国书店据 1930 年商务印书馆铅印本影印本，1993 年上海科技出版社据明万历金陵胡承龙刻本影印本。亦收载于《四库全书》《万有书库》中。①

此外，还有 1975、1978、1979、1981、1982、2004 年人民卫生出版社校点本，1999、2005 年人民卫生出版社金陵版排印本，1994 年中医古籍出版社陈贵廷等点校本，1998 年中国中医药出版社张守康等点校本。

8.《运气证治歌诀》

现存版本不明，采用流通本。

9.《四圣心源》

现存版本主要有清嘉庆十八年癸酉（1813）刻本、清道光十二年壬辰（1832）阳湖张琦宛邻书屋刻本、清道光二十二年壬寅（1842）刻本、清道光二十九年（1849）刻本、清咸丰二年壬子（1852）小嫏嬛山馆刻本、清咸丰六年丙辰（1856）刻本、清咸丰七年丁巳（1857）刻本、清咸丰十年庚申（1860）长沙徐树铭燮和精舍校刻黄氏医书八种本、清同治七年戊辰（1868）吴郡顾复刻本、清同治七年戊辰（1868）成都刻本、清同治十二年癸酉（1873）刻本、清光绪三十一年乙巳（1905）刻本经元书室藏板、清宣统元年己酉（1909）上海江左书林石印本、清刘鸾翔抄本、望云草庐刻本、1955 年上海古籍出版社影印本等。② 此外，还有 1990 年人民卫生出版社麻瑞亭等点校《黄元御医书十一种》本，2010 年人民军医出版社整理本，2009 年中国中医药出版社孙洽熙校注本等。

10.《医医病书》

现存版本主要有 1915 年抄本、1915（1924）年绍兴育新书局石印本等，亦收载于《医药丛书五十六种》中。③ 此外，还有 1985 年江苏科学技术出版社沈凤阁校注本，2007 年中医古籍出版社卜开初点注本。

---

① 薛清录．中国中医古籍总目．上海：上海辞书出版社，2007：201－204.

② 薛清录．中国中医古籍总目．上海：上海辞书出版社，2007：34－35.

③ 薛清录．中国中医古籍总目．上海：上海辞书出版社，2007：850.

11.《中国医籍考》

现存版本主要有1935年日本东京国本出版社影印本、1936年上海中西医药研究社影印本、民国许宝衡抄本等。亦收载于《皇汉医学丛书》中。[①] 此外，还有1956、1983年人民卫生出版社排印本，1993年上海中医学院出版社陈存仁编校本。

---

① 薛清录. 中国中医古籍总目. 上海：上海辞书出版社，2007：883.

目 录

1 经典运气医经

唐·王冰补注《重广补注黄帝内经素问》运气七篇

王冰，号启玄子、启元子，约生于唐景云元年（710），卒于贞元二十年（805），里居籍贯不详，唐宝应中（762—763）为太仆令，又称“王太仆”。王冰历时12年，重新整理编次并注释《素问》，于宝应元年（762）注成，世称《次注黄帝内经素问》（24卷）。

其中，补入天元纪、五运行、六微旨、气交变、五常政、六元正纪、至真要等七篇运气大论（运气七篇），公认王冰为彰扬并注释五运六气理论的第一位医家。宋代由林亿、孙奇、高保衡等校勘、注释，孙兆改误，更书名为《重广补注黄帝内经素问》，成为后世刊刻传播《素问》的蓝本和依据，确定了运气七篇的“医经”地位。运气七篇是参详五运六气必不可缺的典章，又常与《素问》四气调神、阴阳应象、藏气法时等篇章互参。

天元纪大论篇第六十六

黄帝问曰：天有五行，御五位，以生寒、暑、燥、湿、风；人有五藏，化五气，以生喜、怒、思、忧、恐。御，谓临御。化，谓生化也。天真之气，无所不周，器象虽殊，参应一也。新校正云：“按《阴阳应象大论》云：‘喜怒悲忧恐’，二论不同者，思者脾也，四藏皆受成焉。悲者，胜怒也。二论所以互相成也。”**论言五运相袭而皆治之，终期之日，周而复始，余已知之矣，愿闻其与三阴三阳之候，奈何合之？**论，谓《六节藏象论》也。运，谓五行应天之五运，各周三百六十五日而为纪者也。故曰终期之日，周而复始也。以六合五，数未参同，故问之也。

鬼臾区稽首再拜对曰：昭乎哉问也！夫五运阴阳者，天地之道也，万物之

纲纪，变化之父母，生杀之本始，神明之府也，可不通乎！道，谓化生之道。纲纪，谓生长化成收藏之纲纪也。父母，谓万物形之先也。本始，谓生杀皆因而有之也。夫有形禀气而不为五运阴阳之所摄者，未之有也。所以造化不极，能为万物生化之元始者，何哉？以其是神明之府故也。然合散不测，生化无穷，非神明运为无能尔也。新校正云："详'阴阳者'至'神明之府也'，与《阴阳应象大论》同，而两论之注颇异。"**故物生谓之化，物极谓之变，阴阳不测谓之神，神用无方谓之圣**。所谓化、变、神、圣之道也。化，施化也。变，散易也。神，无期也。圣，无思也。气之施化故曰生，气之散易故曰极，无期禀候故曰神，无思测量故曰圣。由化与变，故万物无能逃五运阴阳；由圣与神，故众妙无能出幽玄之理。深乎妙用，不可得而称之。新校正云："按《六微旨大论》云：'物之生，从于化，物之极，由乎变，变化之相薄，成败之所由也。'又《五常政大论》云：'气始而生化，气散而有形，气布而蕃育，气终而象变，其致一也。'"

夫变化之为用也，应万化之用也。**在天为玄**，玄，远也。天道玄远，变化无穷。《传》曰："天道远，人道迩。"**在人为道**，道，谓妙用之道也。经术政化，非道不成。**在地为化**，化，谓生化也。生万物者地，非土气孕育，则形质不成。**化生五味**，金石草木，根叶花实，酸苦甘淡辛咸，皆化气所生，随时而有。**道生智**，智通妙用，唯道所生。**玄生神**。玄远幽深，故生神也。神之为用，触遇玄通，契物化成，无不应也。

神在天为风，风者，教之始，天之使也，天之号令也。**在地为木**，东方之化。**在天为热**，应火为用。**在地为火**，南方之化。**在天为湿**，应土为用。**在地为土**，中央之化。**在天为燥**，应金为用。**在地为金**，西方之化。**在天为寒**，应水为用。**在地为水**。北方之化。神之为用，如上五化。木为风所生，火为热所炽，金为燥所发，水为寒所资，土为湿所全，盖初因而成立也。虽初因之以化成，卒因之以败散尔，岂五行之独是哉①！凡因所因而成立者，悉因所因而散落尔。新校正云："详'在天为玄'至此，则与《阴阳应象大论》及《五运行大论》文重，注颇异。"

故在天为气，在地成形，气，谓风、热、湿、燥、寒。形，谓木、火、土、金、水。**形气相感，而化生万物矣**。此造化生成之大纪。**然天地者，万物之上下也**；天覆地载，上下相临，万物化生，无遗略也。由是故万物自生自

① 明武陵顾从德影宋本作："云初因之以化成，卒因之以败散尔。岂五行之独有哉！"

长，自化自成，自盈自虚，自复自变也。夫变者何？谓生之气极本而更始化也。孔子曰："曲成万物而不遗。"**左右者，阴阳之道路也；**天有六气御下，地有五行奉上。当岁者为上，主司天。承岁者为下，主司地。不当岁者，二气居右，北行转之，二气居左，南行转之。金木水火运，面北正之，常左为右，右为左，则左者南行，右者北行而反也。新校正云："详上下左右之说，义具《五运行大论》中。"**水火者，阴阳之征兆也；**征，信也，验也。兆，先也。以水火之寒热，彰信阴阳之先兆也。**金木者，生成之终始也。**木主发生应春，春为生化之始。金主收敛应秋，秋为成实之终。终始不息，其化常行，故万物生长化成收藏自久。新校正云："按《阴阳应象大论》曰：'天地者，万物之上下也；阴阳者，血气之男女也；左右者，阴阳之道路也；水火者，阴阳之征兆也；阴阳者，万物之能始也。'与此论相出入也。"**气有多少，形有盛衰，上下相召，而损益彰矣。**气有多少，谓天之阴阳三等，多少不同秩也。形有盛衰，谓五运之气，有太过、不及也。由是少多衰盛，天地相召，而阴阳损益昭然彰著可见也。新校正云："详'阴阳三等'之义，具下文注中。"

帝曰：愿闻五运之主时也何如？时，四时也。**鬼臾区曰：五气运行，各终期日，非独主时也。**一运之日，终三百六十五日四分度之一乃易之，非主一时当其王、相、囚、死而为绝法也。气交之内迢然而别有之也。

帝曰：请闻其所谓也。鬼臾区曰：臣积考《太始天元册》文曰：《天元册》，所以记天真元气运行之纪也。自神农之世，鬼臾区十世祖始诵而行之，此太古占候灵文。洎[①]乎伏羲之时，已镌诸玉版，命曰《册文》。太古灵文，故命曰《太始天元册》也。新校正云："详今世有《天元玉册》，或者以为即此《太始天元册》文，非是。"**太虚寥廓[②]，肇基化元，**太虚，谓空玄之境，真气之所充，神明之宫府也。真气精微，无远不至，故能为生化之本始，运气之真元矣。肇，始也。基，本也。**万物资始，五运终天，**五运，谓木、火、土、金、水运也。终天，谓一岁三百六十五日四分度之一也，终始更代，周而复始也。言五运更统于太虚，四时随部而迁复，六气分居而异主，万物因之以化生，非曰自然，其谁能始，故曰万物资始。《易》曰："大哉乾元，万物资始，乃统天，云行雨施，品物流形。"孔子曰："天何言哉，四时行焉，百物生焉。"此其义也。**布气真灵，总统坤元，**太虚真气，无所不至也，气齐生有，

---

① 洎（jì）：及，到。
② 寥廓：空阔。

故禀气含灵者，抱真气以生焉。“总[1]统坤元”，言天元气常司地气，化生之道也。《易》曰：“至哉坤元，万物资生，乃顺承天也。”**九星悬朗，七曜周旋，**九星，上古之时也。上古世质人淳，归真反朴，九星悬朗，五运齐宣。中古道德稍衰，标星藏曜，故计星之见者七焉。九星，谓天蓬、天芮、天冲、天辅、天禽、天心、天任、天柱、天英，此盖从标而为始，遁甲式法，今犹用焉。七曜，谓日月五星，今外蕃具以此历为举动吉凶之信也。周，谓周天之度。旋，谓左循天度而行。五星之行，犹各有进退、高下、小大矣。**曰阴曰阳，曰柔曰刚，**阴阳，天道也。柔刚，地道也。天以阳生阴长，地以柔化刚成也。《易》曰：“立天之道，曰阴与阳。立地之道，曰柔与刚。”此之谓也。**幽显既位，寒暑弛张，**幽显既位，言人神各得其序。寒暑弛张，言阴阳不失其宜也。人神各守所居，无相干犯，阴阳不失其序，物得其宜，天地之道且然，人神之理亦犹也。新校正云：“按《至真要大论》云：‘幽明何如?’岐伯曰：‘两阴交尽故曰幽，两阳合明故曰明，幽明之配，寒暑之异也。’”**生生化化，品物咸章。**上“生”，谓生之有情有识之类也。下“生”，谓生之无情无识之类也。上“化”，谓形容彰显者也。下“化”，谓蔽匿形容者也。有情有识，彰显形容，天气主之；无情无识，蔽匿形质，地气主之，禀元灵气之所化育尔。《易》曰：“天地氤氲，万物化醇。”斯之谓欤！**臣斯十世，此之谓也。**传习斯文，至鬼臾区，十世于兹，不敢失坠。

帝曰：善！何谓气有多少，形有盛衰？鬼臾区曰：阴阳之气各有多少，故曰三阴三阳也。由气有多少，故随其升降，分为三别也。新校正云：“按《至真要大论》云：‘阴阳之三也，何谓?’岐伯曰：‘气有多少异用。’王冰云：‘太阴为正阴，太阳为正阳，次少者为少阴，次少者为少阳，又次为阳明，又次为厥阴。’”**形有盛衰，谓五行之治，各有太过、不及也。**太过，有余也；不及，不足也。气至不足，太过迎之；气至太过，不足随之。天地之气，亏盈如此，故云形有盛衰也。**故其始也，有余而往，不足随之，不足而往，有余从之，知迎知随，气可与期。**言亏盈无常，互相胜负尔。始，谓甲子岁也。《六微旨大论》曰：“天气始于甲，地气始于子，子甲相合，命曰岁立。”此之谓也，则始甲子之岁，三百六十五日，所禀之气，当不足也，次而推之，终六甲也，故有余已则不足，不足已则有余。亦有岁运非有余非不足者，盖以同天地之化也。若余已复余，少已复少，则天地之道变常，而灾害作，苛疾生矣。新

---

① 总：或作“揔”，同“总”。

校正云：按《六微旨大论》云：'木运临卯，火运临午，土运临四季，金运临酉，水运临子，所谓岁会，气之平也。'又按《五常政大论》云：'委和之纪，上角与正角同，上商与正商同，上宫与正宫同。伏明之纪，上商与正商同。卑监之纪，上宫与正宫同，上角与正角同。从革之纪，上商与正商同，上角与正角同。涸流之纪，上宫与正宫同。赫曦之纪，上羽与正徵同。坚成之纪，上徵与正商同。'又《六元正纪大论》云：'不及而加同岁会，已前诸岁并为正岁，气之平也。'今王注以同天之化为非有余不足者，非也。**应天为天符，承岁为岁值①，三合为治。**应天，谓木运之岁上见厥阴，火运之岁上见少阳、少阴，土运之岁上见太阴，金运之岁上见阳明，水运之岁上见太阳，此五者天气下降，如合符运，故曰应天为天符也。承岁，谓木运之岁，岁当于卯；火运之岁，岁当于午；土运之岁，岁当辰戌丑未；金运之岁，岁当于酉；水运之岁，岁当于子，此五者岁之所值，故曰承岁，为岁值也。三合，谓火运之岁，上见少阴，年辰临午；土运之岁，上见太阴，年辰临丑未；金运之岁，上见阳明，年辰临酉，此三者，天气、运气与年辰俱会，故云三合为治也。岁值亦曰岁位，三合亦为天符。《六微旨大论》曰："天符岁会，曰太一天符②"，谓天、运与岁俱会也。新校正云："按天符、岁会之详，具《六微旨大论》中。又详火运，上少阴，年辰临午，即戊午岁也；土运，上太阴，年辰临丑未，即己丑、己未岁也；金运，上阳明，年辰临酉，即乙酉岁也。"

帝曰：上下相召奈何？鬼臾区曰：寒暑燥湿风火，天之阴阳也，三阴三阳上奉之。太阳为寒，少阳为暑，阳明为燥，太阴为湿，厥阴为风，少阴为火，皆其元在天，故曰天之阴阳也。**木火土金水火，地之阴阳也，生长化收藏下应之。**木，初气也；火，二气也；相火，三气也；土，四气也；金，五气也；水，终气也。以其在地应天，故云下应也。气在地，故曰地之阴阳也。新校正云：按《六微旨大论》曰：地理之应六节气位何如？岐伯曰：'显明之右，君火之位；退行一步，相火治之；复行一步，土气治之；复行一步，金气治之；复行一步，水气治之；复行一步，木气治之。'此即木、火、土、金、水、火，地之阴阳之义也。**天以阳生阴长，地以阳杀阴藏。**生、长者天之道，藏、杀者地之道。天阳主生，故以阳生阴长。地阴主杀，故以阳杀阴藏。天地虽高下不同，而各有阴阳之运用也。新校正云："详此经与《阴阳应象大论》文重，注

---

① 岁值：或作"岁直"，下同。

② 太一天符：或作"太乙天符"。

颇异。”**天有阴阳，地亦有阴阳。**天有阴故能下降，地有阳故能上腾，是以各有阴阳也。阴阳交泰，故化变由之成也。**木火土金水火，地之阴阳也，生长化收藏。故阳中有阴，阴中有阳。**阴阳之气，极则过亢，故各兼之。《阴阳应象大论》曰：“寒极生热，热极生寒。”又曰：“重阴必阳，重阳必阴。”言气极则变也。故阳中兼阴，阴中兼阳。《易》之卦，离中虚，坎中实，此其义象也。**所以欲知天地之阴阳者，应天之气，动而不息，故五岁而右迁，应地之气，静而守位，故六期而环会。**天有六气，地有五位，天以六气临地，地以五位承天，盖以天气不加君火故也。以六加五，则五岁而余一气，故迁一位。若以五承六，则常六岁乃备尽天元之气，故六年而环会，所谓周而复始也。地气左行，往而不返，天气东转，常自火运数五岁已，其次气正当君火气之上，法不加临，则右迁君火气上，以临相火之上，故曰五岁而右迁也。由斯动静，上下相临，而天地万物之情，变化之机可见矣。**动静相召，上下相临，阴阳相错，而变由生也。**天地之道，变化之微，其由是矣。孔子曰：“天地设位，而易行乎其中”，此之谓也。新校正云：“按《五运行大论》云：上下相遘，寒暑相临，气相得则和，不相得则病。又云：上者右行，下者左行，左右周天，余而复会。”

帝曰：上下周纪，其有数乎？鬼臾区曰：天以六为节，地以五为制。周天气者，六期为一备；终地纪者，五岁为一周。六节，谓六气之分。五制，谓五位之分。位应一岁，气统一年，故五岁为一周，六年为一备。备，谓备历天气。周，谓周行地位。所以地位六而言五者，天气不临君火故也。**君火以明，相火以位。**君火在相火之右，但立名于君位，不立岁气，故天之六气，不偶其气以行，君火之政，守位而奉天之命，以宣行火令尔。以名奉天，故曰君火以名；守位禀命，故云相火以位。**五六相合而七百二十气，为一纪，凡三十岁；千四百四十气，凡六十岁，而为一周，不及太过，斯皆见矣。**历法一气十五日，因而乘之，积七百二十气，即三十年，积千四百四十气，即六十年也。经云：“有余而往，不足随之，不足而往，有余从之。”故六十年中，不及、太过，斯皆见矣。新校正云：“按《六节藏象论》云：五日谓之候，三候谓之气，六气谓之时，四时谓之岁，而各从其主治焉。五运相袭，而皆治之，终期之日，周而复始，时立气布，如环无端，候亦同法。故曰不知年之所加，气之盛衰，虚实之所起，不可为工矣。”

帝曰：夫子之言，上终天气，下毕地纪，可谓悉矣。余愿闻而藏之，上以治民，下以治身，使百姓昭著，上下和亲，德泽下流，子孙无忧，传之后世，

无有终时，可得闻乎？安不忘危，存不忘亡，大圣之至教也。求民之瘼[①]，恤民之隐，大圣之深仁也。**鬼臾区曰：至数之机，迫迮以微，其来可见，其往可追，敬之者昌，慢之者亡，无道行私，必得天殃。**谓传非其人，授于情狎，及寄求名利者也。**谨奉天道，请言真要。**申誓戒于君王，乃明言天道，至真之要旨也。

帝曰：善言始者，必会于终，善言近者，必知其远，数术明著，应用不差，故远近于言，始终无谬。**是则至数极而道不惑，所谓明矣。愿夫子推而次之，令有条理，简而不匮，久而不绝，易用难忘，为之纲纪，至数之要，愿尽闻之。**简，省要也。匮，乏也。久，远也。要，枢纽也。**鬼臾区曰：昭乎哉问！明乎哉道！如鼓之应桴，响之应声也。**桴，鼓椎也。响，应声也。**臣闻之，甲己之岁，土运统之；乙庚之岁，金运统之；丙辛之岁，水运统之；丁壬之岁，木运统之；戊癸之岁，火运统之。**太始天地初分之时，阴阳析位之际，天分五气，地列五行。五行定位，布政于四方，五气分流，散支于十干。当时黄气横于甲己，白气横于乙庚，黑气横于丙辛，青气横于丁壬，赤气横于戊癸，故甲己应土运，乙庚应金运，丙辛应水运，丁壬应木运，戊癸应火运。太古圣人望气以书天册，贤者谨奉以纪天元，下论文义备矣。新校正云："详运有太过、不及、平气，甲、庚、丙、壬、戊主太过，乙、辛、丁、癸、己主不及，大法如此。取平气之法，其说不一，具如诸篇。"

帝曰：其于三阴三阳，合之奈何？鬼臾区曰：子午之岁，上见少阴；丑未之岁，上见太阴；寅申之岁，上见少阳；卯酉之岁，上见阳明；辰戌之岁，上见太阳；巳亥之岁，上见厥阴。少阴所谓标也，厥阴所谓终也。标，谓上首也。终，谓当三甲六甲之终。新校正云："详午、未、寅、酉、戌、亥之岁为正化，正司化令之实；子、丑、申、卯、辰、巳之岁为对化，对司化令之虚。此其大法也。"**厥阴之上，风气主之；少阴之上，热气主之；太阴之上，湿气主之；少阳之上，相火主之；阳明之上，燥气主之；太阳之上，寒气主之。所谓本也，是谓六元。**三阴三阳为标，寒、暑、燥、湿、风、火为本，故云所谓本也。天真元气分为六化，以统坤元生成之用，徵其应用则六化不同，本其所生则正是真元之一气，故曰六元也。新校正云："按别本'六元'作'天元'也。"

帝曰：光乎哉道！明乎哉论！请著之玉版，藏之金匮，署曰《天元纪》。

---

① 瘼（mò）：病，疾苦。

五运行大论篇第六十七

黄帝坐明堂，始正天纲，临观八极，考建五常，明堂，布政宫也。八极，八方目极之所也。考，谓考校。建，谓建立也。五常，谓五气，行天地之中者也。端居正气，以候天和。**请天师而问之曰：论言天地之动静，神明为之纪，阴阳之升降，寒暑彰其兆。**新校正云："详论谓《阴阳应象大论》及《气交变大论》文。彼云：'阴阳之往复，寒暑彰其兆'。"**余闻五运之数于夫子，夫子之所言，正五气之各主岁尔，首甲定运，余因论之。**

鬼臾区曰：土主甲己，金主乙庚，水主丙辛，木主丁壬，火主戊癸。子午之上，少阴主之；丑未之上，太阴主之；寅申之上，少阳主之；卯酉之上，阳明主之；辰戌之上，太阳主之；巳亥之上，厥阴主之。不合阴阳，其故何也？首甲，谓六甲之初，则甲子年也。

岐伯曰：是明道也，此天地之阴阳也。上古圣人，仰观天象，以正阴阳。夫阴阳之道，非不昭然，而人昧宗源，述其本始，则百端疑议，从是而生。黄帝恐至理正宗，便因诬废，愍[①]念黎庶，故启问之。天师知道出从真，必非谬述，故对上曰："是明道也，此天地之阴阳也。"《阴阳法》曰："甲己合，乙庚合，丙辛合，丁壬合，戊癸合。"盖取圣人仰观天象之义。不然，则十干之位，各在一方，徵其离合，事亦寥阔。呜乎远哉！百姓日用而不知尔。故《太上立言》曰："吾言甚易知，甚易行；天下莫能知，莫能行。"此其类也。新校正云："详金主乙庚者，乙者庚之柔，庚者乙之刚。大而言之阴与阳，小而言之夫与妇，是刚柔之事也。余并如此。"**夫数之可数者，人中之阴阳也，然所合，数之可得者也。夫阴阳者，数之可十，推之可百，数之可千，推之可万。天地阴阳者，不以数推，以象之谓也。**言智识偏浅，不见原由，虽所指弥远，其知弥近，得其元始，桴鼓非遥。

帝曰：愿闻其所始也。岐伯曰：昭乎哉问也！臣览《太始天元册》文，丹天之气，经于牛女戊分；黅天之气，经于心尾己分；苍天之气，经于危室柳鬼；素天之气，经于亢氐昴毕；玄天之气，经于张翼娄胃。所谓戊己分者，奎壁角轸，则天地之门户也。戊土属乾，己土属巽。《遁甲经》曰："六戊为天门，六己为地户，晨暮占雨，以西北、东南。"义取此，雨为土用，湿气生之，故此占焉。**夫候之所始，道之所生，不可不通也。帝曰：善！论言天地者，万**

① 愍（mǐn）：怜悯，哀伤。

物之上下，左右者，阴阳之道路，未知其所谓也。论，谓《天元纪》及《阴阳应象论》也。**岐伯曰：所谓上下者，岁上下见阴阳之所在也。左右者，诸上见厥阴，左少阴右太阳；见少阴，左太阴右厥阴；见太阴，左少阳右少阴；见少阳，左阳明右太阴；见阳明，左太阳右少阳；见太阳，左厥阴右阳明。所谓面北而命其位，言其见也。**面向北而言之也。上，南也。下，北也。左，西也。右，东也。

帝曰：何谓下？岐伯曰：厥阴在上则少阳在下，左阳明右太阴；少阴在上则阳明在下，左太阳右少阳；太阴在上则太阳在下，左厥阴右阳明；少阳在上则厥阴在下，左少阴右太阳；阳明在上则少阴在下，左太阴右厥阴；太阳在上则太阴在下，左少阳右少阴。所谓面南而命其位，言其见也。主岁者位在南，故面北而言其左右。在下者位在北，故面南而言其左右也。上，天位也。下，地位也。面南，左东也，右西也，上下异而左右殊也。**上下相遘，寒暑相临，气相得则和，不相得则病。**木火相临，金水相临，水木相临，火土相临，土金相临，为相得也。木土相临，土水相临，水火相临，火金相临，金木相临，为不相得也。上临下为顺，下临上为逆，逆亦郁抑而病生，土临相火、君火之类者也。

帝曰：气相得而病者何也？岐伯曰：以下临上，不当位也。六位相临，假令土临火，火临木，木临水，水临金，金临土，皆为以下临上，不当位也。父子之义，子为下，父为上，以子临父，不亦逆乎？

帝曰：动静何如？言天地之行左右也。**岐伯曰：上者右行，下者左行，左右周天，余而复会也。**上，天也。下，地也。周天，谓天周地五行之位也。天垂六气，地布五行，天顺地而左回，地承天而东转，木运之后，天气常余，余气不加于君火，却退一步加临相火之上，是以每五岁已，退一位而右迁，故曰左右周天，余而复会。会，遇也，合也。言天地之道，常五岁毕，则以余气迁加，复与五行座位再相会合，而为岁法也。周天，谓天周地位，非周天之六气也。

帝曰：余闻鬼臾区曰“应地者静”，今夫子乃言下者左行，不知其所谓也，愿闻何以生之乎？诘异也。新校正云：按鬼臾区言应地者静，见《天元纪大论》中。**岐伯曰：天地动静，五行迁复，虽鬼臾区其上候而已，犹不能遍明。**不能遍明，无求备也。**夫变化之用，天垂象，地成形，七曜纬虚，五行丽地。地者，所以载生成之形类也。虚者，所以列应天之精气也。形精之动，犹根本之与枝叶也，仰观其象，虽远可知也。**观五星之东转，则地体左行之理，昭然可知也。丽，著也。有形之物，未有不依据物而得全者也。

帝曰：地之为下否乎？言转不居，为下乎？为否乎？**岐伯曰：地为人之下，太虚之中者也。**言人之所居，可谓下矣，徵其至理，则是太虚之中一物尔。《易》曰："坤厚载物，德合无疆"，此之谓也。

帝曰：凭[①]**乎？**言太虚无碍，地体何凭而止住？**岐伯曰：大气举之也。**大气，谓造化之气，任持太虚者也。所以太虚不屈，地久天长者，盖由造化之气任持之也。气化而变，不任持之，则太虚之器亦败坏矣。夫落叶飞空，不疾而下，为其乘气，故势不得速焉。凡物之有形，处地之上者，皆有生化之气任持之也。然器有大小不同，坏有迟速之异，及至气不任持，则大小之坏一也。**燥以干之，暑以蒸之，风以动之，湿以润之，寒以坚之，火以温之。故风寒在下，燥热在上，湿气在中，火游行其间，寒暑六入，故令虚而生化也。**地体之中，凡有六入：一曰燥，二曰暑，三曰风，四曰湿，五曰寒，六曰火。受燥，故干性生焉；受暑，故蒸性生焉；受风，故动性生焉；受湿，故润性生焉；受寒，故坚性生焉；受火，故温性生焉。此谓天之六气也。**故燥胜则地干，暑胜则地热，风胜则地动，湿胜则地泥，寒胜则地裂，火胜则地固矣。**六气之用。

帝曰：天地之气，何以候之？岐伯曰：天地之气，胜复之作，不形于诊也。言平气及胜复，皆以形证观察，不以诊知也。《脉法》**曰：天地之变，无以脉诊。此之谓也。**天地以气不以位，故不当以脉知之。

帝曰：间气何如？岐伯曰：随气所在，期于左右。于左右尺寸四部，分位承之，以知应与不应，过与不过。

帝曰：期之奈何？岐伯曰：顺其气则和，违其气则病，谓当沉不沉，当浮不浮，当涩不涩，当钩不钩，当弦不弦，当大不大之类也。新校正云："按《至真要大论》云：厥阴之至，其脉弦；少阴之至，其脉钩；太阴之至，其脉沉；少阳之至，大而浮；阳明之至，短而涩；太阳之至，大而长。至而和则平，至而甚则病，至而反则病，至而不至者病，未至而至者病，阴阳易者危。"**不当其位者病，**见于他位也。**迭移其位者病，**谓左见右脉，右见左脉，气差错故尔。**失守其位者危，**已见于他乡，本宫见贼杀之气，故病危。**尺寸反者死，**子午卯酉四岁有之。反，谓岁当阴在寸脉而反现于尺，岁当阳在尺而脉反现于寸，尺寸俱乃谓反也。若尺独然，或寸独然，是不应气，非反也。**阴阳交者死。**寅申、巳亥、丑未、辰戌八年有之。交，谓岁当阴在右脉反现左，岁当阳在左脉反现右，左右交现是谓交。若左独然，或右独然，是不应气，非交也。

---

① 凭：或作"冯"，通"凭"。凭借，依靠。

先立其年，以知其气，左右应见，然后乃可以言死生之逆顺。经言岁气备矣。新校正云："详此备《六元正纪大论》中。"

帝曰：寒、暑、燥、湿、风、火，在人合之奈何？其于万物何以生化？合，谓中外相应。生，谓承化而生。化，谓成立众象也。

岐伯曰：东方生风，东者日之初，风者教之始，天之使也，所以发号施令，故生自东方也。景霁山昏，苍埃际合，崖谷若一，岩岫之风也；黄白昏埃，晚空如堵，独见天垂，川泽之风也；加以黄黑，白埃承下，山泽之猛风也。**风生木，**阳升风鼓，草木敷荣，故曰风生木也。此和气之生化也，若风气施化，则飘扬敷坼①，其为变极则木拔草除也。运乘丁卯、丁丑、丁亥、丁酉、丁未、丁巳之岁，则风化不足。若乘壬申、壬午、壬辰、壬寅、壬子、壬戌之岁，则风化有余于万物也。新校正云："详王注以丁壬分运之有余不足，或者以丁卯、丁亥、丁巳、壬申、壬寅五岁为天符、同天符、正岁会，非有余不足，为平木运，以王注为非，是不知大统也。必欲细分，虽除此五岁，亦未为尽。下文火、土、金、水运等，并同此。"**木生酸，**万物味酸者，皆始自木气之生化也。**酸生肝，**酸味入胃，生养于肝藏。**肝生筋，**酸味入肝，自肝藏布化，生成于筋膜也。**筋生心。**酸气荣养筋膜毕已，自筋流化，乃入于心。**其在天为玄，**玄，谓玄冥也。丑之终，东方白。寅之初，天色反黑，太虚皆暗②，在天为玄象可见。新校正云："详'在天为玄'至'化生气'七句，通言六气五行生化之大法，非东方独有之也。而王注'玄'，谓'丑之终，寅之初，天色黑'，则专言在东方，不兼诸方，此注未通。"**在人为道，**正理之道，生养之政化也。**在地为化。**化，生化也。有生化而后有万物，万物无非化气以生成者也。**化生五味，**金玉土石，草木菜果，根茎枝叶，花谷实核，无识之类，皆地化生也。**道生智，**智，正知也，虑远也。知正则不疑于事，虑远则不涉于危，以道处之，理符于智。《灵枢经》曰："因虑而处物谓之智。"**玄生神，**神用无方，深微莫测，迹见形隐，物鲜能期。由是则玄冥之中，神明栖据，隐而不现，玄生神明也。**化生气。**飞走蚑行③，鳞、介、毛、倮、羽，五类变化，内属神机，虽为五味所该④，然其生禀则异，故又曰化生气也。此上七句，通言六气五行生化之大法，非东方独有之也。新校正云："按《阴阳应象大论》

---

① 坼（chè）：草木的种子分裂发芽。《易·解》："雷雨作而百果草木皆甲坼。"

② 暗：或作"闇"，异体字。

③ 蚑行：虫行貌。蚑（qí），长脚蜘蛛，又名蟏蛸、长蚑。

④ 该（gāi）：通"赅"。包括，具备。

及《天元纪大论》无‘化生气’一句。”**神在天为风，**鸣紊启坼，风之化也；振拉摧拔，风之用也。岁属厥阴在上，则风化于天；厥阴在下，则风行于地。**在地为木，**长短曲直，木之体也；干举机发，木之用也。**在体为筋，**维结束络，筋之体也；繻纵卷舒，筋之用也。**在气为柔，**木化宣发，风化所行，则物体柔软。**在藏为肝。**肝有二布叶，一小叶，如木甲坼之象也。各有支络，脉游其中，以宣发阳和之气，魂之宫也。为将军之官，谋虑出焉。乘丁岁，则肝藏及经络先受邪而为病也。胆府同。**其性为暄，**暄，温也，肝木之性也。**其德为和，**敷布和气于万物，木之德也。新校正云：“按《气交变大论》云：其德敷和。”**其用为动，**风摇而动，无风则万类皆静。新校正云：“按木之用为动，火太过之政亦为动，盖火木之主暴速，故俱为动。”**其色为苍，**有形之类，乘木之化，则外色皆现薄青之色。今东方之地，草木之上，色皆苍。遇丁岁，则苍物兼白及黄，色不纯也。**其化为荣，**荣，美色也。四时之中，物见华荣，颜色鲜丽者，皆木化之所生也。新校正云：“按《气交变大论》云：其化生荣。”**其虫毛，**万物发生，如毛在皮。**其政为散，**发散生气于万物。新校正云；“按《气交变大论》云：‘其政舒启’，详木之政散，平木之政发散，木太过之政散，土不及之气散，金之用散落，木之灾散落，所以为散之异有六，而散之义惟二：一谓发散之散，是木之气也；二谓散落之散，是金之气所为也。”**其令宣发，**阳和之气，舒而散也。**其变摧拉，**摧，拔成者也。新校正云：“按《气交变大论》云：其变振发。”**其眚为陨，**陨，坠也。大风暴起，草泯[①]木坠。新校正云：“按《气交变大论》云：其灾散落。”**其味为酸，**夫物之化之变而有酸味者，皆木气之所成败也。今东方之野，生味多酸。**其志为怒。**怒，直声也。怒所以威物。**怒伤肝，**凡物之用极，皆自伤也。怒发于肝，而反伤肝藏。**悲胜怒；**悲发而怒止，胜之信也。新校正云：“详五志‘悲’当为‘忧’，盖忧伤意，悲伤魂，故云悲胜怒也。”**风伤肝，**亦犹风之折木也。风生于木而反折之，用极而衰。新校正云：“按《阴阳应象大论》云：‘风伤筋’。”**燥胜风；**风自木生，燥为金化，风余则制之以燥，肝盛则治之以凉，凉清所行，金之气也。**酸伤筋，**酸泻肝气，泻甚则伤其气。《灵枢经》曰：“酸走筋，筋病无多食酸”，以此尔。走筋，谓宣行其气速疾也，气血肉骨同。新校正云：“详注云《灵枢经》云，乃是《素问·宣明五气篇》文。按《甲乙经》以此为《素问》，王云《灵枢经》者误也。”**辛胜酸。**辛，金味，故胜木之酸，酸余则胜

---

① 泯（mǐn）：灭，尽。

之以辛也。

南方生热，阳盛所生，相火、君火之政也。太虚昏翳，其若轻尘，山川悉然，热之气也。大明不彰，其色如丹，郁热之气也。若行云暴升，烒①然叶积，乍盈乍缩，崖谷之热也。**热生火，**热甚之气，火运盛明，故曰热生火。火者，盛阳之生化也，热气施化则炎暑郁燠，其为变极则燔灼销融。运乘癸酉、癸未、癸巳、癸卯、癸丑、癸亥岁，则热化不足。若乘戊辰、戊寅、戊子、戊戌、戊申、戊午岁，则热化有余。火有君火、相火，故曰热生火，又云火也。**火生苦，**物之味苦者，皆始自火之生化也。甘物遇火，体焦则苦，苦从火化，其可徵也。**苦生心，**苦物入胃，化入于心，故诸癸岁则苦化少，诸戊岁则苦化多。**心生血，**苦味自心化已，则布化生血脉。**血生脾，**苦味营血已，自血流化，生养脾也。**其在天为热，**亦神化气也。暄暴郁蒸，热之化也；炎赫沸腾，热之用也。岁属少阴、少阳，在上则热化于天，在下则热行于地。**在地为火，**光显炳明，火之体也；燔燎焦然，火之用也。**在体为脉，**流行血气，脉之体也；壅泄虚实，脉之用也。络脉同。**在气为息，**息，长也。**在藏为心。**心形如未敷莲花，中有九孔，以导引天真之气，神之宇也，为君主之官，神明出焉。乘癸岁，则心与经络受邪而为病，小肠府亦然。**其性为暑，**暑，热也，心之气性也。**其德为显，**明显见象，定而可取，火之德也。新校正云："按《气交变大论》云：其德彰显。"**其用为躁，**火性躁动，不专定也。**其色为赤，**生化之物，乘火化者，悉表备赭丹之色。今南方之地，草木之上，皆兼赤色。乘癸岁，则赤色之物，兼黑及白也。**其化为茂，**茂，蕃盛也。新校正云："按《气交变大论》云：其化蕃茂。"**其虫羽，**参差长短，象火之形。**其政为明，**明曜彰见，无所蔽匿，火之政也。新校正云："按《气交变大论》云：'其政明曜。'又按火之政明，水之气明，水火异而明同者，火之明明于外，水之明明于内，明虽同而实异也。"**其令郁蒸，**郁，盛也。蒸，热也。言盛热气如蒸也。新校正云："详注谓郁为盛，其义未安。按王冰注《五常政大论》云：'郁，谓郁燠，不舒畅也。'当如此解。"**其变炎烁，**热甚炎赫，烁石流金，火之极变也。新校正云："按《气交变大论》云：'其变销烁'。"**其眚燔焫，**燔焫山川，旋及屋宇，火之灾也。新校正云："按《气交变大论》云：其灾燔焫。"**其味为苦，**物之化之变而有苦味者，皆火气之所合散也。今南方之野，生物多苦。**其志为喜。**喜，悦乐也，悦以和志。**喜伤心，**言其过也。喜发于心而反伤

① 烒（sǒng）：高耸貌。

心，亦犹风之折木也。过则气竭，故见伤也。**恐胜喜；**恐至则喜乐皆泯，胜喜之理，目击道存，恐则水之气也。**热伤气，**天热则气伏不见，人热则气促喘急。热之伤气，理亦可征。此皆谓大热也，小热之气，犹生诸气也。《阴阳应象大论》曰：壮火散气，少火生气。此其义也。**寒胜热；**寒胜则热退，阴盛则阳衰，制热以寒，是求胜也。**苦伤气，**大凡如此尔，苦之伤气，以其燥也，苦加以热，则伤尤甚也。何以明之？饮酒气促，多则喘急，此其信也。苦寒之物，偏服岁久，益火滋甚，亦伤气也。暂以方治，乃同少火，反生气也。新校正云："详此论所伤之旨有三：东方曰风伤肝、酸伤筋，中央曰湿伤肉、甘伤脾，西方曰辛伤皮毛，是自伤者也；南方曰热伤气、苦伤气，北方曰寒伤血、咸伤血，是伤己所胜也；西方曰热伤皮毛，是被胜伤己也。凡此五方所伤之例有三，若《太素》则俱云自伤焉。"**咸胜苦。**酒得咸而解，物理昭然。火苦之胜，制以水咸。

中央生湿，中央，土也。高山土湿，泉出地中，水源山隈，云生岩谷，则其象也。夫性内蕴，动而为用，则雨降云腾，中央生湿，不远信矣。故《历候记》"土润溽暑于六月"，谓是也。**湿生土，**湿气内蕴，土体乃全，湿则土生，干则土死，死则庶类凋丧，生则万物滋荣，此湿气之化尔。湿气施化，则土宅而云腾雨降；其为变极，则骤注土崩也。运乘己巳、己卯、己丑、己亥、己酉、己未之岁，则湿化不足；乘甲子、甲戌、甲申、甲午、甲辰、甲寅之岁，则湿化有余也。**土生甘，**物之味甘者，皆始自土之生化也。**甘生脾，**甘物入胃，先入于脾，故诸己岁则甘少化，诸甲岁甘多化。**脾生肉，**甘味入脾，自脾藏布化，长生脂肉。**肉生肺。**甘气营肉已，自肉流化，乃生养肺藏也。**其在天为湿，**言神化也。柔润重泽，湿之化也；埃郁云雨，湿之用也。岁属太阴在上，则湿化于天；太阴在下，则湿化于地。**在地为土，**敦静安镇，聚散复形，群品以生，土之体也；含垢匿秽，静而下民，为变化母，土之德也。新校正云："详注云'静而下民，为土之德'。下民之义，恐字误也。"**在体为肉，**覆裹筋骨，气发其间，肉之用也；疏密不时，中外否闭，肉之动也。**在气为充，**土气施化，则万象盈。**在藏为脾。**形象马蹄，内包胃脘，象土形也。经络之气，交归于中，以营运真灵之气，意之舍也。为仓廪之官，化物出焉。乘己岁，则脾及经络受邪而为病。新校正云："详肝、心、肺、肾四藏，注各言府同，独此注不言胃府同者，阙[①]文也。"**其性静兼，**兼，谓兼寒热暄凉之气也。

---

① 阙：通"缺"，空缺。

《白虎通》曰："脾之为言并也。"谓四气并之也。**其德为濡，**津湿润泽，土之德也。新校正云："按《气交变大论》云：其德溽蒸。"**其用为化，**化，谓兼诸四化，并己为五化，所谓风化、热化、燥化、寒化，周万物而为生长化成收藏也。**其色为黄，**物乘土化，则表见黅黄之色。今中央之地，草本之上，皆兼黄色。乘己岁，则黄色之物，兼苍及黑。**其化为盈，**盈，满也。土化所及，则万物盈满。新校正云："按《气交变大论》云：其化丰备。"**其虫倮，**倮露皮革，无毛介也。**其政为谧，**谧，静也，土性安静。新校正云："按《气交变大论》云：'其政安静。'详土之政谧，水太过其政谧者，盖水太过而土下承之，故其政亦谧。"**其令云雨，**湿气布化之所成。**其变动注，**动，反静也。地之动则土失性，风摇不安；注，雨久下也，久则垣岸复为土矣。新校正云："按《气交变大论》云：其变骤注。"**其眚淫溃，**淫，久雨也。溃，土崩溃也。新校正云："按《气交变大论》云：其灾霖溃。"**其味为甘，**物之化之变而有甘味者，皆土化之所终始也。今中原之地，物味多甘淡。**其志为思。**思以成务。新校正云："按《灵枢经》曰：因志而存变谓之思。"**思伤脾，**思劳于智，过则伤脾。**怒胜思；**怒则不思，忿而忘祸，则胜可知矣。思甚不解，以怒制之，调性之道也。**湿伤肉，**湿甚为水，水盈则肿，水下去已，形肉已消，伤肉之验，近可知矣。**风胜湿；**风，木气，故胜土湿，湿甚则制之以风。**甘伤脾，**过节也。新校正云："按《阴阳应象大论》云：甘伤肉。"**酸胜甘。**甘余则制之以酸，所以救脾气也。

西方生燥，阳气已降，阴气复升，气爽风劲，故生燥也。夫岩谷青埃，川源苍翠，烟浮草木，远望氤氲，此金气所生，燥之化也。夜起白朦，轻如微雾，遐迩一色，星月皎如，此万物阴成，亦金气所生，白露之气也。太虚埃昏，气郁黄黑，视不见远，无风自行，从阴之阳，如云如雾，此杀气也，亦金气所生，霜之气也。山谷川泽，浊昏如雾，气郁蓬勃，惨然戚然，咫尺不分，此杀气将用，亦金气所生，运之气也。天雨大霖，和气西起，云卷阳曜，太虚廓清，燥生西方，义可徵也。若西风大起，木偃云腾，是为燥与湿争，气不胜也，故当复雨。然西风雨晴，天之常气，假有东风雨止，必有西风复雨，因雨而乃自晴。观是之为，则气有往复，动有燥湿，变化之象，不同其用矣。由此则天地之气，以和为胜，暴发奔骤，气所不胜，则多为复也。**燥生金，**气劲风切，金鸣声远，燥生之信，视听可知，此则燥化，能令万物坚定也。燥之施化于物如是，其为变极则天地凄惨，肃杀气行，人悉畏之，草木凋落。运乘乙丑、乙卯、乙巳、乙未、乙酉、乙亥之岁，则燥化不足；乘庚子、庚寅、庚辰、庚午、庚申、庚戌之岁，则燥化有余。岁气不同，生化异也。**金生辛，**物之有辛味者，皆始自金化之所成也。**辛生肺，**辛物入胃，先入于肺，故诸乙岁则辛少化，诸庚岁则辛多化。**肺生皮毛，**辛味入肺，自肺藏布化，生养皮毛也。**皮毛生肾。**辛气自入皮毛，乃流化生气，入肾藏也。**其在天为燥，**神化也。雾露清劲，燥之化也；肃杀凋零，燥之用也。岁属阳明在上，则燥化于天；阳明在下，则燥行于地者也。**在地为金，**从革坚刚，金之体也；锋刃铦利，金之用也。新校正云：按别本铦作括。**在体为皮毛，**柔韧包裹，皮毛之体也；渗泄津液，皮毛之用也。**在气为成，**物乘金化则坚成。**在藏为肺，**肺之形似人肩，二布叶，数小叶，中有二十四空，行列以分布诸藏清浊之气，主藏魄也，为相傅之官，治节出焉。乘乙岁，则肺与经络受邪而为病也。大肠府亦然。**其性为凉，**凉，清也，肺之性也。**其德为清，**金以清凉为德化。新校正云："按《气交变大论》云：其德清洁。"**其用为固，**固，坚定也。**其色为白，**物乘金化，则表彰缟素之色，今西方之野，草木之上，色皆兼白。乘乙岁，则白色之物，兼赤及苍也。**其化为敛，**敛，收也。金化流行，则物体坚敛。新校正云："按《气交变大论》云：'其化紧敛。'详金之化为敛，而木不及之气亦敛者，盖木不及而金胜之，故为敛也。"**其虫介，**介，甲也。外被介甲，金坚之象也。**其政为劲，**劲，前锐也。新校正云："按《气交变大论》云：其政劲切。"**其令雾露，**凉气化生。**其变肃杀，**天地惨凄，人所不喜，则其气也。**其眚苍落，**青干而凋落。**其味为辛，**夫物之化之变而有辛味者，皆金气之所离合也。今西方之野，草木多辛。**其志为忧。**忧，虑也，思也。新校正云："详王注以忧为思，有害于义。按本论思为脾之志，忧为肺之志，是忧非思明矣。又《灵枢经》曰：'愁忧则闭塞而不行。'又云：'愁忧而不解则伤意。'若是，则忧者愁也，非思也。"**忧伤肺，**愁忧则气闭塞而不行，肺藏气，故忧伤肺。**喜胜忧；**神悦则喜，故喜胜忧。**热伤皮毛，**火有二别，故此再举热伤之形证也。火气迫烁则物焦干，故热气盛则皮毛伤也。**寒胜热；**以阴消阳，故寒胜热。新校正云："按《太素》作'燥伤皮毛，热胜燥'。"**辛伤皮毛，**过节也，辛热又甚焉。**苦胜辛。**苦，火味，故胜金之辛。

北方生寒，阳气伏，阴气升，政布而大行，故寒生也。太虚澄净，黑色浮空，天色黯然，高空之寒气也。若气似散麻，木末皆黑，微见川泽之寒气也；太虚清白，空犹雪映，遐迩[1]一色，山谷之寒气也。太虚白昏，火明不翳，如

① 遐迩：远近。

雰雨气，遐迩肃然，北望色玄，凝雾夜落，此水气所生，寒之化也。太虚凝阴，白埃昏翳，天地一色，远视不分，此寒湿凝结，雪之将至也。地裂水冰，河渠干涸，枯泽浮咸，水敛土坚，是土胜水。水不得自清，水所生寒之用也。**寒生水，**寒资阴化，水所由生，此寒气之生化尔。寒气施化，则水冰雪雰①，其为变极则水涸冰坚。运乘丙寅、丙子、丙戌、丙申、丙午、丙辰之岁，则寒化大行；乘辛未、辛巳、辛卯、辛丑、辛亥、辛酉之岁，则寒化少。**水生咸，**物之有咸味者，皆始自水化之所成结也。水泽枯涸，卤咸乃蓄，沧海味咸，盐从水化，则咸因水产，其事炳然，煎水味咸，近而可见。**咸生肾，**咸物入胃，先归于肾，故诸丙岁咸物多化，诸辛岁咸物少化。**肾生骨髓，**咸味入肾，自肾藏布化，生养骨髓也。**髓生肝，**咸气自生骨髓，乃流化生气，入肝藏也。**其在天为寒，**神化也。凝惨冰雪，寒之化也；凛冽霜雹，寒之用也。岁属太阳在上，则寒化于天；太阳在下，则寒行于地。**在地为水，**阴气布化，流于地中，则为水泉。澄彻流衍，水之体也；漂荡没溺，水之用也。**在体为骨，**强干坚劲，骨之体也；包裹髓脑，骨之用也。**在气为坚，**柔软之物，遇寒则坚，寒之化也。**在藏为肾。**肾藏有二，形如豇豆相并，而曲附于膂筋，外有脂裹，里白表黑，主藏精也。为作强之官，技巧出焉。乘辛岁，则肾藏及经络受邪而为病。膀胱府同。**其性为凛，**凛，寒也，肾之性也。**其德为寒，**水以寒为德化。新校正云："按《气交变大论》：其德凄沧。"**其用为□②，其色为黑，**物禀水成，则表被玄黑之色。今北方之野，草木之上，色皆兼黑。乘辛岁，则黑色之物，兼黄及赤也。**其化为肃，**肃，静也。新校正云："按《气交变大论》云：'其化清谧'。详水之化为肃，而金之政太过者为肃，平金之政劲肃，金之变肃杀者，何也？盖水之化肃者，肃静也。金之政肃者，肃杀也。文虽同而事异者也。"**其虫鳞，**鳞，谓鱼蛇之族类。**其政为静，**水性澄彻而清静。新校正云："按《气交变大论》云：'其政凝肃。'详水之政为静，而平土之政安静，土太过之政亦为静，土不及之政亦为静定，水土异而静同者，非同也，水之静，清净也；土之静，安静也。"**其令□□③，其变凝冽，**寒甚故致是。新校正云："按《气交变大论》云：其变凛冽。"**其眚冰雹，**非时而有及暴过也。新校正云："按《气交变大论》云：其灾冰雪霜雹。"**其味为咸，**夫物之化之变而有咸味者，皆水化之所凝散也。今北方川泽，地多咸卤。**其志为恐。**恐以远祸。

① 雰（fēn）：雪盛貌。

② □：本阙，《素问吴注》为藏。

③ □□：本阙，《素问吴注》为霰雪。

恐伤肾，恐甚动中则伤肾。《灵枢经》曰："恐惧而不解则伤精。"肾藏精，故精伤而伤及于肾也。**思胜恐；**思见祸机，故无忧恐。思，一作忧，非也。**寒伤血，**明胜心也。寒甚血凝，故伤血也。**燥胜寒；**寒化则水积，燥用则物坚，燥与寒兼，故相胜也。天地之化，物理之常也。**咸伤血，**味过于咸，则咽干引饮，伤血之义，断可知矣。**甘胜咸，**渴饮甘泉，咽干自已，甘为土味，故胜水咸。新校正云："详自上'岐伯曰'至此，与《阴阳应象大论》同，小有增损，而注颇异。"**五气更立，各有所先，**当其岁时，气乃先也。**非其位则邪，当其位则正。**先立运，然后知非位与当位者也。

帝曰：病生之变何如？岐伯曰：气相得则微，不相得则甚。木居火位，火居土位，土居金位，金居水位，水居木位，木居君位，如是者为相得。又，木居水位，水居金位，金居土位，土居火位，火居木位，如是者虽为相得，终以子僭居父母之位，下凌其上，犹为小逆也。木居金土位，火居金水位，土居水木位，金居火木位，水居火土位，如是者为不相得，故病甚也。皆先立运气及司天之气，则气之所在，相得与不相得可知矣。

帝曰：主岁何如？岐伯曰：气有余，则制己所胜而侮所不胜；其不及，则己所不胜侮而乘之，己所胜轻而侮之。木余则制土，轻忽于金，以金气不争，故木恃其余而欺侮也。又木少金胜，土反侮木，以木不及，故土妄凌之也。四气率同。侮，谓侮慢而凌忽之也。**侮反受邪，**或以己强盛，或遇彼衰微，不度卑弱，妄行凌忽，虽侮而求胜，故终必受邪。**侮而受邪，寡于畏也。**受邪，各谓受己不胜之邪也。然舍己宫观，适他乡邦，外强中干，邪盛正弱，寡于敬畏，由是纳邪，故曰寡于畏也。新校正云："按《六节藏象论》曰：'未至而至，此谓太过，则薄所不胜而乘所胜，命曰气淫；至而不至，此谓不及，则所胜妄行而所生受病，所不胜而迫之，命曰气迫。'即此之义也。"**帝曰：善！**

六微旨大论篇第六十八

黄帝问曰：呜呼远哉！天之道也，如迎浮云，若视深渊，视深渊尚可测，迎浮云莫知其极。深渊静滢而澄澈，故视之可测其深浅；浮云飘泊而合散，故迎之莫诣其边涯。言苍天之象，如渊可视乎鳞介；运化之道，犹云莫测其去留。六气深微，其于运化，当如是喻矣。新校正云："详此文与《疏五过论》文重。"**夫子数言，谨奉天道，余闻而藏之，心私异之，不知其所谓也。愿夫子溢志尽言其事，令终不灭，久而不绝，天之道可得闻乎？**运化生成之道也。**岐伯稽首再拜对曰：明乎哉问，天之道也！此因天之序，盛衰之时也。**

帝曰：愿闻天道六六之节盛衰何也？六六之节，经已启问，天师未敷其旨，故重问之。**岐伯曰：上下有位，左右有纪，**上下，谓司天地之气二也。余左右四气，在岁之左右也。**故少阳之右，阳明治之；阳明之右，太阳治之；太阳之右，厥阴治之；厥阴之右，少阴治之；少阴之右，太阴治之；太阴之右，少阳治之。此所谓气之标，盖南面而待也。**标，末也。圣人南面而立，以阅气之至也。**故曰：因天之序，盛衰之时，移光定位，正立而待之。此之谓也。**移光，谓日移光。定位，谓面南观气，正立观岁，数气之至，则气可待之也。**少阳之上，火气治之，中见厥阴；**少阳南方火，故上见火气治之；与厥阴合，故中见厥阴也。**阳明之上，燥气治之，中见太阴；**阳明西方金，故上燥气治之，与太阴合，故燥气之下，中见太阴也。**太阳之上，寒气治之，中见少阴；**太阳北方水，故上寒气治之，与少阴合，故寒气之下，中见少阴也。新校正云："按《六元正纪大论》云：'太阳所至为寒生，中为温'，与此义同。"**厥阴之上，风气治之，中见少阳；**厥阴东方木，故上风气治之，与少阳合，故风气之下，中见少阳也。**少阴之上，热气治之，中见太阳；**少阴东南方君火，故上热气治之，与太阳合，故热气之下，中见太阳也。新校正云："按《六元正纪大论》云：'少阴所至为热生，中为寒'，与此义同。"**太阴之上，湿气治之，中见阳明。**太阴西南方土，故上湿气治之，与阳明合，故湿气之下，中见阳明也。**所谓本也，本之下，中之见也，见之下，气之标也，**本，谓元气也。气则为主，则文言著矣。新校正云："详注云'文言著矣'，疑误。"**本标不同，气应异象。**本者应之元，标者病之始，病生形用求之标，方施其用求之本，标本不同，求之中，见法万全。新校正云："按《至真要大论》云：六气标本不同，气有从本者，有从标本者，有不从标本者。少阳、太阴从本，少阴、太阳从本从标，阳明、厥阴不从标本，从乎中。故从本者，化生于本；从标本者，有标本之化；从中者，以中气为化。"

帝曰：其有至而至，有至而不至，有至而太过，何也？皆谓天之六气也。初之气，起于立春前十五日，余二、三、四、五、终气次至，而分治六十日余八十七刻半。**岐伯曰：至而至者，和；至而不至，来气不及也；未至而至，来气有余也。**时至而气至，和平之应，此则为平岁也。假令甲子岁气有余，于癸亥岁未当至之期，先时而至也；乙丑岁气不足，于甲子岁当至之期，后时而至也，故曰来气不及、来气有余也。言初气之至期如此，岁气有余，六气之至皆先时；岁气不及，六气之至皆后时。先时后至，后时先至，各差十三日而应也。新校正云："按《金匮要略》云：'有未至而至，有至而不至，有至而不去，有至而太过。冬至之后得甲子夜半少阳起，少阳之时阳始生，天得温和，以未得甲子，天因温和，此为未至而至也；以得甲子而天未温和，此为至而不至；以得甲子而天寒不解，此为至而不去；以得甲子而天温如盛夏时，此为至而太过。'此亦论气应之一端也。"

帝曰：至而不至，未至而至如何？言太过、不及岁，当至晚、至早之时应也。**岐伯曰：应则顺，否则逆，逆则变生，变则病。**当期为应，愆时为否，天地之气生化不息，无止碍也。不应有而有，应有而不有，是造化之气失常，失常则气变，变常则气血纷挠而为病也。天地变而失常，则万物皆病。**帝曰：善！请言其应。岐伯曰：物生其应也，气脉其应也。**物之生荣有常时，脉之至有常期，有余岁早，不及岁晚，皆依期至也。

帝曰：善！愿闻地理之应六节气位何如？岐伯曰：显明之右，君火之位也；君火之右，退行一步，相火治之；日出谓之显明，则卯地气分春也。自春分后六十日有奇，斗建卯正至于巳正，君火位也。自斗建巳正至未之中，三之气分，相火治之，所谓少阳也。君火之位，所谓少阴，热之分也，天度至此，暄淑大行。居热之分，不行炎暑，君之德也。少阳居之，为僭逆，大热早行，疫疠乃生；阳明居之，为温凉不时；太阳居之，为寒雨间热；厥阴居之，为风湿，雨生羽虫；少阴居之，为天下疵[①]疫，以其得位，君令宣行故也；太阴居之，为时雨。火有二位，故以君火为六气之始也。相火，则夏至日前后各三十日也，少阳之分，火之位也，天度至此，炎热大行。少阳居之，为热暴至，草萎河干，炎亢，湿化晚布；阳明居之，为凉气间发；太阳居之，为寒气间至，热争冰雹；厥阴居之，为风热大行，雨生羽虫；少阴居之，为大暑炎亢；太阴居之，为云雨雷电。退，谓南面视之，在位之右也。一步，凡六十日又八十七刻半。余气同法。**复行一步，土气治之；**雨之分也，即秋分前六十日而有奇，斗建未正至酉之中，四之气也，天度至此，云雨大行，湿蒸乃作。少阳居之，为炎热沸腾，云雨雷雹；阳明居之，为清雨雾露；太阳居之，为寒雨害物；厥阴居之，为暴风雨摧拉，雨生倮虫；少阴居之，为寒热气反用，山泽浮云，暴雨溽蒸；太阴居之，为大雨霪霪。**复行一步，金气治之；**燥之分也，即秋分后六十日而有奇，自斗建酉正至亥之中，五之气也，天度至此，万物皆燥。少阳居之，为温清更正，万物乃荣；阳明居之，为大凉燥疾；太阳居之，为早寒；厥阴居之，为凉风大行，雨生介虫；少阴居之，为秋湿，热病时行；太阴居

① 疵（cī）：毛病。

之，为时雨沉阴。**复行一步，水气治之；**寒之分也，即冬至日前后各三十日，自斗建亥至丑之中，六之气也，天度至此，寒气大行。少阳居之，为冬温，蛰虫不藏，流水不冰；阳明居之，为燥寒劲切；太阳居之，为大寒凝冽；厥阴居之，为寒风摽[①]扬，雨生鳞虫；少阴居之，为蛰虫出现，流水不冰；太阴居之，为凝阴寒雪，地气湿也。**复行一步，木气治之；**风之分也，即春分前六十日而有奇也，自斗建丑正至卯之中，初之气也，天度至此，风气乃行，天地神明，号令之始也，天之使也。少阳居之，为温疫至；阳明居之，为清风，雾露曚昧[②]；太阳居之，为寒风切冽，霜雪水冰；厥阴居之，为大风发荣，雨生毛虫；少阴居之，为热风伤人，时气流行；太阴居之，为风雨，凝阴不散。**复行一步，君火治之。**热之分也，复春分始也，自斗建卯正至巳之中，二之气也。凡此六位，终纪一年，六六三百六十日，六八四百八十刻，六七四十二刻，其余半刻积而为三，约终三百六十五度也，余奇细分率之可也。**相火之下，水气承之；**热盛水承，条蔓柔弱，凑润衍溢，水象可见。新校正云："按《六元正纪大论》云：'少阳所至为火生，终生蒸溽。'则水承之义可见。又云：'少阳所至，为摽风燔燎霜凝。'亦下承之水气也。"**水位之下，土气承之；**寒甚物坚，水冰流涸，土象斯现，承下明矣。新校正云："按《六元正纪大论》云：'太阳所至，为寒雪冰雹白埃。'则土气承之之义也。"**土位之下，风气承之；**疾风之后，时雨乃零，是则湿为风吹，化而为雨。新校正云："按《六元正纪大论》云：'太阴所至为湿生，终为注雨。'则土位之下，风气承之而为雨也。又云：'太阴所至，为雷霆骤注烈风。'则风承之义也。"**风位之下，金气承之；**风动气清，万物皆燥，金承木下，其象昭然。新校正云："按《六元正纪大论》云：'厥阴所至为风生，终为肃。'则金承之义可见。又云：'厥阴所至，飘怒大凉。'亦金承之义也。"**金位之下，火气承之；**锻金生热，则火流金，乘火之上，理无妄也。新校正云："按《六元正纪大论》云：'阳明所至，为散落温。'则火乘之义也。"**君火之下，阴精承之。**君火之位，大热不行，盖为阴精制承其下也。诸以所胜之气乘于下者，皆折其摽盛，此天地造化之大体尔。新校正云："按《六元正纪大论》云：'少阴所至为热生，中为寒。'则阴承之义可知。又云：'少阴所至，为大暄寒。'亦其义也。又按《六元正纪》云：'水发而雹雪，土发而飘骤，木发而毁折，金发而清明，火发而曛昧，何

① 摽（biāo）：高扬貌。
② 曚昧：同"蒙昧"，混沌未分。或作"朦昧"，朦胧，月色不明貌，不妥。

气使然？曰：气有多少，发有微甚，微者当其气，甚者兼其下，徵其下气而见可知也。’所谓徵其下者，即此六承气也。”

帝曰：何也？岐伯曰：亢则害，承乃制，制则生化，外列盛衰，害则败乱，生化大病。亢，过极也，物恶其极。**帝曰：盛衰何如？岐伯曰：非其位则邪，当其位则正，邪则变甚，正则微。帝曰：何谓当位？岐伯曰：木运临卯，火运临午，土运临四季，金运临酉，水运临子，所谓岁会，气之平也。**非太过，非不及，是谓平运主岁也。平岁之气，物生脉应，皆必合期，无先后也。新校正云："详木运临卯，丁卯岁也；火运临午，戊午岁也；土运临四季，甲辰、甲戌、己丑、己未岁也；金运临酉，乙酉岁也；水运临子，丙子岁也。内戊午、己丑、己未、乙酉，又为太一天符。"**帝曰：非位何如？岐伯曰：岁不与会也。**不与本辰相逢会也。**帝曰：土运之岁，上见太阴；火运之岁，上见少阳、少阴；**少阴、少阳皆火气。**金运之岁，上见阳明；木运之岁，上见厥阴；水运之岁，上见太阳，奈何？岐伯曰：天之与会也。**天气与运气相逢会也。新校正云："详土运之岁，上见太阴，己丑、己未也。火运之岁，上见少阳，戊寅、戊申也；上见少阴，戊子、戊午也。金运之岁，上见阳明，乙卯、乙酉也。木运之岁，上见厥阴，丁巳、丁亥也。水运之岁，上见太阳，丙辰、丙戌也。内己丑、己未、戊午、乙酉，又为太一天符。按《六元正纪大论》云：‘太过而同天化者三，不及而同天化者亦三，戊子、戊午太徵上临少阴，戊寅、戊申太徵上临少阳，丙辰、丙戌太羽上临太阳，如是者三。丁巳、丁亥少角上临厥阴，乙卯、乙酉少商上临阳明，己丑、己未少宫上临太阴，如是者三。临者太过、不及，皆曰天符。’"**故《天元册》曰：天符。帝曰：天符岁会何如？岐伯曰：太一天符之会也。**是谓三合，一者天会，二者岁会，三者运会也。《天元纪大论》曰：三合为治。此之谓也。新校正云："按太一天符之详具《天元纪大论》注中。"

帝曰：其贵贱何如？岐伯曰：天符为执法，岁位为行令，太一天符为贵人。执法犹相辅，行令犹方伯，贵人犹君主。**帝曰：邪之中也奈何？岐伯曰：中执法者，其病速而危；**执法官人之绳准，自为邪僻，故病速而危。**中行令者，其病徐而持；**方伯无执法之权，故无速害，病但执持而已。**中贵人者，其病暴而死。**义无凌犯，故病则暴而死。

帝曰：位之易也何如？岐伯曰：君位臣则顺，臣位君则逆。逆则其病近，其害速；顺则其病远，其害微，所谓二火也。相火居君火，是臣居君位，故逆也。君火居相火，是君居臣位，君临臣位，故顺也。远谓里远，近谓里近也。

帝曰：善！愿闻其步何如？岐伯曰：所谓步者，六十度而有奇，奇，谓八十七刻又十分刻之五也。**故二十四步积盈百刻而成日也。**此言天度之余也。夫言周天之度者，三百六十五度四分度之一也。二十四步，正四岁也。四分度之一，二十五刻也。四岁气乘积已盈百刻，故成一日。度，一日也。

帝曰：六气应五行之变何如？岐伯曰：位有始终，气有初中，上下不同，求之亦异也。位，地位也。气，天气也。气与位互有差移，故气之初，天用事，气之中，地主之。地主则气流于地，天用则气腾于天。初与中皆分天步而率刻尔，初、中各三十日余四十三刻四分刻之三也。**帝曰：求之奈何？岐伯曰：天气始于甲，地气始于子，子甲相合，命曰岁立，谨候其时，气可与期。**子甲相合，命曰岁立，则甲子岁也。谨候水刻早晚，则六气悉可与期尔。

帝曰：愿闻其岁，六气始终，早晏何如？岐伯曰：明乎哉问也！甲子之岁，初之气，天数始于水下一刻，常起于平明寅初一刻，艮中之南也，新校正云："按戊辰、壬申、丙子、庚辰、甲申、戊子、壬辰、丙申、庚子、甲辰、戊申、壬子、丙辰、庚申岁同此，所谓'辰申子岁气会同'，《阴阳法》以是为三合。"**终于八十七刻半；**子正之中，夜之半也。外十二刻半，入二气之初。诸余刻同入也。**二之气，始于八十七刻六分，**子中之左也。**终于七十五刻；**戌之后四刻也。外二十五刻，入次三气之初率。**三之气，始于七十六刻，**亥初之一刻。**终于六十二刻半；**酉正之中也。外三十七刻半差入后。**四之气，始于六十二刻六分，**酉中之北。**终于五十刻；**未后之四刻也。外五十刻差入后。**五之气，始于五十一刻，**申初之一刻。**终于三十七刻半；**午正之中，昼之半也。外六十二刻半差入后。**六之气，始于三十七刻六分，**午中之西。**终于二十五刻。**辰正之后四刻。外七十五刻差入后。**所谓初六，天之数也。**天地之数，二十四气乃大会而同，故命此曰初六天数也。

乙丑岁，初之气，天数始于二十六刻，巳初之一刻。新校正云："按己巳、癸酉、丁丑、辛巳、乙酉、己丑、癸巳、丁酉、辛丑、乙巳、己酉、癸丑、丁巳、辛酉岁同，所谓'巳酉丑岁气会同'也。"**终于一十二刻半；**卯正之中。**二之气，始于一十二刻六分，**卯中之南。**终于水下百刻；**丑后之四刻。**三之气，始于一刻，**又寅初之一刻。**终于八十七刻半；**子正之中。**四之气，始于八十七刻六分，**子中正东。**终于七十五刻；**戌后之四刻。**五之气，始于七十六刻，**亥初之一刻。**终于六十二刻半；**酉正之中。**六之气，始于六十二刻六分，**酉中之北。**终于五十刻。**未后之四刻。**所谓六二，天之数也。**一六为初六，二六为六二，名次也。

丙寅岁，初之气，天数始于五十一刻，申初之一刻。新校正云：“按庚午、甲戌、戊寅、壬午、丙戌、庚寅、甲午、戊戌、壬寅、丙午、庚戌、甲寅、戊午、壬戌岁同，此所谓‘寅午戌岁气会同’。”**终于三十七刻半；**午正之中。**二之气，始于三十七刻六分，**午中之西。**终于二十五刻；**辰后之四刻。**三之气，始于二十六刻，**巳初之一刻。**终于一十二刻半；**卯正之中。**四之气，始于一十二刻六分，**卯中之南。**终于水下百刻；**丑后之四刻。**五之气，始于一刻，**寅初之一刻。**终于八十七刻半；**子正之中。**六之气，始于八十七刻六分，**子中之左。**终于七十五刻。**戌后之四刻。**所谓六三，天之数也。**

丁卯岁，初之气，天数始于七十六刻，亥初之一刻。新校正云：“按辛未、乙亥、己卯、癸未、丁亥、辛卯、乙未、己亥、癸卯、丁未、辛亥、乙卯、己未、癸亥岁同，此所谓‘卯未亥岁气会同’。”**终于六十二刻半；**酉正之中。**二之气，始于六十二刻六分，**酉中之北。**终于五十刻；**未后之四刻。**三之气，始于五十一刻，**申初之一刻。**终于三十七刻半；**午正之中。**四之气，始于三十七刻六分，**午中之西。**终于二十五刻；**辰后之四刻。**五之气，始于二十六刻，**巳初之一刻。**终于一十二刻半；**卯正之中。**六之气，始于一十二刻六分，**卯中之南，**终于水下百刻。**丑后之四刻。**所谓六四，天之数也。次戊辰岁，初之气，复始于一刻，常如是无已，周而复始。**始自甲子年，终于癸亥岁，常以四岁为一小周，一十五周为一大周，以辰命岁，则气可与期。

帝曰：愿闻其岁候何如？岐伯曰：悉乎哉问也！日行一周，天气始于一刻，甲子岁也。**日行再周，天气始于二十六刻，**乙丑岁也。**日行三周，天气始于五十一刻，**丙寅岁也。**日行四周，天气始于七十六刻，**丁卯岁也。**日行五周，天气复始于一刻，**戊辰岁也。余五十五岁循环，周而复始矣。**所谓一纪也。**法以四年为一纪，循环不已。余三岁一会同，故有三合也。**是故寅午戌岁气会同，卯未亥岁气会同，辰申子岁气会同，巳酉丑岁气会同，终而复始。**《阴阳法》以是为三合者，缘其气会同也。不尔，则各在一方，义无由合。**帝曰：愿闻其用也。岐伯曰：言天者求之本，言地者求之位，言人者求之气交。**本，谓天六气，寒、暑、燥、湿、风、火也。三阴三阳由是生化，故云本，所谓六元者也。位，谓金、木、火、土、水、君火也。天地之气，上下相交，人之所处者也。**帝曰：何谓气交？岐伯曰：上下之位，气交之中，人之居也。**自天之下、地之上，则二气交合之分也。人居地上，故气交合之中，人之居也。是以化生变易，皆在气交之中也。**故曰：天枢之上，天气主之；天枢之下，地**

气主之；气交之分，人气从之，万物由之。此之谓也。天枢，当脐之两傍也，所谓身半矣，伸臂指天，则天枢正当身之半也。三分折之，上分应天，下分应地，中分应气交。天地之气交合之际，所遇寒、暑、燥、湿、风、火胜复之变之化，故人气从之，万物生化，悉由而合散也。

帝曰：何谓初中？岐伯曰：初凡三十度而有奇，中气同法。奇，谓三十日余四十三刻又四十分刻之三十也。初中相合，则六十日余八十七刻半也。以各余四十分刻之三十，故云中气同法也。**帝曰：初中何也？岐伯曰：所以分天地也。**以是知气高下，生人病主之也。**帝曰：愿卒闻之。岐伯曰：初者地气也，中者天气也。**气之初，天用事，天用事则地气上腾于太虚之内。气之中，地气主之，地气主则天气下降于有质之中。**帝曰：其升降何如？岐伯曰：气之升降，天地之更用也。**升，谓上升。降，谓下降。升极则降，降极则升，升降不已，故彰天地之更用也。**帝曰：愿闻其用何如？岐伯曰：升已而降，降者谓天；降已而升，升者谓地。**气之初，地气升；气之中，天气降。升已而降以下，彰天气之下流；降已而升以上，表地气之上应。天气下降，地气上腾，天地交合，泰之象也。《易》曰："天地交泰。"是以天地之气升降，常以三十日半下上，下上不已，故万物生化，无有休息，而各得其所也。**天气下降，气流于地；地气上升，气腾于天。故高下相召，升降相因，而变作矣。**气有胜复，故变生也。新校正云："按《六元正纪大论》云：'天地之气，盈虚何如？曰：天气不足，地气随之，地气不足，天气从之，运居其中，而常先也。恶所不胜，归所和同，随运归从，而生其病也。故上胜则天气降而下，下胜则地气迁而上，多少而差其分，微者小差，甚者大差，甚则位易气交，易则大变生而病作矣。'"

帝曰：善！寒湿相遘，燥热相临，风火相值，其有闻乎？岐伯曰：气有胜复，胜复之作，有德有化，有用有变，变则邪气居上。夫抚掌成声，沃火生沸，物之交合，象出其间，万类交合，亦由是矣。天地交合则八风鼓坼，六气交驰于其间，故气不能正者，反成邪气。**帝曰：何谓邪乎？**邪者，不正之目也。天地胜复，则寒暑燥湿风火六气互为邪也。**岐伯曰：夫物之生从于化，物之极由乎变，变化之相薄，成败之所由也。**夫气之有生化也，不见其形，不知其情，莫测其所起，莫究其所止，而万物自生自化，近成无极，是谓天和。见其象，彰其动，震烈刚暴，飘泊骤猝，拉坚摧残，折坼鼓栗，是谓邪气。故物之生也，静而化成，其毁也，躁而变革，是以生从于化，极由乎变，变化不息，则成败之由常在，生有涯分者，言有终始尔。新校正云："按《六元正纪大论》云：物生谓之化，物极谓之变也。”**故气有往复，用有迟速，四者之有，而化而变，风之来也。**天地易位，寒暑移方，水火易处，当动用时，气之迟速往复，故不常在。虽不可究识意端，然微甚之用，而为化为变，风所由来也。人气不胜，因而感之，故病生焉，风匪[①]求胜于人也。**帝曰：迟速往复，风所由生，而化而变，故因盛衰之变耳，成败倚伏游乎中何也？**夫倚伏者，祸福之萌也。有祸者，福之所倚也；有福者，祸之所伏也。由是故祸福互为倚伏。物盛则衰，乐极则哀，是福之极，故为祸所倚；否极之泰，未济之济，是祸之极，故为福所伏。然吉凶成败，目击道存，不可以终，自然之理，故无尤也。**岐伯曰：成败倚伏生乎动，动而不已，则变作矣。**动静之理，气有常运。其微也，为物之化；其甚也，为物之变。化流于物，故物得之以生；变行于物，故物得之以死。由是成败倚伏，生于动之微甚迟速尔，岂唯气独有是哉？人在气中，养生之道，进退之用，当皆然也。新校正云：“按《至真要大论》云：‘阴阳之气，清静则化生治，动则苛疾起。’此之谓也。”

帝曰：有期乎？岐伯曰：不生不化，静之期也。人之期可见者，二也。天地之期，不可见也。夫二可见者，一曰生之终也，其二曰变易，与土同体，然后舍小生化，归于大化，以死后犹化变未已，故可见者二也。天地终极，人寿有分，长短不相及，故人见之者鲜矣。**帝曰：不生化乎？**言亦有不生不化者乎？**岐伯曰：出入废则神机化灭，升降息则气立孤危。**出入，谓喘息也。升降，谓化气也。夫毛、羽、倮、鳞、介及飞走蚑行，皆生气根于身中，以神为动静之主，故曰神机也。然金玉土石，熔埏草木，皆生气根于外，假气以成立主持，故曰气立也。《五常政大论》曰：“根于中者，命曰神机，神去则机息；根于外者，命曰气立，气止则化绝。”此之谓也。故无是四者，则神机与气立者生死皆绝。新校正云：“按《易》云：‘本乎天者亲上，本乎地者亲下。’《周礼·大宗伯》有‘天产、地产’，《大司徒》云‘动物、植物’，即此神机、气立之谓也。”**故非出入，则无以生、长、壮、老、已；非升降，则无以生、长、化、收、藏。**夫自东自西，自南自北者，假出入息以为化主；因物以全质者，阴阳升降之气以作生源。若非此道，则无能致是十者也。**是以升降出入，无器不有。**包藏生气者，皆谓生化之器，触物然矣。夫窍横者，皆有出入去来之气；窍竖者，皆有阴阳升降之气往复于中。何以明之？则壁窗户牖两面伺之，皆承来气冲击于人，是则出入气也。夫阳升则井寒，阴升则水暖，以物

① 匪：通“非”。或作“非”。

投井，及叶坠空中，翩翩不疾，皆升气所碍也；虚管溉满，捻上悬之，水固不泄，为无升气而不能降也；空瓶小口，顿溉不入，为气不出而不能入也。由是观之，升无所不降，降无所不升，无出则不入，无入则不出。夫群品之中，皆出入升降不失常守，而云非化者，未之有也。有识无识，有情无情，去出入，已升降，而云存者，未之有也。故曰“升降出入，无器不有”。**故器者生化之宇，器散则分之，生化息矣。**器，谓天地及诸身也。宇，谓屋宇也。以其身形，包藏府藏，受纳神灵，与天地同，故皆名器也。诸身者，小生化之器宇。太虚者，广生化之器宇也。生化之器，自有小大，无不散也。夫小大器，皆生有涯分，散有远近也。**故无不出入，无不升降。**真生假立，形器者，无不有此二者。**化有小大，期有近远，**近者不见远，谓远者无涯；远者无常，见近而叹有其涯矣。既近远不同期，合散殊时节，即有无交竞，异见常乖。及至分散之时，则近远同归于一变。**四者之有，而贵常守，**四者，谓出入升降也。有出入升降，则为常守。有出无入，有入无出，有升无降，有降无升，则非生之气也。若非胎息道成，居常而生，则未之有屏出入息、泯升降气而能存其生化者，故贵常守。**反常则灾害至矣。**出入升降，生化之元主，故不可无之。反常之道，则神去其室，生化微绝，非灾害而何哉！**故曰：无形无患，此之谓也。**夫喜于遂，悦于色，畏于难，惧于祸，外恶风寒暑湿，内繁饥饱爱欲，皆以形无所隐，故常婴患累于人间也。若便想慕滋蔓，嗜欲无厌，外附权门，内丰情伪，则动以牢网，坐招燔焫，欲思释缚，其可得乎？是以身为患阶尔。《老子》曰：“吾所以有大患者，为吾有身，及吾无身，吾有何患。”此之谓也。夫身形与太虚释然消散，复未知生化之气，为有而聚耶？为无而灭乎？**帝曰：善！有不生不化乎？**言人有逃阴阳，免生化，而不生不化，无始无终，同太虚自然者乎？**岐伯曰：悉乎哉问也！与道合同，惟真人也。**真人之身，隐见莫测，出入天地内外，顺道至真以生。其为小也，入于无间；其为大也，过虚空界。不与道如一，其孰能尔乎？**帝曰：善！**

气交变大论篇第六十九

新校正云：“详此论专明气交之变，乃五运太过不及，德化政令，灾变胜复，为病之事。”

黄帝问曰：五运更治，上应天期，阴阳往复，寒暑迎随，真邪相薄，内外分离，六经波荡，五气倾移，太过不及，专胜兼并，愿言其始，而有常名，可得闻乎？期，三百六十五日四分日之一也。专胜，谓五运主岁太过也。兼并，谓主岁之不及也。常名，谓布化于太虚，人身参应，病之形诊也。新校正云："按《天元纪大论》云：'五运相袭而皆治之，终期之日，周而复始。'又云：'五气运行，各终期日。'《太始天元册文》曰：'万物资始，五运终天'，即五运更治，上应天期之义也。"**岐伯稽首再拜对曰：昭乎哉问也！是明道也。此上帝所贵，先师传之，臣虽不敏，往闻其旨。**言非己心之生知，备闻先人往古受传之遗旨也。**帝曰：余闻得其人不教，是谓失道，传非其人，慢泄天宝。余诚菲德，未足以受至道，然而众子哀其不终，愿夫子保于无穷，流于无极，余司其事，则而行之奈何？**至道者，非传之难，非知之艰，行之难。圣人愍念苍生，同居永寿，故屈身降志，请受于天师。太上贵德，故后己先人，苟非其人，则道无虚授。黄帝欲仁慈惠远，博爱流行，尊道下身，拯乎黎庶，乃曰余司其事则而行之也。**岐伯曰：请遂言之也。《上经》曰：夫道者，上知天文，下知地理，中知人事，可以长久，此之谓也。**夫道者，大无不包，细无不入，故天文、地理、人事咸通。新校正云："详夫'道者'一节，与《著至教论》文重。"**帝曰：何谓也？岐伯曰：本气位也。位天者，天文也；位地者，地理也；通于人气之变化者，人事也。故太过者先天，不及者后天，所谓治化而人应之也。**三阴三阳，司天司地，以表定阴阳生化之纪，是谓位天位地也。五运居中，司人气之变化，故曰通于人气也。先天、后天，谓生化气之变化所主时也，太过岁化先时至，不及岁化后时至。

帝曰：五运之化，太过何如？太过，谓岁气有余也。新校正云："详太过五化，具《五常政大论》中。"**岐伯曰：岁木太过，风气流行，脾土受邪。**木余，故土气卑屈。**民病飧泄，食减，体重，烦冤，肠鸣，腹支满，上应岁星。**飧泄，谓食不化而下出也。脾虚，故食减，体重烦冤，肠鸣腹支满也。岁木气太盛，岁星光明逆守，星属分皆灾也。新校正云："按《藏气法时论》云：脾虚则腹满肠鸣，飧泄食不化。"**甚则忽忽善怒，眩冒巅疾。**凌犯太甚，则遇于金，故自病。新校正云："按《玉机真藏论》云：'肝脉大过，则令人喜怒忽忽，眩冒巅疾。'为肝实而然，则此病不独木太过遇金自病，肝实亦自病也。"**化气不政，生气独治，云物飞动，草木不宁，甚而摇落，反胁痛而吐甚，冲阳绝者死不治，上应太白星。**诸壬岁也，木余土抑，故不能布政于万物也。生气，木气也，太过故独治而生化也。风不务德，非分而动，则太虚之中，云物飞动，草木不宁，动而不止，金则胜之，故甚则草木摇落也。胁反痛，木乘土也。冲阳，胃脉也，木气胜而土气乃绝，故死也。金复而太白逆守，属星者危也。其灾之发，害于东方。人之内应，则先害于脾，后伤肝也。《书》曰：

"满招损。"此其类也。新校正云："详此太过五化，言星之例有三：木与土运，先言岁镇，后言胜己之星；火与金运，先言荧惑太白，次言胜己之星，后再言荧惑太白；水运先言辰星，次言镇星，后再言辰星，兼见己胜之星也。"

岁火太过，炎暑流行，金肺受邪。火不以德，则邪害于金，若以德行，则政和平也。**民病疟，少气咳喘，血溢血泄注下，嗌燥耳聋，中热肩背热，上应荧惑星。**少气，谓气少不足以息也。血泄，谓血利便血也。血溢，谓血上出于七窍也。注下，谓水利也。中热，谓胸心之中也。背，谓胸中之府，肩接近之，故胸心中及肩背热也。火气太盛，则荧惑光芒逆临，宿属分皆灾也。新校正云："详火盛而克金，寒热交争，故为疟。按《藏气法时论》云：肺病者，咳喘。肺虚者，少气不能报息，耳聋嗌干。"**甚则胸中痛，胁支满胁痛，膺背肩胛间痛，两臂内痛，**新校正云："按《藏气法时论》云：心病者，胸中痛，胁支满，胁下痛，膺背肩甲间痛，两臂内痛。"**身热骨痛而为浸淫。**火无德令，纵热害金，水为复仇，故火自病。新校正云："按《玉机真藏论》云：心脉太过，则令人身热而肤痛，为浸淫。此云骨痛者，误也。"**收气不行，长气独明，雨水霜寒，**今详"水"字当作"冰"。**上应辰星。**金气退避，火气独行，水气折之，故雨零冰雹及遍降霜寒而杀物也。水复于火，天象应之，辰星逆凌，乃寒灾于物也。占辰星者，常在日之前后三十度。其灾之发，当至南方。在人之应，则内先伤肺，后反伤心。新校正云："按《五常政大论》'雨水霜寒'作'雨冰霜雹'。"**上临少阴少阳，火燔焫，水泉涸，物焦槁，**新校正云："按《五常政大论》云：赫曦之纪，上徵而收气后。又《六元正纪大论》云：戊子、戊午太徵，上临少阴。戊寅、戊申太徵，上临少阳。临者太过不及，皆曰天符。"**病反谵妄狂越，咳喘息鸣，下甚血溢泄不已，太渊绝者死不治，上应荧惑星。**诸戊岁也，戊午、戊子岁，少阴上临；戊寅、戊申岁，少阳上临，是谓天符之岁也。太渊，肺脉也，火胜而金绝，故死。火既太过，又火热上临，两火相合，故形斯候。荧惑逆犯，宿属皆危。新校正云："详戊辰、戊戌岁上见太阳，是谓天刑运，故当盛而不得盛，则火化减半，非太过又非不及也。"

岁土太过，雨湿流行，肾水受邪。土无德乃尔。**民病腹痛，清厥，意不乐，体重烦冤，上应镇星。**腹痛，谓大腹、小腹痛也。清厥，谓足逆冷也。意不乐，如有隐忧也。土来刑水，象应之。镇星逆犯，宿属则灾。新校正云："按《藏气法时论》云：肾病者，身重。肾虚者，大腹小腹痛，清厥意不乐。"

甚则肌肉萎，足痿不收，行善瘈[①]**，脚下痛，饮发中满食减，四支不举。**脾主肌肉，外应四支。又其脉起于足中指[②]之端，循核骨内侧，斜出络跗，故病如是。新校正云："按《藏气法时论》云：脾病者，身重，善饥，肉痿，足不收，行善疾，脚下痛。又《玉机真藏论》云：脾太过，则令人四肢不举。"**变生得位，**新校正云："详太过五化，独此言变生得位者，举一而四气可知也。又以土旺时月难知，故此详言之也。"**藏气伏，化气独治之，泉涌河衍，涸泽生鱼，风雨大至，土崩溃，鳞见于陆，病腹满溏泄肠鸣，反下甚而太溪绝者死不治，上应岁星。**诸甲岁也。得位，谓季月也。藏，水气也。化，土气也。化太过，故水藏伏匿而化气独治。土胜木复，故风雨大至，水泉涌，河渠溢，干泽生鱼。湿既甚矣，风又鼓之，故土崩溃。土崩溃，谓垣颓岸仆，山落地入也。河溢泉涌，枯泽水滋，鳞物丰盛，故见于陆地也。太溪，肾脉也，土胜而水绝，故死。木来折土，天象逆临，加其宿属，正可忧也。新校正云："按《藏气法时论》云：脾虚则腹满肠鸣，飧泄，食不化也。"

岁金太过，燥气流行，肝木受邪。金暴虐乃尔。**民病两胁下少腹痛，目赤痛眦疡，耳无所闻。**两胁，谓两乳之下，胁之下也。少腹，谓脐下两旁髋骨内也。目赤，谓白睛色赤也。痛，谓惨痛也。眦，谓四际睑睫之本也。**肃杀而甚，则体重烦冤，胸痛引背，两胁满且痛引少腹，上应太白星。**金气已过，肃杀又甚，木气内畏，感而病生。金盛应天，太白明大，加临宿属，心受灾害。新校正云："按《藏气法时论》云：肝病者，两胁下痛引少腹。肝虚，则目䀮䀮无所见，耳无所闻。又《玉机真藏论》曰：肝脉不及，则令人胸痛引背，下则两胁胠满也。"**甚则喘咳逆气，肩背痛，尻、阴、股、膝、髀、腨、骱、足皆病，上应荧惑星。**火气复之，自生病也。天象示应，在荧惑逆，加守宿属则可忧也。新校正云："按《藏气法时论》云：肺病者，喘咳逆气，肩背痛，汗出，尻、阴、股、膝、髀、腨、骱、足皆痛。"**收气峻，生气下，草木敛，苍干凋陨，病反暴痛，胠胁不可反侧，**新校正云："详此云反暴痛，不言何所痛者，按《至真要大论》云：心胁暴痛，不可反侧。则此乃心胁暴痛也。"**咳逆甚而血溢，太冲绝者死不治，上应太白星。**诸庚岁也，金气峻虐，木气被刑，火未来复，则如是也。敛，谓已生枝叶，敛附其身也。太冲，肝脉也，金胜而木绝，故死。当是之候，太白应之，逆守星属，病皆危也。新校正云："按庚

① 瘈（chì）：通"瘛"。《素问·玉机真藏论》释："病筋脉相引而急，病名曰瘛。"瘛疭，病名。
② 指：或作"趾"，下同。

子、庚午、庚寅、庚申岁，上见少阴、少阳司天，是谓天刑运，金化减半，故当盛而不得盛，非太过又非不及也。”

岁水太过，寒气流行，邪害心火。水不务德，暴虐乃然。**民病身热烦心躁悸，阴厥上下中寒，谵妄心痛，寒气早至，上应辰星。**悸，心跳动也。谵，乱语也。妄，妄见闻也。天气水盛，辰星莹明，加其宿属，灾乃至。新校正云：“按阴厥，在后金不及，复则阴厥，有注。”**甚则腹大胫肿，喘咳，寝汗出憎风，**新校正云：“按《藏气法时论》云：‘肾病者，腹大胫肿，喘咳身重，寝汗出憎风。’再详太过五化，木言化气不政，生气独治；火言收气不行，长气独明；土言藏气伏，长气独治；金言收气峻，生气下；水当言藏气乃盛，长气失政。今独亡者，阙文也。”**大雨至，埃雾朦郁，上应镇星。**水盛不已，为土所乘，故彰斯候。埃雾朦郁，土之气。肾之脉，从足下上行入腹，从肾上贯肝鬲，入肺中，循喉咙，故生是病。肾为阴，故寝则汗出而憎风也。卧寝汗出，即其病也。夫土气胜，折水之强，故镇星明盛，昭其应也。**上临太阳，雨冰雪霜不时降，湿气变物，**新校正云：“按《五常政大论》云：流衍之纪，上羽而长气不化。又《六元正纪大论》云：丙辰、丙戌太羽上临太阳。临者太过、不及皆曰天符。”**病反腹满肠鸣，溏泄食不化，**新校正云：“按《藏气法时论》云：脾虚则腹满肠鸣，飧泄食不化。”**渴而妄冒，神门绝者死不治，上应荧惑、辰星。**诸丙岁也，丙辰、丙戌岁太阳上临，是谓天符之岁也。寒气太甚，故雨化为冰雪，雨冰则雹也。霜不时降，彰其寒也。土复其水，则大雨霖霪。湿气内深，故物皆湿变。神门，心脉也，水胜而火绝，故死。水盛太甚，则荧惑减曜，辰星明莹，加以逆守宿属，则危亡也。新校正云：“详太过五，独记火水之上临者，火临火，水临水，为天符故也。火临水为逆，水临木为顺，火临土为顺，水临土为运胜天，火临金为天刑运，水临金为逆，更不详出也。又此独言土应荧惑、辰星，举此一例，余从而可知也。”

帝曰：善！其不及何如？谓政化少也。新校正云：“详不及五化，具《五常政大论》中。”**岐伯曰：悉乎哉问也！岁木不及，燥乃大行，**清冷时至，加之薄寒，是谓燥气。燥，金气也。**生气失应，草木晚荣，**后时之谓失应也。**肃杀而甚，则刚木辟著[①]，柔萎苍干，上应太白星。**天地凄沧，日见曚昧，谓雨非雨，谓晴非晴，人意惨然，气象凝敛，是为肃杀甚也。刚，劲硬也。辟著，谓辟著枝茎，干而不落也。柔，软也。苍，青也。柔木之叶，青色不变而干卷

① 著（zhuó）：“着”的本字，他本或作“着”。

也。木气不及，金气乘之，太白之明，光芒而照其空也。**民病中清，胠胁痛，少腹痛，肠鸣溏泄，凉雨时至，上应太白星，**新校正云：“按不及五化，民病证中，上应之星皆言运星失色，畏星加临宿属为灾，此独言畏星，不言运星者，经文阙也，当云上应太白星、岁星。”**其谷苍。**金气乘木，肝之病也。乘此气者，肠中自鸣而溏泄者，即无胠胁少腹之痛疾也。微者善之，甚者止之，遇夏之气，亦自止也，遇秋之气，而复有之。凉雨时至，谓应时而至也，金土齐化，故凉雨俱行，火气来复，则夏雨少。金气胜木，太白临之，加其宿属分皆灾也。金胜毕岁，火气不复，则苍色之谷不成实也。新校正云：“详‘中清，胠胁痛，小腹痛’，为金乘木肝病之状。肠鸣溏泄，乃脾病之症。盖以木少，脾土无畏，侮反受邪之故也。”**上临阳明，生气失政，草木再荣，化气乃急，上应太白、镇星，其主苍早。**诸丁岁也，丁卯、丁酉岁，阳明上临，是谓天刑之岁也。金气承天，下胜于木，故生气失政，草木再荣。生气失政，故木华晚启。金气抑木，故秋夏始荣，结实成熟，以化气急速，故晚结成就也。金气胜木，天应同之，故太白之见，光芒明盛。木气既少，土气无制，故化气生长急速。木少金胜，天气应之，故镇星、太白，润而明也。苍色之物，又早凋落，木少金乘故也。新校正云：“按不及五化，独纪木上临阳明，土上临厥阴，水上临太阴，不纪木上临厥阴，土上临太阴，金上临阳明者，经之旨各记其甚者也。故于太过运中，只言火临火，水临水。此不及运中，只言木临金，土临木，水临土。故不言厥阴临木，太阴临土，阳明临金也。”**复则炎暑流火，湿性燥，柔脆草木焦槁，下体再生，华实齐化，病寒热、疮疡、疿胗、痈痤，上应荧惑、太白，其谷白坚。**火气复金，夏生大热，故万物湿性，时变为燥。流火烁物，故柔脆草木及蔓延之类，皆上干死而下体再生。若辛热之草，死不再生也。小热者死少，大热者死多，火大复已，土气间至，则凉雨降，其酸苦甘咸性寒之物，乃再发生，新开之与先结者，齐承化而成熟。火复其金，太白减曜，荧惑上应，则益光芒，加其宿属，则皆灾也。以火反复，故曰白坚之谷，秀而不实。**白露早降，收杀气行，寒雨害物，虫食甘黄，脾土受邪，赤气后化，心气晚治，上胜肺金，白气乃屈，其谷不成，咳而鼽，上应荧惑、太白星。**阳明上临，金自用事，故白露早降。寒凉大至，则收杀气行，以太阳居土湿之位，寒湿相合，故寒雨害物，少于成实。金行伐木，假途于土，子居母内，虫之象也，故甘物黄物，虫蠹食之。清气先胜，热气后复，复已乃胜，故火赤之气后生化也。赤后化，谓草木赤华及赤实者，皆后时而再荣秀也。其五藏则心气晚王，胜于肺，心胜于肺，则金之白气乃屈退也。金谷，稻也。鼽，鼻中水出也。金为火胜，天象应同，故太白芒减，荧惑益明。

岁火不及，寒乃大行，长政不用，物荣而下，凝惨而甚，则阳气不化，乃折荣美，上应辰星。火少水胜，故寒乃大行。长政不用，则物容卑下。火气既少，水气洪盛，天象出见，辰星益明。**民病胸中痛，胁支满，两胁痛，膺背肩胛间及两臂内痛，**新校正云："详此证与火太过、甚则反病之状同，傍见《藏气法时论》。"**郁冒朦昧，心痛暴瘖，胸腹大，胁下与腰背相引而痛，**新校正云："按《藏气法时论》云：心虚则胸腹大，胁下与腰背相引而痛。"**甚则屈不能伸，髋髀如别，上应荧惑、辰星，其谷丹。**诸癸岁也。患，以其脉行于是也。火气不行，寒气禁固，髋髀如别，屈不得伸。水行乘火，故荧惑芒减，丹谷不成，辰星临其宿属之分，则皆灾也。**复则埃郁，大雨且至，黑气乃辱，病鹜溏腹满，食饮不下，寒中肠鸣，泄注腹痛，暴挛痿痹，足不任身，上应镇星、辰星，玄谷不成。**埃郁云雨，土之用也。复寒之气必以湿，湿气内淫则生腹疾身痛，故如是也。黑气，水气也。辱，屈辱也。鹜，鸭也。土复于水，故镇星明润，临犯宿属，则民受病灾矣。

岁土不及，风乃大行，化气不令，草木茂荣，飘扬而甚，秀而不实，上应岁星。木无德也。木气专行，故化气不令。生气独擅，故草木茂荣。飘扬而甚，是木不以德。土气薄少，故物实不成。不实，谓秕[①]恶也。土不及，木乘之，故岁星之见，润而明也。**民病飧泄霍乱，体重腹痛，筋骨繇复，肌肉瞤酸，善怒，藏气举事，蛰虫早伏，咸病寒中，上应岁星、镇星，其谷黅。**诸己岁也，风客于胃，故病如是。土气不及，水与齐化，故藏气举事，蛰虫早伏于阳气之所，人皆病中寒之疾也。繇，摇也，筋骨摇动，已复常则已繇复也。土抑不伸，若岁星临宿属，则皆灾也。新校正云："详此文云'筋骨繇复'，王氏虽注，义不可解。按《至真要大论》云：'筋骨繇并'，疑此'复'字，'并'字之误也。"**复则收政严峻，名木苍凋，胸胁暴痛，下引少腹，善太息，虫食甘黄，气客于脾，黅谷乃减，民食少失味，苍谷乃损，**金气复木，故名木苍凋。金入于土，母怀子也，故甘物黄物，虫食其中。金入土中，故气客于脾。金气大来，与土仇复，故黅减实，谷不成也。**上应太白、岁星。**太白芒盛，岁减明也。一经少此六字，缺文耳。**上临厥阴，流水不冰，蛰虫来见，藏气不用，白乃不复，上应岁星，民乃康。**己亥、己巳岁，厥阴上临，其岁少阳

---

① 秕：原作"粃"，异体字。

在泉，火司于地，故蛰虫来见，流水不冰也。金不得复，故岁星之象如常，民康不病。新校正云：“详木不及上临阳明，水不及上临太阴，俱后言复。此先言复而后举上临之候者，盖白乃不复，嫌于此年有复也。”

岁金不及，炎火乃行，生气乃用，长气专胜，庶物以茂，燥烁以行，上应荧惑星，火不务德，而袭金危，炎火既流，则夏生大热。生气举用，故庶物蕃茂。燥烁气至，物不胜之，烁胜之，烁石流金，涸泉焦草，山泽燔烁，雨乃不降。炎火大盛，天象应之，荧惑之见而大明也。**民病肩背瞀重，鼽嚏血便注下，收气乃后，上应太白星，其谷坚芒。**诸乙岁也。瞀，谓闷也，受热邪故生是病。收，金气也，火先胜，故收气后。火气胜金，金不能盛，若荧惑逆守，宿属之分皆受病。新校正云：“详其谷坚芒，白色可见，故不云其谷白也。经云：‘上应太白’，以前后例相照，经脱‘荧惑’二字。及详王注言‘荧惑逆守’之事，益知经中之阙也。”**复则寒雨暴至，乃零冰雹霜雪杀物，阴厥且格，阳反上行，头脑户痛，延及囟顶发热，上应辰星，**新校正云：“详不及之运，克我者行胜，我者之子来复，当来复之后，胜星减曜，复星明大。此只言上应辰星，而不言荧惑者，阙文也。当云‘上应辰星、荧惑’。”**丹谷不成，民病口疮，甚则心痛。**寒气折火，则现冰雹霜雪，冰雹先伤而霜雪后损，皆寒气之常也。其灾害乃伤于赤化也。诸不及而为胜所犯，子气复之者，皆归其方也。阴厥，谓寒逆也。格，至也，亦拒也。水行折火，以救困金，天象应之，辰星明莹。赤色之谷，为霜雹损之。

岁水不及，湿乃大行，长气反用，其化乃速，暑雨数至，上应镇星，湿大行，谓数雨也。化速，谓物早成也。火湿齐化，故暑雨数至。乘水不及而土胜之，镇星之象，增益光明，逆凌留犯，其又甚矣。**民病腹满身重，濡泄寒疡流水，腰股痛发，腘腨股膝不便，烦冤，足痿，清厥，脚下痛，甚则跗肿，藏气不政，肾气不衡，上应辰星，其谷秬。**藏气不能申其政令，故肾气不能内致和平。衡，平也。辰星之应，当减其明，或遇镇星临宿属者乃灾。新校正云：“详经云上应辰星，注言镇星，以前后例相校，此经阙‘镇星’二字。”**上临太阴，则大寒数举，蛰虫早藏，地积坚冰，阳光不治，民病寒疾于下，甚则腹满浮肿，上应镇星，**新校正云：“详木不及，上临阳明，上应太白、镇星，此独言镇星而不言荧惑者，文阙也。盖水不及而又上临太阴，则镇星明盛，以应土气专盛。水既益弱，则荧惑无畏而明大。”**其主黅谷。**诸辛岁也，辛丑、辛未岁，上临太阴，太阳在泉，故大寒数举也。土气专盛，故镇星益明，黅谷应天岁成也。**复则大风暴发，草偃木零，生长不鲜，面色时变，筋骨并辟，肉瞤**

瘛，目视肮肮，物疏璺[1]**，肌肉胗发，气并鬲中，痛于心腹，黄气乃损，其谷不登，上应岁星。**木复其土，故黄气反损，而黅谷不登也，谓实不成无以登祭器也。木气暴复，岁星下临宿属分者灾。新校正云："详此当云上应岁星、镇星尔。"

帝曰：善！愿闻其时也。岐伯曰：悉哉问也！木不及，春有鸣条律畅之化，则秋有雾露清凉之政，春有惨凄残贼之生，则夏有炎暑燔烁之复，其眚东，化，和气也。胜，金气也。复，火气也。火复于金，悉因其木，故灾眚之作，皆在东方。余眚同。新校正云："按木火不及，先言春夏之化、秋冬之政者，先言木火之政化，次言胜复之变也。"**其藏肝，其病内舍胠胁，外在关节。**东方，肝之主也。**火不及，夏有炳明光显之化，则冬有严肃霜寒之政，夏有惨凄凝冽之胜，则不时有埃昏大雨之复，其眚南，**化，火德也。胜，水虐也。复，土变也。南方，火也。**其藏心，其病内舍膺胁，外在经络。**南方，心之主也。**土不及，四维有埃云润泽之化，则春有鸣条鼓坼之政，四维发振拉飘腾之变，则秋有肃杀霖霪之复，其眚四维，**东南、东北、西南、西北方也。维，隅也，谓日在四隅月也。新校正云："详土不及，亦先言政化，次言胜复。"**其藏脾，其病内舍心腹，外在肌肉四肢。**四维，中央，脾之主也。**金不及，夏有光显郁蒸之令，则冬有严凝整肃之应，夏有炎烁燔燎之变，则秋有冰雹霜雪之复，其眚西，其藏肺，其病内舍膺胁肩背，外在皮毛。**西方，肺之主也。**水不及，四维有湍润埃云之化，则不时有和风生发之应，四维发埃昏骤注之变，则不时有飘荡振拉之复，其眚北，**飘荡振拉，大风所作。新校正云："详金水不及，先言火土之化令与应，故不当秋冬而言也。次言者，火土胜复之变也，与木、火、土之例不同者，互文也。"**其藏肾，其病内舍腰脊骨髓，外在溪谷踹膝。**肉之大会为谷，肉之小会为溪。肉分之间，溪谷之会，以行荣卫，以会大气。**夫五运之政，犹权衡也，高者抑之，下者举之，化者应之，变者复之，此生长化成收藏之理，气之常也，失常则天地四塞矣。**失常之理，则天地四时之气闭塞而无所运行，故动必有静，胜必有复，乃天地阴阳之道。**故曰：天地之动静，神明为之纪，阴阳之往复，寒暑彰其兆，此之谓也。**新校正云："按'故曰'已下，与《五运行大论》同，上两句又与《阴阳应象大论》文重，彼云'阴阳之升降，寒暑彰其兆'也。"

帝曰：夫子之言五气之变，四时之应，可谓悉矣。夫气之动乱，触遇而

---

① 璺（wèn）：陶瓷、玻璃等器具上的裂痕。

作，发无常会，卒然灾合，何以期之？岐伯曰：夫气之动变，固不常在，而德化政令灾变，不同其候也。帝曰：何谓也？岐伯曰：东方生风，风生木，其德敷和，其化生荣，其政舒启，其令风，其变振发，其灾散落。敷，布也。和，和气也。荣，滋荣也。舒，展也。启，开也。振，怒也。发，出也。散，谓物飘零而散落也。新校正云："按《五运行大论》云：其德为和，其化为荣，其政为散，其令宣发，其变摧拉，其眚为陨。义与此通。"**南方生热，热生火，其德彰显，其化蕃茂，其政明曜，其令热，其变销烁，其灾燔焫。**新校正云："详《五运行大论》云：其德为显，其化为茂，其政为明，其令郁蒸，其变炎烁，其眚燔焫。"**中央生湿，湿生土，其德溽蒸，其化丰备，其政安静，其令湿，其变骤注，其灾霖溃。**溽，湿也。蒸，热也。骤注，急雨也。霖，久雨也。溃，烂泥也。新校正云："按《五运行大论》云：其德为濡，其化为盈，其政为谧，其令云雨，其变动注，其眚淫溃。"**西方生燥，燥生金，其德清洁，其化紧敛，其政劲切，其令燥，其变肃杀，其灾苍陨。**紧，缩也。敛，收也。劲，锐也。切，急也。燥干也。肃杀，谓风动草树，声若干也。杀气太甚，则木青干而落也。新校正云："按《五运行大论》云：其德为清，其化为敛，其政为劲，其令雾露，其变肃杀，其眚苍落。"**北方生寒，寒生水，其德凄沧，其化清谧，其政凝肃，其令寒，其变溧冽，其灾冰雪霜雹。**凄沧，薄寒也。谧，静也。肃，中列严整也。溧冽，甚寒也。冰雪霜雹，寒气凝结所成，水复火则非时而有也。新校正云："按《五运行大论》云：其德为寒，其化为肃，其政为静，其变凝冽，其眚冰雹。"**是以察其动也，有德有化，有政有令，有变有灾，而物由之，而人应之也。**夫德化政令，和气也，其动静胜复，施于万物，皆悉生成。变与灾，杀气也，其出暴速，其动骤急，其行损伤，虽皆天地自为动静之用，然物有不胜其动者，且损且病且死焉。

帝曰：夫子之言岁候，其不及、太过，而上应五星。今夫德化政令，灾眚变易，非常而有也，卒然而动，其亦为之变乎？岐伯曰：承天而行之，故无妄动，无不应也。卒然而动者，气之交变也，其不应焉。故曰：应常不应卒。此之谓也。德化政令，气之常也。灾眚变易，气卒交会而有胜负者也。常，谓岁四时之气不差晷刻者；不常，不久也。**帝曰：其应奈何？岐伯曰：各从其气化也。**岁星之化，以风应之；荧惑之化，以热应之；镇星之化，以湿应之；太白之化，以燥应之；辰星之化，以寒应之。气变则应，故各从其气化也。上文言复胜皆上应之，今经言应常不应卒，所谓无大变易而不应。然其胜复，当色有枯燥、润泽之异，无见小大以应之。

帝曰：其行之徐疾逆顺何如？岐伯曰：以道留久，逆守而小，是谓省下。以道，谓顺行。留久，谓过应留之日数也。省下，谓察天下人君之有德有过者也。**以道而去，去而速来，曲而过之，是谓省遗过也。**顺行已去，已去辄逆行而速，委曲而经过，是谓遗其过而辄省察之也。行急行缓，往多往少，盖谓罪之有大有小，按其遗而断之。**久留而环，或离或附，是谓议灾与其德也。**环，谓如环之绕①，盘回而不去也。火议罪，金议杀，土、木、水议德也。**应近则小，应远则大。**近，谓犯星常在。远，谓犯星去久。大小，谓喜庆及罚罪事。**芒而大倍常之一，其化甚；大常之二，其眚即发也。**甚，谓政令大行也。发，谓起也。即，至也。金火有之。**小常之一，其化减；小常之二，是谓临视，省下之过与其德也。**省，谓省察万国人吏侯王有德有过者也。故侯王人吏，安可不深思诫慎邪？**德者福之，过者伐之。**有德，则天降福以应之；有过者，天降祸以淫之。则知祸福无门，惟人所召尔。**是以象之见也，高而远则小，下而近则大，**见物之理也。**故大则喜怒迩，小则祸福远。**象见高而小，既未即祸，亦未即福；象见下而大，福既不远，祸亦未遥。但当修德省过，以候厥终。苟未能慎祸，而务求福祐，岂有是者哉。**岁运太过，则运星北越，**火运火星，木运木星之类也。北越，谓北而行也。**运气相得，则各行以道。**无克伐之嫌，故守常而各行于中道。**故岁运太过，畏星失色而兼其母；**木失色而兼玄，火失色而兼苍，土失色而兼赤，金失色而兼黄，水失色而兼白，是谓兼其母也。**不及则色兼其所不胜。**木兼白色，火兼玄色，土兼苍色，金兼赤色，水兼黄色，是谓兼不胜也。**肖者瞿瞿，莫知其妙，闵闵之当，孰者为良，**新校正云："详'肖者'至'为良'，与《兰灵秘典论》重，彼有注。"**妄行无征，示畏侯王。**不识天意，心私度之，妄言灾咎，卒无征验，适足以示畏之兆于侯王，荧惑于庶民矣。

帝曰：其灾应何如？岐伯曰：亦各从其化也，故时至有盛衰，凌犯有逆顺，留守有多少，形见有善恶，宿属有胜负，征应有吉凶矣。五星之至，相王为盛，囚死为衰。东行凌犯为顺，灾轻；西行凌犯为逆，灾重。留守日多则灾深，留守日少则灾浅。星喜润则为见善，星怒燥忧丧则为见恶。宿属，谓所生月之属二十八宿及十二辰相，分所属之位也。命胜星不灾不害，不胜星为灾小重，命与星相得，虽灾无害。灾者，狱讼、疾病之谓也。虽五星凌犯之事，时遇星之囚死时月，虽灾不成。然火犯留守逆临，则有诬谮狱讼之忧；金犯，则

---

① 绕：或作"远"。

有刑杀气郁之忧；木犯，则有震惊风鼓之忧；土犯，则有中满下利跗肿之忧；水犯，则有寒气冲稸之忧。故曰征应有吉凶也。

帝曰：其善恶何谓也？岐伯曰：有喜有怒，有忧有丧，有泽有燥，此象之常也，必谨察之。夫五星之见也，从夜深见之。人见之喜，星之喜也；见之畏，星之怒也。光色微曜，乍明乍暗，星之忧也；光色迥然，不彰不莹，不与众同，星之丧也；光色圆明，不盈不缩，怡然莹然，星之喜也；光色勃然临人，芒彩满溢，其象懔然，星之怒也。泽，洪润也。燥，干枯也。**帝曰：六者高下异乎？岐伯曰：象见高下，其应一也，故人亦应之。**观象睹色，则中外之应，人天咸一矣。

帝曰：善！其德化政令之动静损益皆何如？岐伯曰：夫德化政令灾变，不能相加也。天地动静，阴阳往复，以德报德，以化报化，政令灾眚及动复亦然，故曰不能相加也。**胜复盛衰，不能相多也。**胜盛复盛，胜微复微，不应以盛报微，以化报变，故曰不能相多也。**往来小大，不能相过也。**胜复日数，多少皆同，故曰不能相过也。**用之升降，不能相无也。**木之胜，金必报，火、土、金、水皆然，未有胜而无报者，故气不能相使无也。**各从其动而复之耳。**动必有复，察动以言复也。《易》曰：吉凶悔吝者生乎动。此之谓欤！天虽高不可度，地虽广不可量，以气动复言之，其犹视其掌矣。**帝曰：其病生何如？岐伯曰：德化者气之祥，政令者气之章，变易者复之纪，灾眚者伤之始，气相胜者和，不相胜者病，重感于邪则甚也。**祥，善应也。章，程也，式也。复纪，谓报复之纲纪也。重感，谓年气已不及，天气又见克杀之气，是为重感。重，谓重累也。

帝曰：善！所谓精光之论，大圣之业，宣明大道，通于无穷，究于无极也。余闻之，善言天者，必应于人；善言古者，必验于今；善言气者，必彰于物；善言应者，同天地之化；善言化言变者，通神明之理，非夫子孰能言至道欤！太过不及，岁化无穷，气交迁变，流于无极。然天垂象，圣人则之以知吉凶，何者？岁太过而星大或明莹，岁不及而星小或失色，故吉凶可指而见也。吉凶者何？谓物禀五常之气以生成，莫不上参应之，有否有宜，故曰吉凶斯至矣，故曰“善言天者，必应于人”也。言古之道，而今必应之，故曰“善言古者，必验于今”也。化气生成，万物皆禀，故言气应者，以物明之，故曰“善言应者，必彰于物”也。彰，明也。气化之应，如四时行，万物备，故“善言应者，必同天地之造化”也。物生谓之化，物极谓之变，言万物化变终始，必契于神明运为，故“言化变者，通神明之理”。圣人智周万物，无所不通，故言必有发，动无不应之也。**乃择良兆而藏之灵室，每旦读之，命曰《气交变》，非斋戒不敢发，慎传也。**灵室，谓灵兰室，黄帝之书府也。新校正云："详此文与《六元正纪大论》末同。"

五常政大论篇第七十

新校正云："详此篇统论五运有平气、不及、太过之事，次言地理有四方、高下、阴阳之异，又言岁有不病而藏气不应，为天气制之而气有所从之说，仍言六气五类相制胜，而岁有胎孕不育之理，而后明在泉六化，五味有薄厚之异，而以治法终之。此篇之大概如此，而专名《五常政大论》者，举其所先者言也。"

黄帝问曰：太虚寥廓，五运回薄，衰盛不同，损益相从，愿闻平气何如而名？何如而纪也？岐伯对曰：昭乎哉问也！木曰敷和，敷布和气，物以生荣。**火曰升明，**火气高明。**土曰备化，**广被化气，资于群品。**金曰审平，**金气清，审平而定。**水曰静顺。**水体清静，顺于物也。

帝曰：其不及奈何？岐伯曰：木曰委和，阳和之气，委屈而少用也。**火曰伏明，**明曜之气，屈伏不申。**土曰卑监，**土虽卑少，犹监万物之生化也。**金曰从革，**从顺革易，坚成万物。**水曰涸流。**水少，故流注干涸。

帝曰：太过何谓？岐伯曰：木曰发生，宣发生气，万物以荣。**火曰赫曦，**盛明也。**土曰敦阜，**敦，厚也。阜，高也。土余，故高而厚。**金曰坚成，**气爽风劲，坚成庶物。**水曰流衍。**衍，洋衍也，溢也。

帝曰：三气之纪，愿闻其候。岐伯曰：悉乎哉问也！新校正云："按此论与《五运行大论》及《阴阳应象大论》《金匮真言论》相通。"**敷和之纪，木德周行，阳舒阴布，五化宣平，**自当其位，不与物争，故五气之化，各布政令于四方，无相干犯。新校正云："按王注太过不及，各纪年辰，此平木运，注不纪年辰者，平气之岁，不可以定纪也。或者欲补注云：谓丁巳、丁亥、壬寅、壬申岁者，是未达也。"**其气端，**端，直也，丽也。**其性随，**顺于物化。**其用曲直，**曲直材干，皆应用也。**其化生荣，**木化宣行，则物生荣而美。**其类草木，**木体坚高，草形卑下，然各有坚脆刚柔、蔓结条屈者。**其政发散，**春气发散，物禀以生，木之化也。**其候温和，**和，春之气也。**其令风，**木之令，行以和风。**其藏肝，**五藏之气与肝同。**肝其畏清，**清，金令也。木性暄，故畏清。《五运行大论》曰：木，其性暄。又曰：燥胜风。**其主目，**阳升明见，目与同也。**其谷麻，**色苍也。新校正云："按《金匮真言论》云：'其谷麦。'与此不同。”**其果李**，味酸也。**其实核**，中有坚核者。**其应春**，四时之中，春化同。**其虫毛**，木化宣行，则毛虫生。**其畜犬**，如草木之生，无所避也。新校正云：“按《金匮真言论》云：其畜鸡。”**其色苍**，木化宣行，则物浮苍翠。**其养筋**，酸入筋。**其病里急支满**，木气所生。新校正云：“按《金匮真言论》云：是以知病之在筋也。”**其味酸**，木化敷和，则物酸味厚。**其音角**，调而直也。**其物中坚**，象土中之有木也。**其数八**。成数也。

升明之纪，正阳而治，德施周普，五化均衡。均，等也。衡，平也。**其气高**，火炎上。**其性速**，火性躁疾。**其用燔灼**，灼，烧也。燔之与灼，皆火之用。**其化蕃茂**，长气盛，故物大。**其类火**，五行之气，与火类同。**其政明曜**，德合高明，火之政也。**其候炎暑**，气之至也，以是候之。**其令热**，热至乃令行。**其藏心**，心气应之。**心其畏寒**，寒，水令也。心性暑热，故畏寒。《五运行大论》曰：心，其性暑。又曰：寒胜热。**其主舌**，火以烛幽，舌申明也。**其谷麦**，色赤也。新校正云：“按《金匮真言论》云：其谷黍。又《藏气法时论》云：麦也。”**其果杏**，味苦也。**其实络**，中有支络者。**其应夏**，四时之气，夏气同。**其虫羽**，羽，火象也。火化宣行，则羽虫生。**其畜马**，健决躁速，火类同。新校正云：“按《金匮真言论》云：其畜羊。”**其色赤**，色同火明。**其养血**，**其病瞤瘛**，火之性动也。新校正云：“按《金匮真言论》云：是以知病之在脉也。”**其味苦**，外明气化，则物苦味纯。**其音徵**，和而美。**其物脉**，中多支脉，火之化也。**其数七**。成数也。

备化之纪，气协天休，德流四政，五化齐修。土之德静，分助四方，赞成金、木、水、火之政。土之气厚，应天休和之气，以生长收藏，终而复始，故五化齐修。**其气平**，土之生也，平而正。**其性顺**，应顺群品，悉化成也。**其用高下**，田土高下，皆应用也。**其化丰满**，丰满万物，非土化不可也。**其类土**，五行之化，土类同。**其政安静**，土体厚，土德静，故政化亦然。**其候溽蒸**，溽，湿也。蒸，热也。**其令湿**，湿化不绝竭，则土令延长。**其藏脾**，脾气同。**脾其畏风**，风，木令也。脾性虽四气兼并，然其所主，犹畏木也。《五运行大论》云：脾，其性静兼。又曰：风胜湿。**其主口**，土体包容，口主受纳。**其谷稷**，色黄也。新校正云：“按《金匮真言论》作‘稷’。《藏气法时论》作‘粳’。”**其果枣**，味甘也。**其实肉**，中有肌肉者。**其应长夏**，长夏，谓长养之夏。新校正云：“按王注《藏气法时论》云：夏为土母，土长于中，以长而治，故云长夏。又注《六节藏象论》云：所谓长夏者，六月也。土生于火，长在夏中，既长而旺，故云长夏。”**其虫倮**，无毛羽鳞甲，土形同。**其畜牛**，成彼稼穑，土之用也。牛之应用，其缓而和。**其色黄，**土同也。**其养肉，**所养者，厚而静。**其病否**[1]**，**土性拥碍。新校正云："按《金匮真言论》云：病在舌本，是以知病之在肉也。"**其味甘，**备化气丰，则物味甘厚。**其音宫，**大而重。**其物肤，**物禀备化之气，则多肌肉。**其数五。**生数也，正土不虚加故也。

审平之纪，收而不争，杀而无犯，五化宣明。犯，谓刑犯于物也。收而不争，杀而无犯，匪审平之德，何以能为是哉！**其气洁，**金气以洁白莹明为事。**其性刚，**性刚，故摧缺于物。**其用散落，**金用则万物散落。**其化坚敛，**收敛坚强，金之化也。**其类金，**审平之化，金类同。**其政劲肃，**化急速而整肃也。劲，锐也。**其候清切，**清，大凉也。切，急也，风声也。**其令燥，**燥，干也。**其藏肺，**肺气之用，同金化也。**肺其畏热，**热，火令也。肺性凉，故畏火热。《五运行大论》曰：肺，其性凉。**其主鼻，**肺藏气，鼻通息也。**其谷稻，**色白也。新校正云："按《金匮真言论》作'稻'，《藏气法时论》作'黄黍'。"**其果桃，**味辛也。**其实壳，**外有坚壳者。**其应秋，**四时之化，秋气同。**其虫介，**外被坚甲者。**其畜鸡，**性善斗伤，象金用也。新校正云："按《金匮真言论》云：其畜马。"**其色白，**色同也。**其养皮毛，**坚同也。**其病咳，**有声之病，金之应也。新校正云："按《金匮真言论》云：病在背，是以知病之在皮毛也。"**其味辛，**审平化治，则物辛味正。**其音商，**和利而扬。**其物外坚，**金化宣行，则物体外坚。**其数九。**成数也。

静顺之纪，藏而勿害，治而善下，五化咸整。治，化也。水之性下，所以德全。江海所以能为百谷主者，以其善下之也。**其气明，**清净明昭，水气所主。**其性下，**归流于下。**其用沃衍，**用非净事，故沫生而流溢。沃，沫也。衍，溢也。**其化凝坚，**藏气布化，则水物凝坚。**其类水，**净顺之化，水同类。**其政流演，**井泉不竭，河流不息，则流演之义也。**其候凝肃，**凝，寒也。肃，静也。寒来之气候。**其令寒，**水令宣行，则寒司物化。**其藏肾，**肾藏之用，同水化也。**肾其畏湿，**湿，土气也。肾性凛，故畏土湿。《五运行大论》曰："肾，其性凛。"**其主二阴，**流注应同。新校正云："按《金匮真言论》曰：北方黑色，入通于肾，开窍于二阴。"**其谷豆，**色黑也。新校正云："按《金匮真言论》及《藏气法时论》同。"**其果栗，**味咸也。**其实濡，**中有津液也。**其应冬，**四时之化，冬气同。**其虫鳞，**鳞，水化生。**其畜彘，**善下也。彘，豕也。**其色黑，**色同也。**其养骨髓，**气入也。**其病厥，**厥，气逆也，凌上也，倒

---

① 否：或作"痞"。《玉篇·疒部》云："痞，腹内结病。"

行不顺也。新校正云："按《金匮真言论》云：病在溪，是以知病之在骨也。"**其味咸，**味同也。**其音羽，**深而和也。**其物濡，**水化丰洽，庶物濡润。**其数六。**成数也。

故生而勿杀，长而勿罚，化而勿制，收而勿害，藏而勿抑，是谓平气。生气主岁，收气不能纵其杀；长气主岁，藏气不能纵其罚；化气主岁，生气不能纵其制；收气主岁，长气不能纵其害；藏气主岁，化气不能纵其抑。夫如是者，皆天气平，地气正，五化之气不以胜克为用，故谓曰平和气也。

委和之纪，是谓胜生，丁卯、丁丑、丁亥、丁酉，丁未、丁巳之岁。**生气不政，化气乃扬，**木少，故生气不政。土宽，故化气乃扬。**长气自平，收令乃早。**火无忤犯，故长气自平。木气既少，故收令乃早。**凉雨时降，风云并兴，**凉，金化也。雨，湿气也。风，木化也。云，湿气也。**草木晚荣，苍干凋落，**金气有余，木不能胜故也。新校正云："详委和之纪，木不及而金气乘之，故苍干凋落。非金气有余，木不能胜也，盖木不足而金胜之也。**物秀而实，肤肉内充，**岁生虽晚，成者满实，土化气速，故如是也。**其气敛，**收敛，兼金气故。**其用聚，**不布散也。**其动緛戾拘缓，**緛，缩短也。戾，了戾也。拘，拘急也。缓，不收也。**其发惊骇，**大屈卒伸，惊骇象也。**其藏肝。**内应肝。**其果枣李，**枣，土。李，木实也。新校正云："详李，木实也，按火土金水不及之果，李当作桃，王注亦非。"**其实核壳，**核，木。壳，金主。**其谷稷稻，**金土谷也。**其味酸辛，**味酸之物，熟兼辛也。**其色白苍，**苍色之物，熟兼白也。**其畜犬鸡，**木从金畜。**其虫毛介，**毛从介。**其主雾露凄沧，**金之化也。**其声角商，**角从商。**其病摇动注恐，**木受邪也。**从金化也，**木不自政，故化从金。**少角与判商同，**少角木不及，故半与商金化同。判，半也。新校正云："按火土金水之文，判作少，则此当云少角与少商同。不云少商者，盖少角之运共有六年，而丁巳、丁亥，上角与正角同；丁卯、丁酉，上商与正商同；丁未、丁丑，上宫与正宫同。是六年者，各有所同，与火土金水之少运不同，故不云同少商，只大约而言，半从商化也。"**上角与正角同，**上见厥阴，与敷和岁化同，谓丁亥、丁巳岁，上之所见者也。**上商与正商同，**上见阳明，则与平金岁化同，丁卯、丁酉岁，上见阳明。**其病支废痈肿疮疡，**金刑木也。**其甘虫，**子在母中。**邪伤肝也，**虽化悉与金同，然其所伤，则归于肝木也。**上宫与正宫同，**土盖其木，与未出等也。木未出土，与无木同。土自用事，故与正土运岁化同也。上见太阴，是谓上宫。丁丑、丁未岁，上见太阴，司天化之也。**萧飋肃杀，则炎赫沸腾，**萧飋肃杀，金无德也。炎赫沸腾，火之复也。**眚于三，**火为木复，故其眚在东。三，东方也。此言金之物胜也。新校正云：“按《六元正纪大论》云：‘灾三宫也。’”**所谓复也，**复，报复也。**其主飞蠹蛆雉，**飞，羽虫也。蠹，内生虫也。蛆，蝇之生者，此则物内自化尔。雉，鸟耗也。**乃为雷霆。**雷，谓大声生于太虚云暝之中也。霆，谓迅雷，卒如火之爆者，即霹雳也。

伏明之纪，是谓胜长，藏气胜长也，谓癸酉、癸未、癸巳、癸卯、癸丑、癸亥之岁也。**长气不宣，藏气反布，**火之长气不能施化，故水之藏气反布于时。**收气自政，化令乃衡。**金土之义，与岁气素无干犯，故金自行其政，土自平其气也。**寒清数举，暑令乃薄，**火气不用故。**承化物生，生而不长，**火令不振，故承化生之物皆不长也。**成实而稚，遇化已老，**物实成熟，苗尚稚短，及遇化气，未长极而气已老矣。**阳气屈伏，蛰虫早藏，**阳不用而阴胜也。若上临癸卯、癸酉岁，则蛰反不藏。新校正云：“详癸巳、癸亥之岁，蛰亦不藏。”**其气郁，**郁燠，不舒畅。**其用暴，**速也。**其动彰伏变易，**彰，明也。伏，隐也。变易，谓不常其象见也。**其发痛，**痛由心所生。**其藏心。**岁运之气通于心。**其果栗桃，**栗，水。桃，金果也。**其实络濡，**络，支脉也。濡，有汁也。**其谷豆稻，**豆，水。稻，金谷也。**其味苦咸，**苦兼咸也。**其色玄丹，**色丹之物，熟兼玄也。**其畜马彘，**火从水畜。**其虫羽鳞，**羽从鳞。**其主冰雪霜寒，**水之气也。**其声徵羽，**徵从羽。**其病昏惑悲忘，**火之躁动，不拘常律，阴冒阳火，故昏惑不治。心气不足，故喜悲善忘也。**从水化也，**火弱水强，故伏明之纪半从水之政化。**少徵与少羽同，**火少故半同水化。新校正云：“详少徵运六年内，癸卯、癸酉同正商，癸巳、癸亥同岁会外，癸未、癸丑二年，少徵与少羽同，故不云判羽也。”**上商与正商同，**岁上见阳明，则与平金岁化同也。癸卯及癸酉岁，上见阳明。新校正云：“详此不言上宫、上角者，盖宫角于火无大克罚，故经不备云。”**邪伤心也，**受病者心。**凝惨凓冽则暴雨霖霪，**凝惨凓冽，水无德也。暴雨霖霪，土之复也。**眚于九，**九，南方也。新校正云：“按《六元正纪大论》云：‘灾九宫’。”**其主骤注雷霆震惊，**天地气争而生是变，气交之内，害及粢盛，及伤鳞类。**沉黅淫雨。**沉黅淫雨，湿变所生也。黅，音阴。

卑监之纪，是谓减化，谓化气减少，己巳、己卯、己丑、己亥、己酉、己未之岁也。**化气不令，生政独彰，**土少而木专其用。**长气整，雨乃愆，收气平，**不相干犯，则平整。化气减，故雨愆期。**风寒并兴，草木荣美，**风，木也。寒，水也。土少故寒气得行，生气独彰，故草木敷荣而端美。**秀而不实，成而秕也。**荣秀而美，气生于木，化气不满，故物实中空，是以秕恶。**其气**

散，气不安静，水且乘之，从木之风，故施散也。**其用静定**，虽不能专政于时物，然或举用，则终归土德而静定。**其动疡涌分溃痈肿**，疡，疮也。涌，呕吐也。分，裂也。溃，烂也。痈肿，脓疮也。**其发濡滞**，土性也。濡，湿也。**其藏脾**。主藏病。**其果李栗**，李，木。栗，水果也。**其实濡核**，濡，中有汁者。核，中坚者。新校正云："详前后濡实主水，此'濡'字当作'肉'，王注亦非。"**其谷豆麻**，豆，水。麻，木谷也。**其味酸甘**，甘味之物，熟兼酸也。**其色苍黄**，色黄之物，外兼苍也。**其畜牛犬**，土从木畜。**其虫倮毛**，倮从毛。**其主飘怒振发**，木之气用也。**其声宫角**，宫从角。**其病留满否塞**，土气拥碍故。**从木化也**，不胜，故从他化。**少宫与少角同**，土少，故半从木化也。新校正云："详少宫之运六年内，除己丑、己未与正宫同，己巳、己亥与正角同外，有己卯、己酉二年，少宫与少角同，故不云判角也。"**上宫与正宫同**，上见太阴，则与平土运生化同也。己丑、己未其岁见也。**上角与正角同**，上见厥阴，则悉是敷和之纪也。己亥、己巳其岁见也。**其病飧泄**，风之胜也。**邪伤脾也**，纵诸气金病，即自伤脾。新校正云："详此不言上商者，土与金无相克罚，故经不纪之也。又注云：纵诸气金病，即自伤脾也。'金'字疑误。"**振拉飘扬，则苍干散落**，振拉飘扬，木无德也。苍干散落，金之复也。**其眚四维**，东南、西南、东北、西北，土之位也。新校正云："按《六元正纪大论》云：灾五宫。"**其主败折虎狼**，虎、狼、猴、豺、豹、鹿、马、獐、麂，诸四足之兽，害于粢盛及生命也。**清气乃用，生政乃辱**。金气行，则木气屈。

从革之纪，是谓折收，火折金收之气也，谓乙丑、乙亥、乙酉、乙未、乙巳、乙卯之岁也。**收气乃后，生气乃扬**，后，不及时也。收气不能以时而行，则生气自应布扬而用之也。**长化合德，火政乃宣，庶类以蕃**。火土之气，同生化也。宣，行也。**其气扬**，顺火也。**其用躁切**，少虽后用，用则切急，随火躁也。**其动铿禁瞀厥**，铿，咳声也。禁，谓二阴禁止也。瞀，闷也。厥，谓气上逆也。**其发咳喘**，咳，金之有声。喘，肺藏气也。**其藏肺**。主藏病。**其果李杏**，李，木。杏，火果也。**其实壳络**，外有壳，内有支络之实也。**其谷麻麦**，麻，木。麦，火谷也，麦色赤也。**其味苦辛**，苦味胜辛，辛兼苦也。**其色白丹**，赤加白也。**其畜鸡羊**，金从火土之兼化。新校正云："详火畜马，土畜牛，今言羊，故王注云'从火土之兼化为羊也'。或者当去注中之'土'字，甚非。"**其虫介羽**，介从羽。**其主明曜炎烁**，火之胜也。**其声商徵**，商从徵。**其病嚏咳鼽衄**，金之病也。**从火化也**，火气来胜，故屈己以从之。**少商与少徵**

同，金少，故半同火化也。新校正云：“详少商运六年内，除乙卯、乙酉同正商，乙巳、乙亥同正角外，乙未、乙丑二年为少商同少徵，故不云判徵也。”**上商与正商同**，上见阳明，则与平金运生化同，乙卯、乙酉其岁上见也。**上角与正角同**。上见厥阴，则与平木运生化同，乙巳、乙亥其岁上见也。新校正云：“详金土无相胜克，故经不言上宫与正宫也。”**邪伤肺也**，有邪之胜则归肺。**炎光赫烈，则冰雪霜雹**，炎光赫烈，火无德也。冰雪霜雹，水之复也。水复之作，雹形如半珠。新校正云：“详注云‘雹形如半珠’，‘半’字疑误。”**眚于七**，七，西方也。新校正云：“按《六元正纪大论》云：灾七宫。”**其主鳞伏彘鼠**，突戾潜伏，岁主纵之，以伤赤实及羽类也。**岁气早至，乃生大寒**。水之化也。

涸流之纪，是谓反阳，阴气不及，反为阳气代之，谓辛未、辛巳、辛卯、卒酉、辛亥、辛丑之岁也。**藏令不举，化气乃昌**，少水而土盛。**长气宣布，蛰虫不藏**。太阳在泉，经文背也。厥阴、阳明司天，乃如经谓也。**土润水泉减，草木条茂，荣秀满盛**，长化之气，丰而厚也。**其气滞**，从土也。**其用渗泄**，不能流也。**其动坚止**，谓便泻也。水少不濡，则干而坚止。藏气不能固，则注下而奔速。**其发燥槁**，阴少而阳盛故尔。**其藏肾**。主藏病也。**其果枣杏**，枣，土。杏，火果也。**其实濡肉**，濡，水。肉，土化也。**其谷黍稷**，黍，火。稷，土谷也。新校正云：“按本论上文‘麦为火之谷’，今言黍者，疑‘麦’字误为‘黍’也。虽《金匮真言论》作‘黍’，然本论作‘麦’，当从本篇之文也。”**其味甘咸**，甘入于咸，味甘美也。**其色黅玄**，黄加黑也。**其畜彘牛**，水从土畜。**其虫鳞倮**，鳞从倮。**其主埃郁昏翳**，土之胜也。**其声羽宫**，羽从宫。**其病痿厥坚下**，水土参并，故如是。**从土化也**，不胜于土，故从他化。**少羽与少宫同**，水土各半化也。新校正云：“详少羽之运六年内，除辛壬、辛未与正宫同外，辛卯、辛酉、辛巳、辛亥四岁为同少宫，故不言判宫也。”**上宫与正宫同**，上见太阴，则与平土运生化同，辛丑、辛未岁上见之。新校正云：“详此不言上角、上商者，盖水于金、木无相克罚故也。”**其病癃闷**，癃，小便不通。闷，大便干涩不利也。**邪伤肾也**，邪胜则归肾。**埃昏骤雨，则振拉摧拔**，埃昏骤雨，土之虐也。振拉摧拔，木之复也。**眚于一**，一，北方也。诸谓方者，国郡州县境之方也。新校正云：“按《六元正纪大论》云：‘灾一宫’。”**其主毛显狐貉，变化不藏**。毛显，谓毛虫，麋鹿獐麂猯兔虎狼显见，伤于黄实，兼害倮虫之长也。变化，谓为魅，狐狸当之。不藏，谓害粢盛，鼠猯兔狸貉当之，所谓毛显不藏也。**故乘危而行，不速而至，暴虐无德，灾反及之，微**

者复微，甚者复甚，气之常也。通言五行气少而有胜复之大凡也。乘彼孤危，恃乎强盛，不召而往，专肆威刑，怨祸自招，又谁咎也！假令木弱，金气来乘，暴虐仓卒，是无德也。木被金害，火必仇之，金受火燔，则灾及也。夫如是者，刑甚则复甚，刑微则复微，气动之常，固其宜也，五行之理，咸迭然乎！新校正云："按五运不及之详具《气交变大论》中。"

发生之纪，是谓启敶，物乘木气以发生，而启陈其容质也。是谓壬申、壬午、壬辰、壬寅、壬子、壬戌之六岁化也。敶，古陈字。**土疏泄，苍气达，**生气上发，故土体疏泄。木之专政，故苍气上达。达，通也，出也，行也。**阳和布化，阴气乃随，**少阳先生，发于万物之表。厥阴次随，营运于万象之中也。**生气淳化，万物以荣。**岁木有余，金不来胜，生令布化，故物以舒荣。**其化生，其气美，**木化宣行，则物容端美。**其政散，**布散生荣，无所不至。**其令条舒，**条，直也，理也。舒，启也。端直舒启，万物随之，发生之化，无非顺理者也。**其动掉眩巅疾，**掉，摇动也。眩，旋转也。巅，上首也。疾，病气也。新校正云："详王不解其动之义，按后'敦阜之纪，其动濡积并稸'。王注云：'动，谓变动。'又'坚成之纪，其动暴折疡疰'。王注云：'动以生病。'盖谓气既变，因动以生病也，则木火土金水之动义皆同也。又按王注《脉要精微论》云：'巅疾，上巅疾也。'又注《奇病论》云：'巅，谓上巅，则头首也。'此注云：'巅，上首也。疾，病气也。''气'字为衍。"**其德鸣靡启坼，**风气所生。新校正云："按《六元正纪大论》云：其化鸣紊启坼。"**其变振拉摧拔，**振，谓振怒。拉，谓中折。摧，谓仆落。拔，谓出本。新校正云："按《六元正纪大论》同。"**其谷麻稻，**木化齐金。**其畜鸡犬，**齐鸡孕也。**其果李桃，**李齐桃实也。**其色青黄白，**青加于黄白，自正也。**其味酸甘辛，**酸入于甘辛，齐化也。**其象春，**如春之气，布散阳和。**其经足厥阴、少阳，**厥阴，肝脉。少阳，胆脉。**其藏肝脾，**肝胜脾。**其虫毛介，**木余，故毛齐介育。**其物中坚外坚，**中坚有核之物，齐等于皮壳之类也。**其病怒。**木余故。**太角与上商同，**太过之木气与金化齐等。新校正云："按太过五运，独太角言与上商同，余四运并不言者，疑此文为衍。"**上徵则其气逆，其病吐利，**上见少阴、少阳，则其气逆行。壬子、壬午岁，上见少阴。壬寅、壬申岁，上见少阳。木余遇火，故气不顺。新校正云："按《五运行大论》云：'气相得而病者，以下临上，不当位也。'不云上羽者，水临木为相得故也。"**不务其德，则收气复，秋气劲切，甚则肃杀，清气大至，草木凋零，邪乃伤肝。**恃己太过，凌犯于土，土气屯极，金为复仇。金行杀令，故邪伤肝木也。

赫曦之纪，是谓蕃茂，物遇太阳，则蕃而茂，是谓戊辰、戊寅、戊子、戊戌、戊申、戊午之岁也。新校正云：“按或者云：注中‘太阳’当作‘太徵’。详木土金水之太过，注俱不言角宫商羽等运，而水太过注云‘阴气大行’，此水太过是物遇太阳也，安得谓之太徵乎？”**阴气内化，阳气外荣，**阴阳之气，得其序也。**炎暑施化，物得以昌。**长气多故尔。**其化长，其气高，**长化行，则物容大。高气达，则物色明。**其政动，**革易其象不常也。**其令鸣显，**火之用而有声，火之燔而有焰，象无所隐，则其信也。显，露也。**其动炎灼妄扰，**妄，谬也。扰，挠也。**其德暄暑郁蒸，**热化所生，长于物也。新校正云：“按《六元正纪大论》云：‘其化暄嚣郁燠。’又作‘暄曜’。”**其变炎烈沸腾，**胜复之有，极于是也。**其谷麦豆，**火齐水化也。**其畜羊彘，**齐孕育也。新校正云：“按本论上文马为火之畜，今言羊者，疑‘马’字误为‘羊’。《金匮真言论》及《藏气法时论》俱作‘羊’。然本论作马，当从本论之文也。”**其果杏栗，**等实也。**其色赤白玄，**赤色加白黑，自正也。**其味苦辛咸，**辛物兼苦与咸，化齐成也。**其象夏，**如夏气之热也。**其经手少阴、太阳，**少阴，心脉。太阳，小肠脉。**手厥阴、少阳，**厥阴，心包脉。少阳，三焦脉。**其藏心肺，**心胜肺。**其虫羽鳞，**火余，故鳞羽齐化。**其物脉濡，**脉，火物。濡，水物。水火齐也。新校正云：“详脉即络也，文虽殊而义同。”**其病笑、疟、疮疡、血流、狂妄、目赤。**火盛故。**上羽与正徵同，其收齐，其病痓，**上见太阳，则天气且制，故太过之火，反与平火运生化同也，戊辰、戊戌岁上见之。若平火运同，则五常之气无相凌犯，故金收之气生化同等。**上徵而收气后也，**上见少阴、少阳，则其生化自政，金气不能与之齐化。戊子、戊午岁上见少阴，戊寅、戊申岁上见少阳。火盛，故收气后化。新校正云：“按《气交变大论》云：岁火大过，上临少阴、少阳，火燔焫，水泉涸，物焦槁。”**暴烈其政，藏气乃复，时见凝惨，甚则雨水霜雹切寒，邪伤心也。**不务其德，轻侮致之也。新校正云：“按《气交变大论》云：‘雨冰霜寒’，与此互文也。”

敦阜之纪，是谓广化，土余，故化气广被于物也，是谓甲子、甲戌、甲申、甲午、甲辰、甲寅之岁也。**厚德清静，顺长以盈，**土性顺用，无与物争，故德厚而不躁。顺火之长育，使万物化气盈满也。**至阴内实，物化充成，**至阴，土精气也。夫万物所以化成者，皆以至阴之灵气生化于中也。**烟埃朦郁，见于厚土，**厚土，山也。烟埃，土气也。**大雨时行，湿气乃用，燥政乃辟，**湿气用则燥政辟，自然之理尔。**其化圆，其气丰，**化气丰圆，以其清静故也。**其政静，**静而能久，故政常存。**其令周备，**气缓故周备。**其动濡积并稸，**动，谓变动。**其德柔润重淖**，静而柔润，故厚德常存。新校正云："按《六元正纪大论》云：其化柔润重泽。"**其变震惊飘骤崩溃**，震惊，雷霆之作也。飘骤，暴风雨至也。大雨暴注，则山崩土溃，随水流注。**其谷稷麻**，土木齐化。**其畜牛犬**，齐孕育也。**其果枣李**，土齐木化。**其色黅玄苍**，黄色加黑苍，自正也。**其味甘咸酸**，甘入于咸酸，齐化也。**其象长夏**，六月之气生化同。**其经足太阴、阳明**，太阴，脾脉。阳明，胃脉。**其藏脾肾**，脾胜肾。**其虫倮毛**，土余，故毛倮齐化。**其物肌核**，肌，土。核，木化也。**其病腹满，四支不举**，土性静，故病如是。新校正云："详此不云上羽、上徵者，徵羽不能亏盈于土，故无他候也。"**大风迅至，邪伤脾也**。木盛怒，故土脾伤。

坚成之纪，是谓收引，引，敛也。阳气收，阴气用，故万物收敛。谓庚午、庚辰、庚寅、庚子、庚戌、庚申之岁也。**天气洁，地气明**，秋气高洁，金气同。**阳气随，阴治化**，阳顺阴而生化。**燥行其政，物以司成**，燥气行化万物，专司其成熟，无遗略也。**收气繁布，化洽不终**，收杀气早，土之化不得终其用也。新校正云："详'繁'字疑误。"**其化成，其气削**，削，减也。**其政肃**，肃，清也，静也。**其令锐切**，气用不屈，劲而急。**其动暴折疡疰**，动以病生。**其德雾露萧飋**，燥之化也。萧飋，风声也。静为雾露，用则风生。新校正云："按《六元正纪大论》'德'作'化'。"**其变肃杀凋零**，陨坠于物。**其谷稻黍**，金火齐化也。新校正云："按本论上文麦为火之谷，当言其谷稻麦。"**其畜鸡马**，齐孕育也。**其果桃杏**，金火齐实。**其色白青丹**，白加于青丹，自正也。**其味辛酸苦**，辛入酸苦，齐化。**其象秋**，气爽清洁，如秋之化。**其经手太阴、阳明**，太阴，肺脉。阳明，大肠脉。**其藏肺肝**，肺胜肝。**其虫介羽**，金余，故介羽齐育。**其物壳络**，壳，金。络，火化也。**其病喘喝胸凭**①**仰息**。金气余故。**上徵与正商同，其生齐，其病咳**，上见少阴、少阳，则天气见抑，故其生化与平金岁同。庚子、庚午岁上见少阴，庚寅、庚申岁上见少阳。上火制金，故生气与之齐化。火乘金肺，故病咳。新校正云："详此不言上羽者，水与金非相胜克故也。"**政暴变则名木不荣，柔脆焦首，长气斯救，大火流，炎烁且至，蔓将槁，邪伤肺也**。变，谓太甚也。政太甚则生气抑，故木不荣，草首焦死。政暴不已则火气发怒，故火流炎烁至，柔条蔓草之类皆干死也。火乘金气，故肺伤也。

流衍之纪，是谓封藏，阴气大行，则天地封藏之化也，谓丙寅、丙子、丙

---

① 胸凭：或作"胸闷"。

戌、丙申、丙午、丙辰之岁。**寒司物化，天地严凝，**阴之气也。**藏政以布，长令不扬，**藏气用则长化止，故令不发扬。**其化凛，其气坚，**寒气及物则坚定。**其政谧，**谧，静也。**其令流注，**水之象也。**其动漂泄沃涌，**沃，沫也。涌，溢也。**其德凝惨寒雰，**寒之化也。新校正云："按《六元正纪大论》作'其化凝惨凛冽[①]'。"**其变冰雪霜雹，**非时而有。**其谷豆稷，**水齐土化。**其畜彘牛，**齐孕育也。**其果栗枣，**水土齐实。**其色黑丹黅，**黑加于丹黄，自正也。**其味咸苦甘，**咸入于苦甘，化齐焉。**其象冬，**气序凝肃，似冬之化。**其经足少阴、太阳，**少阴，肾脉。太阳，膀胱脉也。**其藏肾心，**肾胜心。**其虫鳞倮，**水余，故鳞倮齐育。**其物濡满，**濡，水。满，土化也。新校正云："按土不及作'肉'，土太过作'肌'，此作'满'，互相成也。"**其病胀，**水余也。**上羽而长气不化也。**上见太阳，则火不能布化以长养也。丙辰、丙戌之岁，上见天符水运也。新校正云："按《气交变大论》云：'上临太阳，则雨冰雪霜不时降，湿气变物。'不云上徵者，运所胜也。"**政过则化气大举，而埃昏气交，大雨时降，邪伤肾也。**暴寒数举，是谓政过。火被水凌，土来仇复，故天地昏翳，土水气交，大雨斯降，而邪伤肾也。**故曰：不恒其德，则所胜来复。政恒其理，则所胜同化。此之谓也。**不恒，谓恃已有余，凌犯不胜。恒，谓守常之化，不肆威刑。如是则克已之气，岁同治化也。新校正云："详五运太过之说，具《气交变大论》中。"

帝曰：天不足西北，左寒而右凉，地不满东南，右热而左温，其故何也？面巽言也。**岐伯曰：阴阳之气，高下之理，太少之异也。**高下，谓地形。太少，谓阴阳之气盛衰之异。今中原地形，西北方高，东南方下，西方凉，北方寒，东方温，南方热，气化犹然矣。**东南方，阳也，阳者其精降于下，故右热而左温。**阳精下降，故地以温而知之于下矣。阳气生于东而盛于南，故东方温而南方热，气之多少明矣。**西北方，阴也，阴者其精奉于上，故左寒而右凉。**阴精奉上，故地以寒而知之于上矣。阴气生于西而盛于北，故西方凉、北方寒，君面巽而言，臣面乾而对也。新校正云："详天地不足阴阳之说，亦具《阴阳应象大论》中。"**是以地有高下，气有温凉，高者气寒，下者气热，**新校正云："按《六元正纪大论》云：至高之地，冬气常在。至下之地，春气常在。"**故适寒凉者胀之，温热者疮，下之则胀已，汗之则疮已，此腠理开闭之常，太少之异耳。**西北、东南，言其大也。夫以气候验之，中原地形所居者，

① 凛冽：或作"懔冽"。

悉以居高则寒，处下则热。尝试观之，高山多雪，平川多雨，高山多寒，平川多热，则高下寒热可征见矣。中华之地，凡有高下之大者，东西、南北各三分也。其一者，自汉蜀江南至海也；二者，自汉江北至平遥县也；三者，自平遥北山北至蕃界北海也。故南分大热，中分寒热兼半，北分大寒。南北分外，寒热尤极。大热之分其寒微，大寒之分其热微。然其登陟极高山顶，则南面北面，寒热悬殊，荣枯倍异也。又，东西高下之别亦三矣，其一者，自汧源县西至沙州；二者，自开封县西至汧源县；三者，自开封县东至沧海也。故东分大温，中分温凉兼半，西分大凉。大温之分，其寒五分之二；大凉之分，其热五分之二。温凉分外，温凉尤极，变为大暄、大寒也。约其大凡如此。然九分之地，寒极于西北，热极于东南。九分之地，其中有高下不同，地高处则燥，下处则湿，此一方之中小异也。若大而言之，是则高下之有二也。何者？中原地形，西高北高，东下南下。今百川满凑①，东之沧海，则东南、西北高下可知。一为地形高下，故寒热不同；二则阴阳之气有少有多，故表温凉之异尔。

今以气候验之，乃春气西行，秋气东行，冬气南行，夏气北行。以中分校之，自开封至汧源，气候正与历候同。以东行校之，自开封至沧海，每一百里，秋气至晚一日，春气发早一日。西行校之，自汧源县西至蕃界碛石，其以南向及西北东南者，每四十里，春气发晚一日，秋气至早一日；北向及东北西南者，每一十五里，春气发晚一日，秋气至早一日。南行校之，川形有北向及东北西南者，每五百里，新校正云："按别本作'十五里'。"阳气行晚一日，阴气行早一日；南向及东南西北川，每一十五里，热气至早一日，寒气至晚一日；广平之地，则每五十里，阳气发早一日，寒气至晚一日。北行校之，川形有南向及东南西北者，每二十五里，阳气行晚一日，阴气行早一日；北向及东北西南川，每一十五里，寒气至早一日，热气至晚一日；广平之地，则每二十里，热气行晚一日，寒气至早一日。大率如此。然高处峻处，冬气常在；平处下处，夏气常在，观其雪零草茂，则可知矣。

然地土固有弓形川、蛇行川、月形川，地势不同，生杀荣枯，地同而天异。凡此之类，有离向、丙向、巽向、乙向、震向、艮向处，则春气早至，秋气晚至，早晚校十五日；有丁向、坤向、庚向、兑向、辛向、乾向、坎向处，则秋气早至，春气晚至，早晚亦校二十日。是所谓带山之地也，审观向背，气

① 凑：或作"湊"，异体字。

候可知。

寒凉之地，腠理开少而闭多，闭多则阳气不散，故适寒凉，腹必胀也；湿热之地，腠理开多而闭少，开多则阳发散，故往温热皮必疮也。下之则中气不余，故胀已；汗之则阳气外泄，故疮愈。

帝曰：其于寿夭何如？言土地居人之寿夭。**岐伯曰：阴精所奉其人寿，阳精所降其人夭。**阴精所奉，高之地也；阳精所降，下之地也。阴方之地，阳不妄泄，寒气外持，邪不数中而正气坚守，故寿延。阳方之地，阳气耗散，发泄无度，风湿数中，正气倾竭，故夭折。即事验之，今中原之境，西北方众人寿，东南方众人夭，其中犹各有微甚尔，此寿夭之大异也，方者审之乎！

帝曰：善！其病也，治之奈何？岐伯曰：西北之气散而寒之，东南之气收而温之，所谓同病异治也。西方、北方人皮肤腠理密，人皆食热，故宜散、宜寒。东方、南方人皮肤疏，腠理开，人皆食冷，故宜收、宜温。散，谓温浴，使中外条达。收，谓温中，不解表也。今土俗皆反之，依而疗之则反甚矣。新校正云："详分方为治，亦具《异法方宜论》中。"**故曰：气寒气凉，治以寒凉，行水渍之；气温气热，治以温热，强其内守。必同其气，可使平也，假者反之。**寒方以寒，热方以热，温方以温，凉方以凉，是正法也，是同气也。行水渍之，是汤漫渍也。平，谓平调也。若西方、北方有冷病，假热方、温方以除之；东方、南方有热疾，须凉方、寒方以疗者，则反上正法以取之。

帝曰：善！一州之气，生化寿夭不同，其故何也？岐伯曰：高下之理，地势使然也。崇高则阴气治之，污下则阳气治之，阳胜者先天，阴胜者后天，先天，谓先天时也。后天，谓后天时也。悉言土地生荣枯落之先后也。物既有之，人亦如然。**此地理之常，生化之道也。帝曰：其有寿夭乎？岐伯曰：高者其气寿，下者其气夭，地之小大异也，小者小异，大者大异。**大，谓东、南、西、北相远万里许也。小，谓居所高下相近二十、三十里，或百里许也。地形高下悬倍不相计者，以近为小，则十里、二十里；高下平慢气相接者，以远为小，则三百里、二百里。地气不同乃异也。**故治病者，必明天道地理，阴阳更胜，气之先后，人之寿夭，生化之期，乃可以知人之形气矣。**不明天地之气，又昧阴阳之候，则以寿为夭，以夭为寿，虽尽上圣救生之道，毕经脉、药石之妙，犹未免世中之诬斥也。

帝曰：善！其岁有不病，而藏气不应不用者，何也？岐伯曰：天气制之，气有所从也。从，谓从事于彼，不及营于私应用之。**帝曰：愿卒闻之。岐伯曰：少阳司天，火气下临，肺气上从，白起金用，草木眚，火见燔焫，革金且**

耗，大暑以行，咳嚏鼽衄鼻窒，曰疡，寒热胕肿。寅申之岁候也。临，谓御于下。从，谓从事于上。起，谓价高于市。用，谓用行刑罚也。临、从、起、用同之。革，谓皮革，亦谓革易也。金，谓器属也。耗，谓费用也。火气燔灼，故曰生疮。疮，身疮也。疡，头疮也。寒热，谓先寒而后热，则疟疾也。肺为热害，水且救之，水守肺中，故为胕肿。胕肿，谓肿满，按之不起。此天气之所生也。新校正云："详注云：'故曰生疮，疮，身疮也。疡，头疮也。'今经只言'曰疡'，疑经脱一'疮'字。别本'曰'字作'口'。"**风行于地，尘沙飞扬，心痛胃脘痛，厥逆鬲不通，其主暴速。**厥阴在泉，故风行于地。风淫所胜，故是病生焉。少阳厥阴，其化急速，故病气起发，疾速而为，故云其主暴速。此地气不顺而生是也。新校正云："详厥阴与少阳在泉，言其主暴速，其发机速，故不言甚则某病也。"

阴明司天，燥气下临，肝气上从，苍起，木用而立，土乃眚，凄沧数至，木伐草萎，胁痛目赤，掉振鼓栗，筋痿不能久立。卯酉之岁候也。木用，亦谓木功也。凄沧，大凉也。此病之起，天气生焉。**暴热至，土乃暑，阳气郁发，小便变，寒热如疟，甚则心痛，火行于稿[①]，流水不冰，蛰虫乃现。**少阴在泉，热监于地而为是也，病之所有，地气生焉。

太阳司天，寒气下临，心气上从，而火且明，新校正云："详'火且明'三字，当作'火用'二字。"**丹起，金乃眚，寒清时举，胜则水冰，火气高明，心热烦，嗌干善渴，鼽嚏，喜悲数欠，热气妄行，寒乃复，霜不时降，善忘，甚则心痛。**辰戌之岁候也。寒清时举。太阳之令也。火气高明，谓燔焫于物也。不时，谓太早及偏害，不循时令，不普及于物也。病之所起，天气生焉。**土乃润，水丰衍，寒客至，沉阴化，湿气变物，水饮内稸，中满不食，皮痛肉苛，筋脉不利，甚则胕肿，身后痈。**太阴在泉，湿监于地而为是也。病之源始，地气生焉。新校正云："详'身后痈'，当作'身后难'。"

厥阴司天，风气下临，脾气上从，而土且隆，黄起，水乃眚，土用革，体重，肌肉萎，食减口爽，风行太虚，云物摇动，目转耳鸣。巳亥之岁候也。土隆、土用革，谓土气有用而革易其体，亦谓土功事也。云物摇动，是谓风高。此病所生，天之气也。**火纵其暴，地乃暑，大热消烁，赤沃下，蛰虫数见，流水不冰，**少阳在泉，火监于地而为是也。病之宗兆，地气生焉。**其发机速。**少阳、厥阴之气，变化卒急，其为疾病，速若发机，故曰其发机速。

---

① 于稿：或作"木槁"，义通。

少阴司天，热气下临，肺气上从，白起，金用，草木眚，喘呕寒热，嚏鼽衄鼻窒，大暑流行，子午之岁候也。热司天气，故是病生，天气之作也。**甚则疮疡燔灼，金烁石流。**天之交也。**地乃燥清，凄沧数至，胁痛善太息，肃杀行，草木变。**变，谓变易容质也。胁痛太息，地气生也。

太阴司天，湿气下临，肾气上从，黑起，水变，新校正云："详前后文，此少'火乃眚'三字。"**埃冒云雨，胸中不利，阴痿气大衰，而不起不用。**新校正云："详'不用'二字，当作'水用'。"**当其时反腰脽痛，动转不便也，**丑未之岁候也。水变，谓甘泉变咸也。埃，土雾也。冒，不分远也。云雨，土化也。脽，谓臀肉也。病之有者，天气生焉。**厥逆。**新校正云："详'厥逆'二字，疑当连上文。"**地乃藏阴，大寒且至，蛰虫早伏，心下否痛，地裂冰坚，少腹痛，时害于食，乘金则止水增，味乃咸，行水减也。**止水，井泉也。行水，河渠流注者也。止水虽长，乃变常甘美而为咸味也。病之有者，地气生焉。新校正云："详太阴司天之化，不言'甚则病某'，而云'当其时'，又云'乘金则'云云者，与前条互相发明也。"

帝曰：岁有胎孕不育，治之不全，何气使然？岐伯曰：六气五类，有相胜制也，同者盛之，异者衰之，此天地之道，生化之常也。故厥阴司天，毛虫静，羽虫育，介虫不成；谓乙巳、丁巳、己巳、辛巳、癸巳、乙亥、丁亥、己亥、辛亥、癸亥之岁也。静，无声也，亦谓静退，不先用事也。羽为火虫，气同地也。火制金化，故介虫不成，谓白色有甲之虫少孕育也。**在泉，毛虫育，倮虫耗，羽虫不育。**地气制土，黄倮耗损，岁乘木运，其又甚也。羽虫不育，少阳自抑之，是则五寅五申岁也。凡称不育不成，皆谓少，非悉无也。

少阴司天，羽虫静，介虫育，毛虫不成；谓甲子、丙子、戊子、庚子、壬子、甲午、丙午、戊午、庚午、壬午之岁也。静，谓胡越燕、百舌鸟之类也。是岁黑色毛虫孕育少成。**在泉，羽虫育，介虫耗不育。**地气制金，白介虫不育，岁乘火运，斯复甚焉，是则五卯五酉岁也。新校正云："详介虫耗，以少阴在泉，火克金也。介虫不育，以阳明在天，自抑之也。"

太阴司天，倮虫静，鳞虫育，羽虫不成；谓乙丑、丁丑、己丑、辛丑、癸丑、乙未、丁未、己未、辛未、癸未之岁也。倮虫，谓人及虾蟆之类也。羽虫，谓青绿色者，则鹦鹉、翠鸟、翠碧鸟之类，诸青绿色之有羽者也。岁乘金运，其复甚焉。**在泉，倮虫育，鳞虫，**新校正云："详此少一'耗'字。"**不成。**地气制水，黑鳞不育，岁乘土运而又甚乎，是则五辰五戌岁也。

少阳司天，羽虫静，毛虫育，倮虫不成；谓甲寅、丙寅、戊寅、庚寅、壬寅、甲申、丙申、戊申、庚申、壬申之岁也。倮虫，谓青绿色者也。羽虫，谓黑色诸有羽翼者，则越燕、百舌鸟之类是也。**在泉，羽虫育，介虫耗，毛虫不育。**地气制金，白介耗损，岁乘火运，其又甚也，毛虫不育，天气制之，是则五巳五亥岁也。

阳明司天，介虫静，羽虫育，介虫不成；谓乙卯、丁卯、辛卯、己卯、癸卯、乙酉、丁酉、己酉、辛酉、癸酉岁也。羽为火虫，故蕃育也。介虫，诸有赤色甲壳者也。赤介不育，天气制之也。**在泉，介虫育，毛虫耗，羽虫不成。**地气制木，黑毛虫耗，岁乘金运，损复甚焉，是则五子五午岁也。羽虫不就，以上见少阴也。

太阳司天，鳞虫静，倮虫育；谓甲辰、丙辰、戊辰、庚辰、壬辰、甲戌、丙戌、戊戌、庚戌、壬戌之岁也。倮虫育，地气同也。鳞虫静，谓黄鳞不用也。是岁雷霆少举，以天气抑之也。新校正云："详此当云'鳞虫不成'。"**在泉，鳞虫耗，倮虫不育。**天气制胜，黄黑鳞耗，是则五丑五未岁也。新校正云："详此当为'鳞虫育，羽虫耗，倮虫不育'，注中'鳞'字亦当作'羽'。"

诸乘所不成之运，则甚也。乘木之运，倮虫不成；乘火之运，介虫不成；乘土之运，鳞虫不成；乘金之运，毛虫不成；乘水之运，羽虫不成。当是岁者，与上文同，悉少能孕育也。斯并运与气同者，运乘其胜，复遇天符及岁会者，十孕不全一二也。**故气主有所制，岁立有所生，地气制己胜，天气制胜己，天制色，地制形，**天气随己不胜者制之，谓制其色也；地气随己所胜者制之，谓制其形也。故又曰"天制色，地制形"焉。是以天地之间，五类生化，互有所胜，互有所化，互有所生，互有所制矣。**五类衰盛，各随其气之所宜也。**宜则蕃息。**故有胎孕不育，治之不全，此气之常也。**天地之间，有生之物，凡此五类也。五，谓毛、羽、倮、鳞、介也。故曰："毛虫三百六十，麟为之长；羽虫三百六十，凤为之长；倮虫三百六十，人为之长；鳞虫三百六十，龙为之长；介虫三百六十，龟为之长。"凡诸有形，跂行飞走，喘息胎息，大小高下，青黄赤白黑，身被毛羽鳞介者，通而言之，皆谓之虫矣。不具是四者，皆为倮虫。凡此五物，皆有胎生、卵生、湿生、化生也。因人致问，言及五类也。**所谓中根也。**生气之根本，发自身形之中。中，根也。非是五类，则生气根系，悉因外物以成立，去之则生气绝矣。**根于外者亦五，**谓五味、五色类也。然木火土金水之形类，悉假外物色藏，乃能生化。外物既去，则生气离绝，故皆是根于外也。新校正云："详注中'色藏'二字当作'己成'。"**故生**

化之别，有五气、五味、五色、五类、五宜也。然是二十五者，根中、根外悉有之。五气，谓臊、焦、香、腥、腐也。五味，谓酸、苦、辛、咸、甘也。五色，谓青、黄、赤、白、黑也。五类有二矣，其一者谓毛、羽、倮、鳞、介，其二者谓燥、湿、液、坚、软也。夫如是等，于万物之中互有所宜。

帝曰：何谓也？岐伯曰：根于中者，命曰神机，神去则机息。根于外者，命曰气立，气止则化绝。诸有形之类，根于中者，生源系天，其所动静，皆神气为机发之主，故其所为也，物莫之知，是以神舍去，则机发动用之道息矣。根于外者，生源系地，故其所生长化成收藏，皆为造化之气所成立，故其所出也，亦物莫之知，是以气止息，则生化结成之道绝灭矣。其木火土金水，燥湿液坚柔，虽常性不易，及乎外物去，生气离，根化绝止，则其常体性颜色，皆必小变移其旧也。新校正云："按《六微旨大论》云：出入废则神机化灭，升降息则气立孤危。故非出入，则无以生、长、壮、老、已；非升降，则无以生、长、化、收、藏。"**故各有制，各有胜，各有生，各有成。**根中、根外悉如是。**故曰：不知年之所加，气之同异，不足以言生化。此之谓也。**新校正云："按《六节藏象论》云：不知年之所加，气之盛衰，虚实之所起，不可以为工矣。"

帝曰：气始而生化，气散而有形，气布而蕃育，气终而象变，其致一也。始，谓始发动。散，谓流散于物中。布，谓布化于结成之形。终，谓终极于收藏之用也。故始动而生化，流散而有形，布化而成结，终极而万象皆变也。即事验之，天地之间，有形之类，其生也柔弱，其死也坚强。凡如此类，皆谓变易生死之时形质，是谓气之终极。新校正云："按《天元纪大论》云：'物生谓之化，物极谓之变。'又《六微旨大论》云：'物之生从于化，物之极由乎变，变化相薄，成败之所由也。'"**然而五味所资，生化有薄厚，成熟有少多，终始不同，其故何也？岐伯曰：地气制之也，非天不生、地不长也。**天地虽无情于生化，而生化之气自有异同尔。何者？以地体之中有六入故也。气有同异，故有生有化，有不生有不化，有少生少化，有广生广化矣。故天地之间，无必生必化，必不生必不化，必少生少化，必广生广化也，各随其气分所好、所恶、所异、所同也。

帝曰：愿闻其道。岐伯曰：寒热燥湿，不同其化也。举寒热燥湿四气不同，则温清异化可知之矣。**故少阳在泉，寒毒不生，其味辛，其治苦酸，其谷苍丹。**巳亥岁气化也。夫毒者，皆五行标盛暴烈之气所为也。今火在地中，其气正热，寒毒之物，气与地殊，生死不同，故生少也。火制金气，故味辛者不化也。少阳之气上奉厥阴，故其岁化苦与酸也。六气主岁，唯此岁通和，木火相承，故无间气也。苦丹地气所化，酸苍天气所生矣。余所生化，悉有上下胜克，故皆有间气矣。

阳明在泉，湿毒不生，其味酸，其气温，新校正云："详在泉云，唯阳明与太阴在泉之岁云'其气温''其气热'，盖以湿燥未现寒温之气，故再云其气也。"**其治辛苦甘，其谷丹素。**子午岁气化也。燥在地中，其气凉清，故湿温毒药少生化也。金木相制，故味酸者少化也。阳明之气上奉少阴，故其岁化辛与苦也。辛、素，地气也。苦、丹，天气也。甘，间气也，所以间金火之胜克，故兼治甘。

太阳在泉，热毒不生，其味苦，其治淡咸，其谷黅秬。丑未岁气化也。寒在地中，与热殊化，故其岁物热毒不生，水胜火，味故当苦也。太阳之气上奉太阴，故其岁化生淡咸也。太阴土气上主于天，气远而高，故甘之化薄而为淡也，味以淡亦属甘，甘之类也。淡、黅，天化也。咸、秬，地化也。黅，黄也。新校正云："详注云'味故当苦'，当作'故味苦者不化'，传写误也。"

厥阴在泉，清毒不生，其味甘，其治酸苦，其谷苍赤。寅申岁气化也。温在地中，与清殊性，故其岁物清毒不生。木胜其土，故味甘少化也。厥阴之气上合少阳，所合之气既无乖忤，故其治化酸与苦也。酸、苍，地化也。苦、赤，天化也。气无胜克，故不间气以甘化也。**其气专，其味正。**厥阴、少阳在泉之岁，皆气化专一，其味纯正，然余岁悉上下有胜克之气，故皆有间气、间味矣。

少阴在泉，寒毒不生，其味辛，其治辛苦甘，其谷白丹。卯酉岁气化也。热在地中，与寒殊化，故其岁药寒毒甚微。火气烁金，故味辛少化也。故少阴、阳明主天、主地，故其所治苦与辛焉。苦、丹为地气所育，辛、白为天气所生。甘，间气也，所以间止克伐也。

太阴在泉，燥毒不生，其味咸，其气热，其治甘咸，其谷黅秬。辰戌岁气化也。地中有湿与燥不同，故干毒之物不生化也。土制于水，故味咸少化也。太阴之气上承太阳，故其岁化甘与咸也。甘、黅，地化也。咸、秬，天化也。寒湿不为大忤，故间气同而气热者应之。**化淳则咸守，气专则辛化而俱治。**淳，和也。化淳，谓少阳在泉之岁也，火不居水而反能化育，是水咸自守，不与火争化也。气专，谓厥阴在泉之岁也，木居于水而复下化，金不受害，故辛复生化，与咸俱王也。唯此两岁，上下之气无克伐之嫌，故辛得与咸同应王而生化也。余岁皆上下有胜克之变，故其中间甘味，兼化以缓其制抑，余苦、咸、酸三味不同其生化也，故天地之间，药物辛甘者多也。

故曰：补上下者从之，治上下者逆之，以所在寒热盛衰而调之。上，谓司天。下，谓在泉也。司天地气太过，则逆其味以治之；司天地气不及，则顺其味以和之。从，顺也。**故曰：上取下取，内取外取，以求其过。能毒者以厚药，不胜毒者以薄药。此之谓也。**上取，谓以药制有过之气也，制而不顺则吐之。下取，谓以迅疾之药除下病，攻之不去则下之。内取，谓食及以药内之，审其寒热而调之。外取，谓药熨令所病气调适也。当寒反热，以冷调之；当热反寒，以温和之；上盛不已，吐而脱之；下盛不已，下而夺之，谓求得气过之道也。药厚、薄，谓气味厚薄者也。新校正云："按《甲乙经》云：'胃厚色黑大骨肉肥者，皆胜毒。其瘦而薄胃者，皆不胜毒。'又按《异法方宜论》云：西方之民，陵居而多风，水土刚强，不衣而褐荐，华食而脂肥，故邪不能伤其形体，其病生于内，其治宜毒药。"**气反者，病在上，取之下；病在下，取之上；病在中，傍取之。**下取，谓寒逆于下，而热攻于上，不利于下，气盈于上，则温下以调之。上取，谓寒积于下，温之不去，阳藏不足，则补其阳也。傍取，谓气并于左，则药熨其右，气并于右，则熨其左以和之，必随寒热为适。凡是七者，皆病无所逃，动而必中，斯为妙用矣。**治热以寒，温而行之；治寒以热，凉而行之；治温以清，冷而行之；治清以温，热而行之。**气性有刚柔，形证有轻重，方用有大小，调制有寒温。盛大则顺气性以取之，小软则逆气性以伐之，气殊则主必不容，力倍则攻之必胜，是则谓汤饮调气之制也。新校正云："按《至真要大论》云：热因寒用，寒因热用，必伏其所主，而先其所因，其始则同，其终则异，可使破积，可使溃坚，可使气和，可使必已者也。"**故消之削之，吐之下之，补之泻之，久新同法。**量气盛虚而行其法，病之新久无异道也。

帝曰：病在中而不实不坚，且聚且散，奈何？岐伯曰：悉乎哉问也！无积者求其藏，虚则补之，随病所在，命其藏以补之。**药以祛之，食以随之，**食以无毒之药，随汤丸以迫逐之，使其尽也。**行水渍之，和其中外，可使毕已。**中外通和，气无流碍，则释然消散，真气自平。

帝曰：有毒无毒，服有约乎？岐伯曰：病有久新，方有大小，有毒无毒，固宜常制矣。大毒治病，十去其六；下品药毒，毒之大也。**常毒治病，十去其七；**中品药毒，次于下也。**小毒治病，十去其八；**上品药毒，毒之小也。**无毒治病，十去其九。**上品、中品、下品无毒药，悉谓之平。**谷、肉、果、菜，食养尽之，无使过之，伤其正也。**大毒之性烈，其为伤也多；小毒之性和，其为伤也少。常毒之性，减大毒之性一等，加小毒之性一等，所伤可知也。故至约必止之，以待来证尔。然无毒之药，性虽平和，久而多之，则气有偏胜，则有偏绝，久攻之则藏气偏弱，既弱且困，不可长也，故十去其九而止。服至约已，则以五谷、五肉、五果、五菜，随五藏宜者食之，以尽其余病，药食兼行亦通也。新校正云："按《藏气法时论》云：毒药攻邪，五谷为养，五果为助，五畜为益，五菜为充。"**不尽，行复如法。**法，谓前四约也。余病不尽，然再行之，毒之大小，至约而止，必无过也。**必先岁气，无伐天和，**岁有六气分主，有南面、北面之政，先知此六气所在，人脉至尺寸应之。太阴所在其脉沉，少阴所在其脉钩，厥阴所在其脉弦，太阳所在其脉大而长，阳明所在其脉短而涩，少阳所在其脉大而浮。如是六脉，则谓天和，不识不知，呼为寒热。攻寒令热，脉不变而热疾已生；制热令寒，脉如故而寒病又起，欲求其适，安可得乎！夭枉之来，率由于此。**无盛盛，无虚虚，而遗人夭殃。**不察虚实，但思攻击，而盛者转盛，虚者转虚，万端之病，从兹而甚，真气日消，病势日侵，殃咎之来，苦夭之兴，难可逃也，悲夫！**无致邪，无失正，绝人长命。**所谓伐天和也。攻虚谓实，是则致邪。不识藏之虚，斯为失正。正气既失，则为死之由矣。

帝曰：其久病者，有气从不康，病去而瘠，奈何？岐伯曰：昭乎哉圣人之问也！化不可代，时不可违。化，谓造化也。代大匠斲，犹伤其手，况造化之气，人能以力代之乎？夫生长收藏，各应四时之化，虽巧智者亦无能先时而致之，明非人力所及。由是观之，则物之生长收藏化，必待其时也。物之成败理乱，亦待其时也。物既有之，人亦宜然。或言力必可致，而能代造化、达四时者，妄也。**夫经络以通，血气以从，复其不足，与众齐同，养之和之，静以待时，谨守其气，无使倾移，其形乃彰，生气以长，命曰圣王。故《大要》曰：无代化，无违时，必养必和，待其来复。此之谓也。帝曰：善！**《大要》，上古经法也。引古之要旨，以明时化之不可违，不可以力代也。

六元正纪大论篇第七十一

黄帝问曰：六化六变，胜复淫治，甘苦辛咸酸淡先后，余知之矣。夫五运之化，或从五气，新校正云："详'五气'疑作'天气'，则与下文相协。"**或逆天气，或从①天气而逆地气，或从地气而逆天气，或相得，或不相得，余未**

---

① 从：或作"顺"，下同。

能明其事。欲通天之纪，从地之理，和其运，调其化，使上下合德，无相夺伦，天地升降，不失其宜，五运宣行，勿乖其政，调之正味，从逆奈何？气同谓之从，气异谓之逆，胜制为不相得，相生为相得。司天地之气更淫胜复，各有主治法则，欲令平调气性，不违忤天地之气，以致清静和平也。**岐伯稽首再拜，对曰：昭乎哉问也！此天地之纲纪，变化之渊源，非圣帝孰能穷其至理欤！臣虽不敏，请陈其道，令终不灭，久而不易。**气主循环，同于天地，太过不及，气序常然。不言永定之制，则久而更易，去圣辽远，何以明之。

帝曰：愿夫子推而次之，从其类序，分其部主，别其宗司，昭其气数，明其正化，可得闻乎？部主，谓分六气所部主者也。宗司，谓配五气运行之位也。气数，谓天地五运气更用之正数也。正化，谓岁直气味所宜，酸苦甘辛咸、寒温冷热也。**岐伯曰：先立其年，以明其气，金木水火土，运行之数，寒暑燥湿风火，临御之化，则天道可见，民气可调，阴阳卷舒，近而无惑，数之可数者，请遂言之。**遂，尽也。

帝曰：太阳之政奈何？岐伯曰：辰戌之纪也。

太阳，太角，太阴。壬辰，壬戌。其运风，其化鸣紊启坼，新校正云："按《五常政大论》云：其德鸣靡启坼。"**其变振拉摧拔，**新校正云："详此其运、其化、其变，从太角等运起。"**其病眩掉目瞑。**新校正云："详此病证，以运加同天地为言。"

太角[初正]**，少徵，太宫　少商，太羽**[终]**。**

太阳，太徵，太阴。戊辰，戊戌，同正徵。新校正云："按《五常政大论》云：赫曦之纪，上羽与正徵同。"**其运热，其化暄暑郁燠，**新校正云："按《五常政大论》'燠'作'蒸'。"**其变炎烈沸腾，其病热郁。太徵，少宫，太商，少羽终，少角初。**

太阳，太宫，太阴。甲辰岁会[同天符]**，甲戌岁会**[同天符]。新校正云："按《天元纪大论》云：'承岁为岁直'。又《六微旨大论》云：'木运临卯，火运临午，土运临四季，金运临酉，水运临子，所谓岁会，气之平也。'王冰云：'岁直亦曰岁会。'此甲为太宫，辰戌为四季，故曰岁会。又云'同天符者'，按本论下文云：'太过而加同天符'，是此岁，一为岁会，又为同天符也。"**其运阴埃，**新校正云："详太宫三运，两曰阴雨，独此曰阴埃，'埃'疑作'雨'。"**其化柔润重泽，**新校正云："按《五常政大论》'泽'作'淖'。"**其变震惊飘骤，其病湿下重。**

太宫，少商，太羽[终]**，太角**[初]**，少徵。**

太阳，太商，太阴。庚辰，庚戌。其运凉，其化雾露萧飂，其变肃杀凋零，其病燥、背瞀、胸满。太商，少羽终**，少角**初**，太徵，少宫。**

太阳，太羽，新校正云："按《五常政大论》云：上羽而长气不化。"**太阴。丙辰天符，丙戌天符。**新校正云："按《天元纪大论》云：应天为天符。又《六微旨大论》云：土运之岁，上见太阴；火运之岁，上见少阳、少阴；金运之岁，上见阳明；木运之岁，上见厥阴；水运之岁，上见太阳，曰天与之会，故曰天符。又本论下文云：五运行同天化者，命曰天符。又云：临者太过不及，皆曰天符。"**其运寒，**新校正云："详太羽三运，此为上羽，少阳、少阴司天为太徵。而少阳司天运言寒肃，此与少阴司天运言其运寒者，疑此太阳司天运合太羽，当言其运寒肃。少阳、少阴司天运当云其运寒也。"**其化凝惨凛冽，**新校正云："按《五常政大论》作'凝惨寒雰'。"**其变冰雪霜雹，其病大寒留于溪谷。太羽**终**，太角**初**，少徵，太宫，少商。**

凡此太阳司天之政，气化运行先天。六步之气，生长化成收藏，皆先天时而应至也。余岁先天同之也。**天气肃，地气静，寒临太虚，阳气不令，水土合德，上应辰星、镇星。**明而大也。**其谷玄黅，**天地正气之所生长化成也。黅，黄也。**其政肃，其令徐。寒政大举，泽无阳焰，则火发待时。**寒甚则火郁，待四气乃发，暴为炎热也。**少阳中治，时雨乃涯，止极雨散，还于太阴，云朝北极，湿化乃布，**北极，雨府也。**泽流万物，寒敷于上，雷动于下，寒湿之气，持于气交。**岁气之大体也。**民病寒湿，发肌肉萎，足痿不收，濡泻血溢。**新校正云："详血溢者，火发待时所为之病也。"

初之气，地气迁，气乃大温，畏火致之。**草乃早荣，民乃疠**[1]**，温病乃作，身热头痛呕吐，肌腠疮疡。**赤斑也，是为肤腠中疮，在皮内也。**二之气，大凉反至，民乃惨，草乃遇寒，火气遂抑，民病气郁中满，寒乃始。**因凉而反之于寒气，故寒气始来近人也。**三之气，天政布，寒气行，雨乃降，民病寒反热中，痈疽注下，心瞀热闷，不治者死。**当寒反热，是反天常，热起于心，则神之危亟，不急扶救，神必消亡，故治者则生，不治则死。**四之气，风湿交争，风化为雨，乃长、乃化、乃成，民病大热，少气，肌肉萎，足痿，注下赤白。五之气，阳复化，草乃长、乃化、乃成，民乃舒。**大火临御，故万物舒荣。**终之气，地气正，湿令行，阴凝太虚，埃昏郊野，民乃惨凄，寒风以至，反者孕乃死。**

---

① 疠：或作"厉"，下同。

故岁宜苦以燥之温之，新校正云：“详‘故岁宜苦以燥之温之’九字，当在‘避虚邪以安其正’下，错简在此。”**必折其郁气，先资其化源，**化源，谓九月迎而取之，以补心火。新校正云：“详水将胜也，先于九月迎取其化源，先泻肾之源也。盖以水王[①]十月，故先于九月迎而取之，泻水所以补火也。”**抑其运气，扶其不胜，**太角岁脾不胜，太徵岁肺不胜，太宫岁肾不胜，太商岁肝不胜，太羽岁心不胜，岁之宜也如此。然太阳司天五岁之气，通宜先助心，后扶肾气。**无使暴过而生其疾，食岁谷以全其真，避虚邪以安其正。**木过则脾病生，火过则肺病生，土过则肾病生，金过则肝病生，水过则心病生，天地之气过亦然也。岁谷，谓黄色、黑色。虚邪，谓从冲后来之风也。**适气同异，多少制之，同寒湿者燥热化，异寒湿者燥湿化。**太宫、太商、太羽，岁同寒湿，宜治以燥热化。太角、太徵，岁异寒湿，宜治以燥湿化也。**故同者多之，异者少之。**多，谓燥热。少，谓燥湿。气用少多，随其岁也。**用寒远寒，用凉远凉，用温远温，用热远热，食宜同法。有假者反常，反是者病，所谓时也。**时，谓春夏秋冬及间气所在，同则远之，即离其时。若六气临御，假寒热温凉以除疾病者，则勿远之。如太阳司天，寒为病者，假热以疗，则用热不远夏，余气例同，故曰‘有假反常也’。食同药法尔。若无假反法，则为病之媒，非方制养生之道。新校正云：“按用寒远寒，及有假者反常等事，下文备矣。”

帝曰：善！阳明之政奈何？岐伯曰：卯酉之纪也。

阳明，少角，少阴。清热胜复同，同正商。清胜少角，热复清气，故曰清热胜复同也。余少运皆同也。同正商者，上见阳明，上商与正商同，言岁木不及也。余准此。新校正云：“按《五常政大论》云：委和之纪，上商与正商同。”**丁卯岁会，丁酉。其运风、清、热。**不及之运，常兼胜复之气言之。风，运气也。清，胜气也。热，复气也。余少运悉同。**少角**初正**，太徵，少宫，太商，少羽**终。

阳明，少徵，少阴。寒雨胜复同，同正商。新校正云：“按伏明之纪，上商与正商同。”**癸卯**同岁会，**癸酉**同岁会。新校正云：“按本论下文云：‘不及而加同岁会’，此运少徵为不及，下加少阴，故云同岁会。”**其运热、寒、雨。少徵，太宫，少商，太羽**终**，太角**初。

阳明，少宫，少阴。风凉胜复同。己卯，己酉。其运雨、风、凉。少宫，太商，少羽终**，少角**初**，太徵。**

---

① 王：或作“旺”，下同。

阳明，少商，少阴。热寒胜复同，同正商。新校正云："按《五常政大论》云：从革之纪，上商与正商同。"**乙卯天符，乙酉岁会，太一天符**。新校正云："按《天元纪大论》云：三合为治。又《六微旨大论》云：天符、岁会，曰太一天符。王冰云：是谓三合，一者天会，二者岁会，三者运会。或云：此岁三合，曰太一天符，不当更曰岁会者，甚不然也。乙酉本为岁会，又为太一天符，岁会之名不可去也。或云：己丑、己未、戊午，何以不连言岁会，而单言太一天符？曰：举一隅不以三隅反，举一则三者可知，去之则是太一天符，不为岁会，故曰不可去也。"**其运凉、热、寒。少商，太羽**[终]**，太角**[初]**，少徵，太宫。**

阳明，少羽，少阴。雨风胜复同，同少宫。新校正云："按《五常政大论》云：五运不及，除同正角、正商、正宫外，癸丑、癸未，当云少徵与少羽同；己卯、乙酉，少宫与少角同，乙丑、乙未，少商与少徵同，辛卯、辛酉、辛巳、辛亥，少羽与少宫同，合有十年。今此论独于此言同少宫者，盖以癸丑、癸未、丑未为土，故不更同少羽；己卯、己酉为金，故不更同少角；辛巳、辛亥为太徵，不更同少宫；乙丑、乙未，下见太阳为水，故不更同少徵。又除此八年外，只有辛卯、辛酉二年为少羽同少宫也。"**辛卯，辛酉。其运寒、雨、风。少羽**[终]**，少角**[初]**，太徵，少宫，太商。**

凡此阳明司天之政，气化运行后天，六步之气，生长化成，庶务运静，皆后天时而应。余少岁同。**天气急，地气明，阳专其令，炎暑大行，物燥以坚，淳风乃治，风燥横运，流于气交，多阳少阴，云趋雨府，湿化乃敷。**雨府，太阴之所在也。**燥极而泽，**燥气欲终，则化为雨泽，是谓三气之分也。**其谷白丹，**天地正气所化生也。**间谷命太者，**命太者，谓前文太角商等气之化者，间气化生，故云间谷也。新校正云："按《玄珠》云：'岁谷与间谷者何？即在泉为岁谷，及在泉之左右间者皆为岁谷。其司天及运间而化者，名间谷。又别有一名间谷者，是地化不及，即反有所胜而生者，故名间谷。即邪气之化，又名并化之谷也，亦名间谷。'与王注颇异。"**其耗白甲品羽，**白色甲虫，多品羽类，有羽翼者耗散粢盛，虫鸟甲，兵岁为灾以耗竭物类。**金火合德，上应太白、荧惑。**见大而明。**其政切，其令暴，蛰虫乃现，流水不冰，民病咳，嗌塞，寒热发，暴振栗癃闷，清先而劲，毛虫乃死，热后而暴，介虫乃殃，其发躁，胜复之作，扰而大乱，**金先胜，木已承害，故毛虫死。火后胜，金不胜，故介虫复殃。胜而行杀，羽者已亡，复者后来，强者又死，非大乱气，其何谓也？**清热之气，持于气交。**

初之气，地气迁，阴始凝，气始肃，水乃冰，寒雨化，其病中热胀，面目浮肿，善眠，鼽衄，嚏，欠，呕，小便黄赤，甚则淋。太阴之化。新校正云："详气肃水冰，疑非太阴之化。"**二之气，阳乃布，民乃舒，物乃生荣，疠大至，民善暴死。**臣位君故尔。**三之气，天政布，凉乃行，燥热交合，燥极而泽，民病寒热。**寒热，疟也。**四之气，寒雨降，病暴仆，振慄谵妄，少气嗌干引饮，及为心痛、痈肿、疮疡、疟寒之疾，骨痿血便。**骨痿，无力。**五之气，春令反行，草乃生荣，民气和。终之气，阳气布，候反温，蛰虫来现，流水不冰，民乃康平，其病温。**君之化也。

故食岁谷以安其气，食间谷以去其邪，岁宜以咸、以苦、以辛，汗之、清之、散之，安其运气，无使受邪，折其郁气，资其化源。化源，谓六月迎而取之也。新校正云："按金王七月，故逆于六月泻金气。"**以寒热轻重少多其制，同热者多天化，同清者多地化，**少角、少徵岁同热，用方多以天清之化治之；少宫、少商、少羽岁同清，用方多以地热之化治之。火在地，故同清者多地化。金在天，故同热者多天化。**用凉远凉，用热远热，用寒远寒，用温远温，食宜同法。有假者反之，此其道也。反是者，乱天地之经，扰阴阳之纪也。**

帝曰：善！少阳之政奈何？岐伯曰：寅申之纪也。

少阳，太角，新校正云："按《五常政大论》云：上徵则其气逆。"**厥阴。壬寅**同天符**，壬申**同天符。**其运风鼓，**新校正云："详风火合势，故其运风鼓。少阴司天，太角，运亦同。"**其化鸣紊启坼，**新校正云："按《五常政大论》云：其德鸣靡启坼。"**其变振拉摧拔，其病掉眩支胁惊骇。太角**初正**，少徵，太宫，少商，太羽**终。

少阳，太徵，新校正云："按《五常政大论》云：上徵而收气后。"**厥阴。戊寅天符，戊申天符。其运暑，其化暄嚣郁燠，**新校正云："按《五常政大论》作'暄暑郁燠'，此变'暑'为'嚣'者，以上临少阳故也。"**其变炎烈沸腾，其病上热郁、血溢、血泄、心痛。太徵，少宫，太商，少羽**终**，少角**初。

少阳，太宫，厥阴。甲寅，甲申。其运阴雨，其化柔润重泽，其变震惊飘骤，其病体重、胕[①]肿、痞饮。太宫，少商，太羽终**，太角**初**，少徵。**

少阳，太商，厥阴。庚寅，庚申，同正商。新校正云："按《五常政大论》云：坚成之纪，上徵与正商同。"**其运凉，其化雾露清切，**新校正云："按《五常政大论》云：'雾露萧飋。'又太商三运，两言萧飋，独此言'清

① 胕肿：或作"浮肿"，下同。

切’，详此下加厥阴，当此‘萧飋’。”**其变肃杀凋零，其病肩背胸中。太商，少羽**终**，少角**初**，太徵，少宫。**

少阳，太羽，厥阴。丙寅，丙申。其运寒肃，新校正云：“详此运不当言寒肃，已注太阳司天太羽运中。”**其化凝惨凛冽，**新校正云：“按《五常政大论》作‘凝惨寒雰’。”**其变冰雪霜雹，其病寒浮肿。太羽**终**，太角**初**，少徵，太宫，少商。**

凡此少阳司天之政，气化运行先天，天气正，新校正云：“详少阳司天，厥阴司地，正得天地之正。又厥阴、少阳司地，各云得其正者，以地主生荣为言也。一本或作‘天气止’者，少阳火之性用动躁，云‘止’义不通也。”**地气扰，风乃暴举，木偃沙飞，炎火乃流，阴行阳化，雨乃时应，火木同德，上应荧惑、岁星。**见明而大。新校正云：“详六气惟少阳、厥阴司天司地为上下通和，无相胜克，故言火木同德。余气皆有胜克，故言合德。”**其谷丹苍，其政严，其令扰。故风热参布，云物沸腾，太阴横流，寒乃时至，凉雨并起。民病寒中，外发疮疡，内为泄满。故圣人遇之，和而不争。往复之作，民病寒热疟泄，聋瞑呕吐，上怫肿色变。**

初之气，地气迁，风胜乃摇，寒乃去，候乃大温，草木早荣，寒来不杀，温病乃起，其病气怫于上，血溢目赤，咳逆头痛，血崩，今详“崩”字当作“崩”。**胁满，肤腠中疮。**少阴之化。**二之气，火反郁，**太阴分故尔。**白埃四起，云趋雨府，风不胜湿，雨乃零，民乃康，其病热郁于上，咳逆呕吐，疮发于中，胸嗌不利，头痛身热，昏愦脓疮。三之气，天政布，炎暑至，少阳临上，雨乃涯，民病热中，聋瞑血溢，脓疮咳呕，鼽衄渴嚏欠，喉痹目赤，善暴死；四之气，凉乃至，炎暑间化，白露降，民气和平，其病满身重。五之气，阳乃去，寒乃来，雨乃降，气门乃闭，**新校正云：“按王注《生气通天论》：气门，玄府也。所以发泄经脉荣卫之气，故谓之气门。”**刚木早凋，民避寒邪，君子周密。终之气，地气正，风乃至，万物反生，霿雾以行，其病关闭不禁，心痛，阳气不藏而咳。**

抑其运气，赞所不胜，必折其郁气，先取化源，化源，年之前十二月迎而取之。新校正云：“详王注‘资取化源’，俱注云‘取’，其意有四等：太阳司天取九月，阳明司天取六月，是二者先取在天之气也；少阳司天取年前十二月，太阴司天取九月，是二者乃先时取在地之气也。少阴司天取年前十二月，厥阴司天取四月，义不可解。按《玄珠》之说则不然，太阳、阳明之月与王注合，少阳、少阴俱取三月，太阴取五月，厥阴取年前十二月。《玄珠》之义可解，王注之月疑有误也。”**暴过不生，苛疾不起。**苛，重也。新校正云：“详此不言食岁谷、间谷者，盖此岁天地气正，上下通和，故不言也。”**故岁宜咸辛宜酸，渗之泄之，渍之发之，观气寒温，以调其过，同风热者多寒化，异风热者少寒化，**太角、太徵岁同风热，以寒化多之。太宫、太商、太羽岁异风热，以凉调其过也。**用热远热，用温远温，用寒远寒，用凉远凉，食宜同法，此其道也。有假者反之，反是者病之阶也。**

帝曰：善！太阴之政奈何？岐伯曰：丑未之纪也。

太阴，少角，太阳。清热胜复同，同正宫。新校正云：“按《五常政大论》云：委和之纪，太宫与正宫同。”**丁丑，丁未。其运风、清、热。少角**初正**，太徵，少宫，太商，少羽**终。

太阴，少徵，太阳。寒雨胜复同。癸丑，癸未。其运热、寒、雨。少徵，太宫，少商，太羽终**，太角**初。

太阴，少宫，太阳。风清胜复同，同正宫。新校正云：“按《五常政大论》云：卑监之纪，上宫与正宫同。”**己丑太一天符，己未太一天符。其运雨、风、清。少宫，太商，少羽**终**，少角**初**，太徵。**

太阴，少商，太阳。热寒胜复同。乙丑，乙未。其运凉、热、寒。少商，太羽终，太角初，少徵，太宫。

太阴，少羽，太阳。雨风胜复同，同正宫。新校正云：“按《五常政大论》云：涸流之纪，上宫与正宫同。或以此二岁为同岁会，为平水运，欲去‘同正宫’三字者，非也。盖此岁有二义，而辄去其一，甚不可也。”**辛丑**同岁会**，辛未**同岁会。**其运寒、雨、风。少羽**终**，少角**初**，太徵，少宫，太商。**

凡此太阴司天之政，气化运行后天，万物生长化成，皆后天时而生成也。**阴专其政，阳气退辟，大风时起，**新校正云：“详此太阴之政，何以言大风时起？盖厥阴为初气，居木位，春气正，风乃来，故言大风时起。”**天气下降，地气上腾，原野昏霿，白埃四起，云奔南极，寒雨数至，物成于差夏。**南极，雨府也。差夏，谓立秋之后一十日①也。**民病寒湿，腹满身䐜愤，胕肿，痞逆，寒厥拘急。湿寒合德，黄黑埃昏，流行气交，上应镇星、辰星。**见而大明。**其政肃，其令寂，其谷黅玄。**正气所生成也。**故阴凝于上，寒积于下，寒水胜火，则为冰雹，阳光不治，杀气乃行。**黄黑昏埃，是谓杀气，自北及西，流行于东及南也。**故有余宜高，不及宜下，有余宜晚，不及宜早，土之利，气之化**

① 一十日：守山阁本作“三十日”。

也，民气亦从之，间谷命其太也。以间气之大者，言其谷也。

初之气，地气迁，寒乃去，春气正，风乃来，生布万物以荣，民气条舒，风湿相薄，雨乃后，民病血溢，筋络拘强，关节不利，身重筋痿。二之气，大火正，物承化，民乃和，其病温疠大行，远近咸若，湿蒸相薄，雨乃时降。应顺天常，不愆时候，谓之时雨。新校正云："详此以少阴居君火之位，故言大火正也。"三之气，天政布，湿气降，地气腾，雨乃时降，寒乃随之，感于寒湿则民病身重胕肿，胸腹满。四之气，畏火临，溽蒸化，地气腾，天气否隔，寒风晓暮，蒸热相薄，草木凝烟，湿化不流，则白露阴布，以成秋令，万物得之以成。民病腠理热，血暴溢，疟，心腹满热，胪胀，甚则胕肿。五之气，惨令已行，寒露下，霜乃早降，草木黄落，寒气及体，君子周密，民病皮腠。终之气，寒大举，湿大化，霜乃积，阴乃凝，水坚冰，阳光不治，感于寒则病人关节禁固，腰脽痛，寒湿推于气交而为疾也。

必折其郁气，而取化源，九月化源，迎而取之，以补益也。益其岁气，无使邪胜，食岁谷以全其真，食间谷以保其精。故岁宜以苦燥之温之，甚者发之泄之。不发不泄，则湿气外溢，肉溃皮坼而水血交流。必赞其阳火，令御甚寒，冬之分，其用五步，量气用之也。从气异同，少多其判也，通言岁运之同异也。同寒者以热化，同湿者以燥化，少宫、少商、少羽岁同寒，少宫岁又同湿，湿过故宜燥，寒过故宜热，少角、少徵岁，平和处之也。异者少之，同者多之，用凉远凉，用寒远寒，用温远温，用热远热，食宜同法。假者反之，此其道也，反是者病也。

帝曰：善！少阴之政奈何？岐伯曰：子午之纪也。

少阴，太角，新校正云："按《五常政大论》云：上徵则其气逆。"阳明。壬子，壬午。其运风鼓，其化鸣紊启坼，新校正云："按《五常政大论》云：其德鸣靡启坼。"其变振拉摧拔，其病支满。太角[初正]，少徵，太宫，少商，太羽[终]。

少阴，太徵，新校正云："按《五常政大论》云：上徵而收气后。"阳明。戊子天符，戊午太一天符。其运炎暑，新校正云："详太徵运太阳司天曰热，少阳司天曰暑，少阴司天曰炎暑，兼司天之气而言运也。"其化暄曜郁燠，新校正云："按《五常政大论》作'暄暑郁燠'，此变'暑'为'曜'者，以上临少阴故也。"其变炎烈沸腾，其病上热血溢。太徵，少宫，太商，少羽[终]，少角[初]。

少阴，太宫，阳明。甲子，甲午。其运阴雨，其化柔润时雨，新校正云：

“按《五常政大论》云：‘柔润重淖。’又太宫三运，两作‘柔润重泽’，此‘时雨’二字疑误。”**其变震惊飘骤，其病中满身重。太宫，少商，太羽**[终]**，太角**[初]**，少徵。**

少阴，太商，阳明。庚子[同天符]**，庚午**[同天符]。**同正商。**新校正云：“按《五常政大论》云：坚成之纪，上徵与正商同。”**其运凉劲，**新校正云：“详此以运合在泉，故云凉劲。”**其化雾露萧飋，其变肃杀凋零，其病下清。太商，少羽**[终]**，少角**[初]**，太徵，少宫。**

少阴，太羽，阳明。丙子岁会，丙午。其运寒，其化凝惨凛冽，新校正云：“按《五常政大论》作‘凝惨寒雰’。”**其变冰雪霜雹，其病寒下。太羽**[终]**，太角**[初]**，少徵，太宫，少商。**

凡此少阴司天之政，气化运行先天，地气肃，天气明，寒交暑，热加燥，新校正云：“详此云‘寒交暑’者，谓前岁终之气少阳，今岁初之气太阳，太阳寒交前岁少阳之暑也。热加燥者，少阴在上而阳明在下也。”**云驰雨府，湿化乃行，时雨乃降，金火合德，上应荧惑、太白。**见[①]而明大。**其政明，其令切，其谷丹白。水火寒热持于气交而为病始也，热病生于上，清病生于下，寒热凌犯而争于中，民病咳喘，血溢血泄，鼽嚏，目赤眦疡，寒厥入胃，心痛腰痛，腹大，嗌干肿上。**

初之气，地气迁，燥将去，新校正云：“按阳明在泉之前岁为少阳，少阳者暑，暑往而阳明在地。太阳初之气，故上文寒交暑，是暑去而寒始也。此燥字乃是暑字之误也。”**寒乃始，蛰复藏，水乃冰，霜复降，风乃至，**新校正云：“按王注《六微旨大论》云：‘太阳居木位，为寒风切冽。’此‘风乃至’当作‘风乃冽’。”**阳气郁，民反周密，关节禁固，腰脽痛，炎暑将起，中外疮疡。二之气，阳气布，风乃行，春气以正，万物应荣，寒气时至，民乃和，其病淋，目瞑目赤，气郁于上而热。三之气，天政布，大火行，庶类蕃鲜，寒气时至，民病气厥心痛，寒热更作，咳喘目赤。四之气，溽暑至，大雨时行，寒热互至，民病寒热，嗌干黄瘅，鼽衄饮发。五之气，畏火临，暑反至，阳乃化，万物乃生乃长荣，民乃康，其病温。终之气，燥令行，余火内格，肿于上，咳喘，甚则血溢，寒气数举，则霿雾翳，病生皮腠，内舍于胁，下连小腹而作寒中，地将易也。**气终则迁，何可长也？

必抑其运气，资其岁胜，折其郁发，先取化源，先于年前十二月，迎而取

---

① 见：或作“现”。

之。无使暴过而生其病也。食岁谷以全正气，食间谷以辟虚邪。岁宜咸以软之，而调其上，甚则以苦发之，以酸收之，而安其下，甚则以苦泄之。适气同异而多少之，同天气者以寒清化，同地气者以温热化，太角、太徵岁同天气，宜以寒清治之。太宫、太商、太羽岁同地气，宜以温热治之。化，治也。用热远热，用凉远凉，用温远温，用寒远寒，食宜同法。有假则反，此其道也，反是者病作矣。

帝曰：善！厥阴之政奈何？岐伯曰：巳亥之纪也。

厥阴，少角，少阳。清热胜复同，同正角。新校正云："按《五常政大论》云：委和之纪，上角与正角同。"丁巳天符，丁亥天符，其运风、清、热。少角初正，太徵，少宫，太商，少羽终。

厥阴，少徵，少阳。寒雨胜复同。癸巳同岁会，癸亥同岁会，其运热、寒、雨。少徵，太宫，少商，太羽终，太角初。

厥阴，少宫，少阳。风清胜复同，同正角。新校正云："按《五常政大论》云：卑监之纪，上角与正角同。"己巳，己亥。其运雨、风、清。少宫，太商，少羽终，少角初，太徵。

厥阴，少商，少阳。热寒胜复同，同正角。新校正云："按《五常政大论》云：从革之纪，上角与正角同。"乙巳，乙亥，其运凉、热、寒。少商，太羽终，太角初，少徵，太宫。

厥阴，少羽，少阳。雨风胜复同。辛巳，辛亥。其运寒、雨、风。少羽终，少角初，太徵，少宫，太商。

凡此厥阴司天之政，气化运行后天，诸同正岁，气化运行同天，太过岁，运化气行先天时；不及岁，化生成后天时；同正岁，化生成与天二十四气迟速同，无先后也。新校正云："详此注云'同正岁与二十四气同'，疑非，恐是与大寒日交司气候同。"天气扰，地气正，风生高远，炎热从之，云趋雨府，湿化乃行，风火同德，上应岁星、荧惑。其政挠，其令速，其谷苍丹，间谷言太者，其耗文角品羽。风燥火热，胜复更作，蛰虫来见，流水不冰，热病行于下，风病行于上，风燥胜复形于中。

初之气，寒始肃，杀气方至，民病寒于右之下。二之气，寒不去，华雪水冰，杀气施化，霜乃降，名草上焦，寒雨数至，阳复化，民病热于中。三之气，天政布，风乃时举，民病泣出耳鸣掉眩。四之气，溽暑湿热相薄，争于左之上，民病黄瘅而为胕肿。五之气，燥湿更胜，沉阴乃布，寒气及体，风雨乃行。终之气，畏火司令，阳乃大化，蛰虫出见，流水不冰，地气大发，草乃

生，人乃舒，其病温厉。

必折其郁气，资其化源，化源，四月也，迎而取之。**赞其运气，无使邪胜。岁宜以辛调上，以咸调下，畏火之气，无妄犯之。**新校正云："详此运何以不言'适气同异少多之制'者，盖厥阴之政与少阳之政同，六气分政，惟厥阴与少阳之政，上下无克罚之异，治化惟一，故不再言'同风热者多寒化，异风热者少寒化'也。"**用温远温，用热远热，用凉远凉，用寒远寒，食宜同法。有假反常，此之道也，反是者病。**

帝曰：善！夫子之言可谓悉矣，然何以明其应乎？岐伯曰：昭乎哉问也！夫六气者，行有次，止有位，故常以正月朔日平旦视之，睹[①]**其位而知其所在矣。**阴之所在，天应以云。阳之所在，天应以清净。自然分布，象见不差。**运有余，其至先，运不及，其至后，**先后，皆寅时之先后也，先则丑后，后则卯初。**此天之道，气之常也。**天道昭然，当期必应，见无差失，是气之常。**运非有余非不足，是谓正岁，其至当其时也。**当时，谓当寅之正也。**帝曰：胜复之气，其常在也，灾眚时至，候也奈何？岐伯曰：非气化者，是谓灾也。**十二变备矣。

帝曰：天地之数，终始奈何？岐伯曰：悉乎哉问也！是明道也。数之始，起于上而终于下。岁半之前，天气主之，岁半之后，地气主之。岁半，谓立秋之日也。新校正云："详初气交司在前岁大寒日，岁半当在立秋前一气十五日，不得云立秋日也。"**上下交互，气交主之，岁纪毕矣。**交互，互体也。上体下体之中，有二互体也。**故曰：位明气月可知乎。所谓气也。**大凡一气，主六十日而有奇，以立位数之位，同一气则月之节气、中气可知也。故言天地气者以上下体，言胜复者以气交，言横运者以上下互，皆以节气准之，候之灾眚变复可期矣。

帝曰：余司其事，则而行之，不合其数何也？岐伯曰：气用有多少，化治有盛衰，衰盛多少，同其化也。帝曰：愿闻同化何如？岐伯曰：风温春化同，热曛昏火夏化同，胜与复同，燥清烟露秋化同，云雨昏暝埃长夏化同，寒气霜雪冰冬化同，此天地五运六气之化，更用盛衰之常也。

帝曰：五运行同天化者，命曰天符，余知之矣。愿闻同地化者何谓也？岐伯曰：太过而同天化者三，不及而同天化者亦三；太过而同地化者三，不及而同地化者亦三。此凡二十四岁也。六十年中，同天地之化者，凡二十四岁，余

---

① 睹：或作"覩"，异体字。下同。

悉随己多少。**帝曰：愿闻其所谓也。岐伯曰：甲辰、甲戌太宫下加太阴，壬寅、壬申太角下加厥阴，庚子、庚午太商下加阳明，如是者三。癸巳、癸亥少徵下加少阳，辛丑、辛未少羽下加太阳，癸卯、癸酉少徵下加少阴，如是者三。戊子、戊午太徵上临少阴，戊寅、戊申太徵上临少阳，丙辰、丙戌太羽上临太阳，如是者三。丁巳、丁亥少角上临厥阴，乙卯、乙酉少商上临阳明，己丑、己未少宫上临太阴，如是者三。除此二十四岁，则不加不临也。帝曰：加者何谓？岐伯曰：太过而加同天符，不及而加同岁会也。帝曰：临者何谓？岐伯曰：太过不及，皆曰天符，而变行有多少，病形有微甚，生死有早晚耳。**

帝曰：夫子言用寒远寒，用热远热，余未知其然也，愿闻何谓远？岐伯曰：热无犯热，寒无犯寒，从者和，逆者病，不可不敬畏而远之，所谓时兴六位也。四时气王之月，药及食衣寒热温凉同者，皆宜避之。若四时同犯，则以水济水，以火助火，病必生也。

帝曰：温凉何如？温凉减于寒热，可轻犯之乎？**岐伯曰：司气以热，用热无犯；司气以寒，用寒无犯；司气以凉，用凉无犯；司气以温，用温无犯；间气同其主无犯，异其主则小犯之。是谓四畏，必谨察之。帝曰：善！其犯者何如？**须犯者。**岐伯曰：天气反时，则可依时，**反甚为病，则可依时。**及胜其主，则可犯，**夏寒甚，则可以热犯热。寒气不甚，则不可犯之。**以平为期，而不可过，**气平则止，过则病生，过而病生，与犯同也。**是谓邪气反胜者。**气动有胜是谓邪，客胜于主，不可不御也。六步之气，于六位中应寒反热，应热反寒，应温反凉，应凉反温，是谓六步之邪胜也，若冬反温，若夏反冷，若秋反热，若春反凉，是谓四时之邪胜也，胜则反其气以平之。**故曰：无失天信，无逆气宜，无翼其胜，无赞其复，是谓至治。**天信，谓至时必定，翼赞，皆佐之。谨守天信，是谓至真妙理也。

帝曰：善！五运气行主岁之纪，其有常数乎？岐伯曰：臣请次之。

甲子，甲午岁。上少阴火，中太宫土运，下阳明金。热化二，新校正云："详对化从标成数，正化从本生数。甲子之年，热化七，燥化九。甲午之年，热化二，燥化四。"**雨化五，**新校正云："按本论正文云：'太过不及，其数何如？太过者其数成，不及者其数生，土常以生也。'甲年太宫，土运太过，故云雨化五。五，土数也。"**燥化四，所谓正化日也。**正气化也。**其化上咸寒，中苦热，下酸热，所谓药食宜也。**新校正云："按《玄珠》云：'下苦热。'又按《至真要大论》云：'热淫所胜，平以咸寒；燥淫于内，治以苦温。'此云'下酸热'，疑误也。"

乙丑，乙未岁。上太阴土，中少商金运，下太阳水。热化寒化胜复同，所谓邪气化日也。灾七宫。新校正云："详七宫，西室兑位，天柱司也。灾之方，以运之当方言。"**湿化五，**新校正云："详太阴正司于未，对司于丑，其化皆五，以生数也。不以成数者，土王四季，不得正方，又天有九宫，不可至十。"**清化四，**新校正云："按本论下文云：不及者其数生。乙年少商，金运不及，故言清化四。四，金生数也。"**寒化六，**新校正云："详乙丑寒化六，乙未寒化一。"**所谓正化日也。其化上苦热，中酸和，下甘热，所谓药食宜也。**新校正云："按《玄珠》云：'上酸平，下甘温。'又按《至真要大论》云：湿淫所胜，平以苦热；寒淫于内，治以甘热。"

丙寅，丙申岁。新校正云："详丙申之岁，申金生水，水化之令转盛，司天相火为病减半。"**上少阳相火，中太羽水运，下厥阴木。火化二，**新校正云："详丙寅火化二，丙申火化七。"**寒化六，风化三，**新校正云："详丙寅风化八，丙申风化三。"**所谓正化日也。其化上咸寒，中咸温，下辛温，所谓药食宜也。**新校正云："按《玄珠》云：'下辛凉。'又按《至真要大论》云：火淫所胜，平以咸冷；风淫于内，治以辛凉。"

丁卯岁会**，丁酉岁。**新校正云："详丁年正月，壬寅为干德符，便为平气，胜复不至，运同正角，金不胜木，木亦不灾土。又丁卯年，得卯木佐之，即上阳明不能灾之。"**上阳明金，中少角木运，下少阴火。清化热化胜复同，所谓邪气化日也。灾三宫。**新校正云："详三宫，东室震位，天冲司。"**燥化九，**新校正云："详丁卯，燥化九。丁酉，燥化四。"**风化三，热化七，**新校正云："详丁卯，热化二。丁酉，热化七。"**所谓正化日也。其化上苦小温，中辛和，下咸寒，所谓药食宜也。**新校正云："按《至真要大论》云：燥淫所胜，平以苦温；热淫于内，治以咸寒。又《玄珠》云：上苦热也。"

戊辰，戊戌岁。上太阳水，中太徵火运，新校正云："详此上见太阳，火化减半。"**下太阴土。寒化六，**新校正云："详戊辰，寒化六；戊戌，寒化一。"**热化七，湿化五，所谓正化日也。其化上苦温，中甘和，下甘温，所谓药食宜也。**新校正云："按《至真要大论》云：寒淫所胜，平以辛热；湿淫于内，治以苦热。又《玄珠》云：上甘温，下酸平。"

己巳，己亥岁。上厥阴木，中少宫土运，新校正云："详至九月甲戌月，已得甲戌，方还正宫。"**下少阳相火。风化清化胜复同，所谓邪气化日也。灾五宫。**新校正云："按《五常政大论》云：其眚四维。又按《天元玉册》云：中室天禽司，非维宫，同正宫寄位二宫坤位。"**风化三，**新校正云："详己巳，风化八。己亥，风化三。”**湿化五，火化七**，新校正云：“详己巳，热化七。己亥，热化二。”**所谓正化日也。其化上辛凉，中甘和，下咸寒，所谓药食宜也**。新校正云：“按《至真要大论》云：风淫所胜，平以辛凉；火淫于内，治以咸冷。”

庚午同天符**，庚子岁**同天符。**上少阴火，中太商金运**，新校正云：“详庚午年金令减半，以上见少阴君火，年午亦为火故也。庚子年，子是水，金气相得，与庚午年又异。”**下阳明金。热化七**，新校正云：“详庚午年，热化二，燥化四。庚子年，热化七，燥化九。”**清化九，燥化九，所谓正化日也。其化上咸寒，中辛温，下酸温，所谓药食宜也**。新校正云：“按《玄珠》云：下苦热。又按《至真要大论》云：燥淫于内，治以苦热。”

辛未同岁会**，辛丑岁**同岁会。**上太阴土，中少羽水运**，新校正云：“详此至七月丙申月，水还正羽。”**下太阳水。雨化风化胜复同，所谓邪气化日也。灾一宫**。新校正云：“详一宫，北室坎位，天玄司。”**雨化五，寒化一**，新校正云：“详此以运与在泉俱水，故只言寒化一。寒化一者，少羽之化气也。若太阳在泉之化，则辛未寒化一，辛丑寒化六。”**所谓正化日也。其化上苦热，中苦和，下苦热，所谓药食宜也**。新校正云：“按《玄珠》云：上酸和，下甘温。又按《至真要大论》云：湿淫所胜，平以苦热；寒淫于内，治以甘热。”

壬申同天符**，壬寅岁**同天符。**上少阳相火，中太角木运，下厥阴木。火化二**，新校正云：“详壬申热化七，壬寅热化二。”**风化八**，新校正云：“详此以运与在泉俱木，故只言风化八。风化八，乃太角之运化也。若厥阴在泉之化，则壬申风化三，壬寅风化八。”**所谓正化日也。其化上咸寒，中酸和，下辛凉，所谓药食宜也。**

癸酉同岁会**，癸卯岁**同岁会。**上阳明金，中少徵火运**，新校正云：“详此五月遇戊午月，火还正徵。”**下少阴火。寒化雨化胜复同，所谓邪气化日也。灾九宫**。新校正云：“详九宫，离位南室，天英司也。”**燥化九**，新校正云：“详癸酉燥化四，癸卯燥化九。”**热化二**，新校正云：“详此以运与在泉俱火，故只言热化二。热化二者，少徵之运化也。若少阴在泉之化，癸酉热化七，癸卯热化二。”**所谓正化日也。其化上苦小温，中咸温，下咸寒，所谓药食宜也**。新校正云：“按《玄珠》云：上苦热。”

甲戌岁会、同天符**，甲辰岁**岁会、同天符。**上太阳水，中太宫土运，下太阴土。寒化六**，新校正云：“详甲戌寒化一，甲辰寒化六。”**湿化五**，新校正云：“详此以运与在泉俱土，故只言湿化五。”**正化日也。其化上苦热，中苦温，下苦温，**

药食宜也。新校正云："按《玄珠》云：上甘温，下酸平。又按《至真要大论》云：寒淫所胜，平以辛热；湿淫于内，治以苦热。"

乙亥，乙巳岁。上厥阴木，中少商金运，新校正云："详乙亥年三月得庚辰月，早见干德符，即气还正商。火未得旺而先平，火不胜则水不复，又亥是水得力年，故火不胜也。乙巳岁火来小胜，巳为火，佐于胜也。即于二月中气君火时化日，火来行胜，不待水复，遇三月庚辰月，乙见庚而气自全，金还正商。"**下少阳相火，热化寒化胜复同，邪气化日也。灾七宫。风化八**，新校正云："详乙亥风化三，乙巳风化八。"**清化四，火化二**，新校正云："详乙亥热化二，乙巳热化七。"**正化度也**。度，谓日也。**其化上辛凉，中酸和，下咸寒，药食宜也。**

丙子岁会**，丙午岁。上少阴火，中太羽水运，下阳明金。热化二**，新校正云："详丙子岁热化七，金之灾得其半，以运水太过，胜于天令，天令减半。丙午热化二，午为火，少阴君火司天，运虽水，一水不能胜二火，故异于丙子岁。"**寒化六，清化四**，新校正云："详丙子燥化九，丙午燥化四。"**正化度也。其化上咸寒，中咸热，下酸温，药食宜也**。新校正："按《玄珠》云：下苦热。又按《至真要大论》云：燥淫于内，治以酸温。"

丁丑，丁未岁。上太阴土，新校正云："详此木运平气上刑，天令减半。"**中少角木运**，新校正云："详丁年正月壬寅为干德符，为正角。"**下太阳水。清化热化胜复同，邪气化度也。灾三宫。雨化五，风化三，寒化一**，新校正云："详丁丑寒化六，丁未寒化一。"**正化度也。其化上苦温，中辛温，下甘热，药食宜也**。新校正云："按《玄珠》云：上酸平，下甘温。又按《至真要大论》云：湿淫所胜，平以苦热；寒淫于内，治以甘热。"

戊寅，戊申岁天符。新校正云："详戊申年与戊寅年小异，申为金，佐于肺，肺受火刑，其气稍实，民病得半。"**上少阳相火，中太徵火运，下厥阴木。火化七**，新校正云："详天符，司天与运合，故只言火化七。火化七者，太徵之运气也。若少阳司天之气，则戊寅火化二，戊申火化七。"**风化三**。新校正云："详戊寅风化八，戊申风化三。"**正化度也。其化上咸寒，中甘和，下辛凉，药食宜也。**

己卯，新校正云："详己卯金与运土相得，子临父位为逆。"**己酉岁。上阳明金，中少宫土运**，新校正云："详复罢，土气未正，后九月甲戌月土还正宫。己酉之年，木胜火微。"**下少阴火。风化清化胜复同，邪气化度也。灾五宫。清化九**，新校正云："详己卯燥化九，己酉燥化四。"**雨化五，热化七，**

新校正云："详己卯热化二，己酉热化七。"**正化度也。其化上苦小温，中甘和，下咸寒，药食宜也。**

庚辰，庚戌岁。上太阳水，中太商金运，下太阴土。寒化一，新校正云："详庚辰寒化六，庚戌寒化一。"**清化九，雨化五，正化度也。其化上苦热，中辛温，下甘热，药食宜也。**新校正云："按《玄珠》云：上甘温，下酸平。又按《至真要大论》云：寒淫所胜，平以辛热；湿淫于内，治以苦热。"

辛巳，辛亥岁。上厥阴木，中少羽水运，新校正云："详辛巳年木复土罢，至七月丙申月，水还正羽。辛亥年为水平气，以亥为水，相佐为正羽，与辛巳年小异。"**下少阳相火。雨化风化胜复同，邪气化度也。灾一宫。风化三，**新校正云："详辛巳风化八，辛亥风化三。"**寒化一，火化七，**新校正云："详辛巳热化七，辛亥热化二。"**正化度也。其化上辛凉，中苦和，下咸寒，药食宜也。**

壬午，壬子岁。上少阴火，中太角木运，下阳明金。热化二，新校正云："详壬午热化二，壬子热化七。"**风化八，清化四，**新校正云："详壬午燥化四，壬子燥化九。"**正化度也。其化上咸寒，中酸凉，下酸温，药食宜也。**新校正云："按《玄珠》云：下苦热。又按《至真要大论》云：燥淫于内，治以苦热。"

癸未，癸丑岁。上太阴土，中少徵火运，新校正云："详癸未、癸丑，左右二火为间相佐，又五月戊午干德符，癸见戊而气全，水未行胜，为正徵。"**下太阳水。寒化雨化胜复同，邪气化度也。灾九宫。雨化五，火化二，寒化一，**新校正云："详癸未寒化一，癸丑寒化六。"**正化度也。其化上苦温，中咸温，下甘热，药食宜也。**新校正云："按《玄珠》云：上酸和，下甘温。又按《至真要大论》云：湿淫所胜，平以苦热；寒淫于内，治以甘热。"

甲申，甲寅岁。上少阳相火，中太宫土运，新校正云："详甲寅之岁，小异于甲申，以寅木可刑土气之平也。"**下厥阴木。火化二，**新校正云："详甲申火化七，甲寅火化二。"**雨化五，风化八，**新校正云："详甲申风化三，甲寅风化八。"**正化度也。其化上咸寒，中咸和，下辛凉，药食宜也。**

乙酉太一天符**，乙卯岁**天符。**上阳明金，中少商金运，**新校正云："按乙酉为正商，以酉金相佐，故得平气。乙卯之年，二之气君火分中，火来行胜，水未行复，其气未平；以三月庚辰，乙得庚合，金运正商，其气乃平。"**下少阴火。热化寒化胜复同，邪气化度也。灾七宫。燥化四。**新校正云："详乙酉燥化四，乙卯燥化九。"**清化四，热化二，**新校正云："详乙酉热化七，乙卯热化二。"

正化度也。其化上苦小温，中苦和，下咸寒，药食宜也。

丙戌[天符]**，丙辰岁**[天符]**。上太阳水，中太羽水运，下太阴土。寒化六，**新校正云："详此以运与司天俱水运，故只言寒化六。寒化六者，太羽之运化也。若太阳司天之化，则丙戌寒化一，丙辰寒化六。"**雨化五，正化度也。其化上苦热，中咸温，下甘热，药食宜也。**新校正云："按《玄珠》云：上甘温，下酸平。又按《至真要大论》云：寒淫所胜，平以辛热；湿淫于内，治以苦热。"

丁亥[天符]**，丁巳岁**[天符]**。上厥阴木，中少角木运，**新校正云："详丁年正月壬寅，丁得壬合，为干德符，为正角平气。"**下少阳相火。清化热化胜复同，邪气化度也。灾三宫。风化三，**新校正云："详此运与司天俱木，故只言风化三。风化三者，少角之运化也。若厥阴司天之化，则丁亥风化三，丁巳风化八。"**火化七，**新校正云："详丁亥热化二，丁巳热化七。"**正化度也。其化上辛凉，中辛和，下咸寒，药食宜也。**

戊子[天符]**，戊午岁**[太一天符]**。上少阴火，中太徵火运，下阳明金。热化七，**新校正云："详此运与司天俱火，故只言热化七。热化七者，太徵之运化也。若少阴司天之化，则戊子热化七，戊午热化二。"**清化九，**新校正云："详戊子清化九，戊午清化四。"**正化度也。其化上咸寒，中甘寒，下酸温，药食宜也。**新校正云："按《玄珠》云：下苦热。又按《至真要大论》云：燥淫于内，治以苦温。"

己丑[太一天符]**，己未岁**[太一天符]**。上太阴土，中少宫土运，**新校正云："详是岁木得初气而来胜，脾乃病久，土至危，金乃来复，至九月甲戌月，己得甲合，土还正宫。"**下太阳水。风化清化胜复同，邪气化度也。灾五宫。雨化五，**新校正云："详此运与司天俱土，故只言雨化五。"**寒化一，**新校正云："详己丑寒化六，己未寒化一。"**正化度也。其化上苦热，中甘和，下甘热，药食宜也。**新校正云："按《玄珠》云：上酸平。又按《至真要大论》云：湿淫所胜，平以苦热。"

庚寅，庚申岁。上少阳相火，中太商金运，新校正云："详庚寅岁为正商得平气，以上见少阳相火，下克于金运，不能太过。庚申之岁，申金佐之，乃为太商。"**下厥阴木。火化七，**新校正云："详庚寅热化二，庚申热化七。"**清化九，风化三，**新校正云："详庚寅风化八，庚申风化三。"**正化度也。其化上咸寒，中辛温，下辛凉，药食宜也。**

辛卯，辛酉岁。上阳明金，中少羽水运，新校正云："详此岁七月丙申，水还正羽。”**下少阴火。雨化风化胜复同，邪气化度也。灾一宫。清化九。**新校正云：“详辛卯燥化九，辛酉燥化四。”寒化一，热化七，新校正云：“详辛卯热化二，辛酉热化七。”**正化度也。其化上苦小温，中苦和，下咸寒，药食宜也。**

壬辰，壬戌岁。上太阳水，中太角木运，下太阴土。寒化六，新校正云：“详壬辰寒化六，壬戌寒化一。”**风化八，雨化五，正化度也。其化上苦温，中酸和，下甘温，药食宜也。**新校正云：“按《玄珠》云：上甘温，下酸平。又按《至真要大论》云：寒淫所胜，平以辛热；湿淫于内，治以苦热。”

癸巳同岁会**，癸亥**同岁会。**上厥阴木，中少徵火运，**新校正云：“详癸巳正徵，火气平。一谓巳为火，亦名岁会，二谓水未得化，三谓五月戊午月，癸得戊合，故得平气。癸亥之岁，亥为水，水得年力，便来行胜，至五月戊午，火还正徵，其气始平。”**下少阳相火。寒化雨化胜复同，邪气化度也。灾九宫。风化八，**新校正云：“详癸巳风化八，癸亥风化三。”**火化二，**新校正云：“详此运与在泉俱火，故只言火化二。火化二者，少徵火运之化也。若少阳在泉之化，则癸巳热化七，癸亥热化二。”**正化度也。其化上辛凉，中咸和，下咸寒，药食宜也。**

凡此定期之纪，胜复正化，皆有常数，不可不察。故知其要者，一言而终，不知其要，流散无穷，此之谓也。

帝曰：善！五运之气，亦复岁乎？复，报也。先有胜制，则后必复也。**岐伯曰：郁极乃发，待时而作也。**待，谓五及差分位也。大温发于辰巳，大热发于申未，大凉发于戌亥，大寒发于丑寅。上件所胜临之，亦待间气而发，故曰待时也。新校正云：“详注‘及’字疑作‘气’。”**帝曰：请问其所谓也？岐伯曰：五常之气，太过不及，其发异也。**岁太过，其发早。岁不及，其发晚。**帝曰：愿卒闻之。岐伯曰：太过者暴，不及者徐，暴者为病甚，徐者为病持。**持，谓相执持也。**帝曰：太过不及，其数何如？岐伯曰：太过者其数成，不及者其数生，土常以生也。**数，谓五常化行之数也。水数一，火数二，木数三，金数四，土数五。成数，谓水数六，火数七，木数八，金数九，土数五也。故曰“土常以生”也。数生者，各取其生数多少以占，故政令德化胜复之休作日，及尺寸分毫，并以准之，此盖都明诸用者也。

帝曰：其发也何如？岐伯曰：土郁之发，岩谷震惊，雷殷气交，埃昏黄黑，化为白气，飘骤高深，郁，谓郁抑天气之甚也，故虽天气亦有涯也，分终则衰，故虽郁者怒发也。土化不行，炎亢无雨，木盛过极，故郁怒发焉。土性静定，至动也，雷雨大作，而木土相持之气乃休解也。《易》曰：“雷雨作，解。”此之谓也。土虽独怒，木尚制之，故但震惊于气交之中，而声尚不能高远也，故曰雷殷气交。气交，谓土之上，尽山之高也。《诗》云：“殷其雷也。”所谓雷雨生于山中者，土即郁抑，天木制之，平川土薄，气常干燥，故不能先发也；山原土厚，湿化丰深，土厚气深，故先怒发也。**击石飞空，洪水乃从，川流漫衍，田牧土驹。**疾气骤雨，岸落山化，大水横流，石迸势急，高山空谷，击石先飞，而洪水随至也。洪，大也。巨川衍溢，流漫平陆，漂荡瘗没于粢盛。大水去已，石土危然，若群驹散牧于田野。凡言土者，沙石同也。**化气乃敷，善为时雨，始生始长，始化始成。**化，土化也。土被制，化气不敷，否极则泰，屈极则伸，处怫之时，化气因之，乃能敷布于庶类，以时而雨，滋泽草木而成也。善，谓应时也。化气既少，长气已过，故万物始生始长，始化始成。言是四始者，明万物化成之晚也。**故民病心腹胀，肠鸣而为数后，甚则心痛胁䐜，呕吐霍乱，饮发注下，胕肿身重。**脾热之生。**云奔雨府，霞拥朝阳，山泽埃昏，其乃发也，以其四气。**雨府，太阴之所在也。埃，白气似云而薄也。埃固有微甚，微者如纱縠[①]之腾，甚者如薄云雾也。甚者发近，微者发远。四气，谓夏至后三十一日起，尽至秋分日也。**云横天山，浮游生灭，怫之先兆。**天际云横，山犹冠带，岩谷丛薄，乍灭乍生，有土之见，怫兆已彰，皆平明占之。浮游，以午前候望也。

金郁之发，天洁地明，风清气切，大凉乃举，草树浮烟，燥气以行，霿雾数起，杀气来至，草木苍干，金乃有声。大凉，次寒也。举，用事也。浮烟，燥气也。杀气，霜氛。正杀气者，以丑时至，长者亦卯时、辰时也。其气之来，色黄赤黑杂而至也。物不胜杀，故草木苍干。苍，薄青色也。**故民病咳逆，心胁满引小腹，善暴痛，不可反侧，嗌干面尘色恶。**金胜而木病也。**山泽焦枯，土凝霜卤，怫乃发也，其气五。**夏火炎亢，时雨既愆，故山泽焦枯，土上凝白咸卤，状如霜也。五气，谓秋分后，至立冬后十五日内也。**夜零白露，林莽声凄，怫之兆也。**夜濡白露，晓听风凄，有是，乃为金发徵也。

水郁之发，阳气乃辟，阴气暴举，大寒乃至，川泽严凝，寒雰结为霜雪。雰，音粉。寒雰，白气也，其状如雾而不流行，坠地如霜雪，得日晞也。**甚则黄黑昏翳，流行气交，乃为霜杀，水乃见祥。**黄黑，亦浊恶气，水气也。祥，

① 縠（hú）：有皱纹的纱。

媛[①]祥，亦谓泉出平地。**故民病寒客心痛，腰脽痛，大关节不利，屈伸不便，善厥逆，痞坚腹满。**阴胜阳故。**阳光不治，空积沉阴，白埃昏暝，而乃发也，其气二火前后。**阴精与水皆上承火，故其发也，在君相二火之前后，亦犹辰星迎随日也。**太虚深玄，气犹麻散，微见而隐，色黑微黄，怫之先兆也。**深玄，言高远而黯黑也。气似散麻，薄微可见之也。寅后卯时候之，夏月兼辰前之时亦可候也。

木郁之发，太虚埃昏，云物以扰，大风乃至，屋发折木，木有变。屋发，谓发鸱吻。折木，谓大树摧拔折落，悬竿中拉也。变，谓土生异木奇状也。**故民病胃脘当心而痛，上支两胁，鬲咽不通，食饮不下，甚则耳鸣眩转，目不识人，善暴僵仆。**筋骨强直而不用，卒倒而无所知也。**太虚苍埃，天山一色，或气浊色，黄黑郁若，横云不起雨，而乃发也，其气无常。**气如尘如云，或黄黑郁然，犹在太虚之间而特异于常，乃其候也。**长川草偃，柔叶呈阴，松吟高山，虎啸岩岫，怫之先兆也。**草偃，谓无风而自低。柔叶，谓白杨叶也。无风而叶皆背见，是谓呈阴。如是皆通微甚，甚者发速，微者发徐也。山行之候，则以松虎期之，原行亦以麻黄为候，秋冬则以梧桐蝉叶候之。

火郁之发，太虚肿翳，大明不彰，肿翳，谓赤气也。大明，日也。新校正云："详经注中'肿'字疑误。"**炎火行，大暑至，山泽燔燎，材木流津，广厦腾烟，土浮霜卤，止水乃减，蔓草焦黄，风行惑言，湿化乃后。**太阴、太阳在上，寒湿流于太虚，心火应天，郁抑而莫能彰显，寒湿盛已，火乃与行，阳气火光，故山泽燔燎，井水减少，妄作讹言，雨已愆期也。湿化乃后，谓阳亢主时，气不争长，故先旱而后雨也。**故民病少气，疮疡痈肿，胁腹胸背，面首四支，䐜愤胪胀，疡疿，呕逆，瘈疭，骨痛，节乃有动，注下温疟，腹中暴痛，血溢流注，精液乃少，目赤心热，甚则瞀闷懊憹，善暴死。**火郁而怒，为土水相持，客主皆然，悉无深犯，则无咎也。但热已胜寒，则为摧敌，而热从心起，是神气孤危，不速救之，天真将竭，故死。火之用速，故善暴死。**刻终大温，汗濡玄府，其乃发也，其气四。**刻终，谓昼夜水刻之终尽时也。大温，次热也。玄府，汗空也。汗濡玄府，谓早行而身蒸热也。刻尽之时，阴盛于此，反无凉气，是阴不胜阳，热既已萌，故当怒发也。新校正云："详二火俱发四气者何？盖火有二位，为水发之所，又大热发于申未，故火郁之发在四气也。"**动复则静，阳极反阴，湿令乃化乃成。**火怒烁金，阳极过亢，畏火求救

① 媛祥：四库本作"妖祥"，谓吉凶也。

土中，土救热金，发为飘骤，继为时雨，气乃和平，故万物由是乃生长化成，壮极则反，盛亦何长也。**华发水凝，山川冰雪，焰阳午泽，怫之先兆也。**谓君火王时有寒至也，故岁君火发亦待时也。**有怫之应而后报也，皆观其极而乃发也。木发无时，水随火也。**应为先兆，发必后至，故先有应而后发也。物不可以终壮，观其壮极则怫气作焉，有郁则发，气之常也。**谨候其时，病可与期，失时反岁，五气不行，生化收藏，政无恒也。**人失其时，则候无期准也。

帝曰：水发而雹雪，土发而飘骤，木发而毁折，金发而清明，火发而曛昧，何气使然？岐伯曰：气有多少，发有微甚，微者当其气，甚者兼其下，征其下气而见可知也。六气之下，各有承气也，则如火位之下，水气承之；水位之下，土气承之；土位之下，木气承之；木位之下，金气承之；金位之下，火气承之；君位之下，阴精承之。各征其下，则象可见矣，故发兼其下，则与本气殊异。

帝曰：善！五气之发，不当位者何也？言不当其正月也。**岐伯曰：命其差。**谓差四时之正月位也。新校正云："按《至真要大论》云：'胜复之作，动不当位，或后时而至，其故何也？岐伯曰：夫气之生化，与其衰盛异也。寒暑温凉，盛衰之用，其在四维。故阳之动始于温，盛于暑；阴之动始于清，盛于寒。春夏秋冬，各差其分。故《大要》曰：彼春之暖，为夏之暑；彼秋之忿，为冬之怒。谨按四维，斥候皆归，其终可见，其始可知。'彼论胜复之不当位，此论五气之发不当位，所论胜复五发之事则异，而命其差之义则同也。"**帝曰：差有数乎？**言日数也。**岐伯曰：后皆三十度而有奇也。**后，谓四时之后也。差三十日余八十七刻半，气犹来去而甚盛也。度，日也。四时之后今常[①]尔。新校正云："详注云'八十七刻半'，当作'四十三刻又四十分刻之三十'。"

帝曰：气至而先后者何？谓未应至而至太早，应至而至反太迟之类也，正谓气至在期前后。**岐伯曰：运太过则其至先，运不及则其至后，此候之常也。帝曰：当时而至者何也？岐伯曰：非太过，非不及，则至当时，非是者眚也。**当时，谓应日刻之期也。非应先后至而有先后至者，皆为灾。眚，灾也。**帝曰：善！气有非时而化者何也？岐伯曰：太过者当其时，不及者归其己胜也。**冬雨、春凉、秋热、夏寒之类，皆为归己胜也。**帝曰：四时之气，至有早晏、高下、左右，其候何如？岐伯曰：行有逆顺，至有迟速，故太过者化先天，不**

---

① 今常：亦作"令从"。

及者化后天。气有余，故化先。气不足，故化后。

帝曰：愿闻其行何谓也？岐伯曰：春气西行，夏气北行，秋气东行，冬气南行。观万物生长收藏如斯言。**故春气始于下，秋气始于上，夏气始于中，冬气始于标。春气始于左，秋气始于右，冬气始于后，夏气始于前。此四时正化之常。**察物以明之，可知也。**故至高之地，冬气常在；至下之地，春气常在。**高山之巅，盛夏冰雪；污下川泽，严冬草生，长在之义足明矣。新校正云："按《五常政大论》云：地有高下，气有温凉，高者气寒，下者气热。"**必谨察之。帝曰：善！**天地阴阳，视而可见，何必思新冥昧，演法推求，智极心劳，而无所得邪？

黄帝问曰：五运六气之应见，六化之正，六变之纪何如？岐伯对曰：夫六气正纪，有化有变，有胜有复，有用有病，不同其候，帝欲何乎？帝曰：愿尽闻之。岐伯曰：请遂言之。遂，尽也。**夫气之所至也，厥阴所至为和平；**初之气，木之化。**少阴所至为暄；**二之气，君火也。**太阴所至为埃溽；**四之气，土之化。**少阳所至为炎暑；**三之气，相火也。**阳明所至为清劲；**五之气，金之化。**太阳所至为寒雰；**终之气，水之化。**时化之常也。**四时气正化之常候。

厥阴所至，为风府，为璺启；璺，微裂也。启，开坼也。**少阴所至，为火府，为舒荣；太阴所至，为雨府，为员盈；**物承土化，质员盈满，又雨界地绿，文见如环，为员化明矣。**少阳所至，为热府，为行出；**藏热者，出行也。**阳明所至，为司杀府，为庚苍；**庚，更也。更，代也，易也。**太阳所至，为寒府，为归藏。**物寒，故归藏也。**司化之常也。**

厥阴所至，为生，为风摇；木之化也。**少阴所至，为荣，为形见；**火之化也。**太阴所至，为化，为云雨；**土之化也。**少阳所至，为长，为蕃鲜；**火之化也。**阳明所至，为收，为雾露；**金之化也。**太阳所至，为藏，为周密。**水之化也。**气化之常也。**

厥阴所至，为风生，终为肃；风化以生，则风生也。肃，静也。新校正云："按《六微旨大论》云：风位之下，金气承之。故厥阴为风生，而终为肃也。"**少阴所至，为热生，中为寒；**热化以生，则热生也，阴精承上，故中为寒也。新校正云："按《六微旨大论》云：少阴之上，热气治之，中见太阳。故为热生，而中为寒也。又云：君位之下，阴精承之。亦为寒之义也。"**太阴所至，为湿生，终为注雨；**湿化以生，则湿生也。太阴在上，故终为注雨。新校正云："按《六微旨大论》云：土位之下，风气承之。王注云：'疾风之后，时雨乃零，湿为风吹，化而为雨。'故太阴为湿生，而终为注雨也矣。"**少阳**

所至，为火生，终为蒸溽；火化以生，则火生也。阳在上，故终为蒸溽。新校正云："按《六微旨大论》云：相火之下，水气承之。故少阳为火生，而终为蒸溽也矣。"**阳明所至，为燥生，终为凉**；燥化以生，则燥生也。阴在上，故终为凉。新校正云："详此六气俱先言本化，次言所反之气，而独阳明之化言燥生，终为凉，未见所反之气。再寻上下文义，当云阳明所至为凉生，终为燥，方与诸气之义同贯。盖以金位之下，火气承之，故阳明为清生，而终为燥也。"**太阳所至，为寒生，中为温**；寒化以生，则寒生也。阳在内，故中为温。新校正云："按《五运行大论》云：太阳之上，寒气治之，中见少阴。故为寒生而中为温。"**德化之常也**。风生毛形，热生翮形，湿生倮形，火生羽形，燥生介形，寒生鳞形，六化皆为主岁及间气所在，而各化生常无替也，非德化则无能化生也。

厥阴所至，为毛化；形之有毛者。**少阴所至，为羽化**；有羽翼飞行之类也。**太阴所至，为倮化**；无毛羽鳞甲之类也。**少阳所至，为羽化**；薄明羽翼，蜂蝉之类，非翎羽之羽也。**阳明所至，为介化**；有甲之类。**太阳所至，为鳞化**。身有鳞也。**德化之常也**。

厥阴所至，为生化；温化也；**少阴所至，为荣化**；暄化也。**太阴所至，为濡化**；湿化也。**少阳所至，为茂化**；热化也。**阳明所至，为坚化**；凉化也。**太阳所至，为藏化**。寒化也。**布政之常也**。

厥阴所至，为飘怒，大凉；飘怒，木也。大凉，下承之金气也。**少阴所至，为大暄，寒**；大暄，君火也。寒，下承之阴精也。**太阴所至，为雷霆骤注，烈风**；雷霆骤注，土也。烈风，下承之水气也。**少阳所至，为飘风燔燎，霜凝**；飘风，旋转风也。霜凝，下承之水气也。**阳明所至，为散落，温**；散落，金也。温，下承之火气也。**太阳所至，为寒雪冰雹，白埃**。霜雪冰雹，水也。白埃，下承之土气也。**气变之常也**。变，谓变常平之气而为甚用也。甚用不已，则下承之气兼行，故皆非本气也。

厥阴所至，为挠动，为迎随；风之性也。**少阴所至，为高明焰，为曛**；焰，阳焰也。曛，赤黄色也。**太阴所至，为沉阴，为白埃，为晦暝**；暗蔽不明也。**少阳所至，为光显，为彤云，为曛**；光显，电也，流光也，明也。彤，赤色也。少阴气同。**阳明所至，为烟埃，为霜，为劲切，为凄鸣**；杀气也。太阳所至，为刚固，为坚芒，为立。寒化也。**令行之常也**。令行则庶物无违。

厥阴所至，为里急；筋緛缩，故急。**少阴所至，为疡胗身热**；火气生也。

太阴所至，为积饮否隔；土碍也。**少阳所至，为嚏呕，为疮疡；**火气生也。**阳明所至，为浮虚；**浮虚，薄肿，按之复起也。**太阳所至，为屈伸不利。病之常也。**

厥阴所至，为支痛；支，柱妨也。**少阴所至，为惊惑，恶寒，战慄，谵妄；**谵，乱言也。今详‘慓’字当作‘慄’字。**太阴所至，为稸满；少阳所至，为惊躁，瞀昧，暴病；阳明所至，为鼽尻阴股膝髀腨䯒足病；太阳所至，为腰痛。病之常也。**

厥阴所至，为緛戾；少阴所至，为悲妄，衄衊；衊，污血，亦脂也。**太阴所至，为中满，霍乱吐下；少阳所至，为喉痹，耳鸣，呕涌；**“涌”，谓溢食不下也。**阳明所至，为皴揭；**身皮麸象。**太阳所至，为寝汗，痉。**寝汗，谓睡中汗发于胸嗌颈掖之间也，俗误呼为盗汗。**病之常也。**

厥阴所至，为胁痛，呕泄；泄，谓利也。**少阴所至，为语笑；太阴所至，为重胕肿；**胕肿，谓肉泥，按之不起也。**少阳所至，为暴注，瞤瘛，暴死；阳明所至，为鼽嚏；太阳所至，为流泄，禁止。病之常也。**

凡此十二变者，报德以德，报化以化，报政以政，报令以令，气高则高，气下则下，气后则后，气前则前，气中则中，气外则外，位之常也。气报德报化，谓天地气也。高下前后中外，谓生病所也。手之阴阳其气高，足之阴阳其气下，足太阳气在身后，足阳明气在身前，足太阴、少阴、厥阴气在身中，足少阳气在身侧，各随所在言之，气变生病象也。**故风胜则动，**动，不宁也。新校正云：“详‘风胜则动’至‘湿胜则濡泄’五句，与《阴阳应象大论》文重，而两注不同。”**热胜则肿，**热胜气则为丹熛，胜血则为痈脓，胜骨肉则为胕肿，按之不起。**燥胜则干，**干于外则皮肤皴坼，干于内则精血枯涸，干于气及津液，则肉干而皮著于骨。**寒胜则浮，**浮，谓浮起，按之处见也。**湿胜则濡泄，甚则水闭胕肿。**濡泄，水利也。胕肿，肉泥，按之陷而不起也。水闭，则溢于皮中也。**随气所在，以言其变耳。**

帝曰：愿闻其用也。岐伯曰：夫六气之用，各归不胜而为化。用，谓施其化气。**故太阴雨化，施于太阳；太阳寒化，施于少阴；**新校正云：“详此当云少阴、少阳。”**少阴热化，施于阳明；阳明燥化，施于厥阴；厥阴风化，施于太阴。各命其所在以徵之也。帝曰：自得其位何如？岐伯曰：自得其位，常化也。帝曰：愿闻所在也。岐伯曰：命其位而方月可知也。**随气所在，以定其方，六分占之，则日及地分无差矣。

帝曰：六位之气盈虚何如？岐伯曰：太少异也，太者之至徐而常，少者暴

而亡。力强而作，不能久长，故暴而无也。亡，无也。**帝曰：天地之气，盈虚何如？岐伯曰：天气不足，地气随之；地气不足，天气从之，运居其中而常先也**。运，谓木、火、土、金、水各主岁者也。地气胜则岁运上升，天气胜则岁气下降，上升下降，运气常先迁降也。**恶所不胜，归所同和，随运归从而生其病也**。非其位则变生，变生则病作。**故上胜则天气降而下，下胜则地气迁而上**。胜，谓多也。上多则自降，下多则自迁，多少相移，气之常也。新校正云："按《六微旨大论》云：'升已而降，降者谓天；降已而升，升者谓地。天气下降，气流于地；地气上升，气腾于天。故高下相召，升降相因，而变作矣。'此亦升降之义也矣。"**多少而差其分**，多则迁降多，少则迁降少，多少之应，有微有甚，异之也。**微者小差，甚者大差，甚则位易，气交易则大变生而病作矣。《大要》曰：甚纪五分，微纪七分，其差可见。此之谓也**。以其五分、七分之纪，所以知天地阴阳过差矣。

帝曰：善！论言热无犯热，寒无犯寒。余欲不远寒，不远热，奈何？岐伯曰：悉乎哉问也！发表不远热，攻里不远寒。汗泄，故用热不远热；下利，故用寒不远寒，皆以其不住于中也。如是则夏可用热，冬可用寒，不发不泄而无畏忌，是谓妄远，法所禁也，皆谓不获已而用之也。春秋亦同。新校正云："按《至真要大论》云：发不远热，无犯温凉。"**帝曰：不发不攻而犯寒犯热何如？岐伯曰：寒热内贼，其病益甚**。以水济水，以火济火，适足以更生病，岂唯奉病之益甚乎？

帝曰：愿闻无病者何如？岐伯曰：无者生之，有者甚之。无病者犯禁，犹能生病，况有病者而求轻减，不亦难乎？**帝曰：生者何如？岐伯曰：不远热则热至，不远寒则寒至，寒至则坚否腹满，痛急下利之病生矣**。食已不饥，吐利腥秽，亦寒之疾也。**热至则身热，吐下霍乱，痈疽疮疡，瞀郁注下，瞤瘛肿胀，呕，鼽衄，头痛，骨节变，肉痛，血溢血泄，淋闷之病生矣**。暴喑冒昧，目不识人，躁扰狂越，妄见妄闻，骂詈惊痫，亦热之病。**帝曰：治之奈何？岐伯曰：时必顺之，犯者治以胜也**。春宜凉，夏宜寒，秋宜温，冬宜热，此时之宜，不可不顺。然犯热治以寒，犯寒治以热，犯春宜用凉，犯秋宜用温，是以胜也。犯热治以咸寒，犯寒治以甘热，犯凉治以苦温，犯温治以辛凉，亦胜之道也。

黄帝问曰：妇人重身，毒之何如？岐伯曰：有故无殒，亦无殒也。故，谓有大坚癥瘕，痛甚不堪，则治以破积愈癥之药，是谓不救，必乃尽死，求之盖存其大也，虽服毒不死也。上"无殒"，言母必全。亦无殒，言子亦不死也。

帝曰：愿闻其故何谓也？岐伯曰：大积大聚，其可犯也，衰其大[①]**半而止，过者死。**衰其大半，不足以害生，故衰大半则止其药。若过禁待尽，毒气内余，无病可攻，以当毒药，毒攻不已，则败损中和，故过则死。新校正云："详此'妇人身重'一节，与上下文义不接，疑他卷脱简于此。"

帝曰：善！郁之甚者，治之奈何？天地五行应运，有郁抑不申之甚者也。**岐伯曰：木郁达之，火郁发之，土郁夺之，金郁泄之，水郁折之，然调其气，**达，谓吐之，令其条达也；发，谓汗之，令其疏散也；夺，谓下之，令无拥碍也；泄，谓渗泄之，解表、利小便也；折，谓抑之，制其冲逆也。通是五法，乃气可平调，后乃观其虚盛而调理之也。**过者折之，以其畏也，所谓泻之。**过，太过也。太过者，以其味泻之，以咸泻肾，酸泻肝，辛泻肺，甘泻脾，苦泻心。过者畏泻，故谓泻为畏也。**帝曰：假者何如？岐伯曰：有假其气，则无禁也。**正气不足，临气胜之，假寒热温凉，以资四正之气，则可以热犯热，以寒犯寒，以温犯温，以凉犯凉也。**所谓主气不足，客气胜也。**客气，谓六气更临之气。主气，谓五脏应四时，正王春夏秋冬也。

帝曰：至哉圣人之道！天地大化，运行之节，临御之纪，阴阳之政，寒暑之令，非夫子孰能通之！请藏之灵兰之室，署曰《六元正纪》，非斋戒不敢示，慎传也。新校正云："详此与《气交变大论》末文同。"

至真要大论篇第七十四

黄帝问曰：五气交合，盈虚更作，余知之矣。六气分治，司天地者，其至何如？五行主岁，岁有少多，故曰盈虚更作也。《天元纪大论》曰：其始也，有余而往，不足随之；不足而往，有余从之。则其义也。天分六气，散主太虚，三之气司天，终之气监地，天地生化，是为大纪，故言司天地者，余四可知矣。**岐伯再拜对曰：明乎哉问也！天地之大纪，人神之通应也。**天地变化，人神运为，中外虽殊，然其通应则一也。

帝曰：愿闻上合昭昭，下合冥冥，奈何？岐伯曰：此道之所主，工之所疑也。不知其要，流散无穷。**帝曰：愿闻其道也。岐伯曰：厥阴司天，其化以风；**飞扬鼓坼，和气发生，万物荣枯，皆因而化变成败也。**少阴司天，其化以热；**炎蒸郁燠，故庶类蕃茂。**太阴司天，其化以湿；**云雨润泽，津液生成。**少阳司天，其化以火；**炎炽赫烈，以烁寒灾。**阳明司天，其化以燥；**干化以行，

① 大：亦作"太"。

物无湿败。**太阳司天，其化以寒。**对阳之化也。新校正云："详注云'对阳之化'，阳字疑误。"**以所临藏位，命其病者也。**肝木位东方，心火位南方，脾土位西南方及四维，肺金位西方，肾水位北方，是五藏定位。然六气所御，五运所至，气不相得则病，相得则和，故先以六气所临，后言五藏之病也。

帝曰：地化奈何？岐伯曰：司天同候，间气皆然。六气之本，自有常性，故虽位易，而化治皆同。**帝曰：间气何谓？岐伯曰：司左右者，是谓间气也。**六气分化，常以二气司天地，为上下、吉凶、胜复、客主之事，岁中悔吝从而明之，余四气散居左右也。故《阴阳应象大论》曰：天地者，万物之上下；左右者，阴阳之道路。此之谓也。**帝曰：何以异之？岐伯曰：主岁者纪岁，间气者纪步也。**岁，三百六十五日四分日之一。步，六十日余八十七刻半也，积步之日而成岁也。

帝曰：善！岁主奈何？岐伯曰：厥阴司天为风化，巳亥之岁，风高气远，云飞物扬，风之化也。**在泉为酸化，**寅申之岁，木司地气，故物化从酸。**司气为苍化，**木运之气，丁壬之岁化。苍，青也。**间气为动化。**遍[①]主六十日余八十七刻半也。新校正云："详丑未之岁，厥阴为初之气，子午之岁为二之气，辰戌之岁为四之气，卯酉之岁为五之气。"

少阴司天为热化，子午之岁，阳光熠耀，暄暑流行，热之化也。**在泉为苦化，**卯酉之岁，火司地气，故物以苦生。**不司气化，**君不主运。新校正云："按《天元纪大论》云：君火以名，相火以位。谓君火不主运也。"**居气为灼化。**六十日余八十七刻半也。居本位君火为居，不当间之也。新校正云："详少阴不曰间气而云居气者，盖尊君火无所不居，不当间之也。王注云'居本位为居，不当间之'，则居他位不为居而可间也。寅申之岁为初之气，丑未之岁为二之气，巳亥之岁为西之气，辰戌之岁为五之气也。"

太阴司天为湿化，丑未之岁，埃郁朦昧，云雨润泽，湿之化也。**在泉为甘化，**辰戌之岁也，土司地气，故甘化生焉。**司气为黅化，**土运之气，甲己之岁。黅，黄也。**间气为柔化。**湿化行，则庶物柔耎。新校正云："详太阴卯酉之岁为初之气，寅申之岁为二之气，子午之岁为四之气，巳亥之岁为五之气。"

少阳司天为火化，寅申之岁也，炎光赫烈，燔灼焦然，火之化也。**在泉为苦化，**巳亥之岁也，火司地气，故苦化先焉。**司气为丹化，**火运之气，戊癸岁也。**间气为明化。**明，炳明也，亦谓霞烧。新校正云："详少阳，辰戌之岁为

① 遍：亦作"徧"，异体字。

初之气，卯酉之岁为二之气，寅申之岁为四之气，丑未之岁为五之气。”

阳明司天为燥化，卯酉之岁，清切高明，雾露萧飔，燥之化也。**在泉为辛化，**子午之岁也，金司地气，故辛化先焉。**司气为素化，**金运之气，乙庚岁也。**间气为清化。**风生高劲，草木清冷，清之化也。新校正云：“详阳明，巳亥之岁为初之气，辰戌之岁为二之气，寅申之岁为四之气，丑未之岁为五之气。”

太阳司天为寒化，辰戌之岁，严肃峻整，惨栗凝坚，寒之化也。**在泉为咸化，**丑未之岁，水司地气，故化从咸。**司气为玄化，**水运之气，丙辛岁也。**间气为藏化。**阴凝而冷，庶物敛容，岁之化也。新校正云：“详子午之岁，太阳为初之气，巳亥之岁为二之气，卯酉之岁为四之气，寅申之岁为五之气也。”**故治病者，必明六化分治，五味五色所生，五藏所宜，乃可以言盈虚病生之绪也。**学不厌备习也。

帝曰：厥阴在泉而酸化先，余知之矣，风化之行也何如？岐伯曰：风行于地，所谓本也，余气同法。厥阴在泉，风行于地；少阴在泉，热行于地；太阴在泉，湿行于地；少阳在泉，火行于地；阳明在泉，燥行于地；太阳在泉，寒行于地。故曰余气同法也。本，谓六气之上元气也。**本乎天者，天之气也；本乎地者，地之气也。**化于天者为天气，化于地者为地气。新校正云：“按《易》曰：本乎天者亲上，本乎地者亲下。此之谓也。”**天地合气，六节分而万物化生矣。**万物居天地之间，悉为六气所生化，阴阳之用，未尝有逃生化、出阴阳也。**故曰：谨候气宜，无失病机。此之谓也。**病机，下文具矣。

帝曰：其主病何如？言采药之岁也。**岐伯曰：司岁备物，则无遗主矣。**谨候司天地所生化者，则其味正当其岁也。故彼药工专司岁气，所收药物，则一岁二岁，其所主用无遗略也。今详“则”字当作“用”。**帝曰：先岁物何也？岐伯曰：天地之专精也。**专精之气，药物肥脓，又于使用，当其正气味也。新校正云：“详‘先岁’疑作‘司岁’。”**帝曰：司气者何如？**司运气也。**岐伯曰：司气者主岁同，然有余不足也。**五运主岁者有余不足，比之岁物恐有薄，有余之岁药专精也。

帝曰：非司岁物何谓也？岐伯曰：散也，非专精则散气，散气则物不纯也。**故质同而异等也。**形质虽同，力用则异，故不尚之。**气味有薄厚，性用有躁静，治保有多少，力化有浅深。此之谓也。**物与岁不同者何？以此尔。

帝曰：岁主藏害何谓？岐伯曰：以所不胜命之，则其要也。木不胜金、金不胜火之类是也。**帝曰：治之奈何？岐伯曰：上淫于下，所胜平之；外淫于**

内，所胜治之。淫，谓行所不胜己者也。上淫于下，天之气也；外淫于内，地之气也。随所制胜而以平治之也。制胜，谓五味寒热温凉随胜用之，下文备矣。新校正云："详天气主岁，虽有淫胜，但当平调之，故不曰治而曰平也。"

帝曰：善！平气何如？平，谓诊平和之气。**岐伯曰：谨察阴阳所在而调之，以平为期，正者正治，反者反治。**知阴阳所在，则知尺寸应与不应；不知阴阳所在，则以得为失，以逆为顺，故谨察之也。阴病阳不病，阳病阴不病，是为正病，则正治之，谓以寒治热，以热治寒也。阴位已见阳脉，阳位又见阴脉，是谓反病，则反治之，谓以寒治寒，以热治热也。诸方之制，咸悉不然，故曰反者反治也。

帝曰：夫子言察阴阳所在而调之，论言人迎与寸口相应，若引绳小大齐等，命曰平。新校正云："详'论言'至'曰平'，本《灵枢经》之文，今出《甲乙经》，云：寸口主中，人迎主外，两者相应，俱往俱来，若引绳小大齐等，春夏人迎微大，秋冬寸口微大者，故名曰平也。"**阴之所在寸口何如？**阴之所在，脉沉不应，引绳齐等，其候颇乖，故问以明之。**岐伯曰：视岁南北，可知之矣。**

帝曰：愿卒闻之。岐伯曰：北政之岁，少阴在泉，则寸口不应；木火金水运，面北受气，凡气之在泉者，脉悉不见，唯其左右之气脉可见之。在泉之气，善则不见，恶者可见，病以气及客主淫胜名之。在天之气，其亦然矣。**厥阴在泉，则右不应；**少阴在右故。**太阴在泉，则左不应。**少阴在左故。**南政之岁，少阴司天，则寸口不应；**土运之岁，面南行令，故少阴司天，则二手寸口不应也。**厥阴司天，则右不应；太阴司天，则左不应。**亦左右义也。**诸不应者，反其诊则见矣。**不应皆为脉沉，脉沉下者仰手而沉，复①其手则沉为浮，细为大也。**帝曰：尺候何如？岐伯曰：北政之岁，三阴在下，则寸不应；三阴在上，则尺不应。**司天曰上，在泉曰下。**南政之岁，三阴在天，则寸不应；三阴在泉，则尺不应。左右同。**天不应寸，左右悉与寸不应，义同。**故曰：知其要者，一言而终，不知其要，流散无穷。此之谓也。**要，谓知阴阳所在也。知则用之不惑，不知则尺寸之气，沉浮小大，常三岁一差。欲求其意，犹绕②树问枝，虽白首区区，尚未知所诣，况其旬月而可知乎！

帝曰：善！天地之气，内淫而病何如？岐伯曰：岁厥阴在泉，风淫所胜，

① 复：亦作"覆"。
② 绕：或作"遶"，异体字。

则地气不明，平野昧，草乃早秀。民病洒洒振寒，善伸数欠，心痛支满，两胁里急，饮食不下，鬲咽不通，食则呕，腹胀善噫，得后与气则快然如衰，身体皆重。谓甲寅、丙寅、戊寅、庚寅、壬寅、甲申、丙申、戊申、庚申、壬申岁也。气不明，谓天围之际，气色昏暗。风行地上，故平野皆然。昧，谓暗也。胁，谓两乳之下及胠外也。伸，谓以欲伸努筋骨也。新校正云："按《甲乙经》'洒洒振寒，善伸数欠，为胃病。食则呕，腹胀善噫，得后与气则快然如衰，身体皆重，为脾病。饮食不下，鬲咽不通，邪在胃脘也。'盖厥阴在泉之岁，木王而克脾胃，故病如是。又按《脉解》云：'所谓食则呕者，物盛满而上溢，故呕也。'所谓'得后与气则快然如衰'者，十二月阴气下衰而阳气且出，故曰得后与气则快然如衰也。"

岁少阴在泉，热淫所胜，则焰浮川泽，阴处反明。民病腹中常鸣，气上冲胸，喘不能久立，寒热皮肤痛，目瞑齿痛䪼肿，恶寒发热如疟，少①腹中痛腹大，蛰虫不藏。谓乙卯、丁卯、己卯、辛卯、癸卯、乙酉、丁酉、己酉、辛酉、癸酉岁也。阴处，北方也。不能久立，足无力也。腹大，谓心气不足也，金火相薄而为是也。新校正云："按《甲乙经》'齿痛䪼肿，为大肠病。腹中雷鸣，气常冲胸，喘不能久立，邪在大肠也。'盖少阴在泉之岁，火克金，故大肠病也。"

岁太阴在泉，草乃早荣，新校正云："详此四字疑衍。"**湿淫所胜，则埃昏岩谷，黄反见黑，至阴之交。民病饮积，心痛，耳聋，浑浑焞焞，嗌肿喉痹，阴病血见，小腹痛肿，不得小便，病冲头痛，目似脱，项似拔，腰似折，髀不可以回，腘如结，腨如别。**谓甲辰、丙辰、戊辰、庚辰、壬辰、甲戌、丙戌、戊戌、庚戌、壬戌岁也。太阴为土，色见应黄于天中，而反见于北方黑处也。水土同见，故曰至阴之交，合其气色也。冲头痛，谓脑后眉间痛也。腘，谓膝后曲脚之中也。腨，䯒后软肉处也。新校正云："按《甲乙经》'耳聋浑浑焞焞，嗌肿喉痹，为三焦病。''病冲头痛，目似脱，项似拔，腰似折，髀不可以回，腘如结，腨如裂，为膀胱足太阳病。'又，'少腹肿痛，不得小便，邪在三焦'。盖太阴在泉之岁，土正克太阳，故病如是也。"

岁少阳在泉，火淫所胜，则焰明郊野，寒热更至。民病注泄赤白，少腹痛溺赤，甚则血便。少阴同候。谓乙巳、丁巳、己巳、辛巳、癸巳、乙亥、丁亥、己亥、辛亥、癸亥岁也。处寒之时，热更其气，热气既往，寒气后来，故

---

① 少腹：或作"小腹"，下同。

云更至也。余候与少阴在泉正同。

岁阳明在泉，燥淫所胜，则霿雾清瞑。民病喜呕，呕有苦，善大息，心胁痛不能反侧，甚则嗌干面尘，身无膏泽，足外反热。谓甲子、丙子、戊子、庚子、壬子、甲午、丙午、戊午、庚午、壬午岁也。霿雾，谓雾暗不分，似雾也。清，薄寒也。言雾起霿暗，不辨物形而薄寒也。心胁痛，谓心之旁，胁中痛也。面尘，谓面上如有触冒尘土之色也。新校正云："按《甲乙经》'病喜呕，呕有苦，善大息，心胁痛，不能反侧，甚则面尘，身无膏泽，足外反热，为胆病。''嗌干面尘，为肝病。'盖阳明在泉之岁，金王克木，故病如是。又按《脉解》云：'少阳所谓心胁痛者，言少阳盛也，盛者心之所表也，九月阳气尽而阴气盛，故心胁痛。所谓不可反侧者，阴气藏物也，物藏则不动，故不可反侧也。"

岁太阳在泉，寒淫所胜，则凝肃惨栗。民病少腹控睾，引腰脊，上冲心痛，血见，嗌痛颔肿。谓乙丑、丁丑、己丑、辛丑、癸丑、乙未、丁未、己未、辛未、癸未岁也。凝肃，谓寒气霭空，凝而不动，万物静肃其仪形也。惨栗，寒甚也。控，引也。睾，阴丸也。颔，颊车前牙之下也。新校正云："按《甲乙经》'嗌痛颔肿，为小肠病'。又，'少腹控睾，引腰脊，上冲心肺，邪在小肠也'。盖太阳在泉之岁，水克火，故病如下"。

帝曰：善！治之奈何？岐伯曰：诸气在泉，风淫于内，治以辛凉，佐以苦，以甘缓之，以辛散之。风性喜温而恶清，故治之凉，是以胜气治之也。佐以苦，随其所利也。木苦急，则以甘缓之。苦抑，则以辛散之。《藏气法时论》曰："肝苦急，急食甘以缓之。肝欲散，急食辛以散之。"此之谓也。食亦音饲，己曰食，他曰饲也。大法正味如此，诸为方者不必尽用之，但一佐二佐，病已则止，余气皆然。

热淫于内，治以咸寒，佐以甘苦，以酸收之，以苦发之。热性恶寒，故治以寒也。热之大盛甚于表者，以苦发之，不尽，复寒制之；寒制不尽，复苦发之，以酸收之。甚者再方，微者一方，可使必已。时发时止，亦以酸收之。

湿淫于内，治以苦热，佐以酸淡，以苦燥之，以淡泄之。湿与燥反，故治以苦热，佐以酸淡也。燥除湿，故以苦燥其湿也。淡利窍，故以淡渗泄也。《藏气法时论》曰："脾苦湿，急食苦以燥之。"《灵枢经》曰："淡利窍也。"《生气通天论》曰："味过于苦，脾气不濡，胃气乃厚。"明苦燥也。新校正云："按《六元正纪大论》曰：下太阴，其化下甘温。"

火淫于内，治以咸冷，佐以苦辛，以酸收之，以苦发之。火气大行心腹，心怒之所生也，咸性柔耎[1]，故以治之，以酸收之。大法候其须汗者，以辛佐之，不必要资苦味令其汗也。欲柔耎者，以咸治之。《藏气法时论》曰：“心欲耎，急食咸以耎之。心苦缓，急食酸以收之”，此之谓也。

燥淫于内，治以苦温，佐以甘辛，以苦下之。温利凉性，故以苦治之。下，谓利之使不得也。新校正云：“按《藏气法时论》曰：‘肺苦气上逆，急食苦以泄之，用辛泻之，酸补之。’又按下文司天燥淫所胜，佐以酸辛。此云甘辛者，‘甘’字疑当作‘酸’。《六元正纪大论》云：‘下酸热’，与苦温之治又异。又云：‘以酸收之而安其下，甚则以苦泄之也。’”

寒淫于内，治以甘热，佐以苦辛，以咸泻之，以辛润之，以苦坚之。以热治寒，是为摧胜，折其气用，令不滋繁也。苦辛之佐，通事行之。新校正云：“按《藏气法时论》曰：‘肾苦燥，急食辛以润之。肾欲坚，急食苦以坚之。用苦补之，咸泻之。’旧注引此在湿淫于内之下，无义，今移于此矣。”

帝曰：善！天气之变何如？岐伯曰：厥阴司天，风淫所胜，则太虚埃昏，云物以扰，寒生春气，流水不冰。民病胃脘当心而痛，上支两胁，鬲咽不通，饮食不下，舌本强，食则呕，冷泄腹胀，溏泄瘕水闭，蛰虫不去，病本于脾。谓乙巳、丁巳、己巳、辛巳、癸巳、乙亥、丁亥、己亥、辛亥、癸亥岁也。是岁民病集于中也。风自天行，故太虚埃起。风动飘荡，故云物扰也。埃，青尘也，不分远物，是为埃昏。土之为病，其善泄利。若病水，则小便闭而不下。若大泄利，则经水亦多闭绝也。新校正云：“按《甲乙经》‘舌本强，食则呕，腹胀溏泄，瘕，水闭，为脾病。’又，‘胃病者，腹䐜胀，胃脘当心而痛，上支两胁，鬲咽不通，食饮不下。’盖厥阴司天之岁，木胜土，故病如是也。”**冲阳绝，死不治。**冲阳在足跗上，动脉应手，胃之气也。冲阳脉微则食饮减少，绝则药食不入，亦下嗌还出也。攻之不入，养之不生，邪气日强，正气内绝，故其必死，不可复也。

少阴司天，热淫所胜，怫热至，火行其政。民病胸中烦热，嗌干，右胠满，皮肤痛，寒热咳喘，大雨且至，唾血血泄，鼽衄嚏呕，溺色变，甚则疮疡胕肿，肩背臂臑及缺盆中痛，心痛肺䐜，腹大满，膨膨而喘咳，病本于肺。谓甲子、丙子、戊子、庚子、壬子、甲午、丙午、戊午、庚午、壬午岁也。怫热至，是火行其政乃尔。是岁民病集于右，盖以小肠通心故也。病自肺生，故曰病本于肺也。新校正云：“按《甲乙经》‘溺色变，肩背臂臑及缺盆中痛，肺

---

[1] 耎（ruǎn）：或作“软”，软弱。下同。

胀满膨膨而喘咳，为肺病。’‘鼽衄，为大肠病。’盖少阴司天之岁，火克金，故病如是。又王注民病集于右，以小肠通心故。按《甲乙经》小肠附脊左环，回肠附脊右环。所说不应，得非火胜克金而大肠病欤。”**尺泽绝，死不治。**尺泽在肘内廉大文[①]中，动脉应手，肺之气也。火烁于金，承天[②]之命，金气内绝，故必危亡，尺泽不至，肺气已绝，营卫之气，宣行无主，正气内竭，生之何有哉？

太阴司天，湿淫所胜，则沉阴且布，雨变枯槁，胕肿骨痛阴痹，阴痹者按之不得，腰脊头项痛，时眩，大便难，阴气不用，饥不欲食，咳唾则有血，心如悬，病本于肾。谓乙丑、丁丑、己丑、辛丑、癸丑、乙未、丁未、己未、辛未、癸未岁也。沉，久也。肾气受邪，水无能润，下焦枯涸，故大便难也。新校正云：“按《甲乙经》‘饥不用食，咳唾则有血，心悬如饥状，为肾病。’又，‘邪在肾，则骨痛阴痹，阴痹者按之而不得，腹胀腰痛，大便难，肩背颈项强痛，时眩。’盖太阴司天之岁，土克水，故病如是矣。”**太溪绝，死不治。**太溪在足内踝后跟骨上，动脉应手，肾之气也。土邪胜水而肾气内绝，邪甚正微，故方无所用矣。

少阳司天，火淫所胜，则温气流行，金政不平。民病头痛，发热恶寒而疟，热上皮肤痛，色变黄赤，传而为水，身面胕肿，腹满仰息，泄注赤白，疮疡咳唾血，烦心胸中热甚则鼽衄，病本于肺。谓甲寅、丙寅、戊寅、庚寅、壬寅、甲申、丙申、戊申、庚申、壬申岁也。火来用事，则金气受邪，故曰金政不平也。火炎于上，金肺受邪，客热内燔，水无能救，故化生诸病也，制火之客则已矣。新校正云：“按《甲乙经》‘邪在肺，则皮肤痛，发寒热。’盖少阳司天之岁，火克金，故病如是也。”**天府绝，死不治。**天府在肘后内侧上，掖[③]下同身寸之三寸，动脉应手，肺之气也。火胜而金脉绝，故死。

阳明司天，燥淫所胜，则木乃晚荣，草乃晚生，筋骨内变。民病左胠胁痛，寒清于中，感而疟，大凉革候，咳，腹中鸣，注泄鹜溏，名木敛，生菀于下，草焦上首，心胁暴痛，不可反侧，嗌干面尘腰痛，丈夫㿗疝，妇人少腹痛，目眛眦，疡疮痤痈，蛰虫来见，病本于肝。谓乙卯、丁卯、己卯、辛卯、癸卯、乙酉、丁酉、己酉、辛酉、癸酉岁也。金胜，故草木晚生荣也，配于人身，则筋骨内应而不用也。大凉之气，变易时候，则人寒清发于中，内感寒

---

① 文：或作“纹”。

② 天：或作“大”，作“天”义顺。

③ 掖下：或作“腋下”。下同。

气，则为痎疟也。大肠居右，肺气通之，今肺气内淫，肝居于左，故左胠胁痛如刺割也。其岁民自注泄，则无淫胜之疾也。大凉，次寒也。大凉且甚，阳气不行，故木容收敛，草荣悉晚。生气已升，阳不布令，故闭积生气而稸于下也。在人之应，则少腹之内，痛气居之。发疾于仲夏，疮疡之疾犹及秋中，疮痤之类生于上，痈肿之患生于下，疮色虽赤，中心正白，物气之常也。新校正云：'按《甲乙经》'腰痛不可以俛仰，丈夫㿗疝，妇人少腹肿，甚则嗌干面尘，为肝病。'又，'胸满洞泄，为肝病。'又，'心胁痛不能反侧，目锐眦痛，缺盆中肿痛，掖下肿马刀挟瘿，汗出振寒疟，为胆病。'盖阳明司天之岁，金克木，故病如是。又按《脉解》云：'厥阴所谓㿗疝、妇人少腹肿者，厥阴者辰也。'三月阳中之阴，邪在中，故曰㿗疝少腹肿也。"**太冲绝，死不治。**太冲在足大指[①]本节后二寸，脉动应手，肝之气也。金来伐木，肝气内绝，真不胜邪，死其宜也。

太阳司天，寒淫所胜，则寒气反至，水且冰，血变于中，发为痈疡。民病厥心痛，呕血、血泄、鼽衄，善悲，时眩仆。运火炎烈，雨暴乃雹。胸腹满，手热肘挛掖肿[②]，心憺憺[③]大动，胸胁胃脘不安，面赤目黄，善噫嗌干，甚则色炲，渴而欲饮，病本于心。谓甲辰、丙辰、戊辰、庚辰、壬辰、甲戌、丙戌、戊戌、庚戌、壬戌岁也。太阳司天，寒气布化，故水且冰，而血凝皮肤之间，卫气结聚，故为痈也。若乘火运而火热炎烈，与水交战，故暴雨半珠形雹也。心气为噫，故善噫。是岁民病集于心胁之中也。阳气内郁，湿气下蒸，故心厥痛而呕血、血泄、鼽衄，面赤目黄，善噫，手热肘挛掖肿，嗌干。甚则寒气胜阳，水行凌火，火气内郁，故渴而欲饮也。病始心生，为阴凌犯，故云病本于心也。新校正云："按《甲乙经》'手热肘挛掖肿，甚则胸胁支满，心憺憺大动，面赤目黄，为手心主病。'又，'邪在心，则病心痛善悲，时眩仆。'盖太阳司天之岁，水克火，故病如是。"**神门绝，死不治。**神门在手之掌后锐骨之端，动脉应手，真心气也。水行乘火，而心气内结，神气已亡，不死何待，善知其诊，故不治也。**所谓动气，知其藏也。**所以诊视而知死者何？以皆是藏之经脉动气，知神藏之存亡尔。

帝曰：善！治之奈何？谓可攻治者。**岐伯曰：司天之气，风淫所胜，平以辛凉，佐以苦甘，以甘缓之，以酸泻之。**厥阴之气，未为盛热，故曰凉药平

① 指：或作"趾"。下同。

② 掖肿：或作"腋肿"。下同。

③ 憺（dàn）：通"惮"，畏惮，震动。

之。夫气之用也，积凉为寒，积温为热。以热少之，其则温也；以寒少之，其则凉也；以温多之，其则热也；以凉多之，其则寒也。各当其分，则寒寒也，温温也，热热也，凉凉也，方书之用，可不务乎？故寒热温凉，迁降①多少，善为方者，意必精通，余气皆然，从其制也。新校正云："按本论上文云：'上淫于下，所胜平之。外淫于内，所胜治之。'故在泉曰治，司天曰平也。"

热淫所胜，平以咸寒，佐以苦甘，以酸收之。热气已退，时发动者，是为心虚，气散不敛，以酸收之。虽以酸收，亦兼寒助，乃能殄除其源本矣。热见太甚，则以苦发之。汗已便凉，是邪气尽，勿寒水之。汗已犹热，是邪气未尽，则以酸收之。已又热，则复汗之。已汗复热，是藏虚也，则补其心可矣。法则合尔，诸治热者，亦未必得再三发三治，况四变而反复者乎？

湿淫所胜，平以苦热，佐以酸辛，以苦燥之，以淡泄之。湿气所淫，皆为肿满，但除其湿，肿满自衰。因湿生病不肿不满者，亦尔治之。湿气在上，以苦吐之，湿气在下，以苦泄之，以淡渗之，则皆燥也。泄，谓渗泄，以利水道、下小便为法。然酸虽热，亦用利小便、去伏水也。治湿之病，不下小便，非其法也。新校正云："按湿淫于内，佐以酸淡。此云酸辛者，辛疑当作淡。"

湿上甚而热，治以苦温，佐以甘辛，以汗为故而止。身半以上，湿气余，火气复郁，郁湿相薄，则以苦温甘辛之药，解表流汗而祛之，故云以汗为除病之故而已也。

火淫所胜，平以酸冷，佐以苦甘，以酸收之，以苦发之，以酸复之。热淫同。同热淫义，热亦如此法，以酸复其本气也。不复其气，则淫气空虚，招其损。

燥淫所胜，平以苦湿②，佐以酸辛，以苦下之。制燥之胜，必以苦湿，是以火之气味也。宜下必以苦，宜补必以酸，宜泻必以辛。清甚生寒，留而不去，则以苦湿下之。气有余，则以辛泻之。诸气同。新校正云："按上文'燥淫于内，治以苦湿'，此云苦湿者，'湿'当为'温'，文注中'湿'字三并当作'温'。又按《六元正纪大论》亦作'苦小温'。"

寒淫所胜，平以辛热，佐以甘苦，以咸泻之。淫散止之，不可过也。新校正云："按上文寒淫于内，治以甘热，佐以苦辛。此云平以辛热，佐以甘苦者，此文为误。又按《六元正纪大论》云：太阳之政，岁宜苦以燥之也。"

---

① 迁降：或作"商降"，从守山阁本改。

② 平以苦湿：当为"平以苦温"，参见新校正注。

帝曰：善！邪气反胜，治之奈何？不能淫胜于他气，反为不胜之气为邪以胜之。

岐伯曰：风司于地，清反胜之，治以酸温，佐以苦甘，以辛平之。厥阴在泉，则风司于地，谓五寅岁、五申岁。邪气胜盛，故先以酸泻，佐以苦甘。邪气退则正气虚，故以辛补养而平之。

热司于地，寒反胜之，治以甘热，佐以苦辛，以咸平之。少阴在泉，则热司于地，谓五卯、五酉之岁也。先泻其邪，而后平其正气也。

湿司于地，热反胜之。治以苦冷，佐以咸甘，以苦平之。太阴在泉，则湿司于地，谓五辰、五戌岁也。补泻之义，余气皆同。

火司于地，寒反胜之，治以甘热，佐以苦辛，以咸平之。少阳在泉，则火司于地，谓五巳、五亥岁也。

燥司于地，热反胜之，治以平寒，佐以苦甘，以酸平之，以和为利。阳明在泉，则燥司于地，谓五子、五午岁也。燥之性，恶热亦畏寒，故以冷热和平为方制也。

寒司于地，热反胜之，治以咸冷，佐以甘辛，以苦平之。太阳在泉，则寒司于地，谓五丑、五未岁也。此六气方治，与前淫胜法殊贯。云治者，泻客邪之胜气也；云佐者，皆所利所宜也；云平者，补已弱之正气也。

帝曰：其司天邪胜何如？岐伯曰：风化于天，清反胜之，治以酸温，佐以甘苦。亥巳岁也。**热化于天，寒反胜之，治以甘温，佐以苦酸辛。**子午岁也。**湿化于天，热反胜之，治以苦寒，佐以苦酸。**丑未岁也。**火化于天，寒反胜之，治以甘热，佐以苦辛。**寅申岁也。**燥化于天，热反胜之，治以辛寒，佐以苦甘。**卯酉岁也。**寒化于天，热反胜之，治以咸冷，佐以苦辛。**辰戌岁也。

帝曰：六气相胜奈何？先举其用为胜。**岐伯曰：厥阴之胜，耳鸣头眩，愦愦欲吐，胃鬲如寒。大风数举，倮虫不滋，胠胁气并，化而为热，小便黄赤，胃脘当心而痛，上支两胁，肠鸣飧泄，少腹痛，注下赤白，甚则呕吐，鬲咽不通。**五巳、五亥岁也。心下脐上，胃之分。胃鬲，谓胃脘之上及大鬲之下，风寒气生也。气并，谓偏著一边。鬲咽，谓食饮入而复出也。新校正云："按《甲乙经》：胃病者，胃脘当心而痛，上支两胁，鬲咽不通也。"

少阴之胜，心下热善饥，脐下反动，气游三焦。炎暑至，木乃津，草乃萎。呕逆躁烦，腹满痛，溏泄，传为赤沃。五子、五午岁也。沃，沫也。

太阴之胜，火气内郁，疮疡于中，流散于外，病在胠胁，甚则心痛热格，

头痛喉痹项强，独胜则湿气内郁，寒迫下焦，痛留[1]顶，互引眉间，胃满。雨数至，燥化乃见。少腹满，腰脽重强，内不便，善注泄，足下温，头重足胫胕肿，饮发于中，胕肿于上。五丑、五未岁也。湿胜于上，则火气内郁；胜于中，则寒迫下焦。水溢河渠，则鳞虫离水也。脽，谓臀肉也。不便，谓腰重内强直，屈伸不利也。独胜，谓不兼郁火也。胕肿于上，谓首面也。足胫肿，是火郁所生也。新校正云："详注云：'水溢河渠，则鳞虫离水也。'王作此注，于经文无所解。又按太阴之复云：'大雨时行，鳞见于陆'，则此文于'雨数至'下，脱少'鳞见于陆'四字。不然，则王注无因为解也。"

少阳之胜，热客于胃，烦心心痛，目赤，欲呕，呕酸，善饥，耳痛，溺赤，善惊谵妄，暴热消烁。草萎水涸，介虫乃屈。少腹痛，下沃赤白。五寅、五申岁也。热暴甚，故草萎水涸，阴气消烁。介虫，金化也，火气大胜，故介虫屈伏。酸，醋水也。

阳明之胜，清发于中，左胠胁痛，溏泄，内为嗌塞，外发㿗疝。大凉肃杀，华英改容，毛虫乃殃。胸中不便，嗌塞而咳。五卯、五酉岁也。大凉肃杀，金气胜木，故草木华英，为杀气损削，改易形容，而焦其上首也。毛虫木化，气不宜金，故金政大行，而毛虫死耗也。肝木之气，下主于阴，故大凉行而㿗疝发也。胸中不便，谓呼吸回转，或痛或缓，急而不利便也。气太盛，故嗌塞而咳也。嗌，谓喉之下，接连胸中，肺两叶之间者也。

太阳之胜，凝溧且至，非时水冰，羽乃后化。痔疟发，寒厥入胃，则内生心痛，阴中乃疡，隐曲不利，互引阴股，筋肉拘苛，血脉凝泣，络满色变，或为血泄，皮肤否肿，腹满食减，热反上行，头项囟顶脑户中痛，目如脱，寒入下焦，传为濡泻。五辰、五戌岁也。寒气凌逼，阳不胜之，故非寒时而止水冰结也。水气大胜，阳火不行，故诸羽虫生化而后也。拘，急也。苛，重也。络，络脉也。太阳之气，标在于巅，故热反上行于头也。以其脉起于目内眦，上额交巅上，入络脑，还出别下项，故囟顶及脑户中痛，目如欲脱也。濡，谓水利也。新校正云："按《甲乙经》：痔疟，头项囟顶脑户中痛，目如脱，为太阳经病。"

帝曰：治之奈何？岐伯曰：厥阴之胜，治以甘清，佐以苦辛，以酸泻之。少阴之胜，治以辛寒，佐以苦咸，以甘泻之。太阴之胜，治以咸热，佐以辛甘，以苦泻之。少阳之胜，治以辛寒，佐以甘咸，以甘泻之。阳明之胜，治以

① 或疑"留"为"囟"误。

酸温，佐以辛甘，以苦泄之。太阳之胜，治以甘热，佐以辛酸，以咸泻之。六胜之至，皆先归其不胜己者，故不胜者，当先泻之，以通其道；次泻所胜之气，令其退释也。治诸胜而不泻遣之，则胜气浸盛而内生诸病也。新校正云："详此为治，皆先泻其不胜，而后泻其来胜，独太阳之胜治以甘热为异，疑'甘'字'苦'之误也，若云治以苦热，则六胜之治皆一贯也。"

帝曰：六气之复何如？复，谓报复，报其胜也。凡先有胜，后必有复。新校正云："按《玄珠》云：'六气分正化、对化。厥阴正司于亥，对化于巳；少阴正司于午，对化于子；太阴正司于未，对化于丑；少阳正司于寅，对化于申；阳明正司于酉，对化于卯；太阳正司于戌，对化于辰。正司化令之实，对司化令之虚，对化胜而有复，正化胜而不复。'此注云：'凡先有胜，后必有复'，似未然。"

岐伯曰：悉乎哉问也！厥阴之复，少腹坚满，里急暴痛。偃木飞沙，倮虫不荣。厥心痛，汗发呕吐，饮食不入，入而复出，筋骨掉眩清厥，甚则入脾，食痹而吐。里，腹胁之内也。木偃沙飞，风之大也。风为木胜，故土不荣。气厥，谓气冲胸胁而凌及心也，胃受逆气而上攻心痛也，痛甚则汗发泄。掉，谓肉中动也。清厥，手足冷也。食痹，谓食已心下痛，阴阴然，不可名也，不可忍也，吐出乃止，此为胃气逆而不下流也。食饮不入，入而复出，肝乘脾胃，故令尔也。**冲阳绝，死不治。**冲阳，胃脉气也。

少阴之复，燠热内作，烦燥鼽嚏，少腹绞痛，火见燔焫，嗌燥，分注时止，气动于左，上行于右，咳，皮肤痛，暴瘖心痛，郁冒不知人，乃洒淅恶寒，振慄谵妄，寒已而热，渴而欲饮，少气骨痿，隔肠不便，外为浮肿，哕噫。赤气后化，流水不冰，热气大行，介虫不复。病痱胗疮疡，痈疽痤痔，甚则入肺，咳而鼻渊。火热之气，自小肠从脐下之左入大肠，上行至左胁，甚则上行于右而入肺，故动于左，上行于右，皮肤痛也。分注，谓大小俱下也。骨痿，言骨弱而无力也。隔肠，谓肠如隔绝而不便泻也，寒热甚则然。阳明先胜，故赤气后化，流水不冰，少阴之本司于地也。在人之应，则冬脉不凝。若高山穷谷，已是至高之处，水亦当冰，平下川流，则如经矣。火气内蒸，金气外拒，阳热内郁，故为痱胗疮疡。胗甚，亦为疮也。热少则外生痱胗，热多则内结痈痤，小肠有热则中外为痔，其复热之变，皆病于身后及外侧也。疮疡痱胗生于上，痈疽痤痔生于下，反其处者皆为逆也。天府绝，死不治。天府，肺脉气也。新校正云："按上文'少阴司天，热淫所胜，尺泽绝，死不治；少阳司天，火淫所胜，天府绝，死不治。'此云'少阴之复，天府绝，死不治。'

下文‘少阳之复，尺泽绝，死不治’。文如相反者，盖尺泽、天府俱手太阴脉之所发动，故此互文也。”

太阴之复，湿变乃举，体重中满，食饮不化，阴气上厥，胸中不便，饮发于中，咳喘有声。大雨时行，鳞见于陆，头顶痛重，而掉瘛尤甚，呕而密默，唾吐清液，甚则入肾，窍泻无度。湿气内逆，寒气不行，太阳上流，故为是病。头顶痛重，则脑中掉瘛尤甚。肠胃寒湿，热无所行，重灼胸府，故胸中不便，食饮不化。呕而密默，欲静密也。喉中恶冷，故唾吐冷水也。寒气易位，上入肺喉，则息道不利，故咳喘而喉中有声也。水居平泽，则鱼游于中。头顶囟痛，女人亦兼痛于眉间也。新校正云："按上文‘太阴在泉，头痛项似拔’。又太阴司天云‘头项痛’，此云头顶痛，‘顶’疑当作‘项’。"**太溪绝，死不治。**太溪，肾脉气也。

少阳之复，大热将至，枯燥燔爇[①]，介虫乃耗，惊瘛咳衄，心热烦躁，便数憎风，厥气上行，面如浮埃，目乃瞤瘛，火气内发，上为口糜呕逆，血溢血泄，发而为疟，恶寒鼓慄，寒极反热，嗌络焦槁，渴引水浆，色变黄赤，少气脉萎，化而为水，传为胕肿，甚则入肺，咳而血泄。火气专暴，枯燥草木，燔焰自生，故燔爇也。爇，音焫。火内炽，故惊瘛咳衄，心热烦躁，便数憎风也。火炎于上，则庶物失色，故如尘埃浮于面，而目瞤动也。火烁于内，则口舌糜烂呕逆，及为血溢血泄。风火相薄，则为温疟。气蒸热化，则为水病，传为胕肿，胕，谓皮肉俱肿，按之陷下，泥而不起也。如是之证，皆火气所生也。**尺泽绝，死不治。**尺泽，肺脉气也。

阳明之复，清气大举，森木苍干，毛虫乃厉，病生胠胁，气归于左，善太息，甚则心痛否满，腹胀而泄，呕，苦咳，哕，烦心，病在鬲中，头痛，甚则入肝，惊骇筋挛。杀气大举，木不胜之，故苍青之叶，不及黄而干燥也。厉，谓疵厉，疾疫死也，清甚于内，热郁于外故也。**太冲绝，死不治。**太冲，肝脉气也。

太阳之复，厥气上行，水凝雨冰，羽虫乃死，心胃生寒，胸膈不利，心痛否满，头痛善悲，时眩仆，食减，腰脽反痛，屈伸不便。地裂冰坚，阳光不治，少腹控睾，引腰脊，上冲心，唾出清水，及为哕噫，甚则入心，善忘善悲。雨冰，谓雹也。寒而遇雹，死亦其宜。寒化于地，其上复土，故地体分裂，水积冰坚，久而不释，是阳光之气，不治寒凝之物也。太阳之复，与不相

---

① 爇（ruò）：烧，点燃。

持，上湿下寒，火无所往，心气内郁，热由是生，火热内燔，故生斯病。新校正云：“详注云，与不相持，‘不’字疑作‘土’。”**神门绝，死不治。**神门，真心脉气。

帝曰：“善！治之奈何？”复气倍胜，故先问以治之。

岐伯曰：“厥阴之复，治以酸寒，佐以甘辛，以酸泻之，以甘缓之。不大缓之，夏犹不已，复重于胜，故治以辛寒也。新校正云：“按别本‘治以酸寒’作‘治以辛寒也’。”

少阴之复，治以咸寒，佐以苦辛，以甘泻之，以酸收之，辛苦发之，以咸耎之。不大发汗，以寒攻之，持至仲秋，热内伏结而为心热，少气少力而不能起矣，热伏不散，归于骨矣。

太阴之复，治以苦热，佐以酸辛，以苦泻之，燥之，泄之。不燥泄之，久而为身肿腹满，关节不利，腨及伏兔怫满内作，膝腰胫内侧胕肿病。

少阳之复，治以咸冷，佐以苦辛，以咸耎之，以酸收之，辛苦发之，发不远热，无犯温凉，少阴同法。不发汗以夺盛阳，则热内淫于四支，而为解㑊，不可名也。谓热不甚，谓寒不甚，谓强不甚，谓弱不甚，不可以名言，故谓之解㑊，粗医呼为鬼气恶病也。久久不已，则骨热髓涸齿干，乃为骨热病也。发汗夺阳，故无留热。故发汗者，虽热生病夏月，及差亦用热药以发之。当春秋时，纵火热胜，亦不得以热药发汗，汗不发而药热内甚，助病为疟，逆伐神灵，故曰无犯温凉，少阴气热，为疗则同，故云与少阴同法也。数夺其汗，则津竭涸，故以酸收，以咸润也。新校正云：“按《六元正纪大论》云：发表不远热。”

阳明之复，治以辛温，佐以苦甘，以苦泄之，以苦下之，以酸补之。泄，谓渗泄，汗及小便，汤浴皆是也。秋分前后则亦发之，春有胜则依胜法，或不已，亦汤渍和其中外也。怒复之后，其气皆虚，故补之以安全其气。余复治同。

太阳之复，治以咸热，佐以甘辛，以苦坚之。不坚则寒气内变，止而复发，发而复止，绵历年岁，生大寒疾。

治诸胜复，寒者热之，热者寒之，温者清之，清者温之，散者收之，抑者散之，燥者润之，急者缓之，坚者耎之，脆者坚之，衰者补之，强者泻之。各安其气，必清必静，则病气衰去，归其所宗，此治之大体也。太阳气寒，少阴、少阳气热，厥阴气温，阳明气清，太阴气湿，有胜复则各倍其气以调之，故可使平也。宗，属也。调不失理，则余之气自归其所属，少之气自安其所居，胜复衰已，则各补养而平定之，必清必静，无妄挠之，则六气循环，五神安泰。若运气之寒热，治之平之，亦各归司天地气也。

帝曰：“善！气之上下，何谓也？”岐伯曰：“身半以上，其气三矣，天之分也，天气主之；身半以下，其气三矣，地之分也。地气主之，以名命气，以气命处，而言其病。半，所谓天枢也。身之半，正谓脐中也。或以腰为身半，是以居中为义，过天中也。中原之人悉如此矣。当伸臂指天，舒足指地，以绳量之，中正当脐也，故又曰半，所谓天枢也。天枢，正当脐两傍，同身寸之二寸也。其气三者，假如少阴司天，则上有热中有太阳兼之三也。六气皆然。司天者其气三，司地者其气三，故身半以上三气，身半以下三气也。以名言其气，以气言其处，以气处寒热，而言其病之形证也。则如足厥阴气，居足及股胫之内侧，上行于少腹循胁；足阳明气，在足之上，䯒之外，股之前，上行腹脐之旁，循胸乳上面；足太阳气，起于目，上额络头，下项背过腰，横过髀枢股后，下行入腘贯腨，出外踝之后，足小指外侧；足太阴气，循足及股胫之内侧，上行腹胁之前；足少阴同之；足少阳气，循胫外侧，上行腹胁之侧，循颊耳至目锐眦，在首之侧。此足六气之部主也。手厥阴、少阴、太阴气，从心胸横出，循臂内侧，至中指小指大指之端；手阳明、少阳、太阳气，并起手表，循臂外侧，上肩及甲上头。此手六气之部主也。欲知病诊，当随气所在以言之，当阴之分，冷病归之，当阳之分，热病归之，故胜复之作，先言病生寒热者，必依此物理也。新校正云：“按《六微旨大论》云：天枢之上，天气主之；天枢之下，地气主之；气交之分，人气从之也。”

故上胜而下俱病者，以地名之；下胜而上俱病者，以天名之。彼气既胜，此未能复，抑郁不畅而无所行，进则困于仇嫌，退则穷于怫塞，故上胜至则下与俱病，下胜至则上与俱病。上胜下病，地气郁也，故从地郁以名地病。下胜上病，天气塞也，故从天塞以名天病。夫以天名者，方顺天气为制，逆地气而攻之；以地名者，方从天气为制则可。假如阳明司天，少阴在泉，上胜而下俱病者，是怫于下而生也。天气正胜，天可逆之，故顺天之气，方同清也。少阴等司天，上下胜同法。新校正云：“按《六元正纪大论》云：‘上胜则天气降而下，下胜则地气迁而上’，此之谓也。”**所谓胜至，报气屈伏而未发也。复至则不以天地异名，皆如复气为法也。”**胜至未复而病生，以天地异名为式。复气已发，则所生无问上胜下胜，悉皆依复气为病，寒热之主也。

帝曰：胜复之动，时有常乎？气有必乎？岐伯曰：时有常位，而气无必也。虽位有常，而发动有无，不必定之也。**帝曰：愿闻其道也。岐伯曰：初气**

终三气，天气主之，胜之常也；四气尽终气，地气主之，复之常也。有胜则复，无胜则否。帝曰：善！复已而胜何如？岐伯曰：胜至则复，无常数也，衰乃止耳。胜微则复微，故复已而又胜；胜甚则复甚，故复已则少有再胜者也。假有胜者，亦随微甚而复之尔。然胜复之道，虽无常数，至其衰谢，则胜复皆自止也。**复已而胜，不复则害，此伤生也。**有胜无复，是复气已衰，衰不能复，是天真之气已伤，败甚，而生意尽。

帝曰：复而反病何也？岐伯曰：居非其位，不相得也。大复其胜则主胜之，故反病也。舍己宫观，适于他邦，己力已衰，主不相得，怨随其后，唯便是求，故力极而复，主反袭之，反自病者也。**所谓火燥热也。**少阳，火也。阳明，燥也。少阴，热也。少阴少阳在泉，为火居水位。阳明司天，为金居火位。金复其胜，则火主胜之；火复其胜，则水主胜之；余气胜复，则无主胜之病气也。故又曰：所谓火燥热也。

帝曰：治之何如？岐伯曰：夫气之胜也，微者随之，甚者制之；气之复也，和者平之，暴者夺之。皆随胜气，安其屈伏，无问其数，以平为期，此其道也。随，谓随之。安，谓顺胜气以和之也。制，谓制止。平，谓平调。夺，谓夺其盛气也。治此者，不以数之多少，但以气平和为准度尔。

帝曰：善！客主之胜复奈何？客，谓天之六气。主，谓五行之位也。气有宜否，故各有胜复之者。**岐伯曰：客主之气，胜而无复也。**客主自有多少，以其为胜与常胜殊。

帝曰：其逆顺何如？岐伯曰：主胜逆，客胜从，天之道也。客承天命，部统其方，主为之下，固宜只奉天命，不顺而胜，则天命不行，故为逆也。客胜于主，承天而行理之道，故为顺也。

帝曰：其生病何如？岐伯曰：厥阴司天，客胜则耳鸣，掉眩，甚则咳；主胜则胸胁痛，舌难以言。五巳、五亥岁也。

少阴司天，客胜则鼽嚏，颈项强，肩背瞀热，头痛，少气，发热，耳聋，目瞑，甚则胕肿，血溢，疮疡，咳喘。主胜则心热烦躁，甚则胁痛支满。五子、五午岁也。

太阴司天，客胜则首面胕肿，呼吸气喘；主胜则胸腹满，食已而瞀。五丑、五未岁也。

少阳司天，客胜则丹胗外发，及为丹熛疮疡，呕逆，喉痹，头痛，嗌肿，耳聋，血溢，内为瘛疭；主胜则胸满，咳仰息，甚而有血，手热。五寅、五申岁也。

阳明司天，清复内余，则咳衄，嗌塞，心鬲中热，咳不止而白血出者死。复，谓复旧居也。白血，谓咳出浅红色血，似肉似肺者。五卯、五酉岁也。新校正云："详此不言客胜主胜者，以金居火位，无客胜之理，故不言也。"

太阳司天，客胜则胸中不利，出清涕，感寒则咳；主胜则喉嗌中鸣。五辰、五戌岁也。

厥阴在泉，客胜则大关节不利，内为痉强拘瘛，外为不便；主胜则筋骨繇并，腰腹时痛。五寅、五申岁也。大关节，腰膝也。

少阴在泉，客胜则腰痛，尻、股、膝、髀、腨、胻、足病，瞀热以酸，胕肿，不能久立，溲便变；主胜则厥气上行，心痛发热，鬲中，众痹皆作，发于胠胁，魄汗不藏，四逆而起。五卯、五酉岁也。

太阴在泉，客胜则足痿下重，便溲不时，湿客下焦，发而濡泻，及为肿、隐曲之疾；主胜则寒气逆满，食饮不下，甚则为疝。五辰、五戌岁也。隐曲之疾，谓隐蔽委曲之处病也。

少阳在泉，客胜则腰腹痛而反恶寒，甚则下白、溺白；主胜则热反上行而客于心，心痛发热，格中而呕。少阴同候。五巳、五亥岁也。

阳明在泉，客胜则清气动下，少腹坚满而数便泻；主胜则腰重腹痛，少腹生寒，下为鹜溏，则寒厥于肠，上冲胸中，甚则喘不能久立。五子、五午岁也。鹜，鸭也，言如鸭之后也。

太阳在泉，寒复内余，则腰尻痛，屈伸不利，股、胫、足、膝中痛。五丑、五未岁也。新校正云："详此不言客主胜者，盖太阳以水居水位，故不言也。"

帝曰：善！治之奈何？岐伯曰：高者抑之，下者举之；有余折之，不足补之，佐以所利，和以所宜，必安其主客，适其寒温，同者逆之，异者顺之。高者抑之，制其胜也。下者举之，济其弱也。有余折之，屈其锐也。不足补之，全其气也。虽制胜扶弱，而客主须安。一气失所，则矛盾更作，榛棘互兴，各伺其便，不相得志，内淫外并，而危败之由作矣。同，谓寒热温清，气相比和者。异，谓水火木金土，不比和者。气相得者，则逆所胜之气以治之；不相得者，则顺所不胜气以治之。治火胜负，欲益者以其味，欲泻者亦以其味，胜与不胜，皆折其气也。何者？以其性躁动也。治热亦然。

帝曰：治寒以热，治热以寒，气相得者逆之，不相得者从之，余以知之矣，其于正味何如？岐伯曰：木位之主，其泻以酸，其补以辛。木位春分前六十一日，初之气也。**火位之主，其泻以甘，其补以咸。**君火之位，春分之后六十一日，二之气也。相火之位，夏至前后各三十日，三之气也。二火之气则殊，然其气用则一矣。**土位之主，其泻以苦，其补以甘。**土之位，秋分前六十一日，四之气也。**金位之主，其泻以辛，其补以酸。**金之位，秋分后六十一日，五之气也。**水位之主，其泻以咸，其补以苦。**水之位，冬至前后各三十日，终之气也。**厥阴之客，以辛补之，以酸泻之，以甘缓之；少阴之客，以咸补之，以甘泻之，以咸收之；**新校正云："按《藏气法时论》云：'心苦缓，急食酸以收之；心欲耎，急食咸以耎之。'此云'以咸收之'者，误也。"**太阴之客，以甘补之，以苦泻之，以甘缓之；少阳之客，以咸补之，以甘泻之，以咸耎之；阳明之客，以酸补之，以辛泻之，以苦泄之；太阳之客，以苦补之，以咸泻之，以苦坚之，以辛润之，开发腠理，致津液，通气也。**客之部主，各六十一日，居无常所，随岁迁移。客胜则泻客而补主，主胜则泻主而补客，应随当缓当急以治之。

帝曰：善！愿闻阴阳之三也，何谓？岐伯曰：气有多少，异用也。太阴为正阴，太阳为正阳，次少者为少阴，次少者为少阳，又次为阳明，又次为厥阴。厥阴为尽，义具《灵枢·系日月论》中。新校正云："按《六元正纪大论》云：何谓气有多少？鬼臾区曰：阴阳之气，各有多少，故曰三阴三阳也。"

帝曰：阳明何谓也？岐伯曰：两阳合明也。《灵枢·系日月论》曰："辰者三月，主左足之阳明；巳者四月，主右足之阳明。两阳合于前，故曰阳明也。"

帝曰：厥阴何也？岐伯曰：两阴交尽也。《灵枢·系日月论》曰："戌者九月，主右足之厥阴；亥者十月，主左足之厥阴。两阴交尽，故曰厥阴也。"

帝曰：气有多少，病有盛衰，新校正云："按《六元正纪大论》曰：形有盛衰。"**治有缓急，方有大小，愿闻其约奈何？岐伯曰：气有高下，病有远近，证有中外，治有轻重，适其至所为故也。**藏位有高下，府气有远近，病证有表里，药用有轻重，调其多少，和其紧慢，令药气至病所为故，勿太过与不及也。**《大要》曰：君一臣二，奇之制也；君二臣四，偶之制也；君二臣三，奇之制也；君三臣六，偶之制也。**奇，谓古之单方。偶，谓古之复方也。单复一制皆有小大，故奇方云君一臣二，君二臣三；偶方云君二臣四，君二臣六也。病有小大，气有远近，治有轻重所宜，故云之制也。**故曰：近者奇之，远者偶之，汗者不以奇，下者不以偶，补上治上制以缓，补下治下制以急，急则气味厚，缓则气味薄，适其至所，此之谓也。**汗药不以偶方，气不足以外发泄；下药不以奇制，药毒攻而致过。治上补上，方迅急则止不住而迫下；治下补下，方缓慢则滋道路而力又微。制急方而气味薄，则力与缓等；制缓方而气味厚，则势与急同。如是为缓不能缓，急不能急，厚而不厚，薄而不薄，则大小非制，轻重无度，则虚实寒热，藏府纷扰，无由致理，岂神灵而可望安哉！**病所远而中道气味之者，食而过之，无越其制度也。**假如病在肾而心之气味，饲而令足，仍急过之，不饲以气味，肾药凌心，心复益衰。余上下远近例同。**是故平气之道，近而奇偶，制小其服也；远而奇偶，制大其服也。大则数少，小则数多；多则九之，少则二之。**汤丸多少，凡如此也。“近远”，谓藏府之位也。心肺为近，肾肝为远，脾胃居中。三阳胞膹胆亦有远近，身三分之上为近，下为远也。或识见高远，权以合宜，方奇而分两偶，方偶而分两奇，如是者近而偶制，多数服之，远而奇制，少数服之，则肺服九，心服七，脾服五，肝服三，肾服一①，为常制矣。故曰小则数多，大则数少。新校正云：“详注云‘三阳胞膹胆’，一本作‘三肠胞膹胆’。再详三阳无义，三肠亦未为得。肠有大小，并膹肠为三，今已云胞膹，则不得云三肠，三当作二。”**奇之不去则偶之，是谓重方。偶之不去，则反佐以取之。所谓寒热温凉，反从其病也。**方与其重也宁轻，与其毒也宁善，与其大也宁小。是以奇方不去，偶方主之，偶方病在，则反其佐，以同病之气而取之也。夫热与寒背，寒与热违。微小之热，为寒所折，微小之冷，为热所消。甚大寒热，则必能与违性者争雄，能与异气者相格。声不同不相应，气不同不相合，如是则且惮而不敢攻之，攻之则病气与药气抗行，而自为寒热以关闭固守矣。是以圣人反其佐以同其气，令声气应合，复令寒热参合，使其终异始同，燥润而败，坚刚必折，柔脆自消尔。**帝曰：善！病生于本，余知之矣。生于标者，治之奈何？岐伯曰：病反其本，得标之病。治反其本，得标之方。**言少阴太阳之二气。余四气标本同。

帝曰：善！六气之胜，何以候之？岐伯曰：乘其至也。清气大来，燥之胜也，风木受邪，肝病生焉；流于胆也。**热气大来，火之胜也，金燥受邪，肺病生焉；**流于回肠大肠。新校正云：“详注云‘回肠、大肠’，按《甲乙经》‘回肠’即‘大肠’。”**寒气大来，水之胜也，火热受邪，心病生焉；**流于三焦、小肠。**湿气大来，土之胜也，寒水受邪，肾病生焉；**流于膀胱。**风气大来，木之胜也，土湿受邪，脾病生焉。**流于胃。**所谓感邪而生病也。**外有其气而内恶之，中外不喜，因而遂病，是谓感也。**乘年之虚，则邪甚也。**年木不足，外有

① 一：或作“二”。

清邪；年火不足，外有寒邪；年土不足，外有风邪。年金不足，外有热邪；年水不足，外有湿邪。是年之虚也。岁气不足，外邪凑甚。**失时之和，亦邪甚也。**六气临统，与位气相克，感之而病，亦随所不胜而与内藏相应，邪复甚也。**遇月之空，亦邪甚也。**谓上弦前，下弦后，月轮中空也。**重感于邪，则病危矣。**年已不足，邪气大至，是一感也。年已不足，天气克之，此时感邪，是重感也。内气召邪，天气不祐，病不危可乎？**有胜之气，其必来复也。**天地之气，不能相无，故有胜之气，其必来复也。

帝曰：其脉至何如？岐伯曰：厥阴之至其脉弦。耎虚而滑，端直以长，是谓弦。实而强则病，不实而微亦病，不端直长亦病，不当其位亦病，位不能弦亦病。**少阴之至其脉钩，**来盛去衰，如偃带钩，是谓钩。来不盛去反盛则病，来盛去盛亦病，来不盛去不盛亦病，不偃带钩亦病，不当其位亦病，位不能钩亦病。**太阴之至其脉沉，**沉，下也。按之乃得，下诸位脉也。沉甚则病，不沉亦病，不当其位亦病，位不能沉亦病。**少阳之至大而浮。**浮，高也。大，谓稍大诸位脉也。大浮甚则病，浮而不大亦病，大而不浮亦病，不大不浮亦病，不当其位亦病，位不能大浮亦病。**阳明之至短而涩，**往来不利，是谓涩也。往来不远，是谓短也。短甚则病，涩甚则病，不短不涩亦病，不当其位亦病，位不能短涩亦病。**太阳之至大而长。**往来远是谓长。大甚则病，长甚则病，长而不大亦病，大而不长亦病，不当其位亦病，位不能长大亦病。**至而和则平，**去太甚，则为平调。不弱不强，是为和也。**至而甚则病，**弦似张弓弦，滑如连珠，沉而附骨，浮高于皮，涩而止住，短如麻黍，大如帽簪，长如引绳，皆谓至而太甚也。**至而反者病，**应弦反涩，应大反细，应沉反浮，应浮反沉，应短涩反长滑，应耎虚反强实，应细反大，是皆为气反常平之候，有病乃如此见也。**至而不至者病，**气位已至，而脉气不应也。**未至而至者病，**按历占之，凡得节气，当年六位之分，当如南北之岁，脉象改易而应之。气序未移而脉先变易，是先天而至，故病。**阴阳易者危。**不应天常，气见交错，失其恒位，更易见之，阴位见阳脉，阳位见阴脉，是易位而见也，二气之乱，故气危。新校正云："按《六微旨大论》云：帝曰：其有至而至，有至而不至，有至而太过何也？岐伯曰：至而至者和，至而不至，来气不及也；未至而至，来气有余也。帝曰：至而不至，未至而至何如？岐伯曰：应则顺，否则逆，逆则变生，变生则病。帝曰：请言其应。岐伯曰：物生其应也，气脉其应也，所谓脉应，即此脉应也。"

帝曰：六气标本，所从不同奈何？岐伯曰：气有从本者，有从标本者，有

不从标本者也。帝曰：愿卒闻之。岐伯曰：少阳太阴从本，少阴太阳从本从标，阳明厥阴，不从标本从乎中也。少阳之本火，太阴之本湿，本末同，故从本也；少阴之本热，其标阴，太阳之本寒，其标阳，本末异，故从本从标；阳明之中太阴，厥阴之中少阳，本末与中不同，故不从标本从乎中也。从本、从标、从中，皆以其为化主之用也。**故从本者化生于本，从标本者有标本之化，从中者以中气为化也。**化，谓气化之元主也。有病以元主气用寒热治之。新校正云："按《六微旨大论》云：少阳之上，火气治之，中见厥阴；阳明之上，燥气治之，中见太阴；太阳之上，寒气治之，中见少阴；厥阴之上，风气治之，中见少阳；少阴之上，热气治之，中见太阳；太阴之上，湿气治之，中见阳明。所谓本也，本之下，中之见也，见之下气之标也。本标不同，气应异象，此之谓也。"

帝曰：脉从而病反者，其诊何如？岐伯曰：脉至而从，按之不鼓，诸阳皆然。言病热而脉数，按之不动，乃寒盛格阳而致之，非热也。

帝曰：诸阴之反，其脉何如？岐伯曰：脉至而从，按之鼓甚而盛也。形证是寒，按之而脉气鼓击于手下盛者，此为热盛拒阴而生病，非寒也。**是故百病之起，有生于本者，有生于标者，有生于中气者，有取本而得者，有取标而得者，有取中气而得者，有取标本而得者，有逆取而得者，有从取而得者。**反佐取之，是为逆取。奇偶取之，是为从取。寒病治以寒，热病治以热，是为逆取。从，顺也。**逆，正顺也。若顺，逆也。**寒盛格阳，治热以热，热盛拒阴，治寒以寒之类，皆时谓之逆，外虽用逆，中乃顺也，此逆乃正顺也。若寒格阳而治以寒，热拒寒而治以热，外则虽顺，中气乃逆，故方若顺，是逆也。**故曰：知标与本，用之不殆，明知逆顺，正行无问，此之谓也。不知是者，不足以言诊，足以乱经。故《大要》曰：粗工嘻嘻，以为可知，言热未已，寒病复始，同气异形，迷诊乱经，此之谓也。**嘻嘻，悦也。言心意怡悦，以为知道终尽也。六气之用，粗之与工，得其半也。厥阴之化，粗以为寒，其乃是温；太阳之化，粗以为热，其乃是寒。由此差互，用失其道，故其学问识用不达，工之道半矣。夫太阳少阴，各有寒化热，量其标本应用则正反矣。何以言之？太阳本为寒，标为热；少阴本为热，标为寒，方之用亦如是也。厥阴阳明，中气亦尔，厥阴之中气为热，阳明之中气为湿，此二气亦反，其类太阳少阴也。然太阳与少阴有标本，用与诸气不同，故曰同气异形也。夫一经之标本，寒热既殊，言本当究其标，论标合寻其本。言气不究其标本，论病未辨其阴阳，虽同一气而生，且寒温之候，故心迷正理，治益乱经，呼曰粗工，允膺其称尔。

夫标本之道，要而博，小而大，可以言一而知百病之害；言标与本，易而勿损，察本与标，气可令调，明知胜复，为万民式，天之道毕矣。天地变化，尚可尽知，况一人之诊，而云冥昧，得经之要，持法之宗，为天下师，尚卑其道，万民之式，岂曰大哉？新校正云："按《标本病传论》云：'有其在标而求之于标，有其在本而求之于本，有其在本而求之于标，有其在标而求之于本。故治有取标而得者，有取本而得者，有逆取而得者，有从取而得者。故知逆与从，正行无问，知标本者，万举万当，不知标本，是为妄行。夫阴阳逆从，标本之为道也，小而大，言一而知百病之害；少而多，浅而博，可以言一而知百也。以浅而知深，察近而知远，言标与本，易而勿及。治反为逆，治得为从。先病而后逆者，治其本；先逆而后病者，治其本；先寒而后生病者，治其本；先热而后生病者，治其本；先热而后生中满者，治其标；先病而后泄者，治其本；先泄而后生他病者，治其本。必且调之，乃治其他病。先病而后生中满者，治其标；先中满而后烦心者，治其本。人有客气，有同气。小大不利治其标，小大利治其本。病发而有余，本而标之，先治其本，后治其标；病发而不足，标而本之，先治其标，后治其本。谨察间甚，以意调之，间者并行，甚者独行。先小大不利而后生病者，治其本。'此经论标本尤详。"

帝曰：胜复之变，早晚何如？岐伯曰：夫所胜者，胜至已病，病已愠愠，而复已萌也。复心之愠，不远而有。夫所复者，胜尽而起，得位而甚，胜有微甚，复有少多，胜和而和，胜虚而虚，天之常也。

帝曰：胜复之作，动不当位，或后时而至，其故何也。言阳盛于夏，阴盛于冬，清盛于秋，温盛于春，天之常候。然其胜复气用，四序不同，其何由哉？**岐伯曰：夫气之生，与其化，衰盛异也。寒暑温凉盛衰之用，其在四维。故阳之动，始于温，盛于暑；阴之动，始于清，盛于寒。春夏秋冬，各差其分。**言春夏秋冬四正之气，在于四维之分也。即事验之，春之温正在辰巳之月，夏之暑正在未申①之月，秋之凉正在戌亥之月，冬之寒正在寅丑之月。春始于仲春，夏始于仲夏，秋始于仲秋，冬始于仲冬。故丑之月，阴结层冰于厚地；未之月，阳焰电掣于天垂；戌之月，霜清肃杀而庶物坚；辰之月，风扇和舒而陈柯荣秀。此则气差其分，昭然而不可蔽也。然阴阳之气，生发收藏，与常法相会；徵其气化及在人之应，则四时每差其日数，与常法相违。从差法，乃正当之也。**故《大要》曰：彼春之暖，为夏之暑，彼秋之忿，为冬之怒，**

① 未申：或作"午未"。

谨按四维，斥候皆归，其终可见，其始可知，此之谓也。言气之少壮也。阳之少为暖，其壮也为暑；阴之少为忿，其壮也为怒。此悉谓少壮之异气，证用之盛衰，但立盛衰于四维之位，则阴阳终始应用皆可知矣。

帝曰：差有数乎？岐伯曰：又凡三十度也。度者，日也。新校正云："按《六元正纪大论》曰：'差有数乎？曰：后皆三十度而有奇也。'此云三十度也者，此文为略。"

帝曰：其脉应皆何如？岐伯曰：差同正法，待时而去也。脉亦差，以随气应也。待差日足，应王气至而乃去也。**《脉要》曰：春不沉，夏不弦，冬不涩，秋不数，是谓四塞。**天地四时之气，闭塞而无所运行也。**沉甚曰病，弦甚曰病，涩甚曰病，数甚曰病。**但应天和气，是则为平。形见太甚，则为力致，以力而致，安能久乎？故甚皆病。**参见曰病，复见曰病，未去而去曰病，去而不去曰病，**参见，谓参和诸气来见。复见，谓再见已衰已死之气也。去，谓王已而去者也。日行之度未出于差，是为天气未去，日度过差，是谓天气已去，而脉尚在，既非得应，故曰病也。**反者死。**夏见沉，秋见数，冬见缓，春见涩，是谓反也。犯违天命，生其能久乎！新校正云："详上文秋不数，是谓四塞，此注云秋见数，是谓反，盖以脉差只在仲月，差之度尽而数不去，谓秋之季月而脉尚数，则为反也。"**故曰：气之相守可也，如权衡之不得相失也。**权衡，秤也。天地之气，寒暑相对，温清相望，如持秤也。高者否，下者否，两者齐等，无相夺伦，则清静而生化各得其分也。**夫阴阳之气，清静则生化治，动则苛疾起，此之谓也。**动，谓变动常平之候，而为灾眚也。苛，重也。新校正云："按《六微旨大论》云：成败倚伏生乎动，动而不已，则变作矣。"

帝曰：幽明何如？岐伯曰：两阴交尽故曰幽，两阳合明故曰明，幽明之配，寒暑之异也。两阴交尽于戌亥，两阳合明于辰巳。《灵枢·系日月论》云："亥，十月，左足之厥阴；戌，九月，右足之厥阴。此两阴交尽，故曰厥阴。辰，三月，左足之阳明；巳，四月，右足之阳明。此两阳合于前，故曰阳明。"然阴交则幽，阳合则明，幽明之象，当由是也。寒暑位西南、东北，幽明位西北、东南。幽明之配，寒暑之位，诚斯异也。新校正云："按《太始天元册》文云：幽明既位，寒暑弛张。"**帝曰：分至何如？岐伯曰：气至之谓至，气分之谓分，至则气同，分则气异，所谓天地之正纪也。**因幽明之问，而形斯义也。言冬夏二至，是天地气主岁至其所在也；春秋二分，是间气初、二、四、五四气，各分其政于主岁左右也。故曰至则气同，分则气异也。所言二至二分之气配者，此所谓是天地气之正纪也。

帝曰：夫子言春秋气始于前，冬夏气始于后，余已知之矣。然六气往复，主岁不常也，其补泻奈何？以分至明六气分位，则初气、四气，始于立春、立秋前各一十五日为纪法；三气六气，始于立夏、立冬后各一十五日为纪法。由是四气前后之纪，则三气、六气之中，正当二至日也。故曰春秋气始于前，冬夏气始于后也。然以三百六十五日易一气，一岁已往，气则改新，新气既来，旧气复去，所宜之味，天地不同，补泻之方，应知先后，故复以问之也。**岐伯曰：上下所主，随其攸利，正其味，则其要也，左右同法。大要曰：少阳之主，先甘后咸；阳明之主，先辛后酸；太阳之主，先咸后苦；厥阴之主，先酸后辛；少阴之主，先甘后咸；太阴之主，先苦后甘。佐以所利，资以所生，是谓得气。**主，谓主岁。得，谓得其性用也。得其性用，则舒卷由人，不得性用，则动生乖忤，岂祛邪之可望乎？适足以伐天真之妙气尔。如是先后之味，皆谓有病先泻之而后补之也。

帝曰：善！夫百病之生也，皆生于风、寒、暑、湿、燥、火，以之化之变也。风、寒、暑、湿、燥、火，天之六气也。静而顺者为化，动而变者为变，故曰之化之变也。**经言盛者泻之，虚者补之，余赐以方士，而方士用之尚未能十全，余欲令要道必行，桴鼓相应，犹拔刺雪污，工巧神圣，可得闻乎？**针曰工巧，药曰神圣。新校正云："按《难经》云：望而知之，谓之神；闻而知之，谓之圣；问而知之，谓之工；切脉而知之，谓之巧。以外知之，曰圣；以内知之，曰神。"**岐伯曰：审察病机，无失气宜，此之谓也。**得其机要，则动小而功大，用浅而功深也。

帝曰：愿闻病机何如？岐伯曰：诸风掉眩，皆属于肝；风性动，木气同之。**诸寒收引，皆属于肾；**收，谓敛也。引，谓急也。寒物收缩，水气同也。**诸气膹郁，皆属于肺；**高秋气凉，雾气烟集，凉至则气热，复甚则气殚，征其物象，属可知也。膹，谓膹满。郁，谓奔迫也。气之为用，金气同之。**诸湿肿满，皆属于脾；**土薄则水浅，土厚则水深，土平则干，土高则湿，湿气之有，土气同之。**诸热瞀瘛，皆属于火；**火象征。**诸痛痒疮，皆属于心；**心寂则痛微，心躁则痛甚，百端之起，皆自心生，痛痒疮疡，生于心也。**诸厥固泄，皆属于下；**下，谓下焦肝肾气也。夫守司于下，肾之气也，门户束要，肝之气也，故厥固泄皆属下也。厥，谓气逆也，固，谓禁固也。诸有气逆上行，及固不禁，出入无度，燥湿不恒，皆由下焦之主守也。**诸痿喘呕，皆属于上；**上，谓上焦心肺气也。炎热薄烁，心之气也，承热分化，肺之气也，热郁化上，故病属上焦，新校正云："详痿之为病，似非上病，王注不解所以属上之由，使后人疑议。今按《痿论》云：‘五藏使人痿者，因肺热叶焦，发为痿躄。’故云属于上也。‘痿’，又谓肺痿也。”**诸禁鼓慄，如丧神守，皆属于火；**热之内作。**诸痉项强，皆属于湿；**太阳伤湿。**诸逆冲上，皆属于火；**炎上之性用也，**诸胀腹大，皆属于热；**热郁于内，肺胀所生。**诸躁狂越，皆属于火；**热盛于胃，及四末也。**诸暴强直，皆属于风；**阳内郁而阴行于外。**诸病有声，鼓之如鼓，皆属于热；**谓有声也。**诸病胕肿，疼酸惊骇，皆属于火；**热气多也。**诸转反戾，水液浑浊，皆属于热；**反戾，筋转也。水液，小便也。**诸病水液，澄彻清冷，皆属于寒；**上下所出，及吐出溺出也。**诸呕吐酸，暴注下迫，皆属于热。**酸，酸水及味也。**故《大要》曰：谨守病机，各司其属，有者求之，无者求之，盛者责之，虚者责之，必先五胜，疏其血气，令其调达，而致和平，此之谓也。**深乎圣人之言，理宜然也。有无求之，虚盛责之，言悉由也。夫如大寒而甚，热之不热，是无火也；热来复去，昼见夜伏，夜发昼止，时节而动，是无火也，当助其心。又如大热而甚，寒之不寒，是无水也；热动复止，倏忽往来，时动时止，是无水也，当助其肾。内格呕逆，食不得入，是有火也；病呕而吐，食久反出，是无火也；暴速注下，食不及化，是无水也；溏泄而久，止发无恒，是无火也。故心盛则生热，肾盛则生寒，肾虚则寒动于中，心虚则热收于内。又热不得寒，是无水也；寒不得热，是无火也。夫寒之不寒，责其无水；热之不热，责其无火；热之不久，责心之虚；寒之不久，责肾之少。有者泻之，无者补之，虚者补之，盛者泻之，适其中外①，踈其壅塞，令上下无碍，气血通调，则寒热自和，阴阳调达矣。是以方有治热以寒，寒之而水食不入；攻寒以热，热之而昏躁以生。此则气不踈通，壅而为是也。纪于水火，余气可知。故曰“有者求之，无者求之，盛者责之，虚者责之，令气通调，妙之道也。”五胜，谓五行更胜也，先以五行寒、暑、温、凉、湿，酸、咸、甘、卒、苦，相胜为法也。

帝曰：善！五味阴阳之用何如？岐伯曰：辛甘发散为阳，酸苦涌泄为阴，咸味涌泄为阴，淡味渗泄为阳。六者或收或散，或缓或急，或燥或润，或耎或坚，以所利而行之，调其气使其平也。涌，吐也。泄，利也。渗泄，小便也。言水液自回肠，泌别汁，渗入膀胱之中，自胞气化之，而为溺以泄出也。新校正云：“按《藏气法时论》云：辛散，酸收，甘缓，苦坚，咸耎。又云：辛酸甘苦咸，各有所利，或散或收，或缓或急，或坚或耎，四时五藏，病随五味所

---

① 适其中外：或作“居其中间”。

宜也。”**帝曰：非调气而得者，治之奈何？有毒无毒，何先何后？愿闻其道。**夫病生之类，其有四焉，一者始因气动而内有所成，二者不因气动而外有所成，三者始因气动而病生于内，四者不因气动而病生于外。夫因气动而内成者，谓积聚癥瘕，瘤气瘿气，结核癫痫之类也；外成者，谓痈肿疮疡，痂疥疽痔，掉瘛浮肿，目赤瘭疹，胕肿痛痒之类也。不因气动而病生于内者，谓留饮澼食，饥饱劳损，宿食霍乱，悲恐喜怒，想慕忧结之类也；生于外者，谓瘴气贼魅，虫蛇蛊毒，蜚尸鬼击，冲薄坠堕，风寒暑湿，斫射刺割棰朴之类也。如是四类，有独治内而愈者，有兼治内而愈者，有独治外而愈者，有兼治外而愈者，有先治内后治外而愈者，有先治外后治内而愈者，有须齐毒而攻击者，有须无毒而调引者。凡此之类，方法所施，或重或轻，或缓或急，或收或散，或润或燥，或耎或坚，方士之用，见解不同，各擅己心，好丹非素，故复问之者也。**岐伯曰：有毒无毒，所治为主，适大小为制也。**言但能破积愈疾，解急脱死，则为良方。非必要言以先毒为是，后毒为非，无毒为非，有毒为是，必量病轻重，大小制之者也。

帝曰：请言其制。岐伯曰：君一臣二，制之小也；君一臣三佐五，制之中也；君一臣三佐九，制之大也。寒者热之，热者寒之，微者逆之，甚者从之，夫病之微小者，犹人火也，遇草而焫，得木而燔，可以湿伏，可以水灭，故逆其性气，以折之攻之。病之大甚者，犹龙火也，得湿而焰，遇水而燔，不知其性以水湿折之，适足以光焰诣天，物穷方止矣；识其性者，反常之理，以火逐之，则燔灼自消，焰光扑灭。然逆之，谓以寒攻热，以热攻寒。“从之”，谓攻以寒热，虽从其性，用不必皆同。是以下文曰：“逆者正治，从者反治，从少从多，观其事也。”此之谓乎！新校正云：“按神农云：药有君臣佐使以相宣摄，合和宜用一君二臣三佐五使，又可一君二臣九佐使也。”**坚者削之，客者除之，劳者温之，结者散之，留者攻之，燥者濡之，急者缓之，散者收之，损者益之，逸者行之，惊者平之，上之下之，摩之浴之，薄之劫之，开之发之，适事为故。**量病症候，适事用之。

帝曰：何谓逆从？岐伯曰：逆者正治，从者反治，从少从多，观其事也。言逆者，正治也。从者，反治也。逆病气而正治，则以寒攻热，以热攻寒。虽从顺病气，乃反治法也。从少，谓一同而二异。从多，谓二同而三异也。言尽同者，是奇制也。

帝曰：反治何谓？岐伯曰：热因寒用，寒因热用，塞因塞用，通因通用，必伏其所主，而先其所因，其始则同，其终则异，可使破积，可使溃坚，可使

气和，可使必已。夫大寒内结，稸聚疝瘕，以热攻除，寒格热反纵，反纵之则痛发尤甚，攻之则热不得前。方以蜜煎乌头，佐之以热，蜜多其药，服已便消，是则张公从此，而以热因寒用也。有火气动，服冷已过，热为寒格，而身冷呕哕，嗌干口苦，恶热好寒，众议攸同，咸呼为热，冷治则甚，其如之何？逆其好则拒治，顺其心则加病，若调寒热逆，冷热必行，则热物冷服，下嗌之后，冷体既消，热性便发，由是病气随愈，呕哕皆除。情且不违，而致大益，醇酒冷饮，则其类矣，是则以热因寒用也。所谓恶热者，凡诸食余气主于王者新校正云：详‘王’字疑误‘上’。见之已呕也。又病热者，寒攻不入，恶其寒胜，热乃消除。从其气则热增，寒攻之则不入，以豉豆诸冷药酒渍，或温而服之，酒热气同，固无违忤，酒热既尽，寒药已行，从其服食，热便随散，此则寒因热用也。或以诸冷物，热齐和之，服之食之，热复围解，是亦寒因热用也。又热食猪肉及粉葵乳，以椒、姜、橘热齐和之，亦其类也。又热在下焦，治亦然。假如下气虚乏，中焦气拥，胠胁满甚，食已转增，粗工之见无能断也。欲散满则恐虚其下，补下则满甚于中，散气则下焦转虚，补虚则中满滋甚，医病参议，言意皆同，不救其虚，且攻其满，药入则减，药过依然，故中满下虚，其病常在，乃不知疏启其中，峻补于下，少服则资壅，多服则宣通，由是而疗，中满自除，下虚斯实，此则塞因塞用也。又大热内结，注泄不止，热宜寒疗，结复须除，以寒下之，结散利止，此则通因通用也。又大热[①]凝内，久利溏泄，愈而复发，绵历岁年，以热下之，寒去利止，亦其类也。投寒以热，凉而行之，投热以寒，温而行之，始同终异，斯之谓也。诸如此等，其徒实繁，略举宗兆，犹是反治之道，斯其类也。新校正云：“按《五常政大论》云：‘治热以寒，温而行之；治寒以热，凉而行之’，亦热因寒用，寒因热用之义也。”

帝曰：善！气调而得者何如？岐伯曰：逆之从之，逆而从之，从而逆之，疏气令调，则其道也。逆，谓逆病气以正治。从，谓从病气而反疗。逆其气以正治，使其从顺；从其病以反取，令彼和调，故曰逆从也。不疏其气令道路开通，则气感寒热而为变，始生化多端也。**帝曰：善！病之中外何如？岐伯曰：从内之外者，调其内；从外之内者，治其外；**各绝其源。**从内之外而盛于外者，先调其内而后治其外；从外之内而盛于内者，先治其外而后调其内；**皆谓先除其根属，后削其枝条也。**中外不相及，则治主病。**中外不相及，自各一

---

① 本作热，另本作寒，意佳。

病也。

帝曰：善！火热复，恶寒发热，有如疟状，或一日发，或间数日发，其故何也？岐伯曰：胜复之气，会遇之时，有多少也。阴气多而阳气少，则其发日远；阳气多而阴气少，则其发日近，此胜复相薄，盛衰之节，疟亦同法。阴阳齐等，则一日之中，寒热相半；阳多阴少，则一日一发，而但热不寒；阳少阴多，则隔日发，而先寒后热。虽胜复之气，若气微则一发后，六七日乃发，时谓之愈而复发，或频三日发而六七日止，或隔十日发，而四五日止者，皆由气之多少，会遇与不会遇也。俗见不远，乃谓鬼神暴疾，而又祈祷避匿，病势已过，旋至其毙，病者殒殁，自谓其分，致令冤魂塞于冥路，夭死盈于旷野，仁爱鉴兹，能不伤楚，习俗既久，难卒厘革，非复可改，未如之何，悲哉悲哉！

帝曰：论言治寒以热，治热以寒，而方士不能废绳墨而更其道也。有病热者，寒之而热；有病寒者，热之而寒。二者皆在，新病复起，奈何治？谓治之而病不衰退，反因药寒热而随生寒热，病之新者也。亦有止而复发者，亦有药在而除药去而发者，亦有全不息者，方士若废此绳墨，则无更新之法，欲依标格，则病势不除，舍之则阻彼凡情，治之则药无能验，心迷意惑，无由通悟，不知其道，何恃而为，因药病生，新旧相对，欲求其愈，安可奈何？**岐伯曰：诸寒之而热者，取之阴；热之而寒者，取之阳。所谓求其属也。**言益火之源，以消阴翳，壮水之主，以制阳光，故曰求其属也。夫粗工褊浅，学未精深，以热攻寒，以寒疗热，治热未已而冷疾已生，攻寒日深而热病更起，热起而中寒尚在，寒生而外热不除，欲攻寒则惧热不前，欲疗热则思寒又止，进退交战，危亟已臻，岂知藏府之源，有寒热温凉之主哉？取心者，不必齐以热；取肾者，不必齐以寒。但益心之阳，寒亦通行；强肾之阴，热之犹可。观斯之故，或治热以热，治寒以寒，万举万全，孰知其意。思方智极，理尽辞穷，呜呼！人之死者，岂谓命，不谓方士愚昧而杀之耶？**帝曰：善！服寒而反热，服热而反寒，其故何也？岐伯曰：治其王气，是以反也。**物体有寒热，气性有阴阳，触王之气，则强其用也。夫肝气温和，心气暑热，肺气清凉，肾气寒冽，脾气兼并之。故春以清治肝而反温，夏以冷治心而反热，秋以温治肺而反清，冬以热治肾而反寒，盖由补益王气太甚也。补王太甚，则藏之寒热气自多矣。

帝曰：不治王而然者何也？岐伯曰：悉乎哉问也！不治五味属也。夫五味入胃，各归所喜，故酸先入肝，苦先人心，甘先入脾，辛先入肺，咸先入肾，新校正云："按《宣明五气》篇云：五味所入：酸入肝，辛入肺，苦入心，咸入肾，甘入脾，是谓五入也。"**久而增气，物化之常也。气增而久，夭之由也。**

夫入肝为温，入心为热，入肺为清，入肾为寒，入脾为至阴而四气兼之，皆为增其味而益其气，故各从本藏之气用尔。故久服黄连苦参而反热者，此其类也。余味皆然。但人踈忽，不能精候矣，故曰久而增气，物化之常也。气增不已，益岁年则藏气偏胜，气有偏胜则有偏绝，藏有偏绝则有暴夭者，故曰气增而久，夭之由也。是以《正理观化药集商较服饵》曰："药不具五味，不备四气，而久服之，虽且获胜益，久必致暴夭。"此之谓也。绝粒服饵，则不暴亡，斯何由哉？无五谷味资助故也。复令食谷，其亦夭焉。**帝曰：善！方制君臣，何谓也？岐伯曰：主病之谓君，佐君之谓臣，应臣之谓使，非上下三品之谓也。**上药为君，中药为臣，下药为佐使，所以异善恶之名位，服饵之道，当从此为法，治病之道，不必皆然，以主病者为君，佐君者为臣，应臣之用者为使，皆所以赞成方用也。**帝曰：三品何谓？岐伯曰：所以明善恶之殊贯也。**三品，上、中、下品，此明药善恶不同性用也。新校正云："按神农云：上药为君，主养命以应天；中药为臣，养性以应人；下药为佐使，主治病以应地也。"

帝曰：善！病之中外何如？前问病之中外，谓调气之法，今此未尽，故复问之，此下对，当次前求其属也之下，应古之错简也。**岐伯曰：调气之方，必别阴阳，定其中外，各守其乡，内者内治，外者外治，微者调之，其次平之，盛者夺之，汗之下之，寒热温凉，衰之以属，随其攸利。**病有中外，治有表里。在内者，以内治法和之；在外者，以外治法和之；气微不和，以调气法调之；其次大者，以平气法平之；盛甚不已，则夺其气，令其衰也。假如小寒之气，温以和之；大寒之气，热以取之；甚寒之气，则下夺之；夺之不已，则逆折之；折之不尽，则求其属以衰之。小热之气，凉以和之；大热之气，寒以取之；甚热之气，则汗发之；发之不尽，则逆制之；制之不尽，则求其属以衰之。故曰汗之下之，寒热温凉，衰之以属，随其攸利。攸，所也。**谨道如法，万举万全，气血正平，长有天命。**守道以行，举无不中，故能驱役草石，召遣神灵，调御阴阳，蠲除众疾，血气保平和之候，天真无耗竭之由。夫如是者，盖以舒卷在心，去留从意，故精神内守，寿命灵长。**帝曰：善！**

2　经典运气歌诀

清·吴谦主编《医宗金鉴·运气要诀》

《运气要诀》出自《医宗金鉴》。《医宗金鉴》是清代乾隆年间由政府组织编写的大型医学丛书，吴谦等主编，刊于1742年。全书采辑自《内经》至清代诸家医书，“分门聚类，删其驳杂，采其精粹，发其余蕴，补其未备”（见卷首奏疏），以内容丰富、编次清晰、论述扼要、选方平稳、注重临证、便于记忆著称，切合实用，易学易用，曾用作太医院教本，为后世所重视，流传甚广。

《运气要诀》一卷，以图文并茂、歌诀加注的形式，概括阐述五运六气造化之理。其突出特点是：歌诀为纲，图文并用，言简意赅，易于理解、记忆。将五运、六气所见病状进行合并归纳，简捷清晰，易于初学者临证按图索骥。重视客运、客气对疾病的影响，强调知常而达变。

本次整理以人卫影印武英殿版本为底本，以光绪九年（1883）扫叶山房刻本为主校本，参考乾隆年间武英殿聚珍本等。

《经》[①] 曰：夫五运阴阳者，天地之道也，万物之纲纪，变化之父母，生杀之本始，神明之府也。可不通乎？又曰：治不法天之纪、地之理，则灾害至矣。又曰：不知年之所加，气之盛衰，虚实之所起，不可以为工矣。由是观之，不知运气而为医，欲其无失者鲜矣。兹将《内经》运气要语编成歌诀，并列图于前，使学者一览即明其大纲旨要之所在，然后遍求全经精义，庶乎有得云。

① “《经》曰”三句，分别出自《素问》天元纪大论、阴阳应象大论、六节藏象论。

太虚者，太极也。太极本无极，故名曰太虚。《素问·天元纪大论》曰：太虚寥廓，肇基化元，万物资始，五运终天，布气真灵，总统坤元，九星悬朗，七曜周旋，曰阴曰阳，曰柔曰刚，幽显既位，寒暑弛张，生生化化，品物咸章。

图 2－1 太虚图

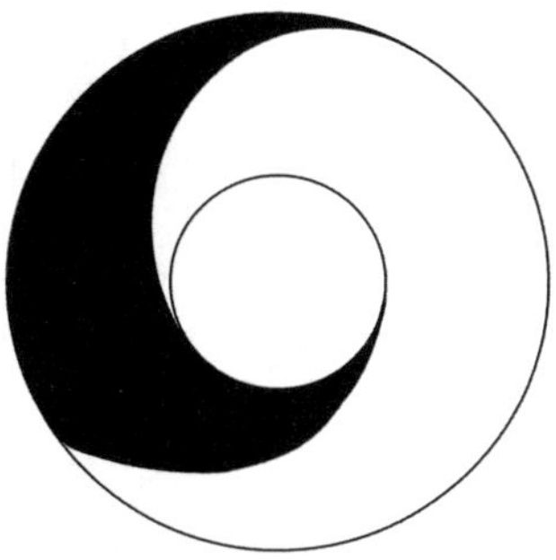

图 2－2 阴阳图

来知德①《易经注》曰：对待者数，流行者气，主宰者理。即此三句而天地万物无不包括其中矣。

太虚理气天地阴阳歌

无极太虚气中理，太极太虚理中气。乘气动静生阴阳，阴阳之分为天地。未有天地气生形，已有天地形寓气。从形究气曰阴阳，即气观理曰太极。

【注】太者，极其至大之谓也；虚者，空虚无物之谓也。盖极大极虚，无声无臭之中，具有极大极至之理气焉。理气未分而混沌者，太虚也。太虚曰无极者，是主太虚流行之气中主宰之理而言也。太虚曰太极者，是主太虚主宰之理中流行之气而言也。故周子②曰：无极而太极者，亦是以极无而推极有也。盖极无中无是而非理，极有中无是而非气。不以极无之理而推极有之气，何以知有是气也。不以极有之气，而推极无之理，何以知有是理也。是则可知，理、气以其分殊而言之二也，以其浑合而言之一也。有是理则有是气，有是气则有是理，名虽有二，其实则一，本无有无、一二、先后之可

① 来知德（1525—1604），字矣鲜，号瞿塘，四川梁山（今四川省梁平县）人。明代著名易学家，著《周易集注》。《明史》《明儒学案》有传。

② 周敦颐（1017—1073），字茂叔，道州营道（今湖南道县）人，生平见《宋史·儒林传》，北宋理学的先驱和开创者，著《太极图说》《易通》等。

言也。

乘气动静生阴阳者，谓太极乘气机之动而生阳，乘气机之静而生阴，即周子曰“太极动而生阳，静而生阴”之谓也。然不曰“无极动而生阳，静而生阴”，而曰“太极动而生阳，静而生阴”者，盖以无极专主乎理，言理无动静故也；太极兼主乎气，言气有动静故也。阴阳之分为天地者，谓阴阳流行，相生不已，积阳之清者为天，积阴之浊者为地。故周子曰：分阴分阳，两仪立焉也。

未有天地气生形者，谓未有天地，惟太虚中之一气化生天地之形也。已有天地形寓气者，谓已有天地，而太虚之气即已寓于天地之形也，是以天得之以资万物之始，地得之以资万物之生也。从形究气曰阴阳者，阴阳即理中流行之气也。即气观理曰太极者，太极即气中主宰之理也。故周子曰“阴阳一太极”者，是指气之极者而言也，“太极本无极”者，是指理之极者而言也。

【按】吴澄①曰：太极无动静，动静者气机也。是以太极专主乎理言也。朱子②曰：太极之有动静，是天命之流行也。是以太极兼主乎气言也。又曰：太虚者，本然之妙也。动静者，所乘之机也。本然之妙即太极，指其本然主宰，是动是静之妙之理也。所乘之机即动静，指其天命流行，乘动乘静之机之气也。当依朱子为是。

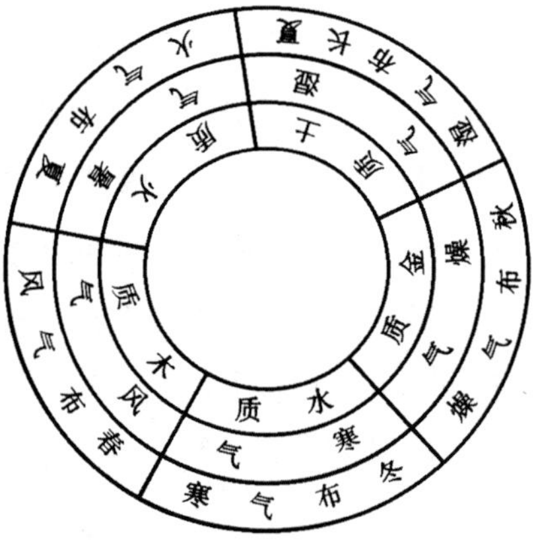

图2－3　五行图

① 吴澄（1249—1333），字幼清，晚改字伯清，号草庐，抚州崇仁（今江西崇仁）人。元代著名大儒，朱熹的四传弟子，著《五经纂言》。

② 朱熹（1130—1200），字元晦，号晦庵，徽州婺源（今江西婺源县）人。南宋时期理学思想的集大成者和儒学教育家，著《四书章句集注》《太极图说解》《周易本义》等。

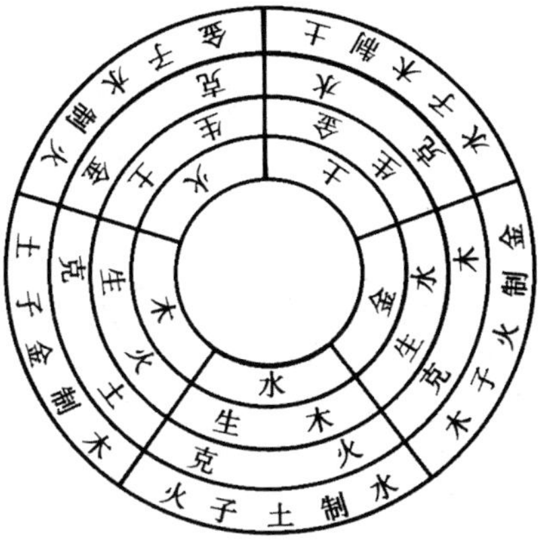

图2－4 五行生克制化图

五行质气生克制化歌

天地阴阳生五行，各一其质各一气，质具于地气行天，五行顺布四时序。木火土金水相生，木土水火金克制，亢害承制制生化，生生化化万物立。

【注】天地既立，而阴阳即在天地之中，阳动而变，阴静而合，生五行也。天一生水，地六成之；地二生火，天七成之；天三生木，地八成之；地四生金，天九成之；天五生土，地十成之，是五行各一其质也。东方生木，木之气风；南方生火，火之气热；中央生土，土之气湿；西方生金，金之气燥；北方生水，水之气寒，是五行各一其气也。在地曰木，在天曰风；在地曰火，在天曰热；在地曰土，在天曰湿；在地曰金，在天曰燥；在地曰水，在天曰寒，是五行质具于地，气行于天也。木位东方，风气布春；火位南方，热气布夏；土位中央、四维，湿气布长夏；金位西方，燥气布秋；水位北方，寒气布冬，是五气顺布四时之序也。即周子曰：阳变阴合，而生水、火、木、金、土。五气顺布，四时行焉。

木生火，火生土，土生金，金生水，水复生木，是五行相生，主生养万物者也。木克土，土克水，水克火，火克金，金克木，木复克土，是五行相克，主杀害万物者也。相克则死，相制则生。木亢害土，土亢害水，水亢害火，火亢害金，金亢害木，此克其所胜者也。然我之所胜之子，即我之所不胜者也。我畏彼子出救母害，不敢妄行，承受乃制，制则生化，则各恒其德而生化万物无不具也。假如木亢太过，土受害矣，是我胜其我之所胜者也。土之子金，承而制焉，则我畏我之所不胜，自然承受乃制，制则生化矣。火亢太过，金受制矣，金之子水，承而制焉。土亢太过，水受制矣，水之子木，承而制焉。金亢太过，木受制矣，木之子火，承而制焉。水亢太过，火受制矣，火之子土，承而制焉。五行皆若此也。此所以相生而不害，相制而不克也，而生生化化，万物立命之道，即在于是矣。此五行生克制化之理，不可不知者也。

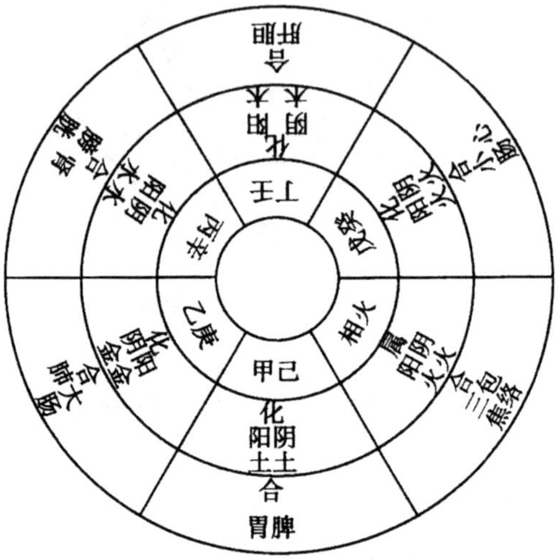

图 2－5　五运合脏腑十二经络图

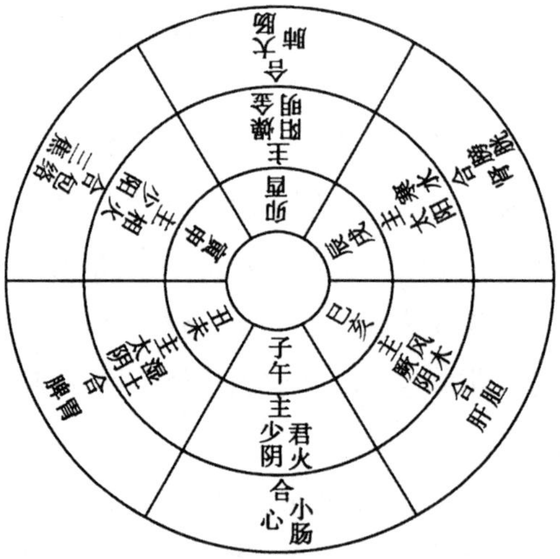
卯酉
辰戌
巳亥
子午
丑未
寅申
主阳明燥金
合肺大肠
主太阳寒水
合肾膀胱
主厥阴风木
合肝胆
主少阴君火
合心小肠
主太阴湿土
合脾胃
主少阳相火
合三焦包络

图 2－6　六气合脏腑十二经络图

运气合脏腑十二经络歌

医明阴阳五行理，始晓天时民病情。五运五行五气化，六气天地阴阳生。

火分君相气热暑，为合人之脏腑经。天干起运地支气，天五地六节制成。

【注】学医业者，必要明天地阴阳、五行之理，始晓天时之和、不和，民之生病之情由也。人皆知五运化自五行、五质、五气也，而不知六气化自天地阴阳、六质、六气也。六质者，即《经》[①] 曰木、火、土、金、水、火，地之阴阳也，生、长、化、收、藏下应之也。六气者，即《经》[②] 曰风、暑、湿、燥、寒、火，天之阴阳也，三阴三阳上奉之也。是以在地之火分为君火、相火；在天之气分为热气、暑气，为合人之五脏六腑、包络、十二经也。天干阴阳合而为五，故主五运。甲化阳土，合人之胃。己化阴土，合人之脾。乙化阴金，合人之肺。庚化阳金，合人大肠。丙化阳水，合人膀胱。辛化阴水，合人之肾。丁化阴木，合人之肝。壬化阳木，合人之胆。戊化阳火，合人小肠。癸化阴火，合人之心。相火属阳者，合人三焦。相火属阴者，合人包络。此天干合人之五脏六腑、十二经也。地支阴阳合而为六，故主六气。子午主少阴君火，合人之心与小肠也。丑未主太阴湿土，合人之脾与胃也。寅申主少阳相火，合人之三焦、包络也。卯酉主阳明燥金，合人之肺与大肠也。辰戌主太阳寒水，合人之膀胱与肾也。巳亥主厥阴风木，合人之肝与胆也。此地支之合人之五脏六腑、十二经也。天数五，而五阴、五阳，故为十干。地数六，而六阴、六阳，故为十二支。天干之五必得地支之六以为节，地支之六必得天干之五以为制，而后六甲成、岁气备，故一岁中运以七十二日[③]五位分主之，六气以六十日六步分主之也。

【按】十二经天干歌内云：甲胆乙肝丙小肠，丁心戊胃己脾乡，庚属大肠辛属肺，壬属膀胱癸肾藏，三焦亦向壬中寄，包络同归入癸方。此以方位言天干所属配合脏腑，岁岁之常也。今以五运言天干所化配合脏腑，年年之变，所以不同也。

十二经地支歌内云：肺寅大卯胃辰宫，脾巳心午小未中，申胱酉肾心包戌，亥焦子胆丑肝通。此以流行言地支所属配合脏腑，日日之常也。今以六气言地支所化配合脏腑，年年之变，所以不同也。读者审之。

---

① 语出《素问·天元纪大论》。

② 语出《素问·天元纪大论》。

③ 七十二日：扫叶山房刻本同。五运所主或作“七十三日五刻”。

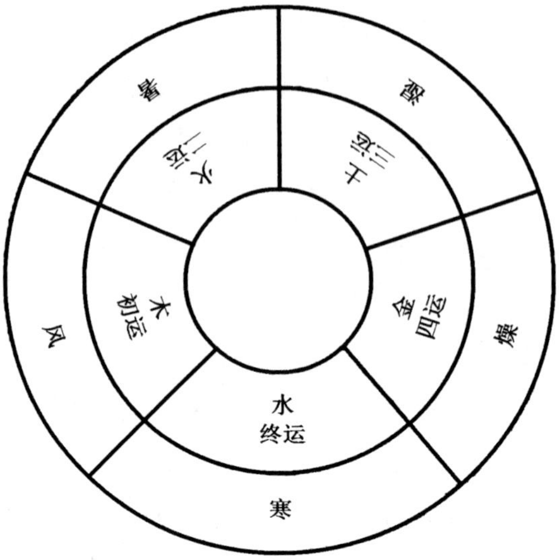

图 2－7　主运图

主运歌

五运五行御五位，五气相生顺令行。此是常令年不易，然有相得或逆从。运有太过不及理，人有虚实寒热情。天时不和万物病，民病合人脏腑生。

【注】主运者，主运行四时之常令也。五行者，木、火、土、金、水也。五位者，东、南、中、西、北也。五气者，风、暑、湿、燥、寒也。木御东方风气，顺布春令，是初之运也。火御南方暑气，顺布夏令，是二之运也。土御中央、四维湿气，顺布长夏之令，是三之运也。金御西方燥气，顺布秋令，是四之运也。水御北方寒气，顺布冬令，是五之运也。此是天以五为制，分五方主之，五运、五气相生，四时常令，年年相仍而不易也。然其中之气化有相得或不相得，或从天气，或逆天气，或从天气而逆地气，或逆天气而从地气，故运有太过、不及四时不和之理，人有脏腑、经络虚实寒热不同之情，始召外邪，令化而生病也。天时不和，万物皆病，而为民病者，亦必因其人脏腑不和而生也。

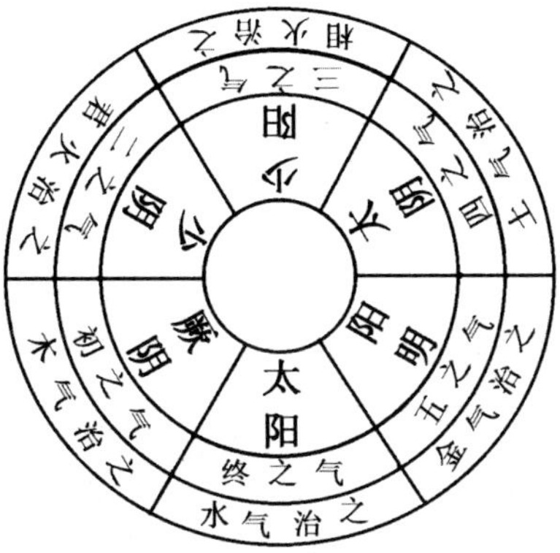

图 2-8　主气图

主气歌

主气六位同主运，显明之右君位知。退行一步相火治，复行一步土治之，复行一步金气治，复行一步水治之，复行一步木气治，复行一步君治之。

【注】主气者，厥阴风木，主春，初之气也；少阴君火，主夏，二之气也；少阳相火，主盛夏，三之气也；太阴湿土，主长夏，四之气也；阳明燥金，主秋，五之气也；太阳寒水，主冬，六之气也。此是地以六为节，分六位主之。六气相生，同主运五气相生，四时之常令也。

显明者，正南之位，当君位也。而君火不在位治之，反退位于次，以相火代君火司化，则当知即《经》[①] 云“少阴不司气化”之义也。正南，客气司天之位也，司天之右，天之右间位也，在主气为二之气位，是少阴君火之位，主行夏令之气也。故曰：显明之右，君火之位也。君火之右，退行一步，乃客气司天之位也，在主气为三之气位，是少阳相火之位，主行盛夏之令之气也。不曰“复行”而曰“退行”者，以臣对君之面，承命司化，不敢背行，故曰退行一步，即复行一步也。复行一步，土气治之，乃客气天之左间位也，在主气为四之气位，是太阴湿土之位，主行长夏令之气也。复行一步，金气治之，乃客气地之右间位也，在主气为五之气位，是阳明燥金之位，主行秋令之气也。复行一步，水气治之，乃客气在泉之位也，在主气为六之气位，是太阳寒水之位，主行冬令之气也。复行一步，木气治之，乃客气地之左间位也，在主气为初之气位，是厥阴风木之位，主行春令之气也。复行一步，君火治之，即前君

① 语出《素问·至真要大论》：“少阴司天为热化，在泉为苦化，不司气化”。

火之位治之也。

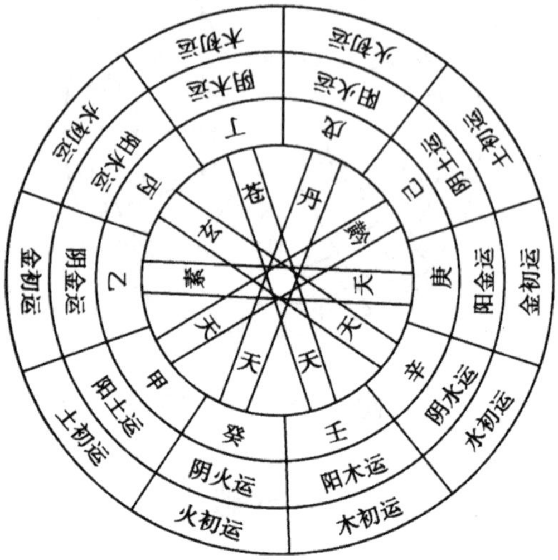

图2-9　客运图

客运歌

五天苍丹黅玄素，天气天干合化临。甲己化土丙辛水，丁壬化木乙庚金，戊癸化火五客运，起以中运相生轮。阴少乙丁己辛癸，阳太甲丙戊庚壬。

【注】五天者，苍天，天之色青者也；丹天，天之色赤者也；黅天，天之色黄者也；玄天，天之色黑者也；素天，天之色白者也。天气者，苍天之气，木也；丹天之气，火也；黅天之气，土也；玄天之气，水也；素天之气，金也。天干者，甲、乙、丙、丁、戊、己、庚、辛、壬、癸也。古圣仰观五天五气，苍天木气下临丁壬之方，故识①丁壬合化而生木运也；丹天火气下临戊癸之方，故识戊癸合化而生火运也；黅天土气下临甲己之方，故识甲己合化而生土运也；玄天水气下临丙辛之方，故识丙辛合化而生水运也；素天金气下临乙庚之方，故识乙庚合化而生金运也。此天气天干合化，加临主运五位之客运也，起以所化，统主本年中运为初运，五行相生，以次轮取。如甲己之年，土运统之，起初运，土生金为二运，金生水为三运，水生木为四运，木生火为五运。余四运皆仿土运起之。乙、丁、己、辛、癸属阴干，为五阴年，主五少不及之运。甲、丙、戊、庚、壬属阳干，为五阳年，主五太

---

① 识（zhì）：记也。

太过之运也。

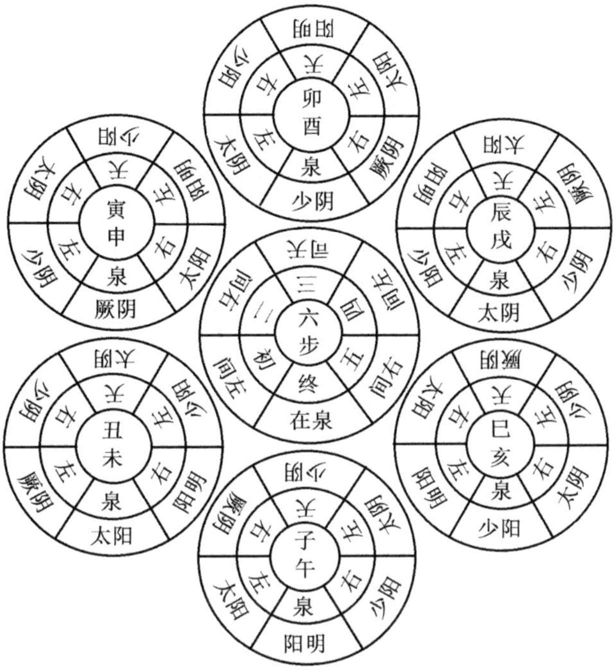

图 2－10　客气司天在泉间气图

客气司天在泉间气歌

子午少阴君火天，阳明燥金应在泉。丑未太阴太阳治，寅申少阳厥阴联。卯酉却与子午倒，辰戌巳亥亦皆然。每岁天泉四间气，上下分统各半年。

【注】天干起运，地支起气。此言地之阴阳正化、对化，加临主气六位之客气也。如子午之岁，少阴君火治之，起司天也。阳明燥金在下，起在泉也。气由下而升上，故以在下之阳明起之，阳明二阳，二阳生三阳，三阳太阳，故太阳寒水为客初气，即地之左间也。三阳阳极生一阴，一阴厥阴，故厥阴为客二气，即天之右间也。一阴生二阴，二阴少阴，故少阴为客三气，即司天之气也。二阴生三阴，三阴太阴，故太阴为客四气，即天之左间也。三阴阴极生一阳，一阳少阳，故少阳为客五气，即地之右间也。一阳生二阳，二阳阳明，故阳明为客六气，即在泉之气也。丑未、寅申之岁，皆仿此法起之。

卯酉却与子午倒换，辰戌却与丑未倒换，巳亥却与寅申倒换。谓卯酉之岁，阳明燥金司天，少阴君火在泉；辰戌之岁，太阳寒水司天，太阴湿土在泉；巳亥之岁，厥阴风木司天，少阳相火在泉；彼此倒换也。每岁司天、在泉、左右四间气者，即六气分统上下，本年司天统主上半年，在泉统主下半年之统气也。

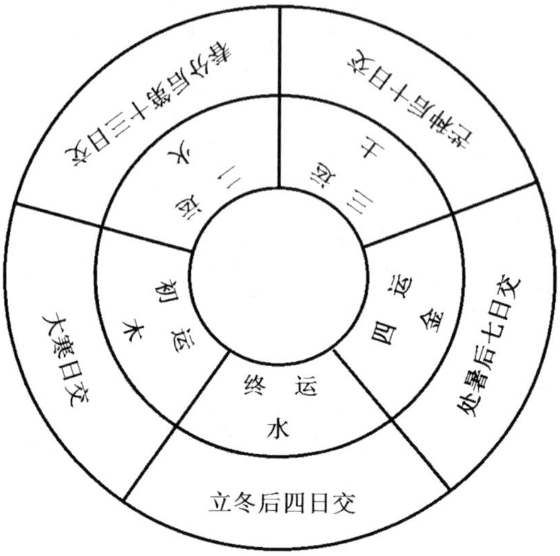

图 2－11　五运节令图

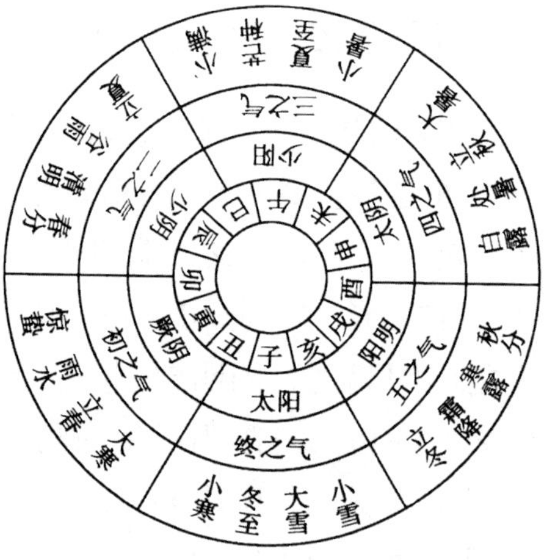

图 2－12　六气节令图

运气分主节令歌

大立雨惊春清谷，立满芒夏小大暑，立处白秋寒霜立，小大冬小从头数。初大二春十三日，三运芒种十日甫，四运处暑后七日，五运立冬四日主。

【注】天以六为节，谓以二十四气六分分之，为六气之六步也。地以五为制，谓以二十四气五分分之，为五运之五位也。二十四气，即大寒、立春、雨水、惊蛰，主初之气也；春分、清明、谷雨、立夏，主二之气也；小满、芒种、夏至、小暑，主三之气也；大暑、立秋、处暑、白露，主四之气也；秋分、寒露、霜降、立冬，主五之气也；小雪、大雪、冬至、小寒，主终之气也。此主气、客气分主六步之时也。大寒起，至春分后十二日，主初运也。春分十三日起，至芒种后九日，主二运也。芒种十日起，至处暑后六日，主三运也。处暑七日起，至立冬后三日，主四运也。立冬四日起，至小寒末日，主五运也。此主运、客运分主五位之时也。

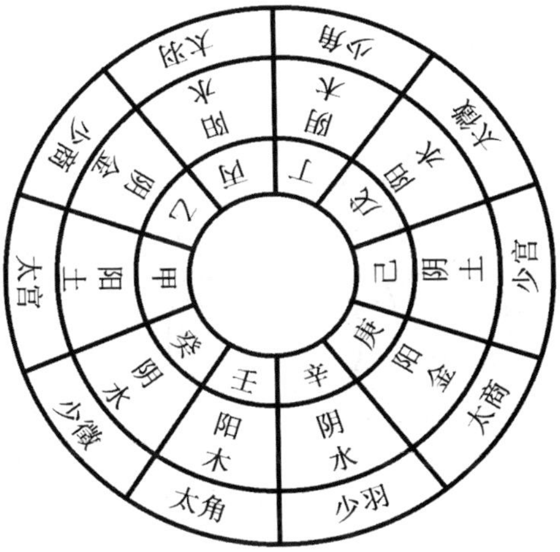

图 2－13　五音太少相生图

五音主客太少相生歌

主运角徵宫商羽，五音太少中运取。如逢太徵太商年，必是少角少宫羽。若逢太角宫羽年，必是少商与少徵。以客取主太少生，以主定客重角羽。

【注】主运之音，必始角而终羽者，乃五音分主四时，顺布之常序也。然阳年为太，阴年为少者，是五音四时太过、不及之变化也。如逢戊年太徵，庚年太商之年，则主运初运必是少角，二运则是太徵，三运必是少宫，四运则是太商，终运必是少羽也。若逢壬年太角，甲年太宫，丙年太羽之年，则主运初运则是太角，二运必是少徵，三运则是太宫，四运必是少商，终运则是太羽也。故曰“太少皆以中运取”，此是以客之中运取主之五运，太少相生之义也。又以主之太少，定客之五运太少相重之法，以发明相加相临、太过不及之理也。

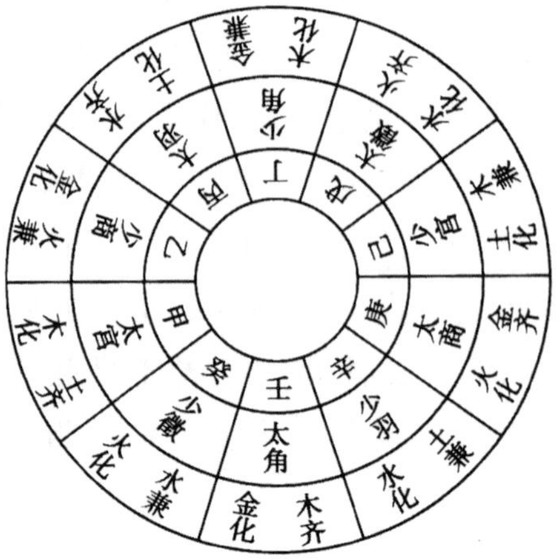

图 2－14　五运齐化、兼化图

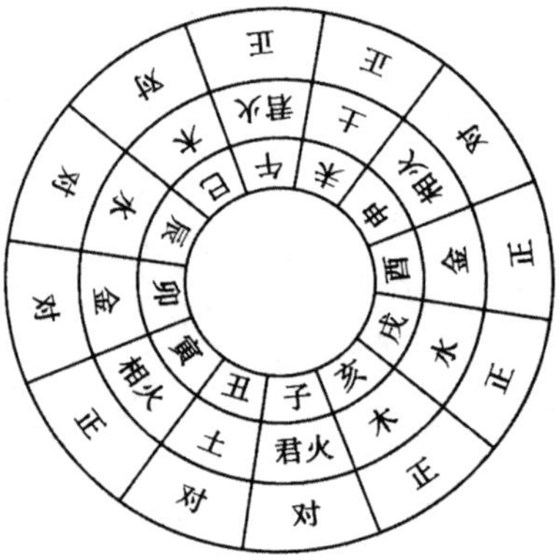

正司化令之实　对司化令之虚

图 2－15　六气正化、对化图

五运齐化兼化、六气正化对化歌

运过胜己畏齐化，不及乘衰胜己兼。太过被克不及助，皆为正化是平年。气寅午未酉戌亥，正司化令有余看。子丑卯辰巳申岁，对司化令不足言。

【注】五运之中运，统主一年之运也。中运太过则旺，胜己者则畏其盛，反齐其化矣。如太宫土运，反齐木化；太角木运，反齐金化；太商金运，反齐火化；太徵火运，反齐水化；太羽水运，反齐土化也。即《经》所谓“畏其旺，反同其化，薄其所不胜也”。中运不及则弱，胜己者则乘其衰，来兼其化矣。如少宫土运，木来兼化；少角木运，金来兼化；少商金运，火来兼化；少徵火运，水来兼化；少羽水运，土来兼化。即《经》所谓“乘其弱，来

同其化，所不胜薄之也”。中运戊辰阳年，火运太过，遇寒水司天，则为太过被制。中运乙卯阴年，金运不及，遇燥金司天，则为同气；中运辛卯阴年，水运不及，则为相生，俱为不及得助。凡遇此类，皆为正化平和之年也。

气者，六气之客气，统一岁之司化之气也。如厥阴司巳亥，以厥阴属木，木生于亥，故正化于亥，对化于巳也。少阴司子午，以少阴为君火，当正南离位，故正化于午，对化于子也。太阴司丑未，以太阴属土居中，王于西南未宫，故正化于未，对化于丑也。少阳司寅申，以少阳属相火，位卑于君火，火生于寅，故正化于寅，对化于申也。阳明司卯酉，以阳明属金，酉为西方金位，故正化于酉，对化于卯也。太阳司辰戌，以太阳为水，辰戌属土，然水行土中，而戌居西北，属水渐王之乡，是以《洪范》五行，以戌属水，故正化于戌，对化于辰也。是以寅、午、未、酉、戌、亥为正化。正化者，令之实，主有余也。子、丑、卯、辰、巳、申为对化。对化者，令之虚，主不足也。

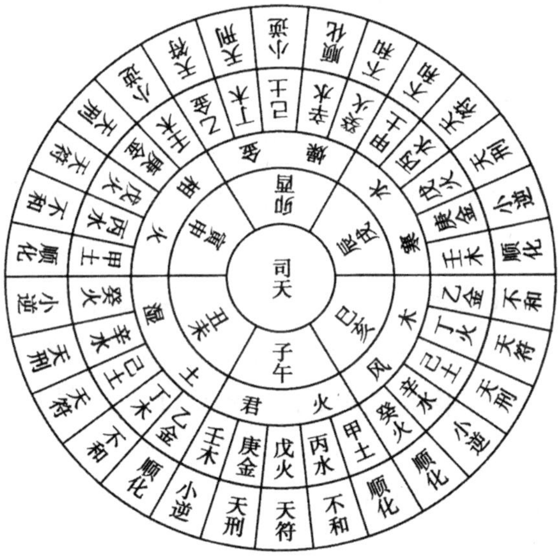

图 2－16　六十年运气上下相临图

六十年运气上下相临歌

客运中运主一岁，客气天泉主半年。气生中运曰顺化，运被气克天刑言。运生天气乃小逆，运克司天不和愆。气运相同天符岁，另有天符岁会参。

【注】客运之初运，即统主一岁之中运也。《经》[1] 曰“甲己之岁，土运统之”云云者是也。客气司天之三气[2]，即统主上半年；在泉之六气，统主下半年之气也。《经》[3] 曰“岁半以前，天气主之；岁半以后，地气主之”者是也。六十年中，运气上下临遇，则有相得、不相得者也。

气生中运者，谓司天生中运也。如癸巳、癸亥木生火也，甲子、甲午、甲寅、甲申火生土也，乙丑、乙未土生金也，辛卯、辛酉金生水也，壬辰、壬戌水生木也。六十年中，有此十二年天气生运，以上生下，故名顺化，为相得之岁也。

运被气克者，谓司天克中运也。如己巳、己亥木克土也，辛丑、辛未土克水也，戊辰、戊戌水克火也，庚子、庚午、庚寅、庚申火克金也，丁卯、丁酉金克木也。六十年中，有此十二年天气克运，以上克下，故名天刑，为不相得之岁也。

运生天气者，谓中运生司天也。如癸丑、癸未火生土也，壬子、壬午、壬寅、壬申木生火也，辛巳、辛亥水生木也，庚辰、庚戌金生水也，己卯、己酉土生金也。六十年中有此十二年，运生天气，以下生上，虽曰相生，然子居母上，故为小逆而主微病也。

运克司天者，谓中运克司天也。如乙巳、乙亥金克木也，丙子、丙午、丙寅、丙申水克火也，丁丑、丁未木克土也，癸卯、癸酉火克金也，甲辰、甲戌土克水也。六十年中有此十二年运克天气，以下克上，故名不和，亦为不相得而主病甚也。

气运相同者，如运气皆木，丁巳、丁亥；运气皆火，戊子、戊午、戊寅、戊申；运气皆土，己丑、己未；运气皆金，乙卯、乙酉；运气皆水，丙辰、丙戌。六十年中有此十二年运气相同，皆天符也。虽曰同气，不无偏胜亢害焉。

其太乙天符、岁会等年，另详在后。

---

① 语出《素问·天元纪大论》。

② 原为：“客气司天之三气六气，即统主上半年；在泉，统主下半年之气也。”扫叶山房本同，据医理改。

③ 语出《素问·六元正纪大论》。

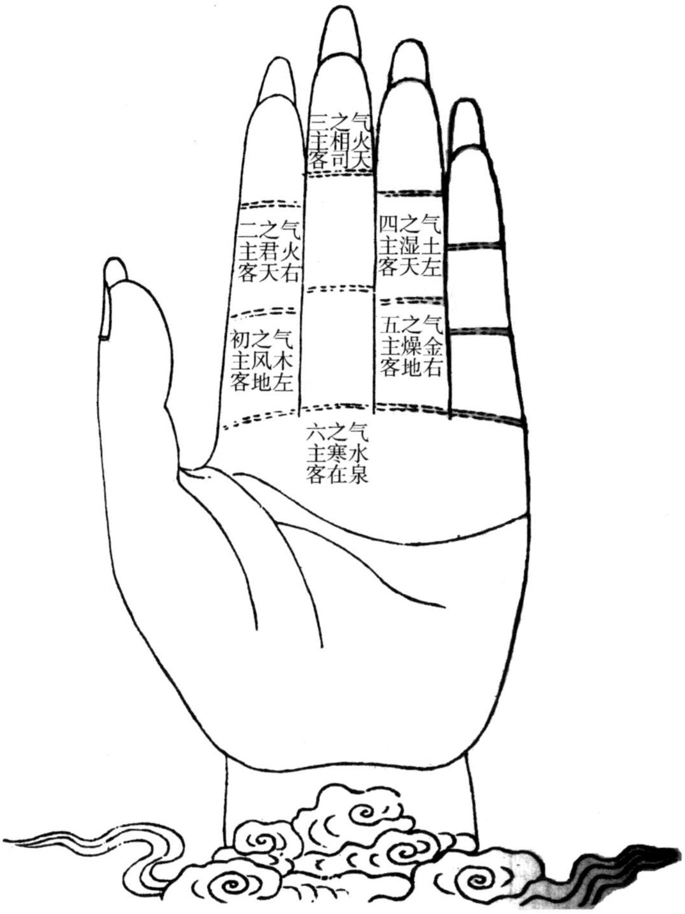

图 2－17　指掌图

起主客定位指掌歌

掌中指上定司天，中指根纹定在泉，顺进食指初二位，四指四五位推传，司天即是三气位，在泉六气位当然，主以木火土金水，客以阴阳一二三。

【注】左手仰掌，以中指上头定司天之位，中指根纹定在泉之位。顺进食指三节纹，定初之气位，头节纹定二之气位。中指上头定三之气位，即司天之位也。第四指头节纹定四之气位，二节纹定五之气位。中指根纹定六之气位，即在泉之位也。主气以木火土金水者，五气顺布之五位也，故初之气，厥阴风木；二之气，少阴君火；三之气，少阳相火；四之气，太阴湿土；五之气，阳明燥金；六之气，太阳寒水。是木生火，火生土，土生金，金生水，水复生木，顺布相生之序，一定不易者也。客气以一二三名之者，三阴三阳六气加临也，故厥阴为一阴，少阴为二阴，太阴为三阴，少阳为一阳，阳明为二阳，太

阳为三阳。是一生二，二生三，三复生一，阴极生阳，阳极生阴，六步升降之次每岁排取也。以此定位，主气、客气了然在握矣。

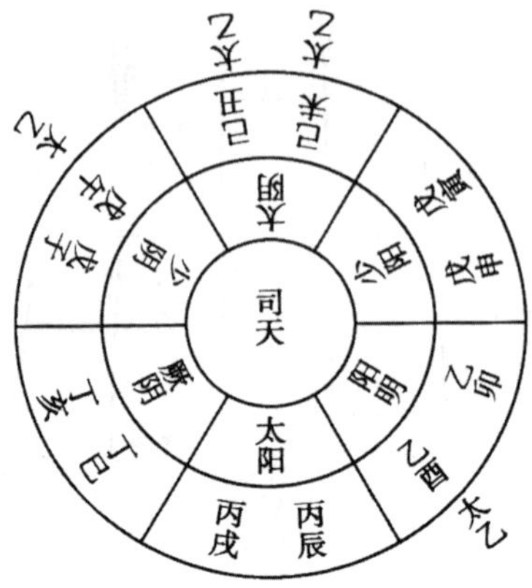

图 2－18　天符之图

天符者，中运与司天相符也，如丁年木运，上见厥阴风木司天，即丁巳之类，共十二年。

太乙天符者，如戊午年以火运、火支又见少阴君火司天，三合为治也，共四年。

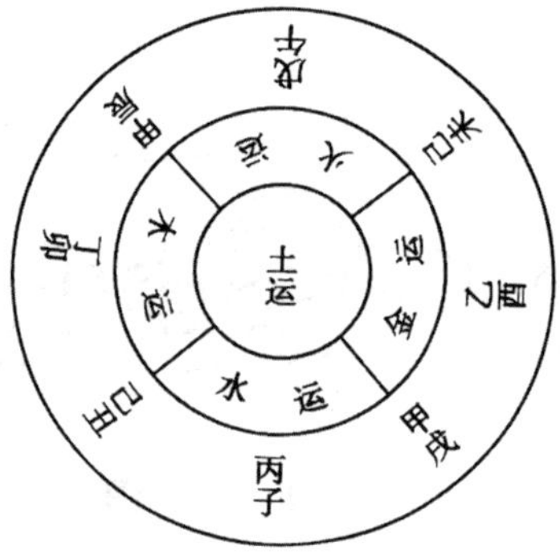

图 2－19　岁会之图

岁会者，中运与年支同其气化也，如木运临卯、火运临午之类，共八年。

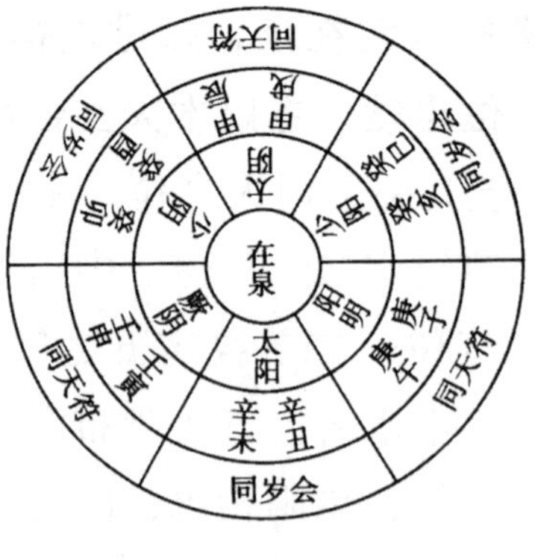

图 2－20　同天符、同岁会图

同天符、同岁会者，中运与在泉合其气化也，阳年曰“同天符”，阴年曰“同岁会”。如甲辰年，阳土运而太阴在泉，则为同天符；癸卯年，阴火运而少阴在泉，则为同岁会。共十二年。

天符、太乙天符、岁会、同天符、同岁会歌

天符中运同天气，岁会本运临本支，四正四维皆岁会，太乙天符符会俱。同天符与同岁会，泉同中运即同司，阴岁名曰同岁会，阳年同天符所知。

【注】天符者，谓中运与司天之气同一气也。如木运、木司天，丁巳、丁亥也；火运、火司天，戊子、戊午、戊寅、戊申也；土运、土司天，己丑、己未也；金运、金司天，乙卯、乙酉也；水运、水司天，丙辰、丙戌也。共十二年。

岁会者，谓本运临本支之位也。如木运临卯，丁卯年也；火运临午，戊午年也；金运临酉，乙酉年也；水运临子，丙子年也，此是四正。土运临四季，甲辰、甲戌、己丑、己未也，此是四维，共八年。

太乙天符者，谓天符之年又是岁会，是天气、运气、岁支三者俱会也。如己丑、己未，中运之土与司天土同气，又土运临丑未也。乙酉，中运之金与司天金同气，又金运临酉也。戊午，中运之火与司天火同气，又火运临午也。共四年。

同天符、同岁会者，谓在泉之气与中运之气同一气也。以阳年名曰“同天符”，如木运、木在泉，壬寅、壬申也；土运、土在泉，甲辰、甲戌也；金运、金在泉，庚子、庚午也。以阴年名曰“同岁会”，如水运、水在泉，辛丑、辛未也；火运、火在泉，癸卯、癸酉、癸巳、癸亥也，共十二年。

此气运符会之不同，人不可不知也。上[①]天符十二年，太乙天符四年，岁会八年，同天符六年，同岁会六年。然太乙天符四年，已同在天符十二年中矣。岁会八年，亦有四年同在天符中矣。合而言之，六十年中只得二十八年也[②]。

执法、行令、贵人歌

天符执法犯司天，岁会行令犯在泉，太乙贵人犯天地，速危徐持暴死占。二火相临虽相得，然有君臣顺逆嫌，顺则病远其害小，逆则病近[③]害速缠。

【注】邪之中人，在天符之年，名曰“中执法”，是犯司天天气。天，阳也，阳性速，故其病速而危也。邪之中人在岁会之年，名曰“中行令”，是犯

① 上：原作“右”，依横排习惯改为“上”。

② 岁会、同天符亦有2年重复，60年中同化之年总计应为26年。

③ 近：武英殿聚珍本作“危”。

在泉地气。地，阴也，阴性徐，故其病徐而持也。邪之中人在太乙天符之年，名曰“中贵人”，是犯司天、在泉之气。天地之气俱犯，故其病暴而死也。二火，君火、相火也，虽同气相得，然有君臣顺逆之嫌，不可不知也。君火，君也；相火，臣也。二火相临，谓司天加临中运六步，客主加临，君火在上，相火在下，为君临臣则顺，顺则病远，其害小也；相火在上，君火在下，为臣犯君则逆，逆则病近，其害速也。

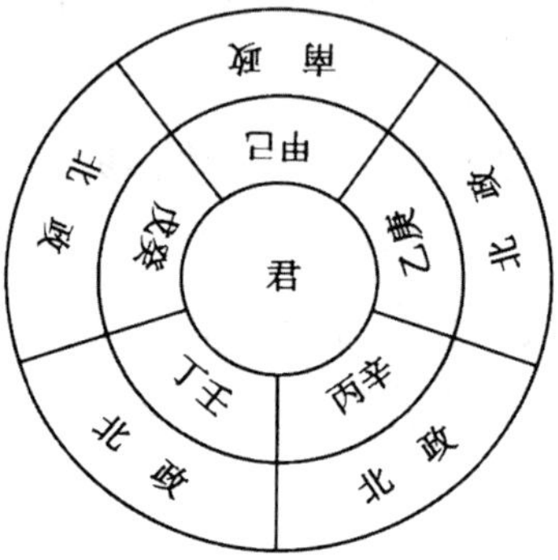

图 2－21　南北政图

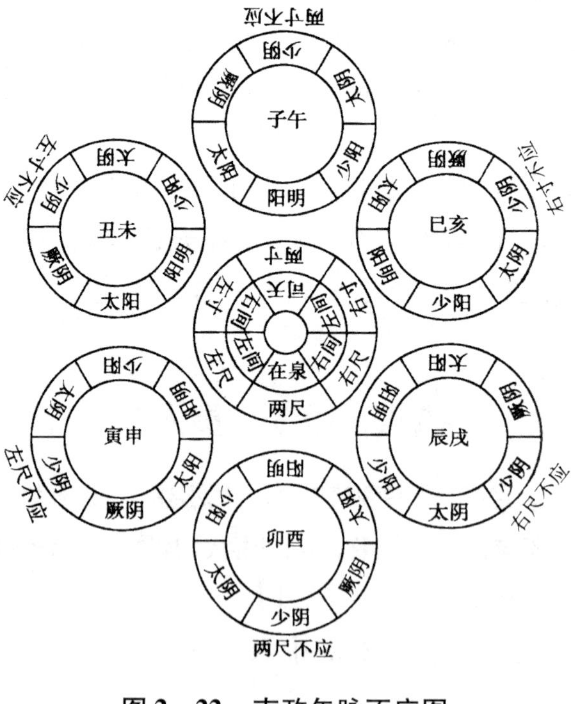

图 2－22　南政年脉不应图

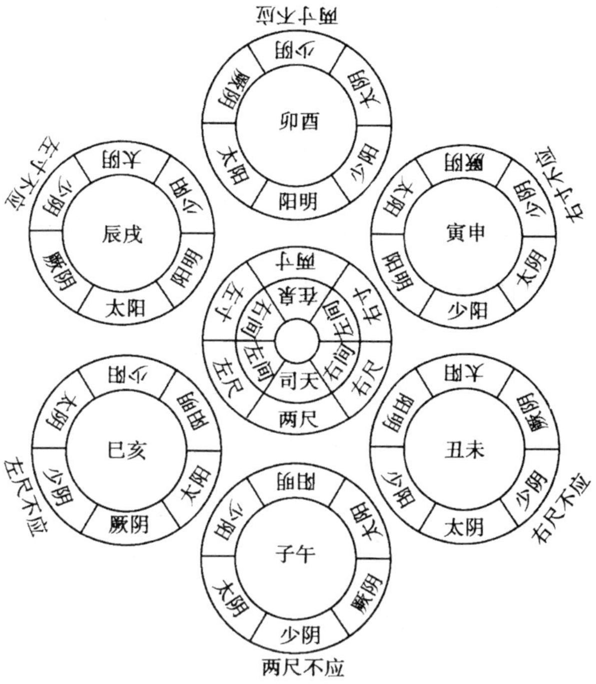

图 2－23　北政年脉不应图

南北二政脉不应歌①

天地之气行南北，甲己一运南政年。其余四运俱为北，少阴随在不应占。北政反诊候不应，姑存经义待贤参。从违非失分微甚，尺反阴阳交命难。

【注】天地之气，谓三阴三阳，司天、在泉，左间、右间之客气也。客气行南政之岁，谓之南政；行北政之岁，谓之北政。南政之岁，惟甲己一运，其余乙庚、丙辛、丁壬、戊癸四运，俱为北政之年也。少阴随在不应占者，谓少阴君火客气，随②在司天、在泉、左间、右间加临之位，主占其脉不应于诊也。应于诊者，即《经》③曰“少阴之至，其脉钩”。不应者，谓脉不钩也。

南政之年，少阴司天则主占两寸不应，在泉则主占两尺不应；厥阴司天，其天左间则少阴，主占右寸不应；太阴司天，其天右间则少阴，主占左寸不应；厥阴在泉，其泉左间则少阴，主占左尺不应；太阴在泉，其泉右间则少阴，主占右尺不应，此皆在客气少阴之位也。

---

① 原目录作“南北政年脉不应歌”，从正文改。

② 随：武英殿聚珍本作“运”。

③ 语出《素问·至真要大论》。

北政之年则反诊，候其不应皆在客气阳明之位。如少阴司天，则主占两尺不应；在泉则主占两寸不应；厥阴司天，其天左间则少阴，主占左尺不应；太阴司天，其天右间则少阴，主占右尺不应；厥阴在泉，其泉左间则少阴，主占右寸不应；太阴在泉，其泉右间则少阴，主占左寸不应。

然南政十二年，北政四十八年，其南政候以正诊，北政候以反诊，应与不应之理，熟玩经文，总令人难解，姑存经义，以待后之贤者参详可也。

不应之部不应者，则为得其气而和也。不应之部反应者，则为违其气而病也。应左而右，应右而左者，则为非其位。应上而下，应下而上者，则为失其位，皆主病也，而有微甚之别。甚者即尺寸反、阴阳交也，谓少阴之脉，当寸不应，反见于尺，当尺不应，反见于寸，是为尺寸反，子、午、卯、酉年有之；少阴之脉，当左不应，反见于右，当右不应，反见于左，是为阴阳交，辰、戌、丑、未、寅、申、巳、亥年有之。皆主死，故曰命难也。

五运气令微甚歌

运识寒热温凉正，气审加临过及平。六气大来皆邪化，五运失和灾病生。微甚非时卒然至，看与何时气化并，更与年虚月空遇，重感于邪证不轻。

【注】运，五运也，主四时，在天则有寒热温凉之正令，在地则有生长收藏之正化。气，六气也，主六步，在主则有风、热、火、湿、燥、寒一定之常候，在客则有六气加临太过、不及、平和之异应也。

凡五运六气之来，应时而至，无微甚而和者，皆为平气也。即应时而至，或六气大来，或五运微甚，或至非其时，或卒然而至，皆邪化失和，不平之气主害物、病人也。但看与何时之气化与病同并，则当消息其宜而主治也。若犯之而病者，更与不及之年，廓空之月，重感于邪，则其证必重而不轻也。

五运平气、太过、不及歌

木曰敷和火升明，土曰备化金审平，水曰静顺皆平运。太过木运曰发生，火曰赫曦土敦阜，水曰流衍金坚成。不及委和伏明共，卑监从革涸流名。

【注】太过被抑，不及得助，皆曰平运。木名敷和，敷布和气，生万物也。火名升明，阳性上升，其德明也。土名备化，土母万物，无不化也。金名审平，金审而平，无妄刑也。水名静顺，体静性顺，喜安澜也。

甲、丙、戊、庚、壬阳年，皆曰太过之运。木名发生，木气有余，发生盛也。火名赫曦，炎暑施化①，阳光盛也。土名敦阜，敦厚高阜，土尤盛也。金名坚成，坚则成物，金有余也。水名流衍，水气太过，流漫衍也。

乙、丁、己、辛、癸阴年，皆曰不及之运。木名委和，和气委弱，发生少也。火名伏明，火德不彰，光明伏也。土名卑监，土气不及，化卑监也。金名从革，金气不及，从火革也。水名涸流，水气不及，涸其流也。

运气所至先后时歌

应时而至气和平，正化承天不妄行。太过气淫先时至，侮刑我者乘我刑。不及气迫后时至，所胜妄行刑所生，所生被刑受其病，我所不胜亦来乘。

【注】应时而至，谓交五运六气之日、之时，正当其日、其时而气即至，则为正化平气，承天之令，不妄行也。

如时未至而气先至，来气有余则为太过，名曰气淫，即邪化也。刑我，谓克我者也；我刑，谓我克者也。假如木气有余，克我之金不能制我，金反受木之侮，则木盛而土受克也必矣。其年若见肝病为正邪，见肺病为微邪，见脾病则为贼邪也，余时法此。

若时已至而气未至，来气不足，则为不及，名曰气迫，亦邪化也。所胜，谓我所胜，即我克者也。所生，我所生者也。所不胜，谓我所不胜，即克我者也。假如木气不及，我克之土无畏妄行，则生我之水必受病也；木衰，金乘其衰亦来刑木为病也。其年若肾病为实邪，见心病为虚邪，见肺病则贼邪也，余时法此。推此可知二经三经兼病之理矣。

运气亢害承制歌

运气亢则皆为害，畏子之制敢不承，因有承制则生化，亢而无制胜病生。胜后子报母仇复，被抑屈伏郁病成，郁极乃发因子弱，待时得位自灾刑。

【注】五运六气太过而极，则谓之亢，亢则必害我所胜者也。假如木亢极，则必害我之所胜之土；土之子金随起而制木，木畏承受其制则不敢妄刑彼母也。五行有此承制之道，自相和顺，则生化不病矣。假如木亢盛而无制，则必生胜病；胜病者肝，受病者脾，二经同病也。有胜必有复，有盛必有衰，自然之道也。木盛而后必衰，土之子金则乘衰必复胜母之仇，是则更生复病也；复病者肺，受病者肝，二经同病也。余藏法此。若木不及，则被金遏抑，屈伏

① 炎暑施化：底本、扫山房本同，脱“暑施化”，据《素问·五常政大论》补。

不伸，而木郁之病生也。然被郁极而乃发者，盖以木气不及，不能令子火旺，故不能复也，所以必待其已之得位时而后乃发也；虽发而不为他害，但自为灾病，亦由本气弱耳。故方其未发之时，与胜病同，胜病者肺，郁病者肝，及其已发之时，不复病肺，惟病肝也。余藏法此。

此上文以太过释胜、不及释郁病，非谓一岁之太过、不及则分司之气无胜、复、郁病也。凡太过妄行害彼而病者，皆胜病也。受害子终不能复，郁而发病者，皆郁病也。不及被抑而病者，亦郁病也。被郁待子来报母仇而病者，皆复病也。推此余皆可通也。

六气胜复歌

邪气有余必有复，胜病将除复病萌，复已又胜衰乃止，有无微甚若权衡。时有常位气无必，胜在天三复地终，主客有胜而无复，主胜客逆客胜从。

【注】六气有胜则必有复，阴阳循环之道也。胜病将除，复病即萌，邪正进退之机也。胜已而复，复已又胜，本无常数，必待彼此气衰乃止，自然之理也。有胜则复，无胜则否，胜微复微，胜甚复甚，犹权衡之不相过也。然胜复之动时，虽有常位，而气无必也。气无必者，谓应胜之年而无胜也。时有常位者，谓胜之时在前，司天天位主之，自初气以至三气，此为胜之常也；复之时在后，在泉地位主之，自四气以至终气，此为复之常也。所谓六气互相胜复也。若至六气主客，则有胜而无复也。有胜而无复者，以客行天令，时去则已，主守其位，顺承天命也。主胜客，则违天之命，而气化不行，故为逆。客胜主，则上临下奉，而政令乃布，故为从也。

五运郁极乃发歌①

火土金郁待时发，水随火后木无恒。水发雹雪土飘骤，木发毁折金清明。火发曛昧有多少，微者病已甚无刑。木达火发金郁泄，土夺水折治之平。

【注】五郁之发，各有其时。火郁待三气火时而发，土郁待四气土时而发，金郁待五气金时而发，此各待旺时而发也。水郁不待终气水时，而每发于二气三气二火时者，以水阴性险，见阳初退，即进乘之，故不待水旺而发也。木郁之发，无一定之时者，以木生风，善行数变，其气无常，故木发无恒时也。

---

① 原目录作“五行郁极乃发歌”，从正文改。

五发之时既已审矣，然五发征兆，五气微甚，天时民病，不可不知也。水发之征，微者为寒，甚为雹雪；雹雪，寒甚也。土发之征，微者为湿，甚为飘骤；飘骤，暴风雨也。木发之征，微者为风，甚为毁折；毁折，摧拔也。金发之征，微者为燥，甚为清明；清明，冷肃也。火发之征，微者为热，甚为曛昧；曛昧，昏翳也。多少者，谓有太过、不及也。不及者病微，太过者病甚。微者病已，谓本经自病也。甚者兼刑，谓兼我刑、刑我者同病也。如木气甚，我刑者土，刑我者金，土畏我乘来齐其化，金畏我胜来同其化，故三经兼见病也。余气法此。

木达，谓木郁达之。达者，条达舒畅之义也。凡木郁之病，风为清敛也，宜以辛散之、疏之，以甘调之、缓之，以苦涌之、平之，但使木气条达舒畅，皆治木郁之法也。火发，谓火郁发之。发者，发扬解散之义也。凡火郁之病为寒束也，宜以辛温发之，以辛甘扬之，以辛凉解之，以辛苦散之，但使火气发扬解散，皆治火郁之法也。金泄，谓金郁泄之。泄者，宣泄疏降之义也。凡金郁之病，燥为火困也，宜以辛宣之、疏之、润之，以苦泄之、降之、清之，但使燥气宣通疏畅，皆治金郁之法也。水折，谓水郁折之。折者，逐导渗通之义也。凡水郁之病，水为湿瘀也，宜以辛苦逐之、导之，以辛淡渗之、通之，但使水气流通不蓄，皆治水郁之法也。土夺，谓土郁夺之。夺者，汗、吐、下、利之义也。凡土郁之病，湿为风阻也，在外者汗之，在内者攻之，在上者吐之，在下者利之，但使土气不致壅阻，皆治土郁之法也。

天时地化五病二火歌

运气天时地化同，邪正通人五藏中。五藏受邪生五病，五病能该[1]万病形。热合君火暑合相，盖以支同十二经，虽分二火原同理，不无微甚重轻情。

【注】木、火、土、金、水五运之化，不能外乎六气风、热、暑、湿、燥、寒。六气之化亦不能出乎五行，故运虽有五，气虽有六，而天之气令、地之运化皆同也。邪化、正化之气，皆通乎人之五藏之中。正化养人，邪化病人。五藏受邪，则生五藏之病。五病能该万病情形，谓主客一定之病，主客错杂之病，及胜复郁病，皆莫能逊[2]乎五病之变。犹夫天地化生万物，皆莫能逊乎五行之属也。五行惟火有二，在地为火，在天为热、为暑，以热合少阴为君

---

① 该：包括一切，尽备。

② 逊：同“逃”。

火，暑合少阳为相火。盖以地有阴阳十二支，同乎人之阴阳十二经，火虽有二，理则一也，故其德、政、令、化、灾、病皆同。然不无热微病轻、暑甚病重之情状也。

五星所见太过不及歌

五星岁木荧惑火，辰水镇土太白金。不及减常之一二，无所不胜色停匀。太过北越倍一二，畏星失色兼母云。盛衰徐疾征顺逆，留守多少吉凶分。

【注】天之垂象，莫先乎五星。五星者，木、火、土、金、水之五星也。木曰岁星，居东方。火曰荧惑星，居南方。水曰辰星，居北方。土曰镇星，居西南。金曰太白星，居西方。其主岁之星，不大不小，不芒不暗，不疾不徐，行所行道，守所守度，此其常也。

若五阴年，是为不及，其星则减常之一，不及之甚则减常之二，其光芒缩。主岁之星，其色兼我所不胜之色而见也。如木不及，岁星青兼白色也。火不及，荧惑星红兼黑色也。土不及，镇星黄兼青色也。金不及，太白星白兼红色也。水不及，辰星黑兼黄色也。

五阳年，是为太过，其主岁之星北越，谓越出本度而近于北也。北乃紫微之位，太乙所居之宫也。故倍常之一，太过之甚，倍常之二，其光芒盈。主岁之星，其色纯正，畏我之星，失其本色，而兼生我之母色也。假如木太过，畏木之星，土星也，失其本色之黄，而兼生土之火赤色也。盖以木盛而土畏，必盗母气为助，故兼母色见也。土兼赤色，土又生子，余星仿此。

凡星当其时则当盛，非其时则当衰。星迟于天为顺，为灾病轻。星速于天为逆，为灾病重。稽留不进，守度日多，则灾病重。稽留不进，守度日少，则灾病轻。故曰吉凶分也。

五行德政令化灾变歌

木德温和政舒启，其令宣发化生荣。其变烈风云物飞，其灾摧拔殒落零。

【注】木主春，故其德温暖柔和也。春气发，故其政舒展开启也。春气升，故其令宣发也。春主生，故其化生荣也。春主风，故其变烈风而云物飞扬，此风之胜也。木胜不已，则为摧折拔殒、散落飘零之灾也。

火德彰显化蕃茂，其令为热政曜明。其变灾烈水泉涸，其灾焦灼萎枯形。

【注】火主夏，故其德彰著昭显也。夏主长，故其化蕃秀茂盛也。夏阳盛，故其令热也。夏阳外，故其政光明显曜也。夏主热，故其变炎光赫烈而水

泉干涸，此热之胜也。火胜不已，则为万物焦灼、草萎木枯之灾也。

土德溽蒸政安静，其令云雨其化丰。其变阴埃震骤注，其灾霖雨岸堤崩。

【注】土主长夏，故其德溽蒸热也。土主静，故其政安静也。长夏气濡，故其令云雨也。土气厚，故其化万物丰备也。长夏主湿，故其变阴晦、烟埃、震雷、骤注暴雨，此湿之胜也。土胜不已，则为久霖淫雨、溃岸崩堤之灾也。

金德清洁政劲切，其化紧敛令露膏。其变肃杀霜早降，其灾苍干草木凋。

【注】金主秋，故其德清凉皎洁也。秋气肃，故其政肃劲齐切也。秋主收，故其化紧收敛缩也。秋主露，故其令露膏万物也。秋主燥，故其变肃寒、早霜杀物，此燥之胜也。金胜不已，则为苍枯、草木凋零之灾也。

水德凄沧政坚肃，其化清谧其令寒。其变凛冽寒太甚，其灾冰雹霜雪连。

【注】水主冬，故其德凄沧而寒也。冬气固，故其政坚凝肃劲也。冬主藏，故其化清冷静谧也。冬主寒，故其变凛冽、寒气太盛，此寒之胜也。水胜不已，则为冰雪、霜雹之灾也。

五行地化虫畜谷果有太过不及齐兼化歌

木主化毛犬麻李，火主羽马麦杏饶，土主化倮牛稷枣，金主化介鸡稻桃，水主化鳞彘豆栗，得气皆育失萧条。太过齐化我克我，不及兼化克皆苞。

【注】虫者，毛、羽、倮、介、鳞也。麟为毛虫之长，而诸毛皆横生，故属木也。凤为羽虫之长，而诸羽皆翔升，故属火也。人为倮虫之长，而诸倮物皆具四肢，故属土也。龟为介虫之长，而诸介皆甲坚固，故属金也。龙为鳞虫之长，而诸鳞皆生于水，故属水也。次则其畜犬，其谷麻，其果李，皆木化也。其畜马，其谷麦，其果杏，皆火化也。其畜牛，其谷稷，其果枣，皆土化也。其畜鸡，其谷稻，其果桃，皆金化也。其畜彘，其谷豆，其果栗，皆水化也。

凡此五化之物，得其气之和则皆蕃育，失其气之和则皆萧条而不育也。太过齐化，谓我所化之物与克我者所化之物皆育也。假如木太过，毛虫、犬畜、麻谷、李果木化之类育，而介虫、鸡畜、稻谷、桃果金化之类亦育。盖太过则气盛，所不胜者来齐其化也，其余太过之化仿此。不及兼化，谓克我者、我克之者皆茂育也。假如木不及克我之金，其虫介、其畜鸡、其谷稻、其果桃皆化育也。盖不及则气衰，克我者我畏之，我克者不畏我，来兼其化也。其余不及之化仿此。苞者，茂也。

运气为病歌

五运六气之为病，名异情同气质分，今将二病归为一，免使医工枉费心。

【注】五运六气之为病，虽其名有木火土金水、风火湿燥寒之异，而其实为病之情状则同也。今将木运之病、风气之病，火运之病、暑气之病，土运之病、湿气之病，金运之病、燥气之病，水运之病、寒气之病，总归为一病。不使初学医工枉费心思而不得其头绪也。

诸风掉眩属肝木，诸暴强直风所因，支痛软戾难转侧，里急筋缩两胁疼。

【注】在天为风，在地为木，在人为肝，在体为筋。风气通于肝，故诸风为病，皆属于肝木也。掉，摇动也。眩，昏晕也。风主动旋，故病则头身摇动、目昏眩晕也。暴，卒也。强直，筋病，强急不柔也。风性劲急，风入于筋，故病则卒然筋急强直也。其四肢拘急疼痛，筋软短缩，乖戾失常，难于转侧，里急胁痛，亦皆风伤其筋，转入里病也。

诸痛痒疮属心火，诸热昏喑躁谵狂，暴注下迫呕酸苦，膺背彻痛血家殃。

【注】在天为热，在地为火，在人为心，在体为脉。热气通于心，故诸火痛痒疮之病，皆属于心火也。热微则燥，皮作痒。热甚则灼，肤作痛。热入经脉与血凝结，浅则为痈，深则为疽，更深入之，则伤藏府。心藏神，热乘于心则神不明，故昏冒不省人事也。心主言，热乘于心则神不辨，故喑而不能言，或妄言而谵语也。火主动，热乘于身则身动而不宁，故身躁扰动，甚则发狂也。暴注者，卒暴水泻，火与水为病也。下迫者，后重里急，火与气为病也。呕吐酸苦，火病胃也。膺背彻痛，火伤胸也。血家殃者，热入于脉则血满腾，不上溢则下泻，而为一切失血之病也。

诸湿肿满属脾土，霍乱积饮痞闭疼，食少体重肢不举，腹满肠鸣飧泄[1]频。

【注】在天为湿，在地为土，在人为脾，在体为肉。湿气通于脾，故诸湿为病，皆属于脾土也。湿蓄内外，故肉肿、腹满也。饮乱于中，故病霍乱也。脾失健运，故病积饮也。脾气凝结，故病痞硬、便闭而痛也。脾主化谷，病则食少也。脾主肌肉，湿胜故身重也。脾主四肢，四肢不举，亦由湿使然也。脾主腹，湿淫腹疾，故腹满、肠鸣、飧泄也。

诸气膹郁痿肺金，喘咳痰血气逆生，诸燥涩枯涸干劲，皴揭皮肤肩臂疼。

【注】在天为燥，在地为金，在人为肺，在体为皮。燥气通于肺，故诸燥

---

① 飧（sūn）泄：泻下完谷不化的病证。唐代王冰释“谓食不化而下出也”。

气为病，皆属于肺金也。膹郁，谓气逆胸满，膹郁不舒也。痿，谓肺痿咳嗽，唾浊痰涎不已也。喘咳气逆、唾痰涎血，皆肺病也。凡涩、枯涸、干劲，皆燥之化也。干劲似乎强直，皆筋劲病也。故卒然者，多风入而筋劲也。久之者，多枯燥而筋劲也。皴，肤皴涩也。揭，皮揭起也，此燥之病乎外也。臂痛，肩痛也，亦燥之病于经也。

诸寒收引属肾水，吐下腥秽澈清寒，厥逆禁固骨节痛，癥瘕癞疝腹急坚。

【注】在天为寒，在地为水，在人为肾，在体为骨。寒气通于肾，故诸寒气为病，皆属于肾水也。收，敛也。引，急也。肾属水，其化寒，敛缩拘急，寒之化也。热之化，吐下酸苦，故寒之化，吐下腥秽也。热之化，水液浑浊，故寒之化，澄澈清冷也。厥逆，四肢冷也。禁固，收引坚劲。寒伤于外则骨节痛也，寒伤于内则癥瘕、癞疝、腹急坚痛也。

五运客运太过为病歌

风气大行太过木，脾土受邪苦肠鸣，飧泄食减腹支满，体重烦冤抑气升，云物飞扬草木动，摇落木胜被金乘，甚则善怒颠眩冒，胁痛吐甚胃绝倾。

【注】上文统论主运、主气为病，此详言五运客运专主之病也。岁木太过，六壬年也；或岁土不及，六己年也。木太过则恃强乘土，土不及则母弱而金衰，无以制木，而木亦来乘土，故木气盛则风气大行，为木太过之化。在人则脾土受邪为病，苦肠鸣、飧泄、食少、腹满、体重、烦冤。烦冤者，谓中气抑郁不伸故也。在天则有云物飞扬之变，在地则有草木动摇之化。木胜不已而必衰，衰则反被金乘，有凋陨、摇落之复也，故更见善怒、颠疾、眩冒、胁痛、吐甚之肝脾病也。胃绝倾者，谓胃土冲阳之脉绝而不至，是为脾绝，故主命倾也。

暑热大行太过火，肺金受邪喘咳疴，气少血失及病疟，注下咽干中热多，燔炳[①]物焦水泉涸，冰雨寒霜水复过，甚则谵狂胸背痛，太渊脉绝命难瘥。

【注】岁火太过，六戊年也；或岁金不及，六乙年也。火太过，则火恃强而乘金。金不及，则母弱而水衰无以制火，而火亦乘金。故火气盛则暑热大行，为火太过之化。在人则肺金受邪，其为病喘而咳嗽，气少不足息，血失而颜色瘁，及疟疾、注下、火泻、咽干、中热也。在天则有燔炳炎烈沸腾之变，

---

① 炳：《素问》运气七篇作“焫”，同“爇”，烧。炳，点燃，或光明，显著。两字文意相近，皆通。

在地则有物焦槁、水泉涸之化。火胜不已而必衰，衰则反被水乘，有雨冰雹、早霜寒之复也，故更见谵语狂乱、胸背痛之心肺病也。太渊，肺脉也，肺金之脉绝而不至，是为肺绝，故主病难愈也。

雨湿大行太过土，肾水受邪腹中疼，体重烦冤意不乐，雨湿河衍涸鱼生，风雨土崩鳞见陆，腹满溏泻苦肠鸣，足痿瘛[1]痛并饮满，太溪肾绝命难存。

【注】岁土太过，六甲年也；岁水不及，六辛年也。土太过，则土恃强而乘水；水不及，则母弱而木衰无以制土，而土亦乘水。故土气盛则雨湿大行，为土太过之化。在人则肾水受邪，其为病，四肢冷厥、腹中痛、体重、烦冤、意不乐也。在天则有雨湿数至之变，在地则有河衍涸泽生鱼之化。湿胜不已而必衰，衰则反被木乘，有风雨大至、土崩鳞见于陆之复也，故更见腹满、溏泻、肠鸣、足痿、瘈痛、饮满之脾胃病也。太溪，肾脉也，肾水之脉绝而不至，是为肾绝，故曰主命难存也。

清燥大行太过金，肝木受邪耳无闻，胁下少腹目赤痛，草木凋陨焦槁屯，甚则胸膺引背痛，胠胁何能反侧身，喘咳气逆而血溢，太冲脉绝命难生。

【注】岁金太过，六庚年也；岁木不及，六丁年也。金太过，则金恃强而乘木；木不及，则母弱而火衰无以制金，而金亦乘木。故金气盛则清燥大行，为金太过之化。在人则肝木受邪，其为病耳聋无闻、胁下痛、少腹痛、目眦赤痛也。在天则有清燥肃杀之变，在地则有草木凋陨之化。燥胜不已而必衰，衰则反被火乘，有苍干、焦槁之复也，故更见胸膺引背、胠胁疼痛、不能转侧、喘咳、气逆、失血之肝肺病也。太冲，肝脉也，肝木之脉绝而不至，是为肝绝，故主命难生也。

寒气大行太过水，邪害心火热心烦，躁悸谵妄心中痛，天冰霜雪地裂坚，埃雾濛郁寒雨至，甚则肿咳病中寒，腹满溏鸣食不化，神门脉绝死何言。

【注】岁水太过，六丙年也；岁火不及，六癸年也。水太过，则水恃强而乘火；火不及，则母弱而土衰无以制水，而水亦乘火。故水气盛则寒气大行，为水太过之化。在人则心火受邪，其为病心烦躁悸、谵语妄言、心中热痛也。在天则有雨冰霜雪之变，在地则有冻裂坚刚之化。寒胜不已而必衰，衰则反被土乘，有埃雾濛[2]郁不散、寒雨大至之复也，故更见肿、喘、中寒、腹满、溏泻、肠鸣、饮食不化之肾脾病也。神门，心脉也，心火之脉绝而不至，是为心

---

① 瘛，原作“瘈”，从前文改。
② 濛：原作“曚”，从前文改。《重广补注黄帝内经素问》作“朦”。

绝，故主死也。

六气客气主病歌

少阴司天热下临，肺气上从[1]病肺心，燥行于地肝应病，燥热交加民病生，喘咳血溢及血泻，寒热鼽嚏涕流频，疮疡目赤嗌干肿，厥心胁痛苦呻吟。

【注】上文统论主运、主气为病，此则详言六气客气专主之病也。少阴君火司天，子午岁也。火气下临，金之所畏，故肺气上从而病肺心也。凡少阴司天则阳明燥金在泉，故燥行于地而病肝也。是则知燥热交加，民病喘咳、血上溢、血下泄、寒热、鼽塞、喷嚏、流涕、疮疡、目赤、嗌干、肿痛、心痛、胁痛，皆其证也。

太阴司天湿下临，肾气上从病肾阴，寒行于地心脾病，寒湿交攻内外淫，民病身重足胕肿，霍乱痞满腹胀膜，肢厥拘急脚下痛，少腹腰疼转动屯。

【注】太阴湿土司天，丑未岁也。湿气下临，水之所畏，故肾气上从而病肾阴也。凡太阴司天则太阳寒水在泉，故寒行于地而病心脾也。是知寒湿内外交攻，民病身重、足胕肿、霍乱、痞满、腹胀、四肢厥逆拘急、脚下痛、少腹痛、腰痛难于动转，皆其证也。

少阳司天火下临，肺气上从火刑金，风行于地肝木胜，风火为灾是乃因，民病热中咳失血，目赤喉痹聋眩瞑，疮疡心痛瞤瘛冒，暴死皆因臣犯君。

【注】少阳相火司天，寅申岁也。火气下临，金之所畏，故肺气上从而病肺也。凡少阳司天则厥阴风木在泉，故风行于地，木胜则病在肝，是则知风火为灾，民病热中、咳而失血、目赤、喉痹、耳聋、眩瞑、疮疡、心痛、瞤动、瘛疭、昏冒，皆其证也。暴死者，是三之客气，相火加临君火，以臣犯君故也。

阳明司天燥下临，肝气上从病肝筋，热行于地心肺害，清燥风热互交侵，民病寒热咳膹郁，掉振筋痿力难伸，烦冤胁痛心热痛，目痛眦红小便纁[2]。

【注】阳明燥金司天，卯酉岁也。燥气下临，木之所畏，故肝气上从而病肝筋也。凡阳明司天则少阴君火在泉，故热行于地而病肺心也。是则知清燥风热交侵，民病寒热而咳、胸郁膹满、掉摇振动、筋痿无力、烦冤抑郁不伸、两胁心中热痛、目痛眦红、小便绛色，皆其证也。

---

① 从：通“纵”，下同。

② 纁：绛色。

太阳司天寒下临，心气上从病脉心，湿行于地脾肉病，寒湿热内去推寻，民病寒中终反热，痈疽火郁病缠身，皮痹肉苛足痿软，濡泻满肿乃湿根。

【注】太阳寒水司天，辰戌[①]岁也。寒气下临，火之所畏，故心气上从而病心脉也。凡太阳司天，则太阴湿土在泉，故湿行于地而病脾肉也。是则知寒湿热气相合，民病始为寒中、终反变热，如痈疽、一切火郁之病、皮痹、痹而重着、肉苛、不用不仁、足痿无力、湿泻腹满、身肿，皆其证也。

厥阴司天风下临，脾气上从脾病生，火行于地冬温化，风火寒湿为病民，耳鸣掉眩风化病，支满肠鸣飧泻频，体重食减肌肉痿，温厉为灾火化淫。

【注】厥阴风木司天，巳亥岁也。风气下临，土之所畏，故脾气上从而病脾也。凡厥阴司天，则少阳相火在泉，故火行于地而病温也。是则知风火寒湿杂揉，民病耳聋、振掉、眩晕、腹满、肠鸣、完谷不化之泻、体重食减、肌肉痿瘦，皆其证也。

运气当审常变歌

未达天道之常变，反谓气运不相应。既识一定之常理，再审不定变化情。任尔百千杂合病，要在天时地化中。知其要者一言毕，不得其旨散无穷。

【注】近世医者，皆谓五运六气与岁不应，置而不习，是未达天道之常变也。时之常者，如春温、夏热、秋凉、冬寒也。日之常者，早凉、午热、暮温、夜寒也。时之变者，春不温、夏不热、暑不蒸、秋不凉、冬不寒也。日之变者，早温、午寒、暮凉、夜热也。但学医者，欲达常变之道，当先识一定主客之理，次审不定变化卒然之情，然后知百千杂合之气为病，俱莫能逃天时地化之理也。虽或有不应，亦当审察与天时何时、地化何化、人病何病相同，即同彼时、彼化、彼病而施治之，乃无差谬。此知其要者一言而终也，为医者可不于运气中一加意耶？

冲阳诸脉穴位

冲阳穴，在足跗上五寸，去陷骨二寸骨间动脉。

太渊穴，在掌后内侧，横纹头动脉中。

太溪穴，在足内踝后五分，跟骨上动脉陷中。

---

① 戌：原作“戍”，从校本改。

太冲穴，在足大指本节二寸间，动脉应手陷中。

神门穴，在掌后锐骨端陷中。

附：冲阳诸脉穴图

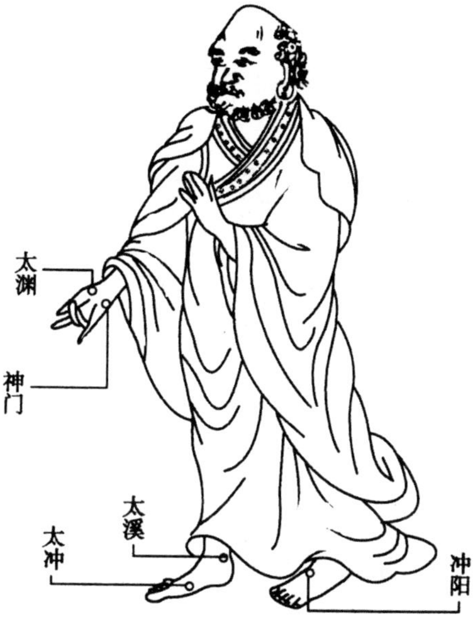

图2－24　冲阳诸脉穴图

3 经典运气考卷

南宋·太医局《宋太医局程文格》运气九道

《宋太医局诸科程文格》是我国现存较早的国家医学考试试题及答案集，见于清代《四库全书》子部（医家类，九卷），录自明代《永乐大典》（明成祖命解缙等编纂）排纂之文，原为南宋嘉定五年（1212）太医局“搜括近年合格程文，拔颖取尤”，依“崇宁之制”，分类汇集而成，以“开板流传”，“使外方之士知所矜式”。

《宋太医局诸科程文格》考题广涉五运六气，以推究阴阳客主之理，佐证五运六气医理在宋代的兴盛。每卷录有1道诸年五运六气所在所宜考题，共记9道，答案均包括五运六气原理概述、当年岁运六气特点及民病所宜药法、调一岁之方解析，重点在于阐述阴阳气运之医理、揭示气运治疗用药之大法。其要点为：先立其年以明五运六气，察其所在而施于药物，调一岁过愆以正一辅二奇方，治六气之药依客气立法，因病立方，随证命药，权通意使，为后世立法。

此外，《宋太医局诸科程文格》考察经义医理的考题中约1/4涉及五运六气，考察内容侧重于天地阴阳之理、四时之气变化以及一岁阴阳客主等。

卷一运气一道

问：甲子年五运六气所在、所宜处方为对。

对：太极未判之先，则名为混沌。太极既判之后，则气有阴阳。清阳上积以为天，浊阴下辟以为地。寒、暑、燥、湿、风、火由是而布于穹窿，木、火、土、金、水、火于斯而列于磅礴。五运经横于气交，至神宰制于橐籥。司天在泉者，即年辰而可考。统运主气者，自支干而乃明，阳年则为干太过，应阳道而常饶。阴年则为干不及，应阴道而常乏，或天与运符，而谓之天符，或岁与运会，而谓之岁会。苟三合平治之年，为太一天符之纪，其平和也，则德化政令，及于物而应于人。或过减也，则胜复盛衰，及于人而见于物。要当察其所在，而施于药物。审当其所宜，而施于方治，和其运而调其化，折其郁而资其源。高者抑之，而不致于太盛；下者举之，而不致于太衰，使上下而无相夺。伦俾气运而得于平治，自非圣人，存仁民恻隐之心，更相问难，著而为书，则岁之气运何自而明，调之正味何自而知矣？考之《内经》有曰：“先立其年，以明其气”。今观甲子之年，甲为诸干之先，故天气始于甲。子为众支之首，故地气始于子。子甲相合，而岁纪始。立君臣答问，而气运方明。是岁也，上见少阴君火之司天，中行大宫之土运，下临阳明燥金之在泉，以阳干复过于阳支，两阳相配故为太过之年。《经》曰：“阳年为太过。”正此谓也。土运有余，名曰敦阜之纪。《经》曰：“敦阜之纪，是谓广化，厚德清静，顺长以盈，至阴内实，物化充成，烟埃朦郁，见于厚土，大雨时行，湿气乃用，燥政乃辟，其化圆，其气丰，其政静，其令周备，其动濡积并稸，其德柔润重淖，其变震惊，飘骤崩溃。”其经足太阴阳明，其藏脾胃，其病腹满，四肢不举，大风迅至，邪伤脾也。详此之岁，乃同地者温热化，宜用温热之药，治其一岁之过愆。

夫天气运动而不息，则为之客，地气镇静而守位，则为之主，左右间气，以显于其间，上下加临，必布于其内。且初之气，自癸亥年，大寒节寅初一刻交入。甲子年初之气，分终六十日而余八十七刻半，至春分日子丑时夜半止。上见太阳寒水为之客，下临木位为之主。地气迁，燥将去，寒乃始，蛰复藏，水乃冰，霜乃降，风乃至，阳气郁，民乃周密，关节禁固，腰脽痛。炎暑将起，中外疮疡，宜用甘热之药治其气尔。二之气，自春分节子中之左交入。二之气，分终六十日而余八十七刻半，至小满日戌之后四刻止。上见厥阴风木为之客，下临君火为之主。阳气布，风乃行，春气以正万物应荣，寒气时至，民乃和，其病淋、目瞑、目赤，气郁于上而热。宜用辛凉之药，治其气尔。三之气，自小满节亥初一刻交入，三之气，分终六十日，而余八十七刻半，至大暑日酉正止。上见少阴君火为之客，下临火位为之主。天政布，大火行，庶物蕃鲜，寒气时至。民病气厥、心痛、寒热，更作咳喘、目赤。宜用咸寒之药，治其气尔。四之气，自大暑节酉中之北交入。四之气，分终六十日，而余八十七刻半，至秋分日未后四刻止。上见太阴湿土为之客，下临土位为之主。溽暑至，大雨时行，寒热互至。民病寒热、嗌干、黄疸、鼽衄、饮发。宜用苦热之药，治其气尔。五之气，自秋分节申初一刻交入。五之气，分终六十日，而余八十七刻半，至小雪日午正止。上见少阳相火为之客，下临金位为之主。畏火临暑反至阳乃化，万物乃生、乃长、乃荣，民乃康。其病温，宜用咸冷之药，治其气尔。终之气，自小雪节午中之右交入。终之气，分终六十日，而余八十七刻半，至大寒日辰正之后四刻止。上见阳明燥金为之客，下临水位为之主。燥令行，余火，内格，肿于上，咳喘甚则血溢，寒气数举，则雾雨翳，病生皮腠，内舍于胁下，连少腹而作寒中，地将易也。宜用苦温之药，治其气尔。由是抑其运气，资其岁胜，折其郁发，先取化源，使暴过不生，苛疾不起。

治六气之药，已布于前，调一岁之方，今附于后。

治甲子年五运六气，正一辅二奇方——附子汤。

附子为正，味辛甘，温，大热，有大毒。生犍为山谷及广汉。地胆为之使，恶蜈蚣，畏防风、黑豆、甘草、黄芪、人参、乌韭，炮微裂，去皮脐。用一两，剉。

干姜为辅，味辛，温，大热，无毒。生犍为川谷及荆州、扬州。秦椒为之使，恶黄芩、黄连、天鼠粪。炮微裂，用半两，剉。

术为辅，味苦、甘，温，无毒。生郑山山谷、汉中南郑。防风、地榆为之使。用半两，剉。

上三味，㕮咀，每服三钱，水一盏半，煎至八分，去渣，温服，不拘时候。谨对。

卷二运气一道

问：乙丑年五运六气所在、所宜处方为对。

对：太极初判，开五运以更迁，升降才分，列六气而为纪。清浊既分于天地，岁运皆禀于阴阳，过减相因，迎随相继，是以阳年太过，法阳道之常饶；阴年不及，配阴道之常乏，即上下加临之相参，别天符、岁会之有异。考之者必究于年辰，验之者必推于支干。其平也，民物有康阜之祥；其变也，民物有衰病之眚。自非先圣，更相问难，则运气之奥，何自而明哉！《经》曰“先立其年，以明其气”者，正谓是欤。今观乙丑之年，上见太阴湿土司天，中行少商金运，下临太阳寒水在泉。是岁也，金运统岁，运行阴干，谓之不及之年，命曰从革之纪，是谓折收，收气乃后，生气乃扬，长化合德，火政乃宣，庶类以蕃，其气扬，其用躁切，其动铿禁瞀厥。其藏肺，其病嚏咳、鼽衄。详此之岁，乃同寒者以热化，宜用温热之药，治其一岁之过愆。

夫天气运动而不息，则为之客，地气应静而守位，故为之主。左右间气，以显于中，上下加临，以布于内。且初之气，自甲子岁大寒后，至乙丑岁春分六十日有奇，上见厥阴风木为之客，下临木位为之主，地气迁，寒乃去，春气正，风乃来，生布万物以荣，民气条舒，风湿相薄，雨乃后，民病血溢，筋络拘强，关节不利，身重筋痿，宜用辛凉之药，治其气之过耳。二之气，自春分至小满六十日有奇，上见少阴君火为之客，下临火位为之主，大火正，物承化，民乃和，其病温厉盛行，远近咸若，湿薰相薄，雨乃时降，宜用咸寒之药，治其气之过耳。三之气，自小满至大暑六十日有奇，上见太阴湿土为之客，下临火位为之主，天政布，湿气降，地气腾，雨乃时降，寒乃随之，感于寒湿，则民病身重、胕肿、胸腹满，宜用苦热之药，治其气之过耳。四之气，自大暑至秋分六十日有奇，上见少阳相火为之客，下临土位为之主，畏火临，溽薰化，地气腾，天气否隔，寒风晓暮，薰热相薄，草木凝烟，湿化不流，则白露阴布，以成秋令，民病腠理热、血暴溢、疟、心腹满热、胪胀，甚则胕肿，宜用咸冷之药，治其气之过耳。五之气，自秋分至小雪六十日有奇，上见阳明燥金为之客，下临金位为之主，惨令已行，寒露下，霜乃早降，草木黄落，寒气及体，君子周密，民病皮腠，宜用苦温之药，治其气之过耳。终之气，自小雪至大寒六十日有奇，上见太阳寒水为之客，下临水位为之主，寒大举，湿大化，霜乃积，阴乃凝，水坚冰，阳光不治，感于寒，则病人关节禁固，腰脽痛，寒湿推于气交而为疾也，宜用甘热之药，治其气之过耳。由是必折其郁气而取化源，使暴过不生，苛疾不起。

治六气之药，已布于前，调一岁之方，今附于后。

治乙丑年五运六气，正一辅二奇方——附子汤。

附子为正，味辛、甘，温，大热，有大毒。生犍为山谷及广汉。地胆为之使，恶蜈蚣，畏防风、黑豆、甘草、黄芪、人参、乌韭。炮裂去皮脐。用一两。

术为辅，味平、甘，温，无毒。生郑山山谷、汉中南郑。防风、地榆为之使。用半两。

干姜为辅，味辛，温，大热，无毒。生犍为川谷及荆州、扬州。秦椒为之使，恶黄连、黄芩、天鼠粪。炮。用半两。

上三味，㕮咀，每服三钱，水一盏半，煎至八分，去柤[1]，温服，不拘时候。谨对。

卷三运气一道

问：丙辰年五运六气所在、所宜处方为对。

① 柤：古通“渣”。

对：太极肇判，两仪位分，六气上横于太虚，五行下列于磅礴，气化分太过、不及之殊，运统有先天、后天之异。其平和也，民康而物阜。其过欠也，民病而物衰。先立其年，以明其气矣。今观丙辰之年，上见太阳寒水司天，下临太阴湿土在泉，中行太羽水运。是岁也，运行阳干，本为太过之年，以其运与司天适相符合，谓之天符之年。命曰：静顺之纪，藏而勿害，治而善下，五化咸整，其气明，其性下，其用沃衍，其化凝坚，其类水，其政流演，其候凝肃，其令寒，其藏肾，其病厥。详此之岁，运同寒湿，宜用燥热之药，治其一岁之过愆。《经》曰“同寒湿者，燥热化”是也。

夫动而不息，以应天气为之客，静而守位，以应地气为之主，动静相召，随辰以显于一岁之中，上下加临，逐气以布于六位之内。且初之气，自乙卯年大寒，至丙辰岁春分六十日有奇，上见少阳相火为之客，下临木位为之主，地气迁，气乃大温，草乃早荣，民乃厉，温乃作，身热、头痛、呕吐、肌腠疮疡，宜用咸冷之药，治其过耳。二之气，自春分至小满六十日有奇，上见阳明燥金为之客，下临君火为之主，大凉反至，民乃惨，草乃遇寒，火气遂抑，民病郁、中满，寒乃始，宜用苦温之药，治其过耳。三之气，自小满至大暑六十日有奇，上见太阳寒水为之客，下临火位为之主，天政布，寒气行，雨乃降，民病寒、反热中、痈疽、注下、心热、瞀闷，不治者死，宜用甘热之药，治其过耳。四之气，自大暑至秋分六十日有奇，上见厥阴风木为之客，下临土位为之主，风湿交争，风化为雨，乃长、乃化、乃成，民病大热、少气、肌肉萎、足痿、注下赤白，宜用辛凉之药，治其过耳。五之气，自秋分至小雪六十日有奇，上见少阴君火为之客，下临金位为之主，阳复化，草乃长、乃化、乃成，民乃舒，宜用咸寒之药，治其过耳。终之气，自小雪至大寒六十日有奇，上见太阴湿土为之客，下临水位为之主，地气正，湿令行，阴凝太虚，埃昏郊野，民乃惨凄，寒风以至，反者胎乃死，宜用苦热之药，治其过耳。大哉！天地变化，以阴阳为先，阴阳运用，以六气为始，察盛衰损益之化，明造化迎随之机，有胜有复，有平有眚，皆布于运气之中，悉列于年辰之内。

治六气之药，已布于前，调一岁之方，今附于后。

治丙辰年五运六气，正一辅二奇方——附子汤。

附子为正，味辛、甘，温，大热，有大毒。生犍为山谷及广汉。火炮裂，去皮脐。用一两。

术为辅，味苦、甘，温，无毒。生郑山山谷、汉中南郑。用半两。

甘草为辅，味甘，平，无毒。生河西川谷积砂山及上郡。微炙。用半两。

上三味，㕮咀，每服三钱，水一盏半，生姜七片，煎至七分，去渣，温服，不拘时候。谨对。

卷四运气一道

问：庚午年五运六气所在、所宜处方为对。

对：太极既判，两仪肇分，轻清辟乎上而为天，统六气以下临。重浊辟乎下而为地，列五行而上奉。运则回薄于太虚之中，气则主适于人事之变，于是形气相感，而损益以彰，上下相召，而盛衰以著，是以气之平和也，物阜而民康。气之过减也，物衰而民病。必也先立其年，以知其气矣。今观庚午之年，上见少阴君火司天，下则阳明燥金在泉，中行太商金运，是岁运行阳干，本为太过之年，以其金运下加在泉之金，名曰同天符之年也。《经》曰："太过而加同天符"，是为平气，命曰审平之纪。收而不争，杀而无犯，五化宣明，其气洁，其性刚，其用散落，其化坚敛，其类金，其政劲肃，其候清切，其令燥，其藏肺，其病咳。详此之岁，运同地气，治宜温热之药，以治一岁之气耳。

夫应天者为客，故动而不息。应地者为主，故静而守位。左右间气，随辰以见。且初之气，自己巳年大寒，至庚午岁春分六十日有奇，上见太阳寒水为之客，下临木位为之主，地气迁，燥将去，寒乃始，蛰复藏，水乃冰，霜复降，风乃至，阳气郁，民反周密，关节禁固，腰脽痛，炎暑将起，中外疮疡，宜用甘热之药，以调其气。二之气，自春分至小满六十日有奇，上见厥阴风木为之客，下临火位为之主，阳气布，风乃行，春气以正，万物应荣，寒气时至，民乃和，其病淋、目瞑、目赤，气郁于上而热，宜用辛凉之药，以调其气。三之气，自小满至大暑六十日有奇，上见少阴君火为之客，下临火位为之主，天政布，大火行，庶类蕃鲜，寒气时至，民病气厥心痛、寒热更作、咳喘、目赤，宜用咸寒之药，以调其气。四之气，自大暑至秋分六十日有奇，上见太阴湿土为之客，下临土位为之主，溽暑至，大雨时行，寒热互至，民病寒热、嗌干、黄疸、鼽衄、饮发，宜用苦热之药，以调其气。五之气，自秋分至小雪六十日有奇，上见少阳相火为之客，下临金位为之主，畏火临，暑反至，阳乃化，万物乃生、乃长、乃荣，民乃康，其病温，宜用咸冷之药，以调其气。终之气，自小雪至大寒六十日有奇，上见阳明燥金为之客，下临水位为之主，燥令行，余火内格，肿于上，咳嗽，甚则血溢，寒气数举，则雾露翳，病生皮腠，内舍于胁，下连少腹而作寒中，地将易也，宜用苦温之药，以调其气。由是必抑其运气，资其岁胜，折其郁发，先取化源，无使暴过，而生其病也。

治六气之药，已布于前，调一岁之方，今附于后。

治庚午年五运六气，正一辅二奇方——厚朴汤。

厚朴为正，味苦，温，大温，无毒。去粗皮，剉，姜汁炒。用二两。

天雄为辅，味辛、甘，温，大温，有大毒。炮裂，去皮脐，剉细，用一两。

干姜为辅，味辛，温，大热，无毒。用一两，炮，剉。

上三味，为㕮咀，每服三钱，水一盏半，煎至七分，去渣，温服，不拘时候。谨对。

卷五运气一道

问：癸酉年五运六气所在、所宜处方为对。

对：混沦未判之前，总而为一气，阴阳既奠之后，分而为两仪，天得一以清，穹然而刚健于上；地得一以宁，聩然而柔静于下，运处上下之中，回薄太虚之内。原其始也，分气运而三者备矣。要其终也，本阴阳而一以贯之。及乎支移而干变，运易而气移，论环会则六十年而一周，穷变化则十二月而一运。所以相生、相继、相克、相治者，阴阳过欠之不齐，或病，或平，或盛，或衰者，人物胥应而不紊。故圣人恐一气之或乖，虑庶民为众邪之所害，乃随上下客主之加临，预立寒热温凉以为治，使疾疢不作，灾害不生，同跻于仁寿之域矣。今观癸酉之年，上见阳明燥金司天，下临少阴君火在泉，中行少微火运。是岁也，本为不及之年，谓其火运统岁，适会在泉少阴之火，而又阴年加之，则曰：同岁会，气之平者也。《经》曰：阴年加之曰同岁会。其斯之谓欤？命其纪曰升明，正阳而治，德施周普，五化均衡，其气高，其性速，其用燔灼，其化蕃茂，其类火，其政明曜，其候炎暑，其令热，其藏心，其病瞤瘛。详兹之岁，同热者多天化，宜用微寒之药，治其一岁之愆。

夫动而不息者，天之气则为之客，静而守位者，地之气则为之主，左右间气，随年辰显一岁之中，上下加临，逐气位布六步之内。且初之气，自岁前大寒，至当岁春分六十日有奇，上见太阴湿土为之客，下临木位为之主，地气迁，阴始凝，气始肃，水乃冰，寒乃化，其病中热、胀、面目浮肿、善眠、鼽衄、嚏欠、呕、小便黄赤，甚则淋，宜用苦热之药，治其过耳。二之气，自春分至小满六十日有奇，上见少阳相火为之客，下临君火为之主，阳乃布，民乃舒，物乃生荣，厉大至，民善暴死，宜用咸冷之药，治其过耳。三之气，自小满至大暑六十日有奇，上见阳明燥金为之客，下临相火为之主，天政布，凉乃行，燥热交合，燥极而泽，民病寒热，宜用苦温之药，治其过耳。四之气，自大暑至秋分，上见太阳寒水为之客，下临土位为之主，寒雨降，民病暴仆、振栗、谵妄、少气、嗌干、引饮，及为心痛、痈肿、疮疡、疟寒之疾，骨痿、血便，宜用甘热之药，治其过耳。五之气，自秋分至小雪六十日有奇，上见厥阴风木为之客，下临金位为之主，春令反行，草乃生荣，民气和，宜用辛凉之药，治其过耳。终之气，自小雪至大寒六十日有奇，上见少阴君火为之客，下临水位为之主，阳气布，候反温，蛰虫来见，流水不冰，民乃康平，其病温，宜用咸寒之药，治其过耳。于是安其运气，无使受邪，折其郁气，资其化源。

治六气之药，已布于前，调一岁之方，今附于后。

治癸酉年五运六气，正一辅二奇方——升麻汤。

升麻为正，味甘、苦，微寒，无毒。生益州山谷。用一两，剉。

人参为辅，味甘，微寒。生上党山谷。去芦头。用半两，剉。

前胡为辅，味苦，微寒，无毒。用半两。

上三味，㕮咀，每服三钱，水一盏半，煎至八分，去柤，温服，不以时候。谨对。

卷六运气一道

问：癸丑年五运六气所宜、处方为对。

对：一元未判，阴阳无自而可明；两仪既分，清浊从兹而可见。清阳辟上而为天，故天则布于六气；浊阴辟下而为地，故地则列于五行。一上一下，至神宰制于中；一尊一卑，五运回薄于内。运则有五，随其化而统于年；气则有六，因其岁而纪其步，分司天、在泉之殊，别左右间气之异。至于有乖有和，或过或减，推岁运而攸分，究年辰而区别。平和则物阜民康，乖异则物衰民病。要在先立其年，以明其气尔。今观癸丑之年，上见太阴湿土司天，中行少徵火运，下临太阳寒水在泉。是岁也，火运统岁，运行阴干，谓之不及之年，命曰：伏明之纪，是谓胜长，长气不宣，藏气反布，收气自政，化令乃衡，寒清数举，暑令乃薄，承化物生，生而不长，成实而稚，遇化已老，阳气屈伏，蛰虫早藏，其气郁，其用暴，其动彰伏变易，其发痛，其藏心，其病昏惑悲忘。详此之岁，应少徵而平和处之，宜用平和之药，治其一岁之过愆也。

天气运动而不息，则为之客；地气应静而守位，则为之主。左右间气以显于其间，上下加临以布于其内。且初之气，自先岁大寒，至当岁春分前六十日有奇，上见厥阴风木为之客，下临木位为之主，地气迁，寒乃去，春气正，风乃来，生布万物以荣，民气条舒，风湿相薄，雨乃后，民病血溢、筋络拘强、关节不利、身重筋痿。宜用辛凉之药，治其气之过尔。二之气，自春分至小满六十日有奇，上见少阴君火为之客，下临火位为之主，大火正，物承化，民乃和，其病温厉大行，远近咸若，湿蒸相搏，雨乃时降，宜用咸寒之药，治其气之过尔。三之气，自小满至大暑六十日有奇，上见太阴湿土为之客，下临火位为之主，天政布，湿气降，地气腾，雨乃时降，寒乃随之，感于寒湿，则民病身重、胕肿、胸腹满，宜用苦热之药，治其气之过尔。四之气，自大暑至秋分六十日有奇。上见少阳相火为之客，下临土位为之主，畏火临，溽蒸化，地气腾，天气否隔，寒风晓暮，蒸热相薄，草木凝烟，湿化不下流，则白露阴布，以成秋令，民病腠理热、血暴溢、疟、心腹满热、胪胀，甚则胕肿，宜用咸冷之药，治其气之过尔。五之气，自秋分至小雪六十日有奇，上见阳明燥金为之客，下临金位为之主，惨令已行，寒露下，霜乃早降，草木黄落，寒气及体，君子周密。民病皮腠，宜用苦温之药，治其气之过尔。终之气，自小雪至大寒六十日有奇，上见太阳寒水为之客，下临水位为之主，寒大举，湿大化，霜乃积，阴乃凝，水坚冰，阳光不治，感于寒，则病人关节禁固、腰脽痛，寒湿推于气交而为疾也，宜用甘热之药，治其气之过尔。由是必折其郁气而取化源，使暴过不生，苛疾不起。

治六气①之药，已布于前，调一岁之方，今附于后。

治癸丑年五运六气，正一辅二奇方——人参汤。

人参为正，味甘，微寒，微温，无毒。生上党山谷及辽东。茯苓为之使，恶溲疏，反藜芦。去芦头。用一两，剉。

术为辅，味苦、甘，温，无毒。生郑山山谷、汉中南郑。防风、地榆为之使。用半两，剉。

甘草为辅，味甘，平，无毒。生河西山谷积沙山及上郡。术、干漆、苦参为之使，恶远志，反大戟、芫花、甘遂、海藻。微炙。用半两，剉。

上三味，㕮咀，每服三钱，水一盏半，煎至七分，去柤，通口服，不拘时候。谨对。

① 气：原作“运”，从前文改。

卷七运气一道

问：甲寅年五运六气所在、所宜处方为对。

对：道生一而有太极，一生二而分两仪。天得一而以清，布六气于穹窿之表。地得一而以宁，列五行于磅礴之间。寒、暑、燥、湿、风、火于是而推迁，木、火、土、金、水由兹而妙用。司运者则六十年各统于一岁，司气者则十二月共主于一年。太过、不及而可分，承岁天符而可别，气用相得则谓之和，故民康而物盛。气用相违，则谓之变，故民疾而物衰。至于在上司天，在下司地，五运循环，六气迁复，自匪先立其年，则何自而推明矣。今观甲寅之年，上见少阳相火司天，中行太宫土运，下临厥阴风木在泉。是岁也，天气与运气有相生、相继之道，司天与在泉无相克、相制之宜。运行阳干，是为太过之年，命曰敦阜之纪，是谓广化，厚德清静，顺长以盈，至阴内实，物化充成，烟埃朦郁，见于厚土，大雨时行，湿气乃用，燥政乃辟，其化圆，其气丰，其政静，其令周备，其动濡积并稸，其藏脾胃，其病腹满、四支不举。详此之岁，乃异风热者，少寒化，宜用微寒之药，治其一岁之过愆。

夫天气运动而不息，则为之客。地气应静而守位，则为之主。左右间气以显于其间，上下加临以布于其内。且初之气，自先岁大寒，至当岁春分六十日有奇，上见少阴君火为之客，下临木位为之主，地气迁，风胜乃摇，寒乃去，候乃大温，草木早荣，寒来不杀，温病乃起，其病气怫于上，血溢、目赤、咳逆、头痛、血漏、胁满、肤腠中疮，宜用咸寒之药，治其气之过耳。二之气，自春分至小满六十日有奇，上见太阴湿土为之客，下临火位为之主。火反郁，白埃四起，云趋雨府，风不胜湿，雨乃零，民乃康。其病热郁于上，咳逆、呕吐、疮发于中，胸嗌不利，头痛身热，昏愦脓疮，宜用苦热之药，治其气之过耳。三之气，自小满至大暑六十日有奇，上见少阳相火为之客，下临火位为之主，天政布，炎暑至，少阳临上，雨乃霪，民病热中、聋瞑、血溢、脓疮、咳呕、鼽衄、渴、嚏欠、喉痹、目赤，善暴死，宜用咸冷之药，治其气之过耳。四之气，自大暑至秋分六十日有奇，上见阳明燥金为之客，下临土位为之主。凉乃至，炎暑间化，白露降，民气和平，其病满、身重，宜用苦温之药，治其气之过耳。五之气，自秋分至小雪六十日有奇，上见太阳寒水为之客，下临金位为之主。阳乃去，寒乃来，雨乃降，气门乃闭，刚木早凋，民避寒邪，君子周密，宜用甘热之药，治其气之过耳。终之气，自小雪至大寒六十日有奇，上见厥阴风木为之客，下临水位为之主，地气政，风乃至，万物反生，霜雾以行，其病关闭不禁，心痛，阳气不藏而咳，宜用辛凉之药，治其气之过耳。由是必折其郁气，先取化源，使暴过不生，苛疾不起。

治六气之药，已布于前，调一岁之方，今附于后。

治甲寅年五运六气，正一辅二奇方——人参汤。

人参为正，味甘，微寒，微温，无毒。生上党山谷及辽东。茯苓为之使，恶溲疏，反藜芦。去芦头。用一两。

麦门冬为辅，味甘，平，微寒，无毒。生函谷川谷，及堤坂肥土石间久废处。去心，日干。用半两。

甘草为辅，味甘，平，无毒。生河西川谷积沙山及上郡。术、干漆、苦参为之使，恶远志，反大戟、芫花、甘遂、海藻。微炙。用半两。

上三味，㕮咀，每服三钱，水一盏半，煎至八分，去滓，温服，不拘时候。谨对。

卷八运气一道

问：甲戌年五运六，所宜处方为对。

对：穹隆而覆于上者，本清阳之所宗，磅礴而载于下者，由浊阴之所化。既天地位于上下，而分两仪，故五运迁于其中而统一岁，然后随岁干之异而分太过、不及之纪，察气运之同而别天符、岁会之年。其平也，为德化政令之祥；其乖也，有灾眚变易之咎。明胜复，辨吉凶，莫不由斯而见，鉴盈虚，识变化，悉皆因是而知。物应之而有兴有废，固非人之所为，民随之而或病或平，亦在药之所治。大抵为医之士，审剂调经，明标探本，宜先悉意于此矣。今观甲戌之年，上见太阳寒水司天，下临太阴湿土在泉，中行大宫土运。是岁也，本为太过之年，谓其土运统岁，适会在泉太阴之土，而以阳年加之，则曰：同天符，又土运临四季，是谓岁会。同天符之年，气之平者也，命曰：备化之纪，气协天休，德流四政，五化齐修，其气平，其性顺，其用高下，其化丰满，其类土，其政安静，其候溽蒸，其令湿，其藏脾，其病否。详兹之岁，乃同寒湿者，燥热化，宜用辛热之药，治其一岁之过愆。

夫动而不息者，天气也，则为之客；静而守位者，地气也，则为之主；左右间气，随辰显一岁之中，上下加临，逐位布六气之内。且初之气，自岁前大寒，至当岁春分六十日有奇，上见少阳相火为之客，下临木位为之主，地气迁，气乃大温，草乃早荣，民乃厉，温病乃作，身热头痛、呕吐、肌腠疮疡，宜用咸冷之药，治其过耳。二之气，自春分至小满六十日有奇，上见阳明燥金为之客，下临君火为之主，大凉反至，民乃惨，草乃遇寒，火气遂抑，民病气郁、中满，寒乃始，宜用苦温之药，治其过耳。三之气，自小满至大暑六十日有奇，上见太阳寒水为之客，下临相火为之主，天政布，寒气行，雨乃降，民病寒、反热中、痈疽、注下、心热、瞀闷，不治者死，宜用甘热之药，治其过耳。四之气，自大暑至秋分六十日有奇，上见厥阴风木为之客，下临土位为之主，风湿交争，风化为雨，乃长、乃化，乃成，民病大热、少气、肌肉萎、足萎、注下赤白，宜辛凉之药，治其过耳。五之气，自秋分至小雪六十日有奇，上见少阴君火为之客，下临金位为之主，阳复化，草乃长、乃化、乃成，民乃舒，宜用咸寒之药，治其过耳。终之气，自小雪至大寒六十日有奇，上见太阴湿土为之客，下临水位为之主，地气正，湿令行，阴凝太虚，埃昏郊野，民乃惨凄，寒风以至，反者胎乃死，宜用苦热之药，治其过耳。于是必折其郁气，先资化源，抑其运气，扶其不胜，无使暴过而生其疾。

由是治六气之药，已布于前，调一岁之方，今附于后。

治甲戌年五运六气，正一辅二奇方——附子汤。

附子为正，味辛、甘，温，大热，有大毒。生犍为山谷。炮裂去皮脐。用一两，剉。

术为辅，味苦、甘，温，无毒。生郑山山谷。用半两，剉。

干姜为辅，味辛，温，大热，无毒。生犍为川谷。炮裂。用半两，剉。

上三味，㕮咀，每服三钱，水一钟半，煎至七分，去渣，温服。谨对。

卷九运气一道

问：己巳年五运六气所在、所宜处方为对。

对：天道动而不息，统六气以周行；地道静而守位，列五行而环布。天地相召，上下相符，五运之政，回薄于太虚之中，五化之常，主通于民物之用。分德化政令之不同，有胜复淫治之不等。惟圣人也，仰观俯察，推盛衰之原，审剂调经，施五味扶抑之法，高者抑，而下者举，损其盛而益其衰，必也先立其年，以明其气。今也，己巳之年，上见厥阴风木司天，下见少阳相火在泉，中行少宫土运。是岁也，上下无相加临，以阴干支运行后天，故曰不及之年，命曰：卑监之纪，是谓减化，化气不令，生政独彰，长气整，雨乃愆，收气平，风寒并兴，草木荣美，秀而不实，成而粃也。其气散，其用静，其动疡涌，分溃痈肿，其发濡滞，其藏脾，其病留满否塞。详此之岁，宜以辛调上，以咸调下，此一岁之大法也。

夫应天者为客，故动而不息；应地者为主，故静而守位。左右间气，随辰以见。且初之气，自戊辰岁大寒，至己巳年春分六十日有奇，上见阳明燥金为之客，下临木位为之主。寒始肃杀，气方至，民病寒于右之下，宜以苦温之药，以调其气。二之气，自春分至小满六十日有奇，上见太阳寒水为之客，下临火位为之主。寒不去，华雪水冰，杀气施化，霜乃降，名草上焦，寒雨数至，阳复化，民病热于中，治宜甘热之药，以调其气。三之气，自小满至大暑六十日有奇，上见厥阴风木为之客，下临火位为之主。天政布，风乃时举，民病泣出、耳鸣、掉运，治宜辛凉之药，以调其气。四之气，自大暑至秋分六十日有奇，上见少阴君火为之客，下临土位为之主。溽暑湿热相薄，争于左之上，民病黄疸而为胕肿，宜用咸寒之药，以调其气。五之气，自秋分至小雪六十日有奇，上见太阴湿土为之客，下临金位为之主。燥湿更胜，沉阴乃布，寒气及体，风雨乃行，治宜苦热之药，以调其气。终之气，自小雪至大寒六十日有奇，上见少阳相火为之客，下临水位为之主，畏火司令，阳乃大化，蛰虫出见，流水不冰，地气大发，草乃生，人乃舒，其病温厉，宜用咸冷之药，以调其气。由是必资其化源，赞其运气，无使邪胜。

治六气之药，已布于前，调一岁之方，今附于后。

治己巳年五运六气，正一辅二奇方——细辛汤。

细辛为正，味辛，温，无毒。生华阴山谷。用一两，剉。

防风为辅，味甘、辛，温，无毒。生沙苑川泽。去芦头。用半两，剉。

泽泻为辅，味甘、咸，寒，无毒。生汝南池泽。用半两，剉。

上三味，㕮咀，每服三钱，水一盏半，煎至七分，去柤，温服，不拘时候。谨对。

4 经典运气格局

宋·徽宗纂《圣济总录》六十年运气图说

《圣济总录》，200卷，是宋徽宗政和间（1111－1117）集全国著名医家，广泛收集民间验方，并出内府所藏秘方，历时7年编成的医学巨著。《圣济总录》卷首即列六十年运气图说，详明甲子六十年的气化及论治，揭示胜复郁发规律；次列徽宗为《圣济经》所作的“补遗”和“治法”等，其后方为疾病各论。以六十年运气图说冠于全书卷首，充分表明其对五运六气理论的高度重视。

《圣济总录》卷首逐年分析运气，文图并见，有较高参考价值。其对运气的论述，是将六十年气运盛衰、客主加临等情况依次用圆图表示，中央为值年大运及其盛衰，外列客气司天、在泉、左右间气，更与主气六步对应起来，最外一圈为二十四节气，并以子、丑、寅、卯标记月份。在月份、节气与主气两圈之间，分六步注明各气位的气候特点和灾变，可一览而知该年六步六气的大致情况，所不能尽明者，图下复以文字说明，凡气运的淫郁胜复，气候的反常或灾眚，疾病的病机、病候、证治要点，药食宜忌等，一一详述。每年一图一文，六十图共成甲子一大周。文末反复强调气运“虽有定数，犹有变焉”，在示范运气格局的同时，不忘知常以达变的重要性。

甲子岁图

少阴君火司天，阳明燥金在泉，中见太宫土运。

岁土太过，气化运行先天。天地之气，上见少阴，左间太阴，右间厥阴，故天政所布，其气明；下见阳明，左间太阳，右间少阳，故地气肃而其令切。交司之气寒交暑，天地之气热加燥，云驰雨府，湿化乃行，时雨乃降，金火合德，上应荧惑、太白，其谷丹白，水火寒热，持于气交而为病始，热病生于上，清病生于下，寒热互作而争于中，民病咳喘、血溢血泄、鼽嚏、目赤眦疡，寒厥入胃，心痛、腰痛、腹大、嗌干肿上。是乃岁化之常，须候其气之至与不至，然后可名其病。是岁火为天气，金为地气，火能胜金，天气盈，地气虚，然中见土运，天气生运，运生地气，三气相得，地气虽虚，邪胜亦微，天气既盈，化源为实，当于年前大寒初，先取化源，使之适平。取化源者，平火气也。岁宜食白丹之谷，以全真气，食间气之谷，以辟虚邪，咸以软之而调其上，甚则以苦发之，以酸收之而安其下，甚则以苦泄之。运同地气，当以温热化。岁半之前，天气少阴主之。少阴之化，本热而标阴，当是时本标之化，应寒热相半，无或偏胜者，天政之平也，或热淫所胜，即怫热至，火行其政，民病胸中烦热、嗌干、右胠满、皮肤痛、寒热咳喘，大雨且至，唾血血泄，鼽衄嚏呕，溺色变，甚则疮疡胕肿，肩背臂臑及缺盆中痛，心痛肺䐜，腹大满膨膨而喘咳，病本于肺，诊其尺泽脉绝者，死不治，其法平以咸寒，佐以苦甘，以酸收之。岁半之后，地气阳明主之，其化不从标本而从乎太阴之中气，当其时燥湿兼行而无偏胜者，阳明之化也。或燥淫所胜，则霧雾清瞑，民病喜呕，呕有苦，善太息，心胁痛不能反侧，甚则嗌干面尘，身无膏泽，足外反热，其法治以苦温，佐以甘辛，以苦下之。运土太过，是谓敦阜之纪，雨湿流行，肾水受邪，民病腹痛，清厥意不乐，体重烦冤，甚则肌肉萎、足萎不收，行善瘛，脚下痛，饮发中满食减，四肢不举。变生得位，藏气伏化，气独治之，泉涌河衍，涸泽生鱼，风雨大至，土溃鳞见于陆，病腹满溏泄，肠鸣反下，甚而太溪绝者，死不治。其治宜以苦热，所谓岁气之药食宜也。

初之气，始于癸亥岁十二月中气大寒日寅初，终于是年二月中气春分日子初，凡六十日八十七刻半，主位太角木，客气太阳水，中见太宫统之。风寒湿三气，奉少阴之政而行春令，地气迁，燥将去，寒乃始，蛰复藏，水乃冰，霜复降，风乃至，阳气郁，民反周密，关节禁固，腰脽痛，炎暑将起，中外疮疡，宜治太阳之客，以苦补之，以咸写[①]之，以苦坚之，以辛润之，开发腠理致津液通气也。食丹谷以全真气，食稷以辟虚邪。虽有寒邪，不能为害。

二之气，自春分日子正，至小满日戌正，凡六十日有奇，主位少徵火，客气厥阴木，火木同德，中见土运，以奉少阴行舒荣之化。时令至此，阳气布，风乃行，春气以正，万物应荣，寒气时至，民乃和，其病淋、目瞑、目赤，气郁于上而热，宜治厥阴之客，以辛补之，以酸写之，以甘缓之，食丹谷以全真气，食稻以辟虚邪。虽有风邪，不能为害。

---

① 写：通“泻”，下同。

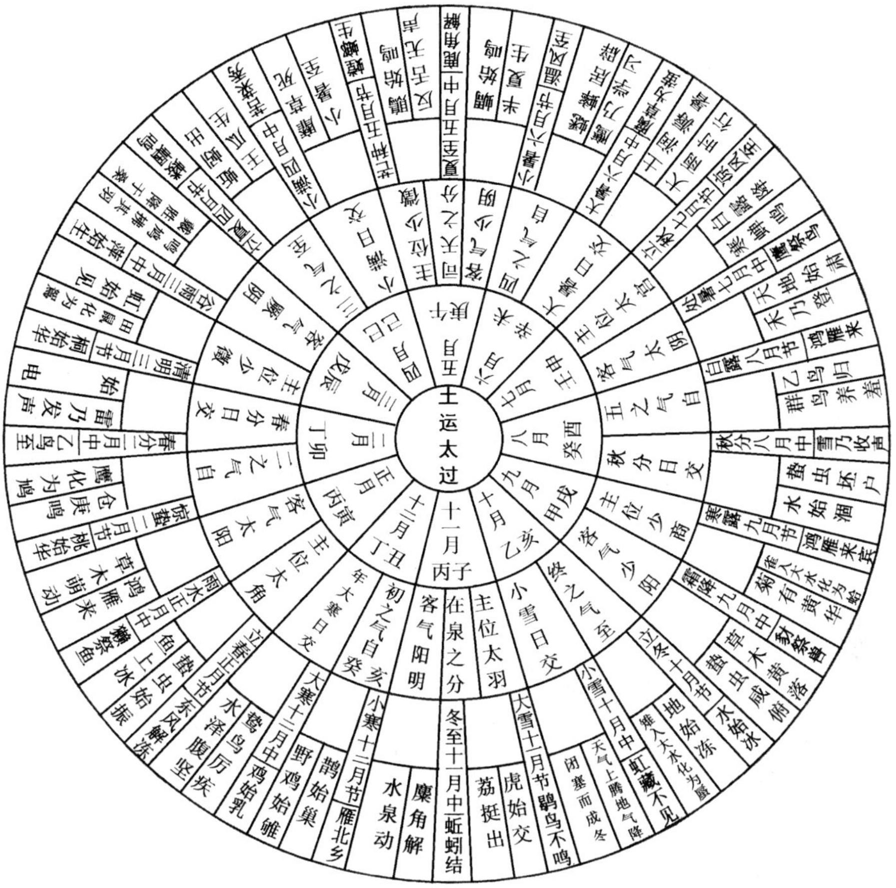

图4－1　甲子岁图

三之气，自小满日亥初，至大暑日酉初，凡六十日有奇，主位少徵火，客气少阴火，中见土运，天政之所布也。时令至此，大火行，庶类蕃鲜，寒气时至，民病气厥心痛，寒热更作，咳喘目赤，宜治少阴之客，以咸补之，以甘写之，以酸收之，食丹谷以全真气，食豆以辟虚邪，虽有热邪，不能为害。

四之气，自大暑日酉正，至秋分日未正，凡六十日有奇，主位太宫土，客气太阴土，运与气同，名为司气。溽暑至，大雨时行，寒热互作，民病寒热、嗌干、黄瘅、鼽衄饮发。宜治太阴之客，以甘补之，以苦写之，以甘缓之。食白谷以全真气，食麻以辟虚邪。虽有虚邪，不能为害。

五之气，自秋分日申初，至小雪日午初，六十日有奇，主位少商金，客气少阳火，中见土运。客火用事，畏火临，暑反至，阳乃化，物乃生荣，民乃康。其病温，宜治少阳之客，以咸补之，以甘写之，以咸软之。食白谷以全真气，食豆以辟虚邪。虽有火邪，不能为害。

终之气，自小雪日午正，至大寒日辰正，六十日有奇，主位太羽水，客气阳明金，中见土运，土能生金，金能生水，三气相得而行顺化。燥令行，余火内格，民病肿于上咳喘，甚则血溢，寒气数举，则霜雾翳，病生皮腠，内舍于胁，下连少腹而作寒中，宜治阳明之客，以酸补之，以辛写之，以苦泄之。食白谷以全真气，食黍以辟虚邪。虽有燥邪。不能为害。

然初气终三气，天气主之，胜之常也，四气尽终气，地气主之，复之常也。若岁半之前，司天少阴之气胜者，必有太阳之复，若在泉阳明之气胜者，必有少阳之复。其复皆在岁半之后，观其气胜之早晚，以验复气之迟速，各以胜复之法治之，有胜则复，无胜则已。

乙丑岁图

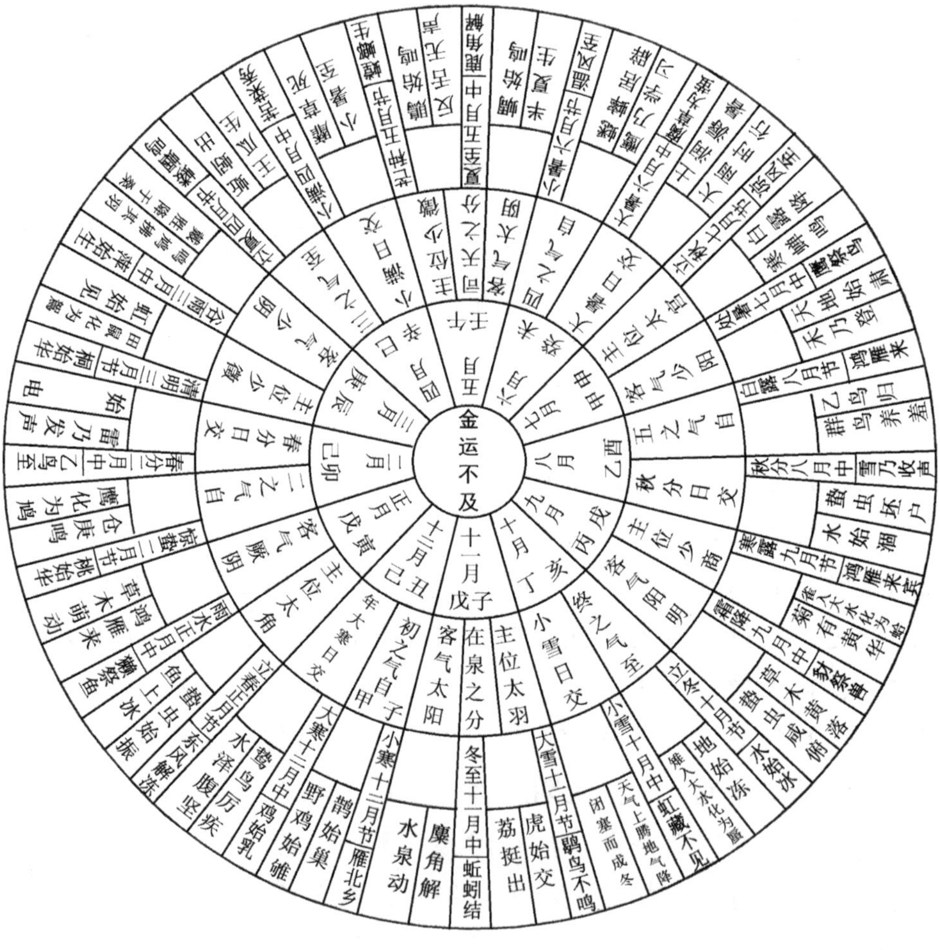

图4－2 乙丑岁图

太阴湿土司天，太阳寒水在泉，中见少商金运。

岁运不及，气化运行后天。上见太阴，左间少阳，右间少阴，故地气上腾，阴专其政而其政肃；下见太阳，左间厥阴，右间阳明，故天气下降，阳气退辟而其令寂。大风时起，原野昏霿，白埃四起，云奔南极，寒雨数至，湿寒合德，黄黑埃昏，流行气交，上应镇星、辰星，其谷黅玄，间谷命太角者，物成于差夏，有余宜高，不及宜下，有余宜晚，不及宜早，土之利，气之化也。民气亦从之，故阴凝于上，寒积于下，寒水胜火，则为冰雹，阳光不治，杀气乃行。民病寒湿、腹满、身䐜愤、胕肿、痞逆、寒厥拘急。是岁，土为天气，水为地气，土能胜水，天气盈，地气虚，然中见金运，天气生运，运生地气，三气相得而行顺化，邪气亦微，司天之气为有余，天气之盈，当取化源之实者平土气也，岁宜食黅、玄之谷以全其真，食间气之谷以保其精。以苦热治其上，以甘热治其下，以酸和调其中，所以燥之温之，甚则发之泄之，不发不泄，则湿气外溢，肉溃皮拆而水血交流，必赞其阳火，令御甚寒，少商之运与寒化同，宜以热化，此药食宜也。然太阴司天之气，本标既同，其化从本，其气常主岁半之前，当其时雨以时至者，天政之和而为雨化；若湿淫所胜，即沉阴且布，雨变枯槁，民病胕肿骨痛阴痹。阴痹者，按之不得，腰脊头项痛时眩。大便难，阴气不用，饥不欲食，咳唾则有血，心如悬，病本于肾，诊其足太溪脉绝者，死不治。其法平以苦热，佐以酸辛，以苦燥之，以淡泄之。岁半之后，地气太阳主之，其化从本从标，当是之时，寒温适中者，本标之化皆应也；若寒淫于内，即凝肃惨栗，民病少腹控睾，引腰脊上冲心痛，血见嗌痛颔肿。其法治以甘热，佐以苦辛，以咸写之，以辛润之，以苦坚之。金运不及，是谓从革之纪，其运凉热寒，夏有光显郁蒸之令，则冬有严凝整肃之应，若夏有炎烁燔燎之变，则秋有冰雹霜雪之复。火气胜，则炎火乃行，民病肩背瞀重，鼽嚏血便注下，收气乃后；寒气复，则寒雨暴至，民病阴厥且格，阳反上行，头脑户痛，延及囟顶，发热口疮，甚则心痛。

初之气，始于甲子年大寒日巳初，终于乙丑年春分日卯初，凡六十日八十七刻半，主位太角木，客气厥阴木，中见金运。风清同化，上奉太阴而行春令。时令至此，地气迁，寒乃去，春气正，风乃来，生布万物以荣，民气条舒。风湿相薄，雨乃后，民病血溢筋络拘强，关节不利，身重筋痿。宜治厥阴之客，以辛补之，以酸写之，以甘缓之，食黅谷以全真气，食稻以保其精。虽有风化，莫能为邪。

二之气，自春分日卯正，至小满日丑正，凡六十日有奇，主位少徵火，客气少阴火，中见金运。岁金不及，与少徵同，又遇火当其位，君火之气，务以德化，故大火正，物承化，民乃和。其病温厉大至，远近咸若，湿蒸相薄，雨乃时降。法当治少阴之客，以咸补之，以甘写之，以酸收之。食黅谷以全其真，食豆以保其精。虽有火化，莫能为邪。

三之气，自小满日寅初，至大暑日子初，凡六十日有奇，主位少徵火，客气太阴土，中见金运。天政布，雨乃时降，寒乃随之，民病身重胕肿胸腹满。宜治太阴之客，以甘补之，以苦写之，以甘缓之。食黅谷以全其真，食麻以保其精。虽有湿邪，莫能为害。

四之气，自大暑日子正，至秋分日戌正，凡六十日有奇，主位太宫土，客气少阳火，中见金运。地气始腾，天气否隔，寒风晓暮，蒸热相薄，草木凝烟，民病腠理热，血暴溢，疟，心腹满热胪胀，甚则胕肿。宜治少阳之客，以咸补之，以甘写之，以咸软之。食玄谷以全其真，食豆以保其精。虽有火邪，莫能为害。

五之气，自秋分日亥初，至小雪日酉初，凡六十日有奇，主位少商金，客气阳明金，中见金运。金居金位，与岁运同，岁之司气也，是为素化。金气至此，秋气治正，惨令已行，寒露下，霜乃早降，草木黄落，寒气及体，民病皮腠，君子所居，宜以周密。其法宜治阳明之客，以酸补之，以辛写之，以苦泄之。食玄谷以全其真，食黍以保其精。虽有司气之凉，莫能为邪。是气也，药食无犯司气之凉。

终之气，自小雪日酉正，至大寒日未正，凡六十日有奇，主位太羽水，客气太阳水，中见金运。水居水位，与金相得，以行顺化，冬令乃正，故寒大举，湿大化，霜乃积，阴乃凝，水坚冰，阳光不治，民感于寒，则病关节禁固，腰脽痛，寒湿持于气交而为疾也。其法宜治太阳之客，以苦补之，以咸写之，以苦坚之，以辛润之，食玄谷以全其真，食稷以保其精。虽有寒化，莫能为邪。

是岁，气之胜复，各候其至，若太阴气胜，厥阴必复之，太阳气胜，太阴必复之，其胜常在岁半之前，其复常在岁半之后，有胜则复，无胜则否。

丙寅岁图

少阳相火司天，厥阴风木在泉，中见太羽水运。

岁水太过，气化运行先天。相火在上，左间阳明，右间太阴，故天气正而其政严；厥阴在下，左间少阴，右间太阳，故地气扰而其令扰。风乃暴举，木偃沙飞，炎火乃流，阴行阳化，雨乃时应，火木同德，上应荧惑、岁星，其谷丹苍。风热参布，云物沸腾，太阴横流，寒乃时至，凉雨并起，民病寒中，外发疮疡，内为泄满，圣人遇之，和而不争。往复之作，民病寒热疟泄，聋瞑呕吐，上怫肿色变。是岁阳为天气，阴为地气，天气盈，地气虚，当取火之化源。然水运在中，火气自抑，不必取也，唯宜抑其运水，则暴过不生，苛疾不起。岁宜以咸寒调上，以辛温调下，以咸温调中，渗之泄之，渍之发之，观气寒温，以调其过，运异风热，少用寒化，食宜同法。岁半之前，相火主之，相火之气，其化从本，若火淫所胜，则温气流行，金政不平，民病头痛发热，恶寒而疟，热上皮肤痛，色变黄赤，传而为水，身面胕肿，腹满仰息，泄注赤白，疮疡咳唾血，烦心胸中热，甚则鼽衄，病本于肺，诊在手天府之脉。其法平以咸冷，佐以苦甘，以酸收之，以苦发之，以酸复之。岁半之后，厥阴主之，厥阴之气，不从标本，而从乎少阳之中气。当其时风从火化，二气得中，其化和也。若风淫于内，地气不明，平野昧，草乃早秀，民病洒洒振寒，善伸数欠，心痛肢满，两胁里急，饮食不下，膈咽不通，食则呕，腹胀善噫，得后与气则快然如衰，身体皆重。其法宜治以辛凉，佐以苦，以甘缓之，以辛散之。气交之中，水运统之，太过之水，纪曰流衍，寒气流行，邪害心火，民病身热烦心躁悸，阴厥上下中寒，谵妄心痛，寒气早至，上应辰星，甚则腹大胫肿，喘咳，寝汗出憎风，大雨至，埃雾朦郁，齐土化也，诊在手神门之脉，其法调以咸温。

初之气，自乙丑年大寒日申初，至是岁春分日午初，凡六十日八十七刻半，主位太角木，客气少阴火，中见水运。木火相加，以奉司天少阳而行春令，地气迁，风胜乃摇，寒乃去，候乃大温，草木早荣，寒来不杀，温病乃起，其病气怫于上，血溢目赤，咳逆头痛，血崩胁满，肤腠中疮。其法宜治少阴之客，以咸补之，以甘写之，以酸收之，岁谷宜丹，间谷宜豆。

二之气，自春分日午正，至小满日辰正，凡六十日有奇，主位少徵火，客气太阴土，中见水运。火土相加，上见少阳，火反郁，白埃四起，云趋雨府，风不胜湿，雨乃零，民乃康。其病热郁于上，咳逆呕吐，疮发于中，胸嗌不利，头痛身热，昏愦脓疮。其法宜治太阴之客，以甘补之，以苦写之，以甘缓之，岁谷宜丹，间谷宜麻。

三之气，自小满日巳初，至大暑日卯初，凡六十日有奇，主位少徵火，客气少阳火，中见水运。火居火位，夏气乃正，天政布，炎暑至，少阳临上，雨乃涯，民病热中，聋瞑，血溢，脓疮，咳呕，鼽衄，嚏欠，喉痹，目赤，善暴死。其法宜治少阳之客，以咸补之，以甘写之，以咸软之。岁谷宜丹，间谷宜豆。

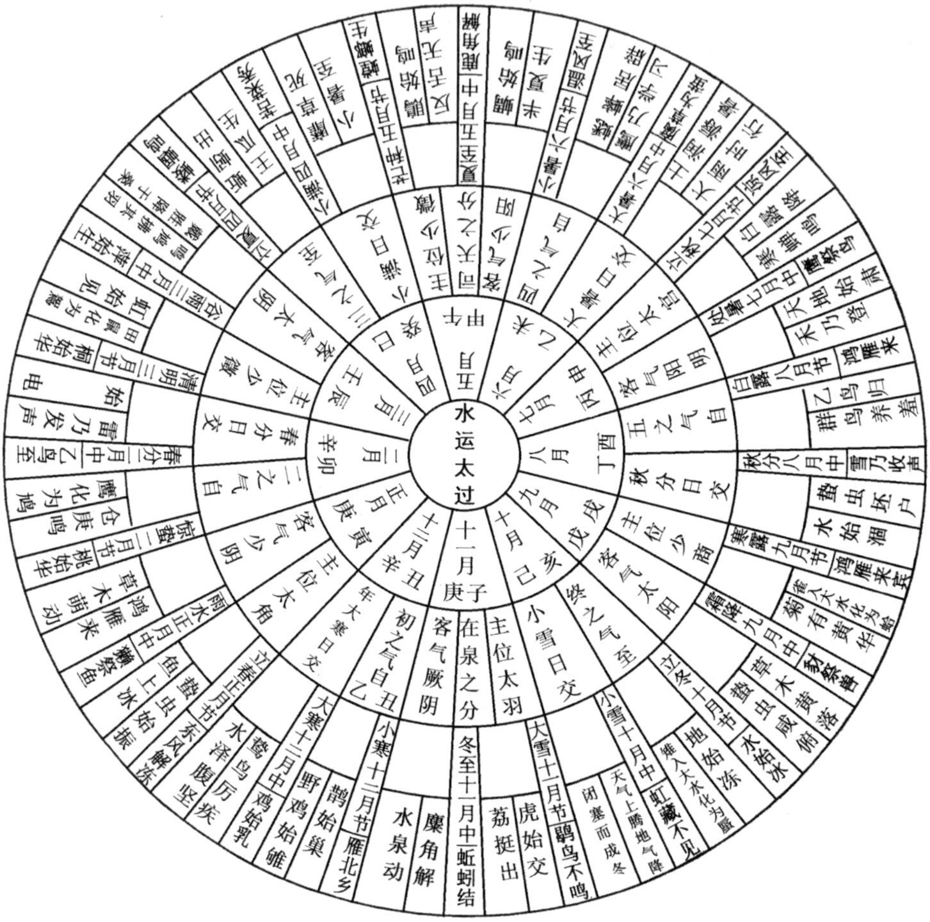

图 4－3　丙寅岁图

四之气，自大暑日卯正，至秋分日丑正，凡六十日有奇，主位太宫土，客气阳明金，中见水运。土金水相得以行秋令，秋气正，凉乃至，炎暑间化，白露降，民气和平，其病满身重。宜治阳明之客，以酸补之，以辛写之，以苦泄之，岁谷宜苍，间谷宜黍。

五之气，自秋分日寅初，至小雪日子初，凡六十日有奇，主位少商金，客气太阳水，中见水运。水金相和，又气与运同，岁之司气，是为元化。时令至此，阳乃去，寒乃来，雨乃降，气门乃闭，刚木早雕，民避寒邪，君子周密。其法宜治太阳之客，以苦补之，以咸写之，以苦坚之，以辛润之，岁谷宜苍，间谷宜稷。是气也，司气既寒，慎无犯寒，所谓用寒远寒也。

终之气，自小雪日子正，至大寒日戌正，凡六十日有奇，主位太羽水，客气厥阴木，中见水运。水当其位，与木相得，以行顺化，地气正，风乃至，万物反生，霿雾以行，其病关闭不禁，心痛，阳气不藏而咳。其法宜治厥阴之客，以辛补之，以酸写之，以甘缓之，岁谷宜苍，间谷宜稻。

此六气之大常也，岁气火木同德，其气专，其化淳，胜气自微，不必纪其复。

丁卯岁图

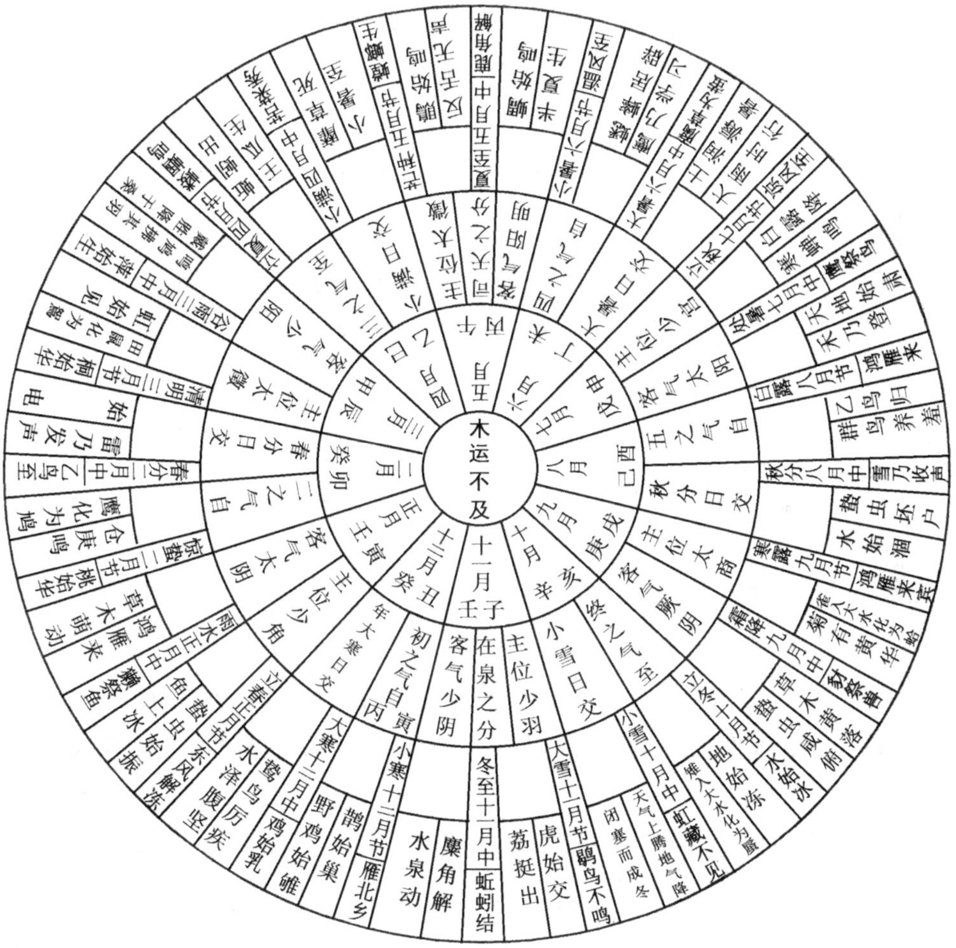

图 4－4　丁卯岁图

阳明燥金司天，少阴君火在泉，中见少角木运。

岁运不及，气化运行后天。木运临卯，是谓岁会，气之平也。平气之岁，气化运行同天，命曰敷和之纪，木德周行，阳舒阴布，五化宣平，其气端，其性随，其用曲直，其化生荣，其政发散，其候温和，其令风，其类草木，其应春，其谷麻，其果李，其实核，其虫毛，其畜犬，其色苍，其味酸，其音角，其数八，其物中坚，其在人也，其藏肝，其主目，其养筋，其病里急支满，此岁运之化也。天地之气，上见阳明，左间太阳，右间少阳，故天气急而其政切；下见少阴，左间太阴，右间厥阴，故地气明而其令暴。阳专其令，炎暑盛行，物燥以坚，淳风乃治，风燥横运，流于气交，多阳少阴，云趋雨府，湿化乃敷，燥极而泽，清先而劲，毛虫乃死，热后而暴，介虫乃殃，金火合德，上应太白、荧惑，其谷白丹，间谷命太徵者，其耗白甲品羽，蛰虫出见，流水不冰。清热之气，持于气交，民病咳嗌塞，寒热发暴，振栗癃闭。然阳明燥金在上，少阴君火在下，火能胜金，天气虚，地气盈，天气不足，当资化源，以助金气，运木既平，天气上商与正商同，不必资也，岁宜食白丹之谷以安其气，食间气之谷以去其邪，以苦辛温调上，以咸寒调下，以辛和调中，汗之清之散之，运同热气，宜多天化。

初之气，自丙寅岁大寒日亥初，终于是年春分日酉初，凡六十日八十七刻半，主位少角木，客气太阴土，中见木运。风湿相遇，上应司天之阳明以行春令，地气迁，阴始凝，气始肃，水乃冰，寒雨化，民病中热胀，面目浮肿，善眠，鼽衄嚏欠呕，小便黄赤，甚则淋。然是岁木运统之，又临木位，风木得位，其气和平，湿化乃微，其病亦少。宜调太阴之客，以甘补之，以苦写之，以甘缓之，食白谷以安其气，食麻以去其邪。虽有湿化，不能为邪。

二之气，自春分日酉正，至小满日未正，凡六十日有奇，主位太徵火，客气少阳火，中见木运。木火相得，上应阳明，阳乃布，民乃舒，物乃生荣，厉大至，民善暴死。是岁天气、岁运皆平，厉疾自微。宜调少阳之客。以咸补之，以甘写之，以咸耎之。食白谷以安其气，食豆以去其邪。虽有火化，不能为邪。

三之气，自小满日申初，至大暑日午初，凡六十日有奇，主位太徵火，客气阳明金，中见木运。天政布，凉乃行，燥热交合，燥极而泽，民病寒热。宜调阳明之客，以酸补之，以辛写之，以苦泄之，食白谷以安其气，食黍以去其邪。虽有燥化，不能为邪。

四之气，自大暑日午正，至秋分日辰正，凡六十日有奇，主位少宫土，客气太阳水，中见木运，寒雨降，民病暴仆、振栗、谵妄、少气、嗌干引饮，及为心痛、痈肿、疮疡、疟寒之疾，骨痿血便。宜调太阳之客，以苦补之，以咸写之，以苦坚之，以辛润之，食丹谷以安其气，食稷以去其邪。虽有寒化，不能为邪。

五之气，自秋分日巳初，至小雪日卯初，凡六十日有奇，主位太商金，客气厥阴木，中见木运。木运与厥阴相符，是谓司气，名曰苍化。时令至此，春令反行，草乃生荣，民气和，自无疾病。然厥阴之客，宜以辛补之，以酸写之，以甘缓之，岁谷宜丹，间谷宜稻。虽有风化，不能为邪。是气也，司气以温，用温无犯，所谓用温远温也。

终之气，自小雪日卯正，至大寒日丑正，凡六十日有奇，主位少羽水，客气少阴火，中见木运。水能生木，木能生火而行顺化，当阳气布，候反温，蛰虫来见，流水不冰，民乃康平，其病温。宜调少阴之客，以咸补之，以甘写之，以酸收之，食丹谷以安其气，食豆以去其邪。虽有热化，不能为邪。

是岁重遇平气，四时之气，皆德化政令之施，而无淫邪胜复之变，民乃和而物乃舒，平之至也。

戊辰岁图

太阳寒水司天，太阴湿土在泉，中见太徵火运。

岁火太过，气化运行先天。上见太阳，左间厥阴，右间阳明，故天政所布其气肃；下见太阴，左间少阳，右间少阴，故地气静而其令徐。寒临太虚，寒政大举，阳气不令，泽无阳焰，则火发待时，少阳中治，时雨乃涯，止极雨散，还于太阴，云朝北极，湿化乃布，泽流万物，寒敷于上，雷动于下，寒湿之气，持于气交，水土合德，上应辰星、镇星，其谷玄、黅。民病寒湿，发肌肉萎，足痿不收，濡写血溢。是岁水为天气，土为地气，土胜水，天气虚，当于年前九月，先资化源，以助水化，扶其不胜。岁宜以苦温调上，以甘温调下，以甘和调中，燥之温之，无使暴过而生疾病，食玄黅之谷以全其真，避寒湿虚邪以安其正，运异寒湿，宜燥湿化，此治之常也。岁半之前，太阳主之，其化从本从标，本寒而标阳，即寒热得中，其气乃和。若寒淫所胜，则寒气反至，水且冰，血变于中，发为痈疡，民病厥心痛，呕血，血泄，鼽衄，善悲，时眩仆。运火炎烈，雨暴乃雹，胸腹满，手热肘挛腋肿，心澹澹大动，胸胁胃脘不安，面赤目黄，善噫嗌干，甚则色炲，渴而欲饮，病本于心，诊其神门脉绝者，死不治。其法平以辛热，佐以甘苦，以咸写之。太阴之化从本，其令湿，今司岁半之后，又火运统之，其气相得，湿燥兼行，则其气和。若湿淫于内，即埃昏岩谷，黄反见黑，至阴之交，民病饮积，心痛耳聋，浑浑焞焞，嗌肿喉痹，阴病血见，少腹痛肿，不得小便，病冲头痛，目似脱，项似拔，腰似折，髀不可以回，腘如结，腨如别，其法治以苦热，佐以酸淡，以苦燥之，以淡泄之。岁火太过，炎暑流行，金肺受邪，民病疟少气咳喘，血溢血泄注下，嗌燥耳聋，中热肩背热，甚则胸中痛，胁肢满，胁痛，膺背肩胛间痛，两臂内痛，身热骨痛而为浸淫。收气不行，长气独明，雨水霜寒，上见太阳，名为上羽，故赫曦之纪，曰上羽与正徵同，其收齐，其病痓。天气刑运，岁运既郁，则火发待时，其治宜发之，《经》所谓"火郁发之"也。

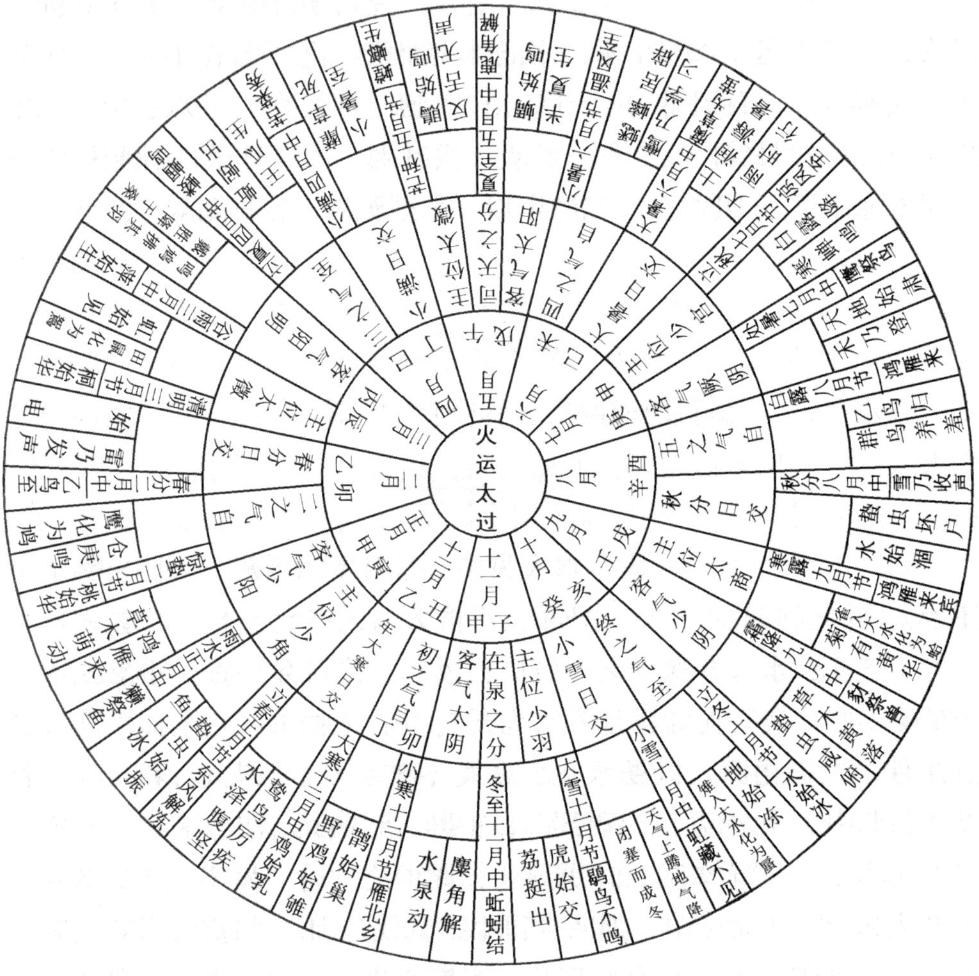

图4－5 戊辰岁图

初之气，自丁卯年大寒日寅初，至是岁春分日子初，凡六十日八十七刻半，主位少角木，客气少阳火，中见火运。岁之司气，名曰丹化，地气迁，气乃大温，草乃早荣，民乃厉，温病乃作，身热头痛呕吐，肌腠疮疡。宜治少阳之客，以咸补之，以甘写之，以咸软之，岁谷宜玄，间谷宜豆。是气也，用热无犯，以司气热故也，所谓“用热远热”者如此。

二之气，自春分日子正，至小满日戌正，凡六十日有奇，主位太徵火，客气阳明金，火运统之。火虽当位，而阳明之清与天气寒水相得，故大凉反至，民乃惨，草乃遇寒，火气遂抑，民病气郁中满，寒乃始。宜治阳明之客，以酸补之，以辛写之，以苦泄之，岁谷宜玄，间谷宜黍。

三之气，自小满日亥初，至大暑日酉初，凡六十日有奇，主位太徵火，客气太阳水，中见火运。火当其位，天政布，寒气行，雨乃降，民病寒反热中，痈疽注下，心热瞀闷，不治者死。宜治太阳之客，以苦补之，以咸写之，以苦坚之，以辛润之，岁谷宜玄，间谷宜稷。

四之气，自大暑日酉正，至秋分日未正，凡六十日有奇，主位少宫土，客气厥阴木，中见火运。风湿交争，风化为雨，乃长、乃化、乃成，民病大热少气，肌肉萎足痿，注下赤白。宜治厥阴之客，以辛补之，以酸写之，以甘缓之，岁谷宜黅，间谷宜稻。

五之气，自秋分日申初，至小雪日午初，凡六十日有奇，主位太商金，客气少阴火，中见火运。气与运同，而君火不司气化，所谓居气，为灼化也。时令至此，阳复化，草乃长、乃化、乃成，民乃舒。宜调少阴之客，以咸补之，以苦写之，以酸收之，岁谷宜黅，间谷宜豆。

终之气，自小雪日午正，至大寒日辰正，凡六十日有奇，主位少羽水，客气太阴土，中见火运。土居水位，地气正，湿令行，阴凝太虚，埃昏郊野，民乃惨凄，寒风以至，反者孕乃死。宜治太阴之客，以甘补之，以苦写之，以甘缓之，岁谷宜黅，间谷宜麻，此治六气之常也。

岁半之前有胜气者，岁半之后必有复气，水胜则太阴必复，土胜则厥阴必复，其治各依其胜复之法。

己巳岁图

厥阴风木司天，少阳相火在泉，中见少宫土运。

岁土不及，气化运行后天。卑监之纪，上角与正角同，诸同正岁，气化运行同天。风行于上，左间少阴，右间太阳，天气扰而其政挠；火行于下，左间阳明，右间太阴，地气正而其令速。风生高远，炎热从之，云趋雨府，湿化乃行，风火同德，上应岁星、荧惑，岁谷苍、丹，间谷言太商之谷，其耗文角品羽。风燥火热，胜复更作，热病行于下，风病行于上，风燥胜复行于中。运同正角，不资化源，惟赞其运气，无使邪胜。岁宜以辛凉调上，以咸寒调下，以甘和调中，岁半之前，天气厥阴主之，厥阴所至为风府，风淫所胜，太虚埃昏，云物以扰，寒生春气，流水不冰，民病胃脘当心而痛，上支两胁，膈咽不通，饮食不下，舌本强，食则呕，冷泄腹胀，溏泄瘕水闭，蛰虫不去，病本于脾，诊其足冲阳脉绝者，死不治。其治平以辛凉，佐以苦甘，以甘缓之，以酸写之。岁半之后，地气少阳主之，少阳所至为炎暑，火淫于内，则焰明郊野，寒热更至，民病注泄赤白，少腹痛溺赤，甚则血便。其法宜治以咸冷，佐以苦辛，以酸收之，以苦发之。土不及曰卑监之纪，是谓减化，化气不令，生政独彰，长气整，雨乃愆，收气平，风寒并兴，草木荣美，秀而不实，成而粃也。风化盛行，四维有埃云润泽之化，则春有鸣条鼓坼之政，若四维发振拉飘腾之变，则秋有肃杀霖霪之复。飘扬而甚，民病飧泄霍乱，体重腹痛，筋骨繇复，肌肉瞤酸，善怒，藏气举事，蛰虫早附，咸病寒中。复则收政严峻，名木苍雕，胸胁暴痛，下引少腹，善太息，虫食甘黄，气客于脾，黅谷乃减，民病食少失味，苍谷乃损。是岁上临厥阴，木气伤脾，民病飧泄，治以甘和，调岁运也。

初之气，自戊辰年大寒日巳初，至是岁春分日卯初，凡六十日八十七刻半，主位少角木，客气阳明金，土运统之。以奉厥阴之政而行春令，金土交司，清化行，寒始肃，杀气方至，民病寒于右之下。其法宜治阳明之客，以酸补之，以辛写之，以苦泄之，岁谷宜苍，间谷宜黍，则燥邪无害。

二之气，自春分日卯正，至小满日丑正，凡六十日有奇，主位太徵火，客气太阳水，中见土运。湿寒合德，以行舒荣之化，寒不去，华雪水冰，杀气施化，霜乃降，名草上焦，寒雨数至，阳复化，民病热于中。其法宜治太阳之客，以苦补之，以咸写之，以苦坚之，以辛润之，岁谷宜苍，间谷宜稷，则寒邪无害。

三之气，自小满日寅初，至大暑日子初，凡六十日有奇，主位太徵火，客气厥阴木，中见土运。木火同德，土运统之，土化不及，风化兼行，天政所布，风乃时举，民病泣出，耳鸣掉眩。其法宜治厥阴之客，以辛补之，以酸写之，以甘缓之，岁谷宜苍，间谷宜稻，则风邪无害。

四之气，自大暑日子正，至秋分日戌正，凡六十日有奇，主位少宫土，客气少阴火，中见土运。土居其位，上临少阴，溽暑至，湿热相薄，争于左之上，民病黄瘅而为胕肿，宜治少阴之客，以咸补之，以甘写之，以酸收之，岁谷宜丹，间谷宜豆，则热邪无害。

五之气，自秋分日亥初，至小雪日酉初，凡六十日有奇，主位太商金，客气太阴土，中见土运。气与运同，同气为黔化，燥湿更胜，沉阴乃布，寒气及体，风雨乃行。宜治太阴之客，以甘补之，以苦写之，以甘缓之，岁谷宜丹，间谷宜麻，则湿邪无害。是气也，司气以凉，用凉无犯，所谓“用凉远凉”也。

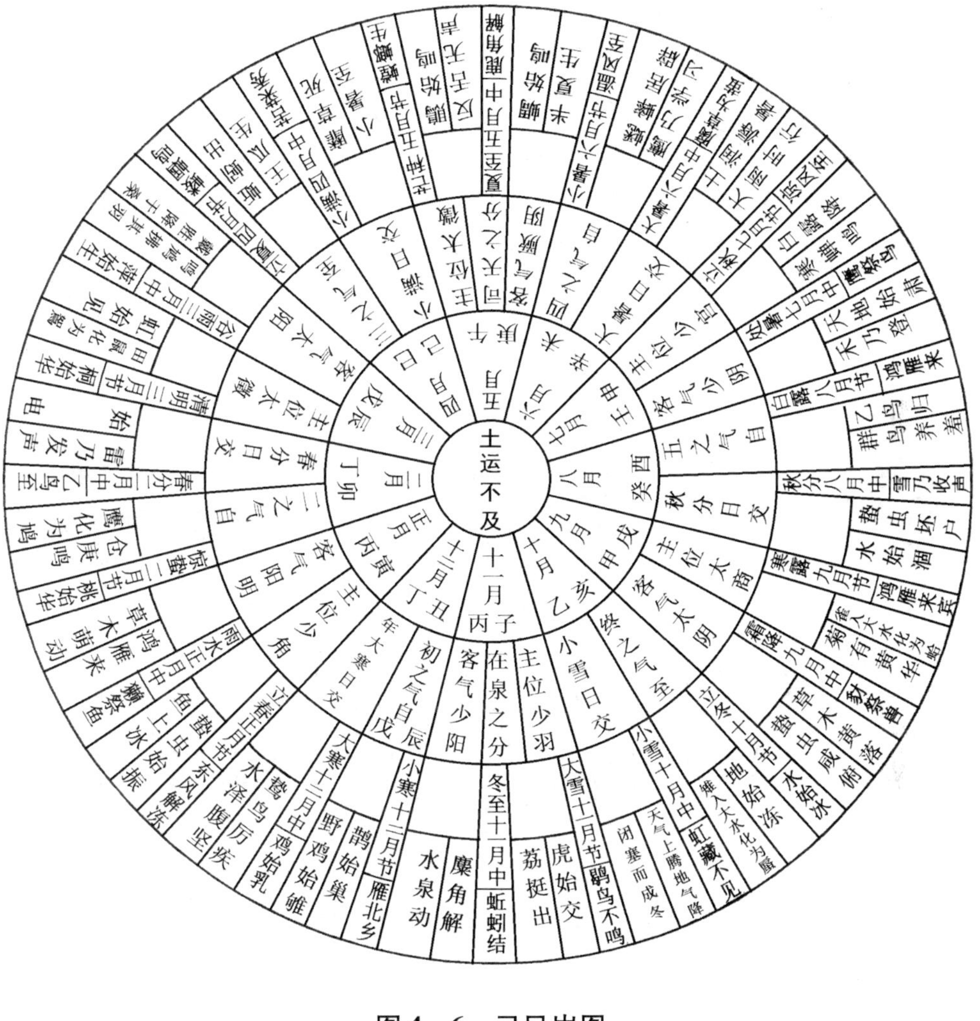

图 4－6　己巳岁图

终之气，自小雪日酉正，至大寒日未正，凡六十日有奇，主位少羽水，客气少阳火，中见土运。火土相得，畏火司令，阳乃大化，蛰虫出见，流水不冰，地气大发，草乃生，人乃舒，其病温厉，法宜治少阳之客，以咸补之，以甘写之，以咸软之，岁谷宜丹，间谷宜豆，则火邪无害，治之常也。

岁气大法，风胜则有阳明之复，火胜则有太阳之复，其治各依胜复之法。

庚午岁图

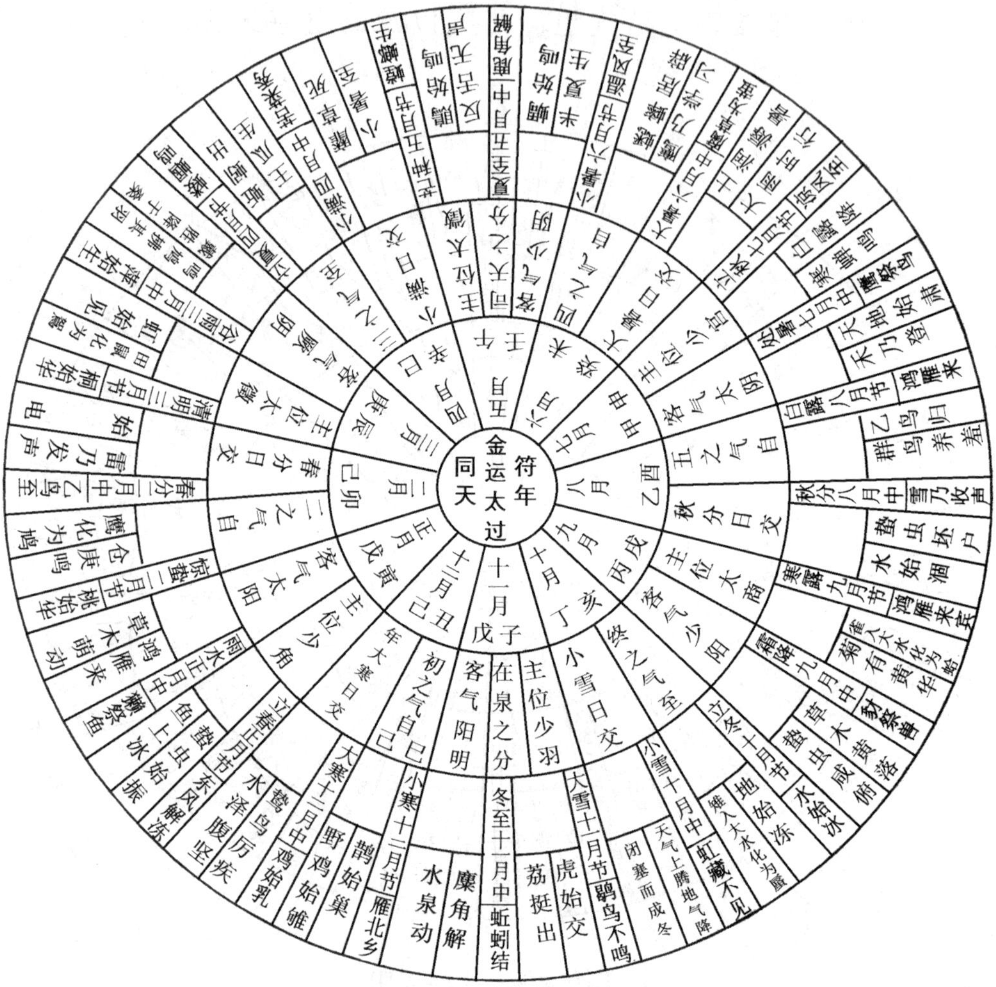

图 4－7　庚午岁图

少阴君火司天，阳明燥金在泉，中见太商金运。

岁金太过，气化运行先天，坚成之纪，曰上徵与正商同。又《经》言太商下加阳明，太过而加同天符，盖天符为执法，平金之化也，命曰审平之纪，收而不争，杀而无犯，五化宣明，其气洁，其性刚，其用散落，其化坚敛，其政劲肃，其候清切，其令燥，其类金，其应秋，其谷稻，其果桃，其实壳，其虫介，其畜鸡，其物外坚，其色白，其味辛，其音商，其数九。其在人也，在藏为肺，在窍为鼻，在体为皮毛，在病为咳，此岁运所主也。天地之气，上见少阴，左间太阴，右间厥阴，是以天政所布其气明；下见阳明，左间太阳，右间少阳，是以地气肃而其令切。二岁交司之气，以寒交暑。是岁天地之气，以热加燥，云驰雨府，湿化乃行，时雨乃降，金火合德，上应荧惑、太白，其谷丹白，水火寒热，持于气交而为病始，热病生于上，清病生于下，寒热争于中，民病咳喘、血溢、血泄、鼽嚏、目赤眦疡，寒厥入胃，心痛，腰痛，腹大，嗌干肿上。岁半之前，天气少阴君火主之，少阴有本标之化，寒热得中，则其气和。岁半之后，地气阳明燥金主之，阳明不从标本，而以中气为化，燥湿相半，则其化平。是岁平金而无胜复，不取化源，惟资岁胜，折其郁气，无使暴过而生其病。岁宜以咸寒调其上，以酸温安其下，以辛温调其中，食白丹之谷以全真气，食间气之谷以辟虚邪，运同地气，化宜多用温热，司气以凉，用凉远凉，此其道也。

初之气，自己巳年大寒日申初，至是岁春分日午初，凡六十日八十七刻半，主位少角木，客气太阳水，中见金运。风寒燥三气，奉少阴之政以行春令。地气迁，燥将去，寒乃始，蛰复藏，水乃冰，霜复降，风乃至，阳气郁，民反周密，关节禁固，腰脽痛，炎暑将起，中外疮疡，此太阳之客也。法宜以苦补之，以咸写之，以苦坚之，以辛润之，岁谷用丹，间谷用稷，乃无寒邪之害。

二之气，自春分日午正，至小满日辰正，凡六十日有奇，主位太徵火，客气厥阴木，中见金运。风火燥同奉少阴之政，以行舒荣之化，木火相得，阳气布，风乃行，春气以正，万物应荣，寒气时至，民乃和，其病淋，目瞑目赤，气郁于上而热，此厥阴之客也。法宜以辛补之，以酸写之，以甘缓之，岁谷用丹，间谷用稻，乃无风邪之害。

三之气，自小满日巳初，至大暑日卯初，凡六十日有奇，主位太徵火，客气少阴火，中见金运。天政之所布也，火居火位，大火行，庶类蕃鲜，寒气时至，民病气厥心痛，寒热更作，咳喘目赤。宜治少阴之客，以咸补之，以甘写之，以酸收之，岁谷用丹，间谷用豆，乃无热邪之害。

四之气，自大暑日卯正，至秋分日丑正，凡六十日有奇，主位少宫土，客气太阴土，中见金运。土得其位，与金相和，奉阳明之令而行顺化，溽暑至，大雨时行，寒热互至，民病寒热、嗌干、黄瘅、鼽衄、饮发，此太阴之客也。法宜以甘补之，以苦写之，以甘缓之，岁谷用白，间谷用麻，乃无湿邪之害。

五之气，自秋分日寅初，至小雪日子初，凡六十日有奇，主位太商金，客气少阳火，中见金运。岁金虽得位，而客气少阳用事，畏火临，暑反至，阳乃化，万物乃生乃长荣，民乃康，其病温。宜调少阳之客，以咸补之，以甘写之，以咸软之，岁谷用白，间谷用豆，乃无火邪之害。

终之气，自小雪日子正，至大寒日戌正，凡六十日有奇，主位少羽水，客气阳明金，中见金运。气运相符，与水相得而为平气，亦岁之司气，故燥令行，余火内格，民病肿于上，咳喘，甚则血溢，寒气数举，则雾翳，病生皮腠，内舍于胁，下连少腹而作寒中。宜治阳明之客，以酸补之，以辛写之，以苦泄之，岁谷用白，间谷用黍，乃无燥邪之害。是气也，司气以凉，用凉无犯，是谓至治。

辛未岁图

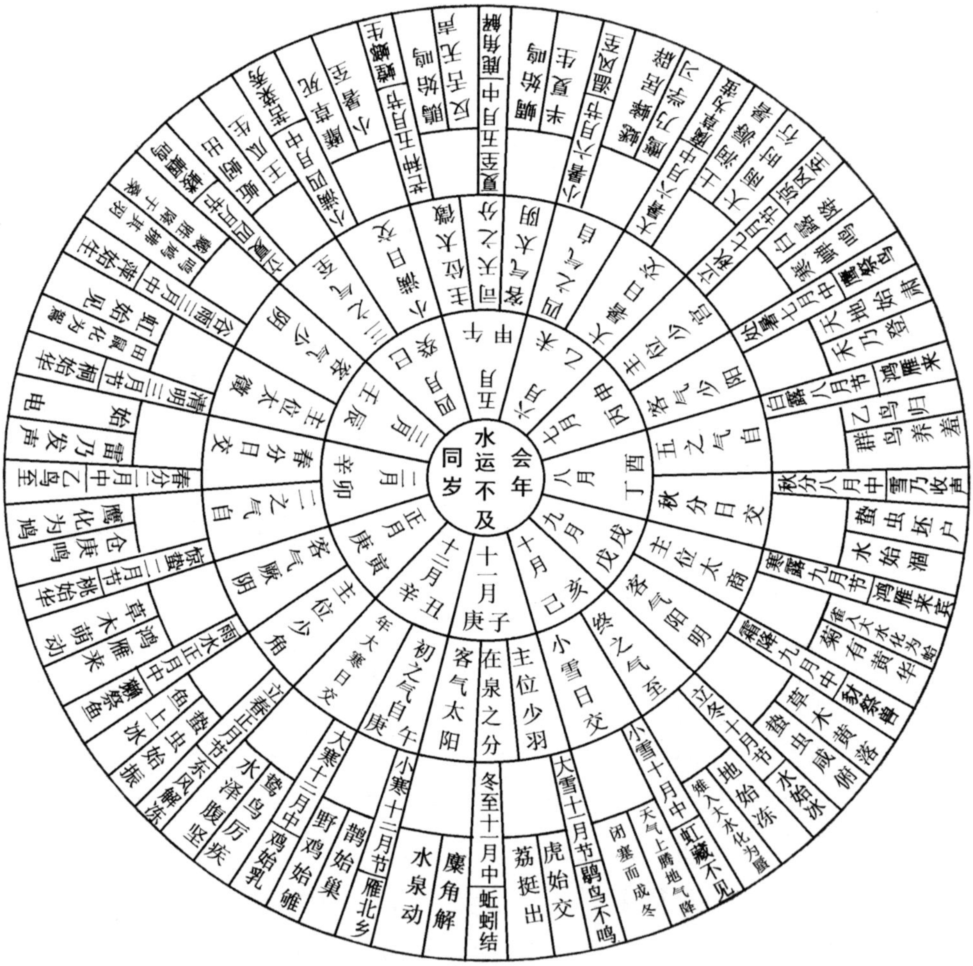

图 4-8　辛未岁图

太阴湿土司天，太阳寒水在泉，中见少羽水运。

岁水不及，气化运行后天，涸流之纪，曰上宫与正宫同。是岁天气平，又少羽下加太阳，不及而加同岁会，凡岁会为行令，此运化亦平也，诸同正岁，气化运行同天，岁运既平，命曰静顺之纪，藏而勿害，治而善下，五化咸整，其气明，其性下，其用沃衍，其化凝坚，其政流演，其候凝肃，其令寒，其类水，其应冬，其谷豆，其果栗，其实濡，其虫鳞，其畜彘，其色黑，其味咸，其音羽，其数六。其在人也，其藏为肾，其主二阴，其养骨髓，其病厥，此岁运之所主也。天地之气，上见太阴，左间少阳，右间少阴，故地气上腾而其政肃；下见太阳，左间厥阴，右间阳明，故天气下降而其令寂。阴专其政，阳气退辟，大风时起，原野昏雾，白埃四起，云奔南极，寒雨数至，物成于差夏，湿寒合德，黄黑埃昏，流行气交，上应镇星、辰星，其谷黅、玄。故阴凝于上，寒积于下，寒水胜火，则为冰雹，阳光不治，杀气乃行，民病寒湿，腹满，身䐜愤，胕肿，痞逆，寒厥，拘急，故有余宜高，不及宜下，有余宜晚，不及宜早。土之利，气之化也，民气亦从之，间谷命太徵、太商之谷。岁气既平，不取化源，惟折其水郁之气，无使邪胜，食黅、玄之谷以全其真，食间气之谷以保其精。岁宜以苦热调上，以苦热调下，以苦和调中，燥之温之。岁半之前，天气太阴主之，太阴所至为云雨，其化从本，当其时多行雨湿化者，太阴之政也。岁半之后，地气太阳主之，太阳所至为寒雰，其化从本从标，当其时，寒气至而热气应者，地气之平也。

初之气，自庚午岁大寒日亥初，至是年春分日酉初，凡六十日八十七刻半，主位少角木，客气厥阴木，中见水运。木当其位，水运统之，奉太阴之政而行春令，地气迁，寒乃去，春气正，风乃来，生布万物以荣，民气条舒。风湿相薄，雨乃后，民病血溢，筋络拘强，关节不利，身重筋痿。宜治厥阴之客，以辛补之，以酸写之，以甘缓之，岁谷用黅，间谷用稻，乃无客风之害。

二之气，自春分日酉正，至小满日未正，凡六十日有奇，主位太徵火，客气少阴火，中见水运。奉太阴之政，以行舒荣之化，大火正，物承化，民乃和。其病温历盛行，远近咸若，湿蒸相薄，雨及时降。宜治少阴之客，以咸补之，以甘写之，以酸收之，岁谷用黅，间谷用豆，乃无客热之害。

三之气，自小满日申初，至大暑日午初，凡六十日有奇，主位太徵火，客气太阴土，中见水运。天政所布，湿气降，地气腾，雨乃时降，寒乃随之，感于寒湿，民病身重胕肿，胸腹满。宜治太阴之客，以甘补之，以苦写之，以甘缓之，岁谷用黅，间谷用麻，乃无湿邪之害。

四之气，自大暑日午正，至秋分日辰正，凡六十日有奇，主位少宫土，客气少阳火，中见水运。火土相得，奉太阳之令，畏火临，溽蒸化，地气腾，天气否隔，寒风晓暮，蒸热相薄，草木凝烟，湿化不流，则白露阴布，以成秋令，民病腠理热，血暴溢，疟，心腹满热，胪胀，甚则胕肿。宜治少阳之客，以咸补之，以甘写之，以咸软之，岁谷用玄，间谷用豆，乃无热邪之害。

五之气，自秋分日巳初，至小雪日卯初，凡六十日有奇，主位太商金，客气阳明金，中见水运。惨令已行，寒露下，霜乃早降，草木黄落，寒气及体，君子周密，民病皮腠。宜治阳明之客，以酸补之，以辛写之，以苦泄之，岁谷用玄，间谷用黍，乃无客燥之害。

终之气，自小雪日卯正，至大寒日丑正，凡六十日有奇，主位少羽水，客气太阳水，中见水运。寒大举，湿大化，霜乃积，阴乃凝，水坚冰，阳光不治，感于寒则病患关节禁固，腰脽痛，寒湿持于气交而为疾也。宜治太阳之客，以苦补之，以咸写之，以苦坚之，以辛润之，岁谷用玄，间谷用稷，乃无客寒之害。

是岁行平气之化，岁会为行令，无淫气胜复，惟行德化政令。然土为天气，水为地气，水土虽睦，而运化不及，湿土在上，天气刑之，或有湿邪害人，其气亦微，《内经》所谓“中行令者，其病徐而持也”。

壬申岁图

少阳相火司天，厥阴风木在泉，中见太角木运。

岁木太过，气化运行先天，太角下加厥阴，太过而加同天符，天符为执法，平木之化也，命曰敷和之纪，木德周行，阳舒阴布，五化宣平，其气端，其性随，其用曲直，其化生荣，其政发散，其候温和，其类草木，其物中坚，其应春，其谷麻，其果李，其实核，其虫毛，其畜犬，其色苍，其味酸，其音角，其数八。其在人也，其藏肝，其主目，其养筋，其病里急支满，此岁运所主也。天地之气，上见少阳，左间阳明，右间太阴，故天气正而其政严；下见厥阴，左间少阴，右间太阳，故地气扰而其令扰。风乃暴举，木偃沙飞，炎火乃流，阴行阳化，雨乃时应，火木同德，上应荧惑、岁星，其谷丹苍。风热参布，云物沸腾，太阴横流，寒乃时至，凉雨并起，民病寒中，外发疮疡，内为泄满，圣人遇之，和而不争。往复之作，民病寒热、疟、泄、聋瞑、呕吐、上怫肿色变。岁半之前，天气少阳主之，少阳所至为炎暑，其化从本，当其时，火化盛行，风气应之，候乃和。岁半之后，地气厥阴主之，厥阴所至为风府，其化不从标本，而以中气为化，当其时，风从火化者，厥阴之中也。是岁运化既平，不取化源，唯赞所不胜，则暴过不生，苛疾不起。岁宜以咸寒调上，以辛凉调下，以酸和调中，渗之、泄之、渍之、发之，运同风热，宜多寒化，司气以温，用温远温，治之常也。

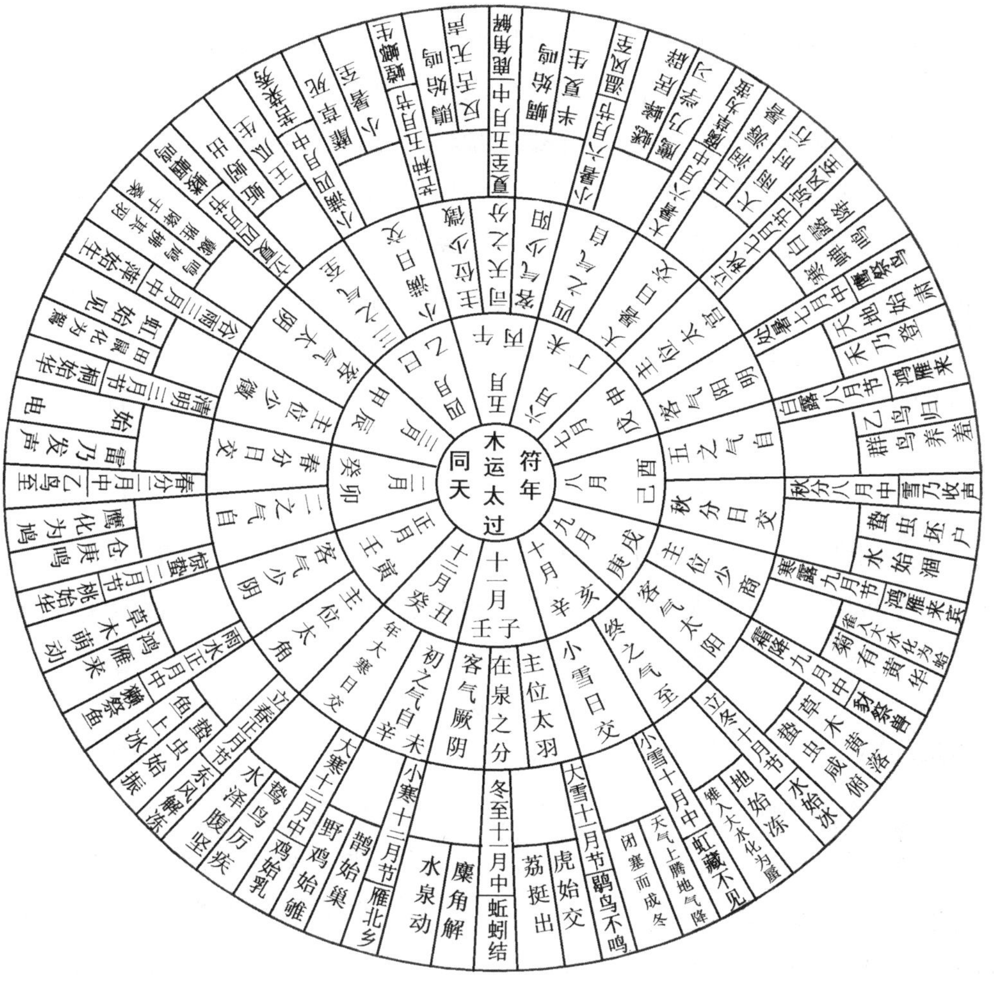

图4－9　壬申岁图

初之气，自辛未年大寒日寅初，至是岁春分日子初，凡六十日八十七刻半，主位太角木，客气少阴火，中见木运。木火相得，运当其位，以奉少阳之政而行春令，地气迁，风胜乃摇，寒乃去，候乃大温，草木早荣，寒来不杀，温病乃起，其病气怫于上，血溢目赤，咳逆头痛，血崩胁满，肤腠中疮。宜治少阴之客，以咸补之，以甘写之，以酸收之，岁谷宜丹，间谷宜豆，则热不为邪。

二之气，自春分日子正，至小满日戌正，凡六十日有奇，主位少徵火，客气太阴土，中见木运。风湿之气，奉畏火之政，以行舒荣之化，火反郁，白埃四起，云趋雨府，风不胜湿，雨乃零，民乃康，其病热郁于上，咳逆呕吐，疮发于中，胸嗌不利，头痛身热，昏愦脓疮。宜治太阴之客，以甘补之，以苦写之，以甘缓之，岁谷宜丹，间谷宜麻，则湿不为邪。

三之气，自小满日亥初，至大暑日酉初，凡六十日有奇，主位少徵火，客气少阳火，中见木运。火当其位，与木运之气相得，天政布，炎暑至，少阳临上，雨乃涯，民病热中，聋瞑，血溢，脓疮，咳呕，鼽衄，渴，嚏欠，喉痹目赤，善暴死。宜治少阳之客，以咸补之，以甘写之，以咸软之，岁谷宜丹，间谷宜豆，则火不为邪。是岁木气适平，不至横暴。

四之气，自大暑日酉正，至秋分日未正，凡六十日有奇，主位太宫土，客气阳明金，中见木运。凉乃至，炎暑间化，白露降，民气和平，其病满身重。宜治阳明之客，以酸补之，以辛写之，以苦泄之，岁谷宜苍，间谷宜黍，则燥不为邪。

五之气，自秋分日申初，至小雪日午初，凡六十日有奇，主位少商金，客气太阳水，中见木运。阳乃去，寒乃来，雨乃降，气门乃闭，刚木早雕，民避寒邪，君子周密。宜治太阳之客，以苦补之，以咸写之，以苦坚之，以辛润之，岁谷宜苍，间谷宜稷，则寒不为邪。

终之气，自小雪日午正，至大寒日辰正，凡六十日有奇，主位太羽水，客气厥阴木，中见木运。太角下加厥阴之时，运与气符，其化和平，又居水位，水木相得，其化乃顺，地气正，风乃至，万物反生，霿雾以行，其病关闭不禁心痛，阳气不藏而咳，气有所承，不能无侮，所谓“邪中执法”也，《经》曰：“中执法者，其病速而危。”宜治厥阴之客，以辛补之，以酸写之，以甘缓之，岁谷宜苍，间谷宜稻，则风不为邪。此一气，司气以温，用温无犯，是谓至治。

癸酉岁图

阳明燥金司天，少阴君火在泉，中见少徵火运。

岁火不及，气化运行后天，伏明之纪，曰上商与正商同，言天气平也，《六元正纪》曰：少徵下加少阴，不及而加同岁会，言岁运平也，诸同正岁，气化运行同天，上见天气平，下见运火平，火气之平，命曰升明之纪，正阳而治，德施周普，五化均衡，其气高，其性速，其用燔灼，其化蕃茂，其政明曜，其候炎暑，其类火，其应夏，其谷麦，其果杏，其实络，其虫羽，其畜马，其色赤，其味苦，其物脉，其音徵，其数七。其在人也，其藏心，其主舌，其养血，其病瞤瘛，此岁运所主也。天地之气，上见阳明，左间太阳，右间少阳，故天气急而其政切；下见少阴，左间太阴，右间厥阴，故地气明而其令暴。阳专其令，炎暑盛行，物燥以坚，淳风乃治，风燥横运，流于气交，多阳少阴，云趋雨府，湿化乃敷，燥极而泽，其谷白丹，间谷命太者，其耗白甲品羽，金火合德，上应太白、荧惑。清热之气，持于气交，民病咳嗌塞，寒热发暴，振栗癃闭，清先而劲，毛虫乃死，热后而暴，介虫乃殃。岁运之化热，寒雨胜复同，所谓邪气化日也；燥化四，热化二，所谓正化日也。岁半之前，天气阳明主之，阳明以中气为化，当其时，燥湿相半者，阳明得中也。岁半之后，地气少阴主之，少阴有本标之化，当其时，寒热得中者，少阴之气和也，岁火适平，不资化源，惟安运气，无使受邪。岁宜以苦温调上，以咸寒调下，以咸温调中，食白丹之谷以安其气，食间气之谷以去其邪，运同热气，宜多天化，治之常也。

初之气，自壬申年大寒日巳初，至是岁春分日卯初，凡六十日八十七刻半，主位太角木，客气太阴土，中见火运。风湿热三气，同奉阳明之政而行春令，地气迁，阴始凝，气始肃，水乃冰，寒雨化，其病中热胀，面目浮肿，善眠鼽衄，嚏欠呕，小便黄赤，甚则淋。宜治太阴之客，以甘补之，以苦写之，以甘缓之，岁谷宜白，间谷宜麻，乃无湿邪之害。

二之气，自春分日卯正，至小满日丑正，凡六十日有奇，主位少徵火，客气少阳火，中见火运。三火相符，以行舒荣之化，阳乃布，民乃舒，物乃生荣，厉大至，民善暴死。是岁火气平，厉虽至，民亦无害。宜治少阳之客，以咸补之，以甘写之，以咸软之，岁谷用白，间谷用豆，乃无火邪之害。是气也，司气以热，用热无犯。

三之气，自小满日寅初，至大暑日子初，凡六十日有奇，主位少徵火，客气阳明金，中见火运。金居火位，天政布，凉乃行，燥热交合，燥极而泽，民病寒热。宜治阳明之客，以酸补之，以辛写之，以苦泄之，岁谷用白，间谷用黍，乃无燥邪之害。

四之气，自大暑日子正，至秋分日戌正，凡六十日有奇，主位太宫土，客气太阳水，中见火运。寒湿之气，下奉少阴之令，寒雨降，病暴仆振栗，谵妄少气，嗌干引饮，及为心痛痈肿，疮疡疟寒之疾，骨痿血便。宜治太阳之客，以苦补之，以咸写之，以苦坚之，以辛润之，岁谷用丹，间谷用稷，乃无寒邪之害。

五之气，自秋分日亥初，至小雪日酉初，凡六十日有奇，主位少商金，客气厥阴木，中见火运。春令反行，草乃生荣，民气和。宜调厥阴之客，以辛补之，以酸写之，以甘缓之，岁谷用丹，间谷用稻，自无风邪之害。

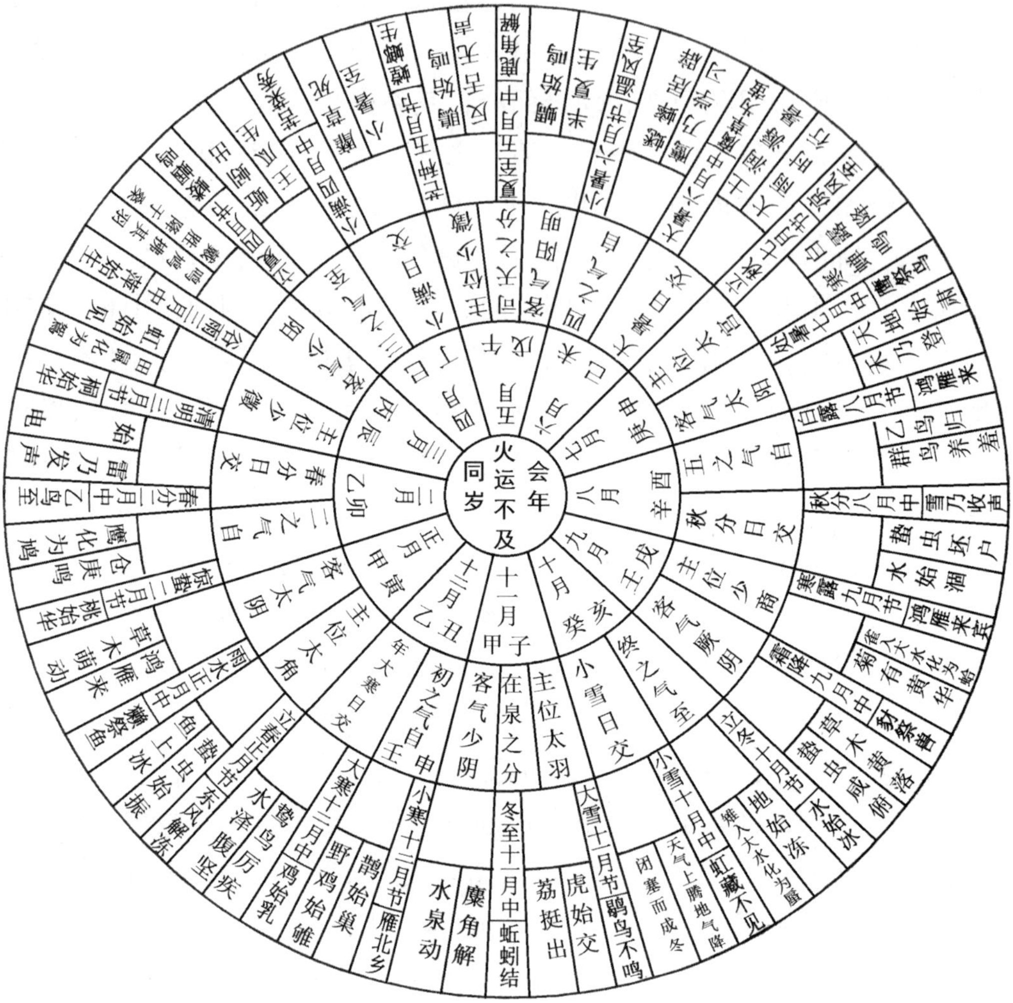

图 4-10　癸酉岁图

终之气，自小雪日酉正，至大寒日未正，凡六十日有奇，主位太羽水，客气少阴火，中见火运。少徵与少阴相加，火气符会，而为行令，阳气布，候反温，蛰虫来见，流水不冰，民乃康平，其病温。宜治少阴之客，以咸补之，以甘写之，以酸收之，岁谷用丹，间谷用豆，乃无热邪之害。

是岁气运适平，若有邪气，则中行令，“中行令者，其病徐而持也”。

甲戌岁图

太阳寒水司天，太阴湿土在泉，中见太宫土运。

岁土太过，气化运行先天，太宫下加太阴，太过而加同天符，又土运临戌，是谓岁会，气之平也，平土之岁，命曰备化之纪，气协天休，德流四政，五化齐修，其气平，其性顺，其用高下，其化丰满，其政安静，其候溽蒸，其令湿，其类土，其应长夏，其谷稷，其果枣，其实肉，其虫倮，其畜牛，其物肤，其色黄，其味甘，其音宫，其数五。其在人也，其藏脾，其主口，其养肉，其病否，此岁运所主也。天地之气，上见太阳，左间厥阴，右间阳明，故天政所布其气肃；下见太阴，左间少阳，右间少阴，故地气静而其令徐。水土合德，上应辰星、镇星，其谷玄黅，寒临太虚，其政大举，阳气不令，泽无阳焰，则火发待时，少阳中治，时雨乃涯，止极雨散，还于太阴，云朝北极，湿化乃布，泽流万物，寒敷于上，雷动于下，寒湿之气，持于气交，民病寒湿，发肌肉萎，足萎不收，濡写血溢。岁半之前，天气太阳主之，太阳有本标之化，寒政大举，热气时应者，天气得中也。岁半之后，地气太阴主之，太阴之化从本，雨湿甚者，地气之应也。寒化六，湿化五，是为正化之日。倮虫育，鳞虫静，是为岁物所宜。燥毒不生，鳞虫不成，其味咸，其气热，是为地气所制。平土之岁，本不资化源，运与地气临于戌，岁土气盛，先资化源以助于水，所谓“抑其运气，扶其不胜，无使暴过而生其疾也”。食玄黅之谷以全其真，避岁之虚邪以安其正，以苦热调上，以苦温调下，运土在中，亦以苦温调之。运同寒湿，化宜燥热，治之常也。

初之气，自癸酉年大寒日申初，至是岁春分日午初，凡六十日八十七刻半，主位太角木，客气少阳火，中见土运。少阳中治，以行春令，地气迁，气乃大温，草乃早荣，民乃厉，温病乃作，身热头痛呕吐，肌腠疮疡。宜治少阴之客，以咸补之，以甘写之，以咸软之，岁谷宜玄，间谷宜豆，则火不为邪。

二之气，自春分日午正，至小满日辰正，凡六十日有奇，主位少徵火，客气阳明金，中见土运。金土相和，大凉反至，民乃惨，草乃遇寒，火气遂抑，民病气郁中满，寒乃始。宜治阳明之客，以酸补之，以辛写之，以苦泄之，岁谷宜玄，间谷宜黍，则燥不为邪。

三之气，自小满日巳初，至大暑日卯初，凡六十日有奇，主位少徵火，客气太阳水，中见土运。天政布，寒气行，雨乃降，民病寒反热中，痈疽注下，心热瞀闷，不治者死。宜治太阳之客，以苦补之，以咸写之，以苦坚之，以辛润之，岁谷宜玄，间谷宜稷，则寒不为邪。

四之气，自大暑日卯正，至秋分日丑正，凡六十日有奇，主位太宫土，客气厥阴木，中见土运。岁土得位，风气居之，风湿交争，风化为雨，乃长乃化乃成，民病大热少气，肌肉萎足痿，注下赤白。宜治厥阴之客，以辛补之，以酸写之，以甘缓之，岁谷宜黅，间谷宜稻，则风不为邪。

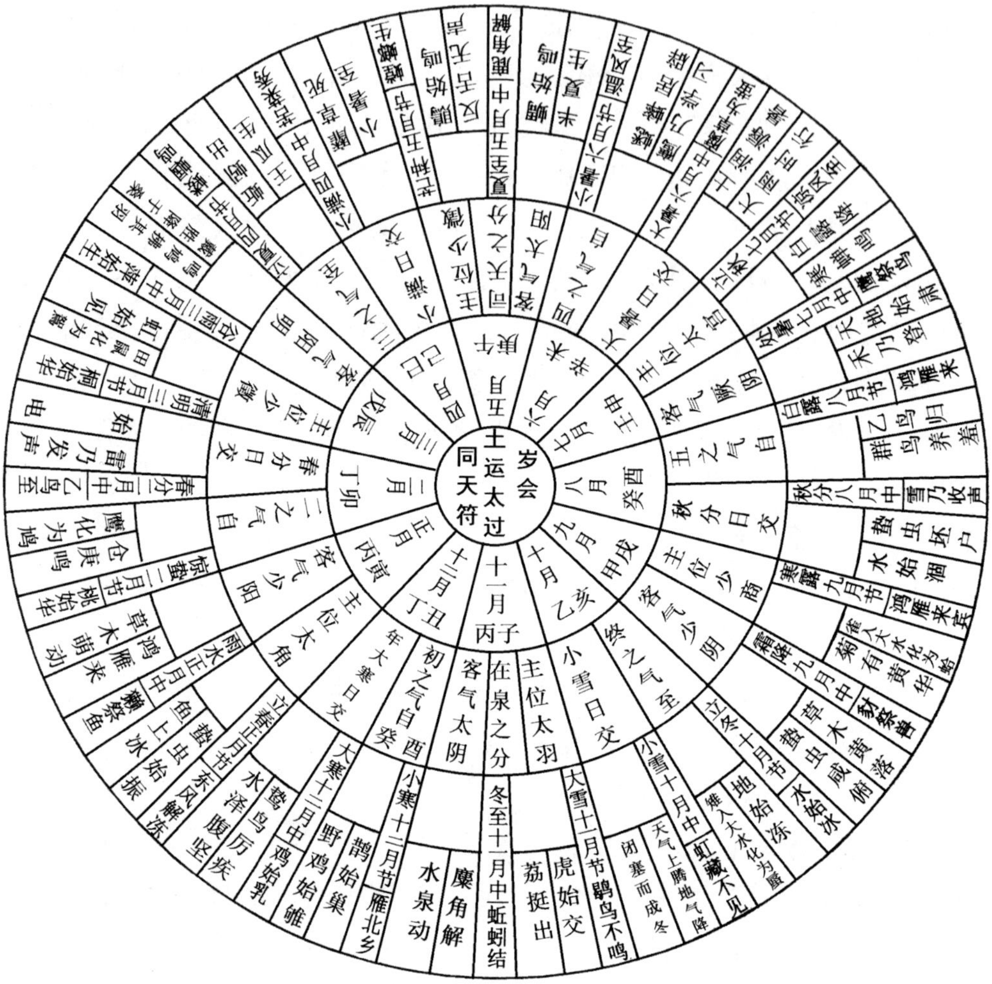

图 4－11　甲戌岁图

五之气，自秋分日寅初，至小雪日子初，凡六十日有奇，主位少商金，客气少阴火，中见土运。火能生土，土能生金，气位相和，阳复化，草乃长乃化乃成，民乃舒。宜调少阴之客，以咸补之，以甘写之，以酸收之，岁谷宜黅，间谷宜豆，则热不为邪。

终之气，自小雪日子正，至大寒日戌正，凡六十日有奇，主位太羽水，客气太阴土，中见土运。气与运符会，地气正，湿令行，阴凝太虚，埃昏郊野，民乃惨凄，寒风以至，反者孕乃死。宜治太阴之客，以甘补之，以苦写之，以甘缓之，岁谷宜黅，间谷宜麻，则湿不为邪。是气也，不可犯凉，“司气以凉”故也。

岁气虽平，或有邪气，则中执法，经曰：“中执法者，其病速而危也”。

乙亥岁图

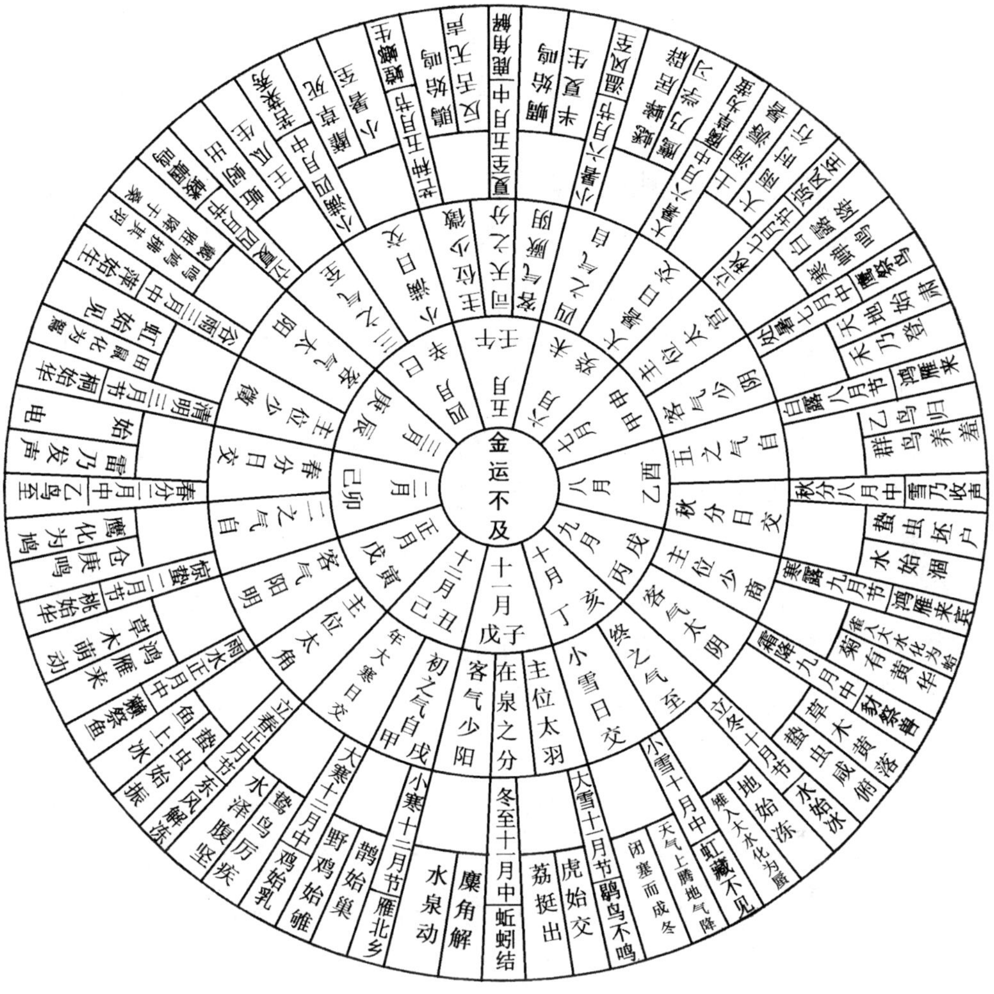

图 4－12 乙亥岁图

厥阴风木司天，少阳相火在泉，中见少商金运。

岁金不及，气化运行后天，上角与正角同，诸同正岁，气化运行同天。厥阴在上，左间少阴，右间太阳，故天气扰而其政挠；少阳在下，左间阳明，右间太阴，故地气正而其令速。风生高远，炎热从之，云趋雨府，湿化乃行，风火同德，上应岁星、荧惑，其谷苍丹，间谷言太宫、太羽者，其耗交角品羽。风燥火热，胜复更作，蛰虫来见，流水不冰，热病行于下，风病行于上，风燥胜复形于中，热化寒化胜复同，所谓邪气化日也。风化八，清化四，火化二，所谓正化度也。毛虫静，羽虫育，是乃岁物所宜。介虫耗，毛虫不育，寒毒不生，是乃地气所制。然木为天气，火为地气，金运在中，地气胜运，运化胜天，其化不纯，天气虚，地气盈，宜资化源，以助木气，兼赞岁运，无使邪胜。岁半之前，天气厥阴主之，厥阴以中气为化，当是时，风从火化者，天气之和也。若风淫所胜，则太虚埃昏，云物以扰，寒生春气，流水不冰，民病胃脘当心而痛，上支两胁，鬲咽不通，饮食不下，舌本强，食则呕，冷泄腹胀，溏泄瘕水闭，病本于脾，诊在足冲阳之脉，法宜平以辛凉，佐以苦甘，以甘缓之，以酸写之。岁半之后，地气少阳主之，少阳之化从本，若火淫于内，则焰明郊野，寒热更至，民病注泄赤白，少腹痛溺赤，甚则血便，法宜治以咸冷，佐以苦辛，以酸收之，以苦发之。岁运之化金不及，是谓折收，收气乃后，生气乃扬，长化合德，火政乃宣，庶类以蕃，其气扬，其用燥切，其化兼所不胜。夏有光显郁蒸之令，则冬有严凝整肃之应，若夏有炎烁燔燎之变，则秋有冰雹霜雪之复。其眚西，其病内舍膺胁肩背，外在皮毛，复则寒雨暴至，阴厥且格，阳反上行，头脑户痛，延及囟顶发热，甚则心痛，治宜以酸和调中。

初之气，自甲戌年大寒日亥初，至是岁春分日酉初，凡六十日八十七刻半，主位太角木，客气阳明金，中见金运。气与运同，居于木位，与厥阴交司而行春令，金木气齐，寒始肃，杀气方至，民病寒于右之下。宜治阳明之客，以酸补之，以辛写之，以苦泄之，岁谷宜苍，间谷宜黍。是气也，司气以凉，用凉无犯。

二之气，自春分日酉正，至小满日未正，凡六十日有奇，主位少徵火，客气太阳水，中见金运。金水相得，寒不去，华雪水冰，杀气施化，霜乃降，名草上焦，寒雨数至，阳复化，民病热于中。宜治太阳之客，以苦补之，以咸写之，以苦坚之，以辛润之，岁谷宜苍，间谷宜稷。

三之气，自小满日申初，至大暑日午初，凡六十日有奇，主位少徵火，客气厥阴木，中见金运。火胜金，金胜木，其化不纯，天政布，风乃时举，民病泣出，耳鸣掉眩。宜治厥阴之客，以辛补之，以酸写之，以甘缓之，岁谷宜苍，间谷宜稻。

四之气，自大暑日午正，至秋分日辰正，凡六十日有奇，主位太宫土，客气少阴火，中见金运。又值在泉少阳交司之时，溽暑至，湿热相薄，争于左之上，民病黄瘅而为胕肿。宜治少阴之客，以咸补之，以甘写之，以酸收之，岁谷宜丹，间谷宜豆。

五之气，自秋分日巳初，至小雪日卯初，凡六十日有奇，主位少商金，客气太阴土，中见金运。岁运之金得位，与土相和，其化燥湿更胜，沉阴乃布，寒气及体，风雨乃行。宜调太阴之客，以甘补之，以苦写之，以甘缓之，岁谷宜丹，间谷宜麻。

终之气，自小雪日卯正，至大寒日丑正，凡六十日有奇，主位太羽水，客气少阳火，中见金运。畏火司令，阳乃大化，蛰虫出见，流水不冰，地气大发，草乃生，人乃舒，其病温厉。宜治少阳之客，以咸补之，以甘写之，以咸软之，岁谷宜丹，间谷宜豆，六气之常也。

岁气之化，天气胜者，阳明复之，地气胜者，太阳复之，其治各依其胜复法。

丙子岁图

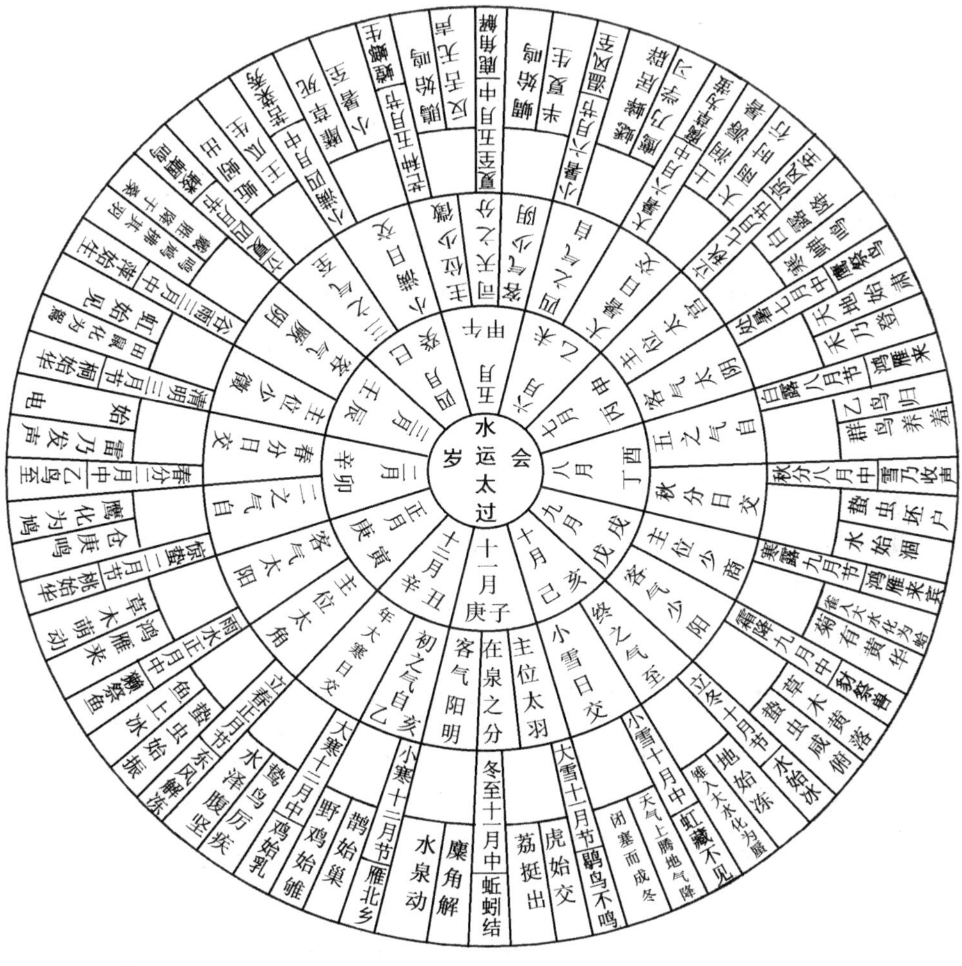

图 4－13　丙子岁图

少阴君火司天，阳明燥金在泉，中见太羽水运。

岁水太过，气化运行先天，水运临子，是谓岁会，气之平也。平水之岁，命曰静顺之纪，藏而勿害，治而善下，五化咸整，其气明，其性下，其用沃衍，其化凝坚，其政流演，其候凝肃，其令寒，其类水，其应冬，其谷豆，其果栗，其实濡，其虫鳞，其畜彘，其色黑，其味咸，其物濡，其音羽，其数六。其在人也，其藏肾，其主二阴，其养骨髓，其病厥，此岁运之化也。天地之气，上见少阴，左间太阴，右间厥阴，故天政所布其气明；下见阳明，左间太阳，右间少阳，故地气肃而其令切。交司之气，以寒交暑，天地之气，以热加燥，云驰雨府，湿化乃行，时雨乃降，金火合德，上应荧惑、太白，其谷丹、白。水火寒热，持于气交而为病始，热病生于上，清病生于下，寒热相犯而争于中，民病咳喘，血溢，血泄，鼽嚏，目赤眦疡，寒厥入胃，心痛，腰痛，腹大，嗌干，肿上，盖火为天气，金为地气，水运在中，热化二，寒化六，清化四，正化度也。羽虫静，介虫育，岁物之宜也。毛虫耗，羽虫不成，湿毒不生，地气制之也。燥热相加，天气盈，地气虚，岁有平水，不取化源，唯抑运气，资其岁胜，无使暴过而生病也，食丹白之谷以全真气，食间气之谷以辟虚邪，味宜以咸寒调上，以酸温安下，运同地气，宜以温热化。岁半之前，天气少阴主之，少阴有本标之化，其应寒热得中。岁半之后，地气阳明主之，阳明以中气为化，其应湿燥相半，当其时而至者为平和，非其时而至者为淫胜。

初之气，自乙亥年大寒日寅初，至是岁春分日子初，六十日八十七刻半，主位太角木，客气太阳水，中见水运。气与运同，以居木位，水木相和，奉少阴之政而行春令，地气迁，燥将去，寒乃始，蛰复藏，水乃冰，霜复降，风乃至，阳气郁，民反周密，关节禁固，腰脽痛，炎暑将起，中外疮疡。宜治太阳之客，以苦补之，以咸写之，以苦坚之，以辛润之，岁谷食丹，间谷食稷，则寒不为邪。是气也，用寒远寒，无犯司气之寒。

二之气，自春分日子正，至小满日戌正，凡六十日有奇，主位少徵火，客气厥阴木，中见水运。水木相得，阳气布，风乃行，春气以正，万物应荣，寒气时至，民乃和，其病淋，目瞑目赤，气郁于上而热。宜治厥阴之客，以辛补之，以酸写之，以甘缓之，岁谷食丹，间谷食稻，则风不为邪。

三之气，自小满日亥初，至大暑日酉初，凡六十日有奇，主位少徵火，客气少阴火，中见水运。火居火位，岁水间之，天政布，大火行，庶类蕃鲜，寒气时至，民病气厥心痛，寒热更作，咳喘目赤。宜治少阴之客，以咸补之，以甘写之，以酸收之，岁谷食丹，间谷食豆，则热不为邪。

四之气，自大暑日酉正，至秋分日未正，凡六十日有奇，主位太宫土，客气太阴土，中见水运。土居其位，溽暑至，大雨时行，寒热互至，民病寒热，嗌干黄瘅，鼽衄饮发。宜治太阴之客，以甘补之，以苦写之，以甘缓之，岁谷食白，间谷食麻，则湿不为邪。

五之气，自秋分日申初，至小雪日午初，凡六十日有奇，主位少商金，客气少阳火，中见水运。畏火临，暑反至，阳乃化，万物乃生乃长荣，民乃康，其病温，岁水制之，其病乃微。宜治少阳之客，以咸补之，以甘写之，以咸软之，岁谷食白，间谷食豆，则火不为邪。

终之气，自小雪日午正，至大寒日辰正，凡六十日有奇，主位太羽水，客气阳明金，中间水运。水当其位，与金相和，燥令行，余火内格，肿于上，咳喘，甚则血溢，寒气数举，则雾霿翳，病生皮腠，内舍于胁，下连少腹而作寒中，地将易也。宜治阳明之客，以酸补之，以辛写之，以苦泄之，岁谷食白，间谷食黍，则燥不为邪。

是岁也，水气之平由于岁会为行令，邪或中之，民有持久之病，《经》所谓“中行令者，其病徐而持也”。

丁丑岁图

太阴湿土司天，太阳寒水在泉，中见少角木运。

岁木不及，气化运行后天，委和之纪，曰上官与正宫同，诸同正岁，气化运行同天，此言天气平也。天地之气，上见太阴，左间少阳，右间少阴，故地气上腾而其政肃；下见太阳，左间厥阴，右间阳明，故天气下降而其令寂。阴专其政，阳气退辟，大风时起，原野昏霿，白埃四起，云奔南极，寒雨数至，物成于差夏，湿寒合德，上应镇星辰星，其谷黅玄，故阴凝于上，寒积于下，寒水胜火，则为冰雹，阳光不治，杀气乃行，民病寒湿腹满、身䐜膹、胕肿、痞逆、寒厥、拘急，清化热化胜复同，邪气化度也。雨化五，风化三，寒化一，正化度也。岁物所宜，则倮虫静，鳞虫育，地气所制，则羽虫耗，热毒不生，故有余宜高，不及宜下，有余宜晚，不及宜早，土之利气之化也，民气亦从之，间谷命太徵、太商者。然土为天气，水为地气，土胜水，天气盈，地气虚，宜取化源，以平土气，益其岁气，无使邪胜，食黅、玄之谷以全其真，食间气之谷以保其精。以苦燥之温之，甚则发之泄之，不发不泄，则湿气外溢，肉溃皮坼而水血交流，必赞其阳火，令御甚寒，从气之异同、多少其判也。岁半之前，天气太阴主之，太阴所至，其令湿，若湿淫所胜，则沉阴且布，雨变枯槁，民病胕肿骨痛阴痹，阴痹者，按之不得，腰脊头项痛，时眩大便难，阴气不用，饥不欲食，咳唾则有血，心如悬，病本于肾，诊在足太溪之脉，法宜平以苦温，佐以甘辛，以汗为故而止，所谓“丁丑岁其化上苦温”也。岁半之后，地气太阳主之，太阳所至，其令寒，若寒淫于内，则凝肃惨栗，民病少腹控睾，引腰脊上冲心痛，血见嗌痛颔肿，法宜治以甘热，佐以苦辛，以咸写之，以辛润之，以苦坚之。岁运之化木不及，是谓胜生，生气不政，化气乃扬，长气自平，收令乃早，凉雨时降，风云并兴，草木晚荣，苍干凋落，物秀而实，肤肉内充，其气敛，其用聚，其动緛戾拘缓，其发惊骇，其化兼所不胜。春有鸣条律畅之化，则秋有雾露清凉之政，春有惨凄残贼之胜，则夏有炎暑燔烁之复。其眚东，其病内舍胠胁，外在关节，复则炎暑流火，民病寒热疮疡疿胗痈痤，法宜调以辛温。

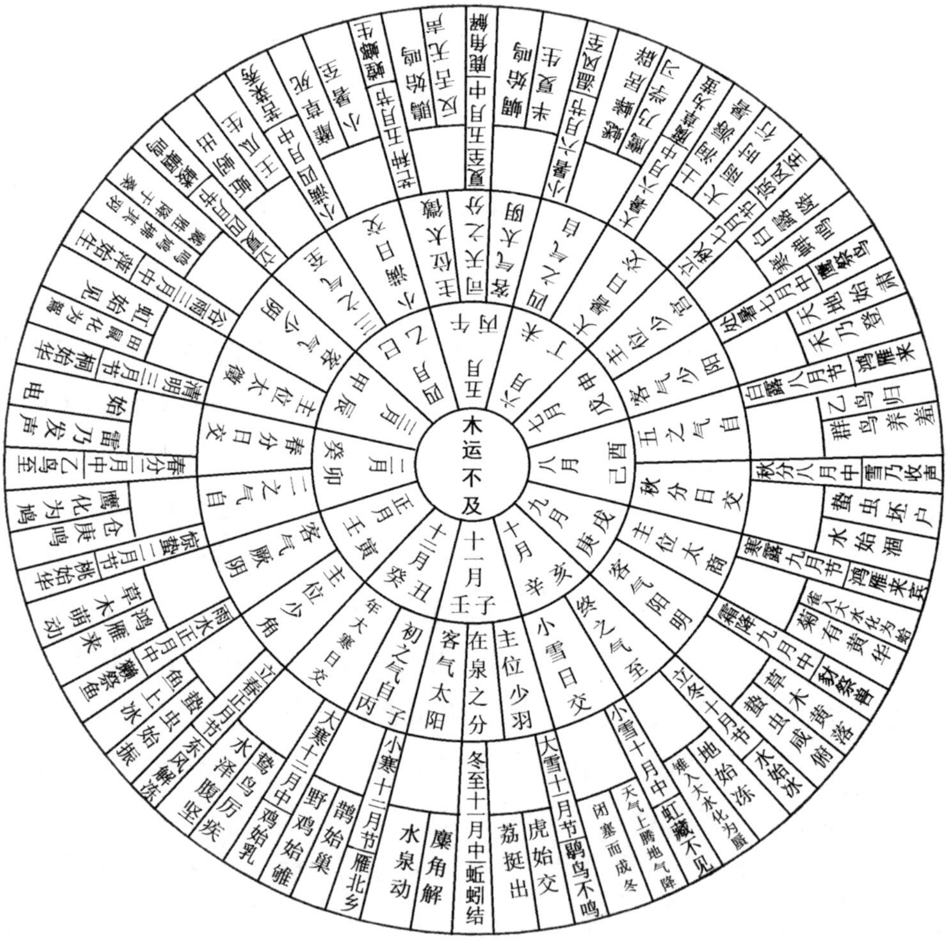

图4-14　丁丑岁图

初之气，自丙子年大寒日巳初，至是岁春分日卯初，六十日八十七刻半，主位少角木，客气厥阴木，中见木运。岁木当位，地气迁，寒乃去，春气正，风乃来，生布万物以荣，民气条舒，风湿相薄，雨乃后，民病血溢，筋络拘强，关节不利，身重筋痿。宜调厥阴之客，以辛补之，以酸写之，以甘缓之，岁谷宜食黅，间谷宜食稻，则风不为邪。是气也，司气以温，用温无犯。

二之气，自春分日卯正，至小满日丑正，凡六十日有奇，主位太徵火，客气少阴火，中见木运。火气当位，大火正，物承化，民乃和，其病温厉盛行，远近咸若，湿蒸相薄，雨乃时降。宜调少阴之客，以咸补之，以甘写之，以酸收之，岁谷宜食黅，间谷宜食豆，则热不为邪。

三之气，自小满日寅初，至大暑日子初，凡六十日有奇，主位太徵火，客气太阴土，中见木运。木生火，火生土，其化顺，天政布，湿气降，地气腾，雨乃时降，寒乃随之，感于寒湿，则民病身重胕肿，胸腹满。宜治太阴之客，以甘补之，以苦写之，以甘缓之，岁谷宜食黅，间谷宜食麻。虽有湿邪，不能为害。

四之气，自大暑日子正，至秋分日戌正，凡六十日有奇，主位少宫土，客气少阳火，中见木运。地气交司，畏火临，溽蒸化，地气腾，天气否隔，寒风晓暮，蒸热相薄，草木凝烟，湿化不流，则白露阴布以成秋令，民病腠理热，血暴溢，疟心腹满热胪胀，甚则胕肿。宜治少阳之客，以咸补之，以甘写之，以咸软之，岁谷宜食玄，间谷宜食豆。虽有火邪，不能为害。

五之气，自秋分日亥初，至小雪日酉初，凡六十日有奇，主位太商金，客气阳明金，中见木运。金气得位，惨令已行，寒露下，霜乃早降，草木黄落，寒气及体，君子周密，民病皮腠。宜治阳明之客，以酸补之，以辛写之，以苦泄之，岁谷宜食玄，间谷宜食黍，则燥不为邪。

终之气，自小雪日酉正，至大寒日未正，凡六十日有奇，主位少羽水，客气太阳水，中见木运。水当其位，寒大举，湿大化，霜乃积，阴乃凝，水坚冰，阳光不治，感于寒，则病人关节禁固，腰脽痛，寒湿持于气交而为疾也。宜治太阳之客，以苦补之，以咸写之，以苦坚之，以辛润之，岁谷宜食玄，间谷宜食稷，则寒不为邪，此六气之常也。

岁气之交，湿胜则有厥阴之复，寒胜则有太阴之复，其治各依其胜复之法。

戊寅岁图

少阳相火司天，厥阴风木在泉，中见太徵火运。

岁火太过，气化运行先天，太徵上临少阳，是谓天符之年，平火之岁，命曰升明之纪，正阳而治，德施周普，五化均衡，其气高，其性速，其用燔灼，其化蕃茂，其政明曜，其候炎暑，其令热，其类火，其应夏，其谷麦，其果杏，其实络，其虫羽，其畜马，其色赤，其味苦，其物脉，其音徵，其数七。其在人也，其藏心，其主舌，其养血，其病瞤瘛，此岁运之化也。天地之气，上见少阳，左间阳明，右间太阴，故天气正而其政严；下见厥阴，左间少阴，右间太阳，故地气扰而其令挠。风乃暴举，木偃沙飞，炎火乃流，阴行阳化，雨乃时应，火木同德，上应荧惑、岁星，其谷丹苍。岁气之化，火化七，风化三，正化度也。羽虫静，毛虫育，岁物所宜也。倮虫耗，清毒不生，地气制之也。岁半之前，天气少阳主之，少阳所至为炎暑，其令暄者，少阳之政也。岁半之后，地气厥阴主之，厥阴所至为风府，风从火化者，厥阴之令也，风热参布，云物沸腾，太阴横流，寒乃时至，凉雨并起，民病寒中，外发疮疡，内为泄满，圣人遇之，和而不争。往复之作，民病寒热、疟、泄、聋、瞑、呕吐，上怫肿色变，是岁火为天气，木为地气，风火相值，其气专，其化淳。又遇火运统之，运与天符，火化升明，先取化源，抑其运火，赞其金气，则暴过不生，苛疾不起。岁宜以咸寒调上，以辛凉调下，以甘和调中，渗之、泄之，渍之、发之，运同风热，宜多寒化，治之常也。

初之气，自丁丑年大寒日申初，至是岁春分日午初，六十日八十七刻半，主位少角木，客气少阴火，中见火运。气与运同，地气迁，风胜乃摇，寒乃去，候乃大温，草木早荣，寒来不杀，温病乃起，其病气拂于上，血溢目赤，咳逆头痛，血伤胁满，肤腠中疮。宜调少阴之客，以咸补之，以甘写之，以酸收之，岁谷宜丹，间谷宜豆。

二之气，自春分日午正，至小满日辰正，凡六十日有奇，主位太徵火，客气太阴土，中见火运。湿土之客，火反郁，白埃四起，云趋雨府，风不胜湿，雨乃零，民乃康，其病热郁于上，咳逆呕吐，疮发于中，胸嗌不利，头痛身热，昏愦脓疮。宜治太阴之客，以甘补之，以苦写之，以甘缓之，岁谷宜丹，间谷宜麻。

三之气，自小满日巳初，至大暑日卯初，凡六十日有奇，主位太徵火，客气少阳火，中见火运。岁火当位，上为天符，下为司气，天政布，炎暑至，少阳临上，雨乃涯，民病热中，聋瞑，血溢，脓疮，咳、呕，鼽、衄，渴、嚏、欠，喉痹，目赤，善暴死。是岁火气平，若有水气承之，即不至横暴，《经》曰“相火之下，水气承之”，“亢则害，承乃制”是也。宜调少阳之客，以咸补之，以甘写之，以咸软之，岁谷宜丹，间谷宜豆。是气也，司气以热，用热远热。

四之气，自大暑日卯正，至秋分日丑正，凡六十日有奇，主位少宫土，客气阳明金，中见火运。金土相和，凉乃至，炎暑间化，白露降，民气和平，其病满身重。宜调阳明之客，以酸补之，以辛写之，以苦泄之，岁谷宜苍，间谷宜黍。

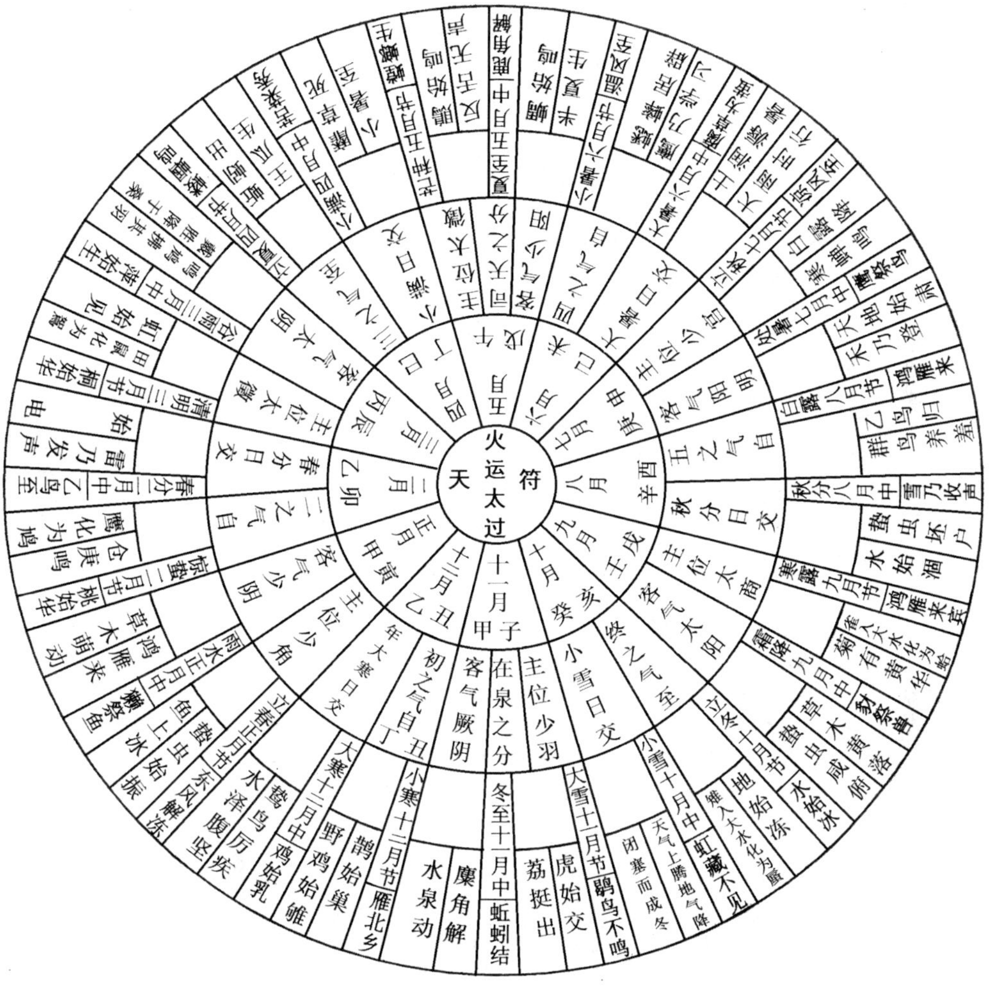

图4－15　戊寅岁图

五之气，自秋分日寅初，至小雪日子初，凡六十日有奇，主位太商金，客气太阳水，中见火运。火本胜金，水反制之，寒气为客，阳乃去，寒乃来，雨乃降，气门乃闭，刚木早凋，民避寒邪，君子周密。宜调太阳之客，以苦补之，以咸写之，以苦坚之，以辛润之，岁谷宜苍，间谷宜稷。

终之气，自小雪日子正，至大寒日戌正，凡六十日有奇，主位少羽水，客气厥阴木，中见火运，火木同德而行顺化，地气正，风乃至，万物反生，霿雾以行，其病关闭不禁心痛，阳气不藏而咳。宜治厥阴之客，以辛补之，以酸写之，以甘缓之，岁谷宜苍，间谷宜稻。

是岁天符为执法，火气自平，若有邪气，则中执法，民有急卒之病，《经》所谓“中执法者，其病速而危也”。

己卯岁图

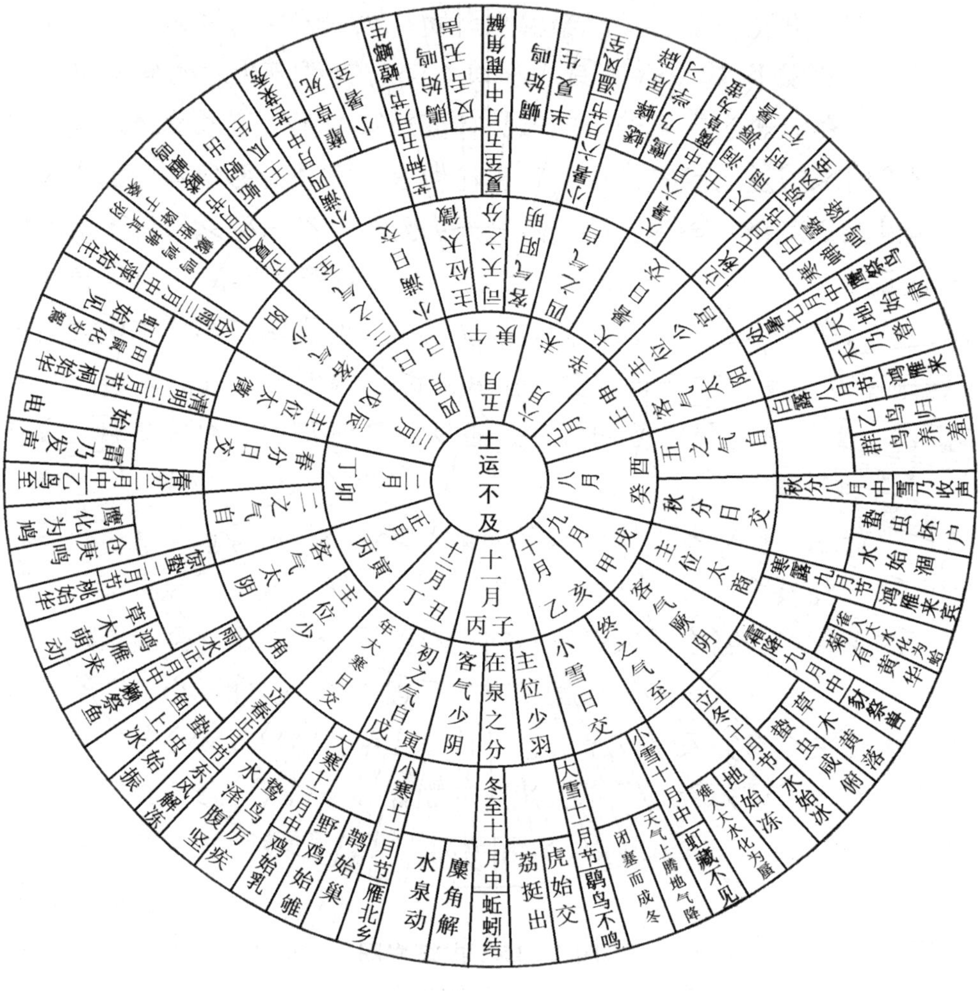

图 4-16　己卯岁图

阳明燥金司天，少阴君火在泉，中见少宫土运。

岁土不及，气化运行后天。岁之气化，上见阳明，左间太阳，右间少阳，故天气急而其政切；下见少阴，左间太阴，右间厥阴，故地气明而其令暴。阳专其令，炎暑盛行，物燥以坚，淳风乃治，风燥横运，流于气交，多阳少阴，云趋雨府，湿化乃敷，燥极而泽。其为气也，清热之气，持于气交，风化清化胜复同，是谓邪气化度也。清化九，雨化五，热化七，是谓正化度也。金火合德，其在天也，上应太白、荧惑，其在物也，岁谷白丹，间谷命太徵者，岁物所宜，则羽虫育，地气所制，则介虫耗，寒毒不生，其耗白甲品羽，蛰虫乃见，流水不冰，民病咳嗌塞，寒热发暴，振栗癃闷。清先而劲，毛虫乃死，热后而暴，介虫乃殃。然金为天气，火为地气，火能胜金，土运间之，其邪乃微，天气微虚。宜资其化源，以助金气，兼安其运土，无使受邪，食白、丹之谷以安其气，食间气之谷以去其邪，岁宜以咸、以苦、以辛，汗之、清之、散之，运同清气，宜多地化，治之常也。岁半之前，天气阳明主之，燥淫所胜，则木乃晚荣，草乃晚生，筋骨内变，民病左胠胁痛，寒清于中，感而疟，大凉革候，咳、腹中鸣、注泄鹜溏，名木敛，生菀于下，草焦上首，心胁暴痛，不可反侧，嗌干面尘，腰痛，目昧眦，疡疮痤痈，病本于肝，诊在足太冲之脉，法宜平以苦温，佐以酸辛，以苦下之。岁半之后，地气少阴主之，热淫于内，则焰浮川泽，阴处反明，民病腹中常鸣，气上冲胸，喘不能久立，寒热皮肤痛，目瞑，齿痛，䪼肿，恶寒发热如疟，少腹中痛腹大，法宜治以咸寒，佐以甘苦，以酸收之，以苦发之。岁运之化土不及，纪曰卑监，是谓减化，化气不令，生政独彰，长气整，雨乃愆，收气平，风寒并兴，草木荣美，秀而不实，成而秕也。其气散，其用静定，其动疡涌分溃痈肿，其发濡滞，其化兼所不胜。四维有埃云润泽之化，则春有鸣条鼓坼之政，若四维发振拉飘腾之变，则秋有肃杀霖霪之复。其眚四维，其藏脾，其病内舍心腹，外在肌肉四肢，复则收政严峻，名木苍凋，胸胁暴痛，下引少腹，善太息，气客于脾，食少失味，治宜以甘和调中。

初之气，自戊寅年大寒日亥初，至是岁春分日酉初，六十日八十七刻半，主位少角木，客气太阴土，中见土运。气与运同，风不胜湿，地气迁，阴始凝，气始肃，水乃冰，寒雨化，其病中热胀面目浮肿，善眠，鼽衄，嚏欠呕，小便黄赤，甚则淋。宜治太阴之客，以甘补之，以苦写之，以甘缓之，岁谷宜白，间谷宜麻。虽有湿邪，不能为害。是气也，司气以凉，用凉无犯。

二之气，自春分日酉正，至小满日未正，凡六十日有奇，主位太徵火，客气少阳火，中见土运。二火同治，阳乃布，民乃舒，物乃生荣，厉大至，民善暴死。宜治少阳之客，以咸补之，以甘写之，以咸软之，岁谷宜白，间谷宜豆。虽有火邪，不能为害。

三之气，自小满日申初，至大暑日午初，凡六十日有奇，主位太徵火，客气阳明金，中见土运。火生土，土生金，下生上，天政布，凉乃行，燥热交合，燥极而泽，民病寒热。宜治阳明之客，以酸补之，以辛写之，以苦泄之，岁谷宜白，间谷宜黍。虽有燥邪，不能为害。

四之气，自大暑日午正，至秋分日辰正，凡六十日有奇，主位少宫土，客气太阳水，中见土运。运土得位，太阳居之，寒雨降，病暴仆、振栗、谵妄、少气，嗌干引饮，及为心痛，痈肿疮疡，疟寒之疾，骨痿血便。宜治太阳之客，以苦补之，以咸写之，以苦坚之，以辛润之，岁谷宜丹，间谷宜稷。虽有寒邪，不能为害。

五之气，自秋分日巳初，至小雪日卯初，凡六十日有奇，主位太商金，客气厥阴木，中见土运。客气胜运，春令反行，草乃生荣，民气和。宜调厥阴之客，以辛补之，以酸写之，以甘缓之，岁谷宜丹，间谷宜稻。虽有风化，不能为邪。

终之气，自小雪日卯正，至大寒日丑正，凡六十日有奇，主位少羽水，客气少阴火，中见土运。气能生运，阳气布，候反温，蛰虫来见，流水不冰，民乃康平，其病温。宜治少阴之客，以咸补之，以甘写之，以酸收之，岁谷宜丹，间谷宜豆。虽有热邪，不能为害。此六气之常也。

岁气之交，天气胜则有少阳之复，地气胜则有太阳之复，其治各依其胜复法。

庚辰岁图

太阳寒水司天，太阴湿土在泉，中见太商金运。

岁金太过，气化运行先天。天地之气，上见太阳，左间厥阴，右间阳明，故天政所布其气肃；下见太阴，左间少阳，右间少阴，故地气静而其令徐。寒临太虚，阳气不令，寒政大举，泽无阳焰，则火发待时，少阳中治，时雨乃涯，止极雨散，还于太阴，云朝北极，湿化乃布，泽流万物，寒敷于上，雷动于下，水土合德，上应辰星、镇星，其谷玄、黅。岁气之化，寒化一，清化九，雨化五，正化度也。倮虫育，岁物所宜也。鳞虫不成，燥毒不生，地气制之也。寒湿之气，持于气交，民病寒湿，发肌肉萎，足痿不收，濡写血溢。是岁水为天气，土为地气，中见金运，土能胜水，天化为虚，金运统之，土生金，金生水，以下生上，天化虽虚，气运相生，其邪乃微，宜先资化源，以助天气之虚，抑其运金，扶其木气，无使暴过而生其疾。食玄黅之谷以全其真，避虚邪之气以安其正，岁宜以苦热调上，以甘热调下，以辛温调中，运同寒湿，以燥热化，治之常也。淫胜之气，岁半之前，天气太阳主之，若寒淫所胜，则寒气反至，水且冰，血变于中，发为痈疡，民病厥心痛，呕血血泄鼽衄，善悲，时眩仆，运火炎烈，雨暴乃雹，胸腹满，手热，肘挛，腋肿，心澹澹大动，胸胁胃脘不安，面赤目黄，善噫嗌干，甚则色炲，渴而欲饮，病本于心，诊在手神门脉，法宜平以辛热，佐以甘苦，以咸写之。岁半之后，地气太阴主之，若湿淫于内，则埃昏岩谷，黄反见黑，至阴之交，民病饮积，心痛头痛喉痹，阴病血见，少腹痛肿，不得小便，病冲头痛，目似脱，项似拔，腰似折，髀不可以回，腘如结，腨如别，法宜治以苦热，佐以酸淡，以苦燥之，以淡泄之。岁运之化，金太过者，纪曰坚成，是谓收引，天气洁，地气明，阳气随，阴治化，燥行其政，物以司成，收气繁布，化洽不终，其化成，其气削，其政肃，其令锐切，其德雾露萧飋，其动暴折疡疰，其变肃杀凋零，其病喘喝，胸凭仰息，其化兼其所胜，故曰岁金太过，燥气流行，肝木受邪，民病两胁下少腹痛，目赤痛眦伤，耳无所闻，肃杀而甚，则体重烦冤，胸痛引背，两胁满且痛引少腹，甚则喘咳逆气，肩背痛，下连股膝髀腨胻足皆病，收气峻则病暴痛，胠胁不可反侧，咳逆，甚而血溢，诊在足太冲之脉，其治悉以辛温调中。

初之气，自己卯年大寒日寅初，至是岁春分日子初，凡六十日八十七刻半，主位少角木，客气少阳火，中见金运。客气胜运，地气迁，气乃大温，草乃早荣，民乃厉，温病乃作，身热头痛呕吐，肌腠疮疡。宜治少阳之客，以咸补之，以甘写之，以咸软之，岁谷宜玄，间谷宜豆。虽有火邪，不能为害。

二之气，自春分日子正，至小满日戌正，凡六十日有奇，主位太徵火，客气阳明金，中见金运。气运同，大凉至，民乃惨，草乃遇寒，火气遂抑，民病气郁中满，寒乃始。宜治阳明之客，以酸补之，以辛写之，以苦泄之，岁谷宜玄，间谷宜黍。虽有燥邪，不能为害。是气也，无犯司气之凉。

三之气，自小满日亥初，至大暑日酉初，凡六十日有奇，主位太徵火，客气太阳水，中见金运。水胜火，天政布，寒气行，雨乃降，民病寒反热中，痈疽注下，心热瞀闷，不治者死。宜治太阳之客，以苦补之，以咸写之，以苦坚之，以辛润之，岁谷宜玄，间谷宜稷。虽有寒邪，不能为害。

四之气，自大暑日酉正，至秋分日未正，凡六十日有奇，主位少宫土，客气厥阴木，中见金运。木胜土，金反制之，又遇太阴交司，风湿交争，风化为雨，乃长乃化乃成，民病大热少气，肌肉萎足萎，注下赤白。宜治厥阴之客，以辛补之，以酸写之，以甘缓之，岁谷宜黅，间谷宜稻。虽有风邪，不能为害。

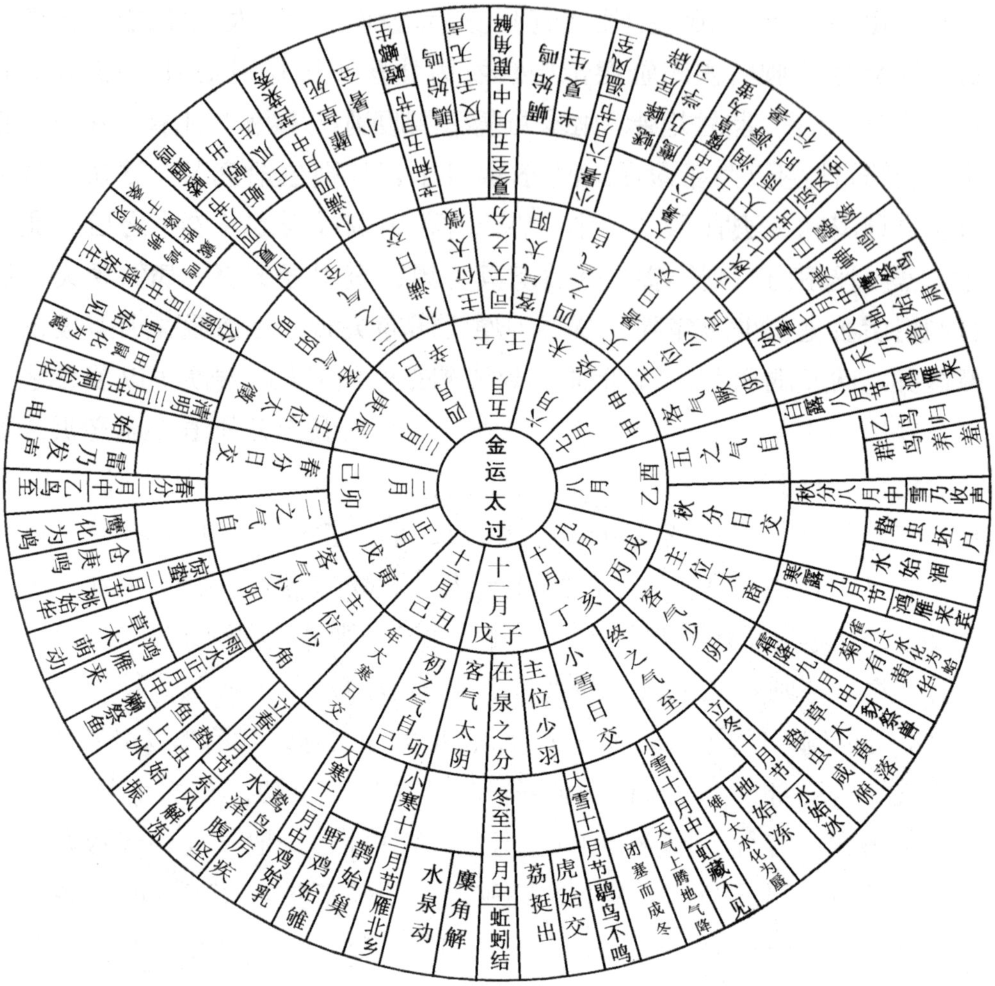

图 4-17　庚辰岁图

五之气，自秋分日申初，至小雪日午初，凡六十日有奇，主位太商金，客气少阴火，中见金运。岁运得位，客火胜之，阳复化，草乃长乃化乃成，民乃舒。宜调少阴之客，以咸补之，以甘写之，以酸收之，岁谷宜黅，间谷宜豆。虽有热化，不能为邪。

终之气，自小雪日午正，至大寒日辰正，凡六十日有奇，主住少羽水，客气太阴土，中见金运。土生金，金生水，其化顺，地气正，湿令行，阴凝太虚，埃昏郊野，民乃惨凄，寒风以至，反者孕乃死。宜治太阴之客，以甘补之，以苦写之，以甘缓之，岁谷宜黅，间谷宜麻。虽有湿邪，不能为害。此六气之化也。

是岁天气胜者，太阴复之，地气胜者，厥阴复之，其治皆如胜复之法。

辛巳岁图

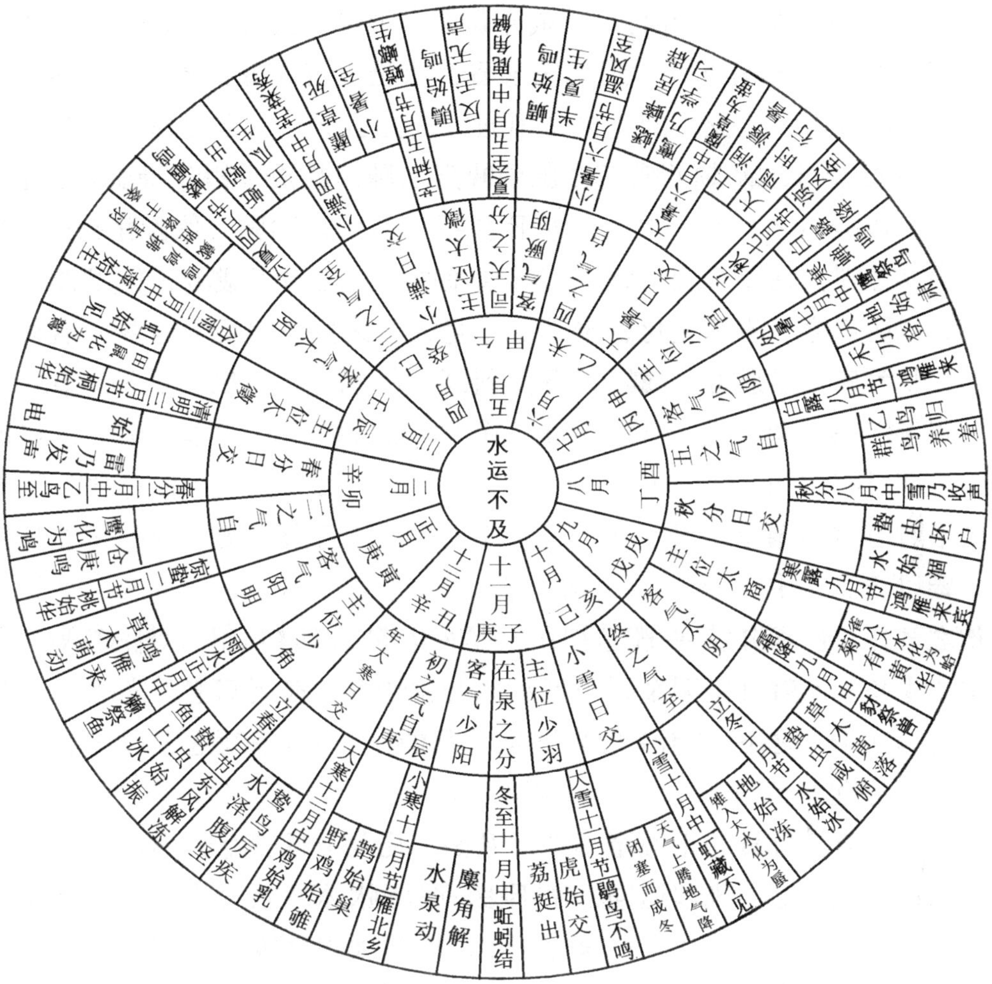

图 4－18　辛巳岁图

厥阴风木司天，少阳相火在泉，中见少羽水运。

岁水不及，气化运行后天。天地之气，上见厥阴，左间少阴，右间太阳，故天气扰而其政挠；下见少阳，左间阳明，右间太阴，故地气正而其令速。风生高远，炎热从之，云趋雨府，湿化乃行，风火同德，上应岁星、荧惑，其谷苍、丹，间谷言太商者，其耗文角品羽。风燥火热，胜复更作，蛰虫来见，流水不冰，热病行于下，风病行于上，风燥胜复形于中，雨化风化胜复同，邪气化度也。风化三，寒化一，火化七，正化度也。风化为司天，苦化为在泉，玄化为司运，柔化、清化为间气，灼化为居气。其在物也，毛虫静，羽虫育，是为岁物所宜；介虫耗，寒毒不生，是为地气所制。然岁气天化虚，地化盈，宜资化源，以助天气之木，化源虽虚，水运在中，水能生木，邪乃微也。必赞其运水，无使邪胜，以辛凉调上，以咸寒调下，畏火之气，无妄犯之。岁半之前，厥阴主之，若风淫所胜，则太虚埃昏，云物以扰，寒生春气，流水不冰，民病胃脘当心而痛，上支两胁，鬲咽不通，饮食不下，舌本强，食则呕，冷泄腹胀，溏泄瘕水闭，病本于脾，诊在足冲阳之脉，其法平以辛凉，佐以苦甘，以甘缓之，以酸写之。岁半之后，少阳主之，若火淫于内，则焰明郊野，寒热更至，民病注泄赤白，少腹痛溺赤，甚则血便，其法治以咸冷，佐以苦辛，以酸收之，以苦发之。岁运之化，水不及，纪曰涸流，是谓反阳，藏令不举，化气乃昌，长气宣布，蛰虫不藏，土润，水泉减，草木条茂，荣秀满盛，其气滞，其用渗泄，其动坚止，其发燥槁，其主埃郁昏翳，其病痿厥坚下，其化兼所不胜。四维有湍润埃云之化，则不时有和风生发之应，四维发埃昏骤注之变，则不时有飘荡振拉之复。其眚北，其藏肾，其病内舍腰脊骨髓，外在溪谷踹膝，皆以苦和调中。

初之气，自庚辰年大寒日巳初，至是岁春分日卯初，凡六十日八十七刻半，主位少角木，客气阳明金，中见水运。金胜木，水运间之，寒始肃，杀气方至，民病寒于右之下。宜治阳明之客，以酸补之，以辛写之，以苦泄之，岁谷宜苍，间谷宜黍。

二之气，自春分日卯正，至小满日丑正，凡六十日有奇，主位太徵火，客气太阳水，中见水运。气与运同，寒不去，华雪水冰，杀气施化，霜乃降，名草上焦，寒雨数至，阳复化，民病热于中。宜治太阳之客，以苦补之，以咸写之，以苦坚之，以辛润之，岁谷宜苍，间谷宜稷。是气也，无犯司气之寒。

三之气，自小满日寅初，至大暑日子初，凡六十日有奇，主位太徵火，客气厥阴木，中见水运。岁运之水，制火而生木，故天政布，风乃时举，民病泣出耳鸣掉眩。宜治厥阴之客，以辛补之，以酸写之，以甘缓之，岁谷宜苍，间谷宜稻。

四之气，自大暑日子正，至秋分日戌正，凡六十日有奇，主位少宫土，客气少阴火，中见水运。溽暑湿热相薄，争于左之上，民病黄瘅而为胕肿。宜治少阴之客，以咸补之，以甘写之，以酸收之，岁谷宜丹，间谷宜豆。

五之气，自秋分日亥初，至小雪日酉初，凡六十日有奇，主位太商金，客气太阴土，中见水运。客土刑运，燥湿更胜，沉阴乃布，寒气及体，风雨乃行。宜治太阴之客，以甘补之，以苦写之，以甘缓之，岁谷宜丹，间谷宜麻。

终之气，自小雪日酉正，至大寒日未正，凡六十日有奇，主位少羽水，客气少阳火，中见水运。岁运得位，而畏火司令，阳乃大化，蛰虫出见，流水不冰，地气大发，草乃生，人乃舒，其病温厉。宜治少阳之客，以咸补之，以甘写之，以咸耎之，岁谷宜丹，间谷宜豆，此六气之化也。

岁气之交，天气胜者，则有阳明之复，地气胜者，则有太阳之复，观其胜复各依其法治之。

壬午岁图

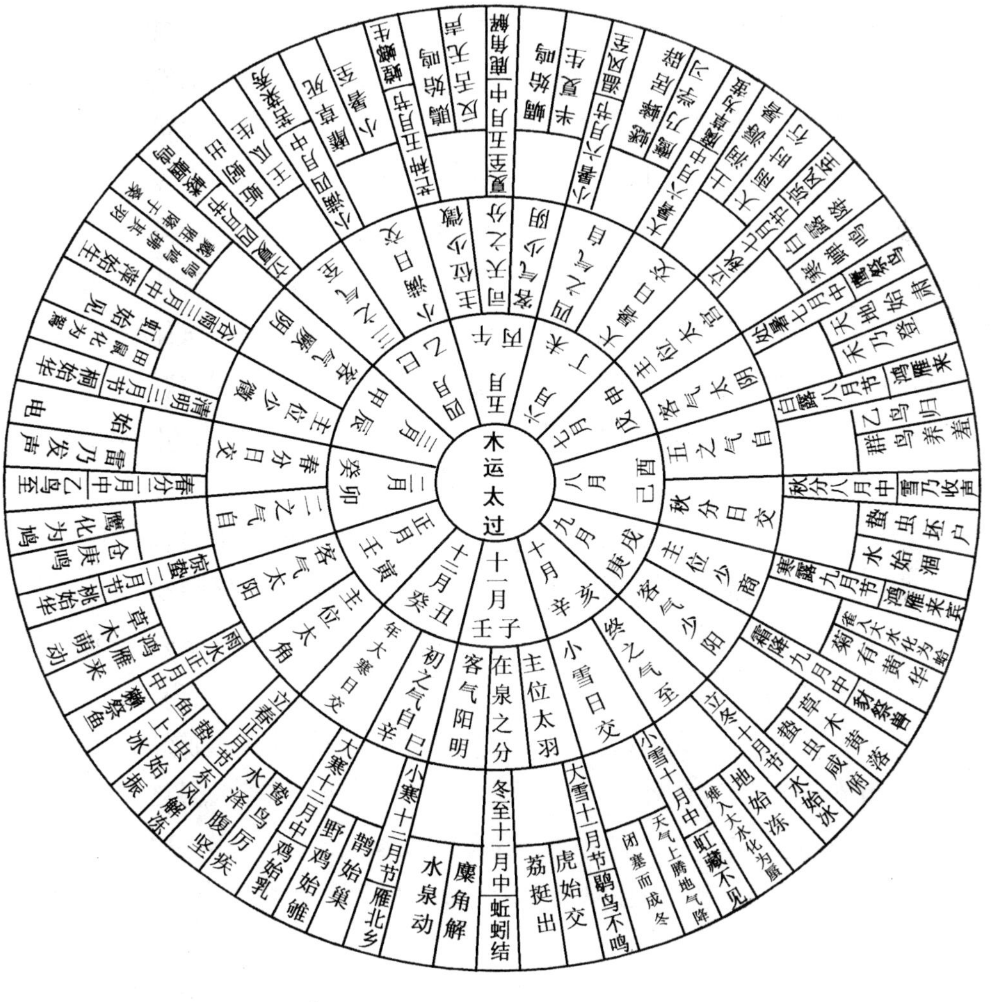

图 4－19　壬午岁图

少阴君火司天，阳明燥金在泉，中见太角木运。

岁木太过，气化运行先天。热化为天气，柔化为左间，苍化为司气，故天政所布其气明；辛化为地气，藏化为左间，明化为右间，故地气肃而其令切。

寒交暑，热加燥，云驰雨府，湿化乃行，时雨乃降，金火合德，上应荧惑、太白，其谷丹白。水火寒热，持于气交而为病始，热病生于上，清病生于下，寒热相犯而争于中，民病咳喘，血溢血泄鼽嚏，目赤眦疡，寒厥入胃，心痛腰痛，腹大嗌干肿上。其为化也，热化二，风化八，清化四，是为正化度也。其为物也，羽虫静，介虫育，是乃岁物所宜；毛虫耗，湿毒不生，是乃地气所制。岁气之交，火在天，金在地，火胜金，天气盈，地气虚，木运助火，天气大盈，其邪为甚，宜于年前，先取化源以平火气，必抑其运木，资其岁胜，无使暴过而生其病，食丹、白之谷以全真气，食间气之谷以辟虚邪，岁宜咸以耎之，而调其上，甚则以苦发之，以酸收之，而安其下，甚则以苦泄之。运同天气，以寒清化，故曰“其化上咸寒，中酸凉，下酸温，药食宜也”。岁半之前，少阴主之，热淫所胜，则怫热至，火行其政，民病胸中烦热嗌干，右胠满，皮肤痛，寒热咳喘，大雨且至，唾血，血泄，鼽衄，嚏呕，溺色变，甚则疮疡胕肿，肩背臂臑及缺盆中痛，心痛、肺䐜，腹大满，膨膨而喘咳，病本于肺，诊在手尺泽脉，法宜平以咸寒，佐以苦甘，以酸收之。岁半之后，阳明主之，燥淫于内，则霿雾清瞑，民病喜呕，呕有苦，善太息，心胁痛不能反侧，甚则嗌干面尘，身无膏泽，足外反热，法宜治以苦温，佐以甘辛，以苦下之。岁运之化，木太过，纪曰发生，是谓启陈，土疏泄，苍气达，阳和布化，阴气乃随，生气淳化，万物以荣，其化生，其气美，其政散，其令条舒，其动掉眩巅疾，其德鸣靡启坼，其变振拉摧拔，其病怒，其化兼其所胜，故曰：岁木太过，风气流行，脾土受邪，民病飧泄，食减体重，烦冤肠鸣腹支满，甚则忽忽善怒，眩冒巅疾，化气不政，生气独治，云物飞动，草木不宁，甚而摇落，反胁痛而吐甚，诊在足冲阳之脉，其治宜以酸凉。

初之气，自辛巳年大寒日申初，至是岁春分日午初，凡六十日八十七刻半，主位太角木，客气太阳水，中见木运。岁运当位，寒水居之，地气迁，燥将去，寒乃始，蛰复藏，水乃冰，霜复降，风乃至，阳气郁，民反周密，关节禁固，腰脽痛，炎暑将起，中外疮疡。宜治太阳之客，以苦补之，以咸写之，以苦坚之，以辛润之，岁谷宜丹，间谷宜稷。虽有寒邪，不能为害。

二之气，自春分日午正，至小满日辰正，凡六十日有奇，主位少徵火，客气厥阴木，中见木运。气与运同，阳气布，风乃行，春气以正，万物应荣，寒气时至，民乃和，其病淋目瞑目赤，气郁于上而热。宜治厥阴之客，以辛补之，以酸写之，以甘缓之，岁谷宜丹，间谷宜稻。虽有风化，不能为邪。

三之气，自小满日巳初，至大暑日卯初，凡六十日有奇，主位少徵火，客气少阴火，中见木运。火居火位，木化资之，天政布，大火行，庶类蕃鲜，寒气时至，民病气厥心痛，寒热更作，咳喘目赤。宜治少阴之客，以咸补之，以甘写之，以酸收之，岁谷宜丹，间谷宜豆。虽有热邪，不能为害。

四之气，自大暑日卯正，至秋分日丑正，凡六十日有奇，主位太宫土，客气太阴土，中见木运。土居其位，溽暑至，大雨时行，寒热互至，民病寒热嗌干，黄瘅衄衄饮发。宜治太阴之客，以甘补之，以苦写之，以甘缓之，岁谷宜白，间谷宜麻。虽有湿化，不能为邪。

五之气，自秋分日寅初，至小雪日子初，凡六十日有奇，主位少商金，客气少阳火，中见木运。木生火，畏火临，暑反至，阳乃化，万物乃生乃长荣，民乃康，其病温。宜治少阳之客，以咸补之，以甘写之，以咸耎之，岁谷宜白，间谷宜豆。虽有火邪，不能为害。

终之气，自小雪日子正，至大寒日戌正，凡六十日有奇，主位太羽水，客气阳明金，中见木运。金胜木，燥令行，余火内格，肿于上咳喘，甚则血溢，寒气数举，则雾雾翳，病生皮腠，内舍于胁，下连少腹而作寒中，地将易也。宜治阳明之客，以酸补之，以辛写之，以苦泄之，岁谷宜白，间谷宜黍。虽有燥邪，不能为害。此六气之化也。

岁气之交，热气胜者必有太阳之复，燥气胜者必有少阳之复，治之各依其胜复为法。

癸未岁图

太阴湿土司天，太阳寒水在泉，中见少徵火运。

岁火不及，气化运行后天。湿化为天气，丹化为司气，灼化为居气，故地气上腾，阴专其政而其政肃；咸化为地气，动化为左间，清化为右间，故天气下降，阳气退辟而其令寂。大风时起，原野昏雾，白埃四起，云奔南极，物成于差夏，湿寒合德，黄黑埃昏，流行气交，上应镇星、辰星，其谷黅、玄，间谷命太角者，寒化雨化胜复同，邪气化度也。雨化五，火化二，寒化六，正化度也。阴凝于上，寒积于下，寒水胜火，则为冰雹，阳光不治，杀气乃行，倮虫静，鳞虫育，是为岁物所宜。羽虫不成，热毒不生，是为地气所制。故有余宜高，不及宜下，有余宜晚，不及宜早，土之利，气之化也，民气亦从之，其病寒湿腹满、身䐜愤、胕肿、痞逆、寒厥、拘急。是岁湿土在上，寒水在下，土能制水，天气盈，地气虚，宜取化源，以平土气，益其岁气，无使邪胜，食黅、玄之谷以全其真，食间气之谷以保其精，岁宜以苦燥之温之，甚者发之泄之，不发不泄，则湿气外溢，肉溃皮坼，而水血交流，必赞其阳火，令御甚寒，运异寒湿，其化宜少用燥热，故曰“其化上苦温，中咸温，下甘热，药食宜也”。岁半之前，太阴主之，湿淫所胜，则沉阴且布，雨变枯槁，民病胕肿骨痛阴痹，阴痹者按之不得，腰脊头项痛时眩，大便难，阴气不用，饥不欲食，咳唾则有血，心如悬，病本于肾，诊在足太溪之脉，法当平以苦热，其湿上甚而热，治以苦温，佐以甘辛，以汗为故而止。岁半之后，太阳主之，寒淫于内，则凝肃惨栗，民病少腹控睾，引腰脊上冲心痛，血见嗌痛颔肿，法宜治以甘热，佐以苦辛，以咸写之，以辛润之，以苦坚之。岁运之化，火不及，纪曰伏明，是谓胜长，长气不宣，藏气反布，收气自政，化令乃衡，寒清数举，暑令乃薄，承化物生，生而不长，成实而稚，遇化已老，阳气屈伏，蛰虫早藏，其气郁，其用暴，其动彰伏变易，其发痛，其病昏惑悲忘，其化兼所不胜。夏有炳明光显之化，则冬有严肃霜寒之政，若夏有惨凄凝冽之胜，则不时有埃昏大雨之复。其眚南，其藏心，其病内舍膺胁，外在经络，故曰：岁火不及，寒乃盛行，长政不用，物荣而下，凝惨而甚，则阳气不化，乃折荣美，民病胸中痛，胁支满，两胁痛，膺背肩胛间及两臂内痛，甚则屈不能伸，髋髀如别。复则大雨且至，民病鹜溏腹满，食饮不下，寒中肠鸣泄注腹痛，暴挛痿痹，足不任身，其法悉以咸温调中。

初之气，自壬午年大寒日亥初，至是岁春分日酉初，凡六十日八十七刻半，主位太角木，客气厥阴木，中见火运。风木得位，地气迁，寒乃去，春气正，风乃来，生布万物以荣，民气条舒，风湿相薄，雨乃后，民病血溢、筋络拘强，关节不利，身重筋痿。宜调厥阴之客，以辛补之，以酸写之，以甘缓之，岁谷宜黅，间谷宜稻。虽有风化，不能为邪。

二之气，自春分日酉正，至小满日未正，凡六十日有奇，主位少徵火，客气少阴火，中见火运。君火自居其位，不司气化，是谓灼化，大火正，物承化，民乃和，其病温厉盛行，远近咸若，湿蒸相薄，雨乃时降。宜调少阴之客，以咸补之，以甘写之，以酸收之，岁谷宜黅，间谷宜豆。虽有热化，不能为邪。

三之气，自小满日申初，至大暑日午初，凡六十日有奇，主位少徵火，客气太阴土，中见火运。岁火当位，湿化郁之，天政布，湿气降，地气腾，雨乃时降，寒乃随之，感于寒湿，则民病身重、胕肿、胸腹满。宜治太阴之客，以甘补之，以苦写之，以甘缓之，岁谷宜黅，间谷宜麻。虽有湿邪，不能为害。

四之气，自大暑日午正，至秋分日辰正，凡六十日有奇，主位太宫土，客气少阳火，中见火运。气与运同，畏火临，溽蒸化，地气腾，天气否隔，寒风晓暮，蒸热相薄，草木凝烟，湿化不流，则白露阴布，以成秋令，民病腠理热，血暴溢，疟，心腹满热，胪胀，甚则胕肿。宜治少阳之客，以咸补之，以甘写之，以咸耎之，岁谷宜玄，间谷宜豆。虽有火邪，不能为害。是气也，无犯司气之热。

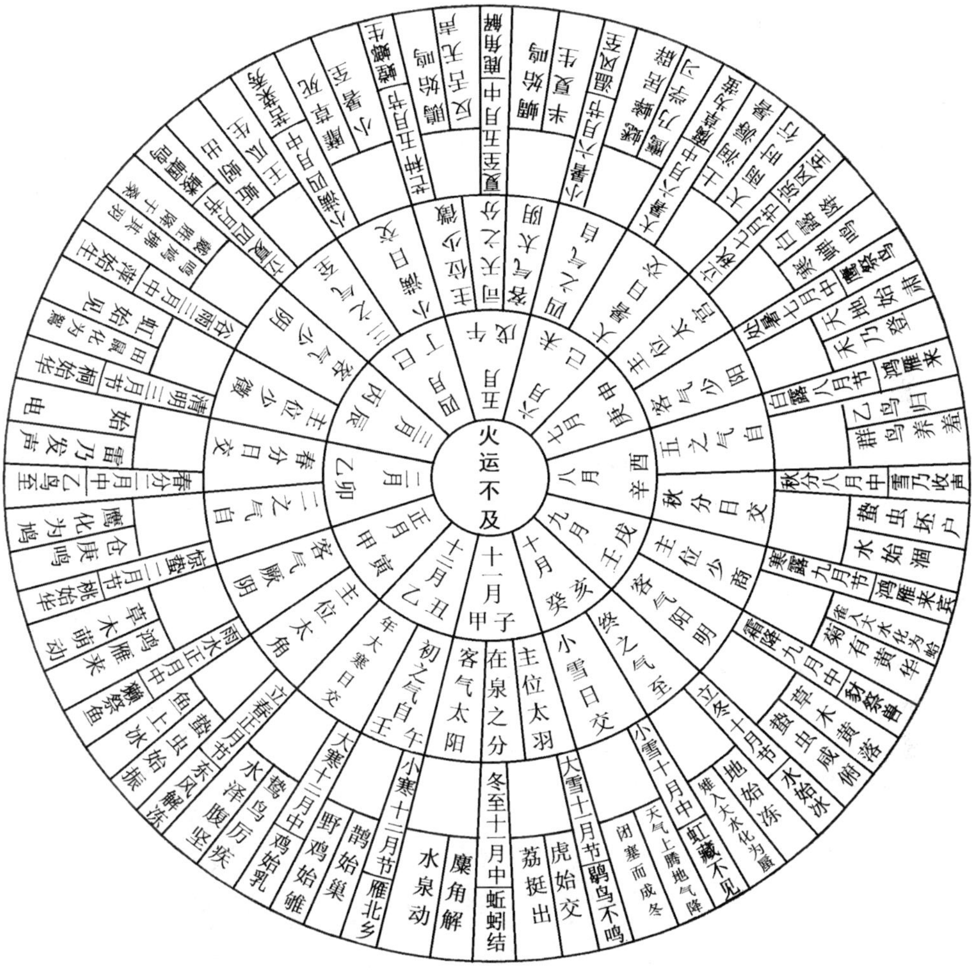

图 4－20　癸未岁图

五之气，自秋分日巳初，至小雪日卯初，凡六十日有奇，主位少商金，客气阳明金，中见火运。气与位同，惨令已行，寒露下，霜乃早降，草木黄落，寒气及体，君子周密，民病皮腠。宜调阳明之客，以酸补之，以辛写之，以苦泄之，岁谷宜玄，间谷宜黍。虽有火化，不能为邪。

终之气，自小雪日卯正，至大寒日丑正，凡六十日有奇，主位太羽水，客气太阳水，中见火运。水当其位，而能胜火，寒大举，湿大化，霜乃积，阴乃凝，水坚冰，阳光不治，感于寒则病人关节禁固腰脽痛，寒湿持于气交而为疾也。宜调太阳之客，以苦补之，以咸写之，以苦坚之，以辛润之，岁谷宜玄，间谷宜稷。虽有寒化，不能为邪。此六节之气也。

气交之化，天气胜者则有厥阴之复，地气胜者则有太阴之复，各以其胜复法治之。

甲申岁图

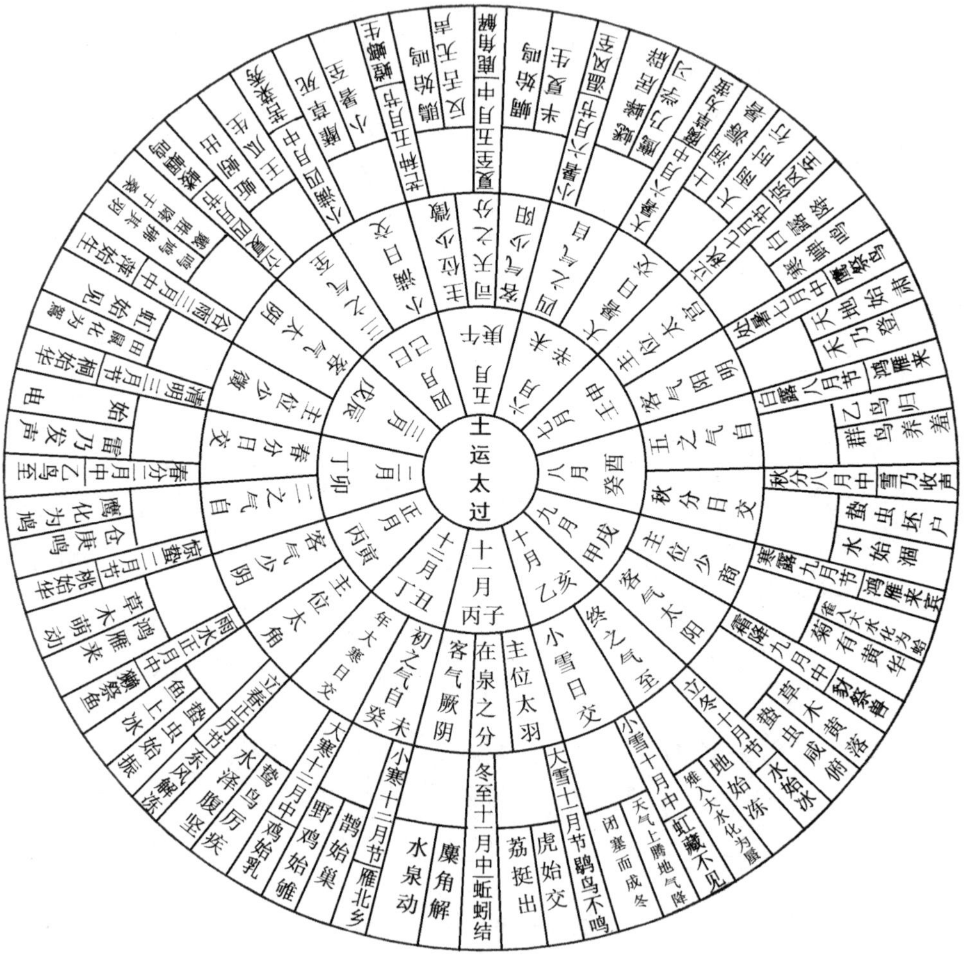

图 4－21　甲申岁图

少阳相火司天，厥阴风木在泉，中见太宫土运。

岁土太过，气化运行先天。火化为天气，清化为左间，黅化为司气，故天气正而其政严；酸化为地气，灼化为居气，藏化为右间，故地气扰而其令挠。风乃暴举，木偃沙飞，炎火乃流，阴行阳化，雨乃时应，火木同德，上应荧惑、岁星，其谷丹、苍，故风热参布，云物沸腾，太阴横流，寒乃时至，凉雨并起，火化二，雨化五，风化八，正化度也。羽虫静，毛虫育，岁物之宜也。倮虫耗，清毒不生，地气制之也。民感其气者，其病寒中，外发疮疡，内为泄满，圣人遇之，和而不争。往复之作，民病寒热疟泄，聋瞑呕吐，上怫肿色变。是岁阳为天气，阴为地气，中见土运，木生火，火生土，下生上，天气盈，宜于年前，先取化源，以平天气之火，抑其运土，赞所不胜，暴过不生，苛疾不起，岁宜咸宜辛宜酸，渗之泄之，渍之发之。运异风热，少用寒化，其化上咸寒，中咸和，下辛凉，药食宜也。岁半之前，少阳主之，火淫所胜，则温气流行，金政不平，民病头痛发热，恶寒而疟，热上皮肤痛，色变黄赤，传而为水，身面胕肿，腹满仰息，泄注赤白，疮疡咳唾血，烦心胸中热，甚则鼽衄，病本于肺，诊在手天府之脉，法宜平以咸冷，佐以苦甘，以酸收之，以苦发之，以酸复之。岁半之后，厥阴主之，木能胜土，地气制运，风淫于内，则地气不明，平野昧，草乃早秀，民病洒洒振寒，善伸数欠，心痛支满，两胁里急，饮食不下，鬲咽不通，食则呕，腹胀善噫，得后与气，则快然如衰，身体皆重，法宜治以辛凉，佐以苦，以甘缓之，以辛散之。岁运之化，土太过，纪曰敦阜，是谓广化，厚德清静，顺长以盈，至阴内实，物化充成，烟埃朦郁，见于厚土，大雨时行，湿气乃用，燥政乃辟，其化圆，其气丰，其政静，其令周备，其动濡积并穑，其德柔润重淖，其变震惊飘骤崩溃，其化兼其所胜，其病腹满四支不举，故曰：岁土太过，雨湿流行，肾水受邪，民病腹痛清厥，意不乐，体重烦冤，甚则肌肉萎，足痿不收，行善瘛脚下痛，饮发中满，食减四支不举。变生得位，风雨大至，其病腹满溏泄，肠鸣反下甚，诊在足太溪之脉，其法治以咸和。

初之气，自癸未年大寒日寅初，至是岁春分日子初，凡六十日八十七刻半，主位太角木，客气少阴火，中见土运。木生火，地气迁，风胜乃摇，寒乃去，候乃大温，草木早荣，寒来不杀，温病乃起，其病气怫于上，血溢目赤，咳逆头痛，血伤胁满，肤腠中疮。宜治少阴之客，以咸补之，以甘写之，以酸收之，岁谷宜丹，间谷宜豆。

二之气，自春分日子正，至小满日戌正，凡六十日有奇，主位少徵火，客气太阴土，中见土运。气与运同，火反郁，白埃四起，云趋雨府，风不胜湿，雨乃零，民乃康，其病热郁于上，咳逆呕吐，疮发于中，胸嗌不利，头痛身热，昏愦脓疮。宜治太阴之客，以甘补之，以苦写之，以甘缓之，岁谷宜丹，间谷宜麻。是气也，用凉远凉，无犯司气之凉。

三之气，自小满日亥初，至大暑日酉初，凡六十日有奇，主位少徵火，客气少阳火，中见土运。火当其位，天政布，炎暑至，少阳临上，雨乃涯，民病热中聋瞑，血溢，脓疮，咳呕，鼽衄，渴嚏欠，喉痹，目赤，善暴死。宜治少阳之客，以咸补之，以甘写之，以咸耎之，岁谷宜丹，间谷宜豆。

四之气，自大暑日酉正，至秋分日未正，凡六十日有奇，主位太宫土，客气阳明金，中见土运。岁土得位，与金相生，凉乃至，炎暑间化，白露降，民气和平，其病满身重。宜治阳明之客，以酸补之，以辛写之，以苦泄之，岁谷宜苍，间谷宜黍。

五之气，自秋分日申初，至小雪日午初，凡六十日有奇，主位少商金，客气太阳水，中见土运。金生水，阳乃去，寒乃来，雨乃降，气门乃闭，刚木早凋，民避寒邪，君子周密。是岁土运制之，寒邪乃微。宜治太阳之客，以苦补之，以咸写之，以苦坚之，以辛润之，岁谷宜苍，间谷宜稷。

终之气，自小雪日午正，至大寒日辰正，凡六十日有奇，主位太羽水，客气厥阴木，中见土运①。地气正，风乃至，万物反生，霿雾以行，其病关闭，不禁心痛，阳气不藏而咳。宜治厥阴之客，以辛补之，以酸写之，以甘缓之，岁谷宜苍，间谷宜稻。

六气之治，此其道也。若乃岁气之交，天气火胜者当有太阳之复，地气风胜者当有阳明之复，各依其胜复法治之。

乙酉岁图

阳明燥金司天，少阴君火在泉，中见少商金运。

岁金不及，气化运行后天，少商之金不及而同天化，是谓天符，又金运临酉，是谓岁会，上与天符，下与岁会，三合为治，名曰太一天符，气至平也，平金之岁，纪曰审平，收而不争，杀而无犯，五化宣明，其气洁，其性刚，其用散落，其化坚敛，其政劲肃，其候清切，其令燥，其类金，其应秋，其谷稻，其果桃，其实壳，其虫介，其畜鸡，其色白，其味辛，其音商，其数九，其物外坚。其在人也，其藏肺，其主鼻，其养皮毛，其病咳，此运化也。天地之气，天气为燥化，左间为藏化，右间为明化，故天气急而其政切；地气为苦化，左间为柔化，右间为动化，故地气明而其令暴。阳专其令，炎暑盛行，物燥以坚，淳风乃治，风燥横运，流于气交，多阳少阴，云趋雨府，湿化乃敷，

① 中见土运：原本缺，从上文补。

燥极而泽，蛰虫乃见，流水不冰，金火合德，上应太白、荧惑，其谷白、丹，间谷命太者，其耗白甲品羽，故曰故化寒化胜复同，邪气化度也。燥化四，清化四，热化二，正化度也。岁物之宜，则介虫静，羽虫育；地气所制，则介虫耗，寒毒不生。是以清热之气，持于气交，清先而劲，毛虫乃死，热后而暴，介虫乃殃，其发躁，民病咳嗌塞，寒热发暴，振栗癃闷。岁半之前，阳明主之，其化燥者，天之政也。岁半之后，少阴主之，其令热者，地之化也。金为天气，火为地气，火能胜金，遇太一天符，金气自平，不资化源，惟安其运金，无使受邪，食白、丹之谷以安其气，食间气之谷以去其邪，岁宜以咸以苦以辛，汗之清之散之。其运同清，宜多地化，其化上苦小温，中苦和，下咸寒，药食之宜也。

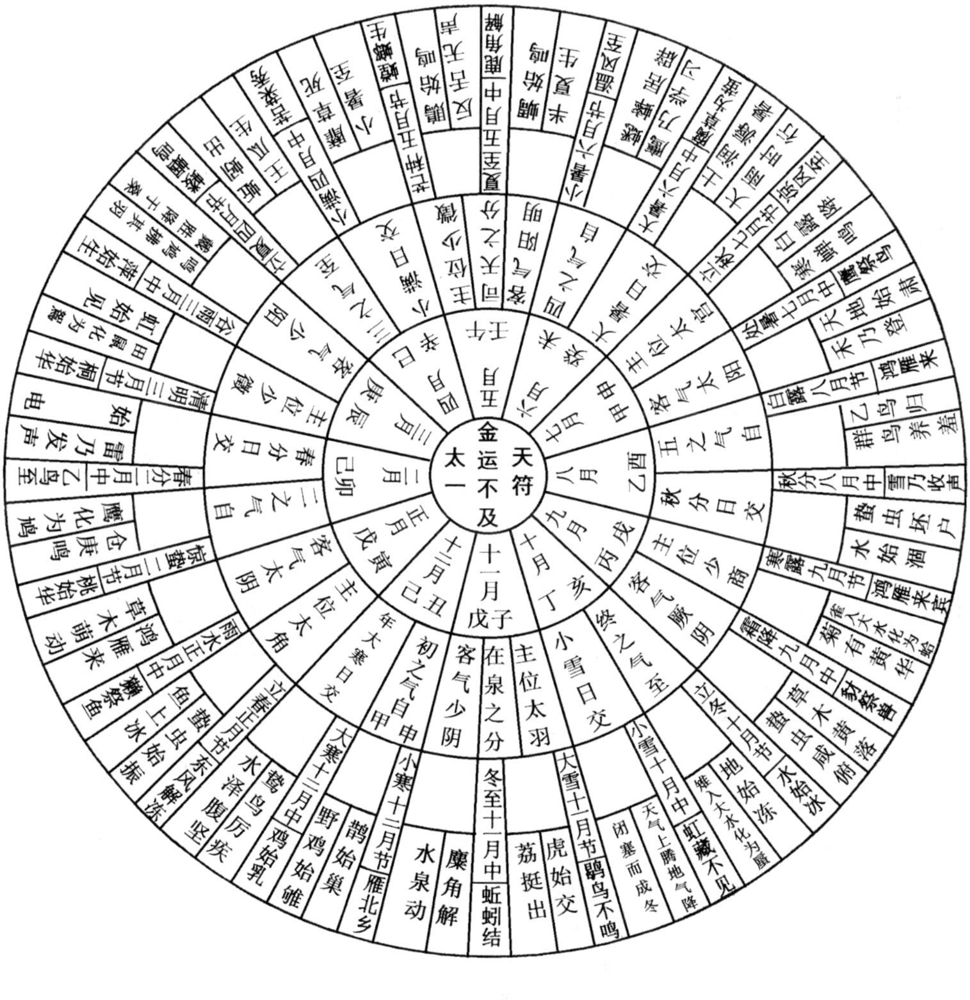

图 4－22　乙酉岁图

初之气，自甲申年大寒日巳初，至是岁春分日卯初，凡六十日八十七刻半，主位太角木，客气太阴土，中见金运。土金相生，地气迁，阴始凝，气始肃，水乃冰，寒雨化，其病中热胀，面目浮肿，善眠，鼽衄，嚏欠，呕，小便黄赤，甚则淋。宜治太阴之客，以甘补之，以苦写之，以甘缓之，岁谷宜白，间谷宜麻。虽有湿化，不能为邪。

二之气，自春分日卯正，至小满日丑正，凡六十日有奇，主位少徵火，客气少阳火，中见金运。二火相加，阳乃布，民乃舒，物乃生荣，厉大至，民善暴死，是岁金气平，虽有厉疾，不至夭横。宜治少阳之客，以咸补之，以甘写之，以咸耎之，岁谷宜白，间谷宜豆。虽有火化，不能为邪。

三之气，自小满日寅初，至大暑日子初，凡六十日有奇，主位少徵火，客气阳明金，中见金运。岁运天符，金气乃平，天政布，凉乃行，燥热交合，燥极而泽，民病寒热。宜调阳明之客，以酸补之，以辛写之，以苦泄之，岁谷宜白，间谷宜黍。虽有燥化，不能为邪。是气也，用凉远凉，无犯司气之凉。

四之气，自大暑日子正，至秋分日戌正，凡六十日有奇，主位太宫土，客气太阳水，中见金运。金水相生，寒雨降，病暴仆振栗，谵妄少气，嗌干引饮，及为心痛、痈肿、疮疡、疟寒之疾，骨痿血便。宜治太阳之客，以苦补之，以咸写之，以苦坚之，以辛润之，岁谷宜丹，间谷宜稷。虽有寒化，不能为邪。

五之气，自秋分日亥初，至小雪日酉初，凡六十日有奇，主位少商金，客气厥阴木，中见金运。岁运当位，其气平，厥阴居之，春令反行，草乃生荣，民乃和。宜调厥阴之客，以辛补之，以酸写之，以甘缓之，岁谷宜丹，间谷宜稻。虽有风化，不能为邪。

终之气，自小雪日酉正，至大寒日未正，凡六十日有奇，主位太羽水，客气少阴火，中见金运。火能胜金，阳气布，候反温，蛰虫来见，流水不冰，民乃康平，其病温。宜治少阴之客，以咸补之，以甘写之，以酸收之，岁谷宜丹，间谷宜豆。虽有热化，不能为邪。

此六气之常也。治之大法，和者平之，各安其气，必清必静，则邪气自衰，归其所宗，此治之大体也。

丙戌岁图

太阳寒水司天，太阴湿土在泉，中见太羽水运。

岁水太过，气化运行先天，太过而同天化，是谓天符，平水之岁也。水运平者，命曰静顺之纪，藏而勿害，治而善下，五化咸整，其气明，其性下，其用沃衍，其化凝坚，其政流演，其候凝肃，其令寒，其类水，其应冬，其谷豆，其果栗，其实濡，其虫鳞，其畜彘，其色黑，其味咸，其音羽，其数六，其物濡。其在人也，其藏肾，其主二阴，其养骨髓，其病厥，此岁运之化也。天地之气，寒化司天，动化为左间，清化为右间，故天政所布其气肃；甘化在泉，明化为左间，灼化居气为右间，故地气静而其令徐。寒临太虚，其政大举，阳气不令，泽无阳焰，则火发待时，少阳中治，时雨乃涯，止极雨散，还于太阴，云朝北极，湿化乃布，泽流万物。寒化六，雨化五，正化度也。鳞虫静，倮虫育，岁物之宜也。鳞虫不成，燥毒不生，地气制之也。寒敷于上，雷动于下，水土合德，上应辰星、镇星，其谷玄、黅。寒湿之气，持于气交，民病寒湿，发肌肉萎，足痿不收，濡写血溢。是岁水在上，土在下，土胜水，天气虚，水运符天，其气自平，不资化源，惟抑运水，扶其不胜，无使暴过而生其疾，岁宜以苦燥之温之，食玄、黅之谷以全其真，避虚邪之气以安其正。运与寒同，宜燥热化，故曰“其化上苦热，中咸温，下甘热，药食宜也”。岁半之前，太阳主之，太阳有本标之化，当其时寒热得中者，天之和气至也。岁半之后，太阴主之，太阴之化从本，当其时湿化应者，地之令也。

初之气，自乙酉年大寒日申初，至是岁春分日午初，凡六十日八十七刻半，主位太角木，客气少阳火，中见水运。少阳中治，地气迁，气乃大温，草乃早荣，民乃厉，温病乃作，身热头痛呕吐，肌腠疮疡。宜调少阳之客，以咸补之，以甘写之，以咸耎之，岁谷宜玄，间谷宜豆，则火不为邪。

二之气，自春分日午正，至小满日辰正，凡六十日有奇，主位少徵火，客气阳明金，中见水运。大凉反至，民乃惨，草乃遇寒，火气遂抑，民病气郁中满，寒乃始。宜调阳明之客，以酸补之，以辛写之，以苦泄之，岁谷宜玄，间谷宜黍，则燥不为邪。

三之气，自小满日巳初，至大暑日卯初，凡六十日有奇，主位少徵火，客气太阳水，中见水运。气与运相符而布天政，寒气行，雨乃降，民病寒反热中，痈疽注下，心热瞀闷，不治者死。宜调太阳之客，以苦补之，以咸写之，以苦坚之，以辛润之，岁谷宜玄，间谷宜稷，则寒不为邪。是气也，用寒远寒，无犯司气之寒。

四之气，自大暑日卯正，至秋分日丑正，凡六十日有奇，主位太宫土，客气厥阴木，中见水运。水生木，风湿交争，风化为雨，乃长乃化乃成，民病大热少气，肌肉萎，足痿，注下赤白。宜调厥阴之客，以辛补之，以酸写之，以甘缓之，岁谷宜黅，间谷宜稻，则风不为邪。

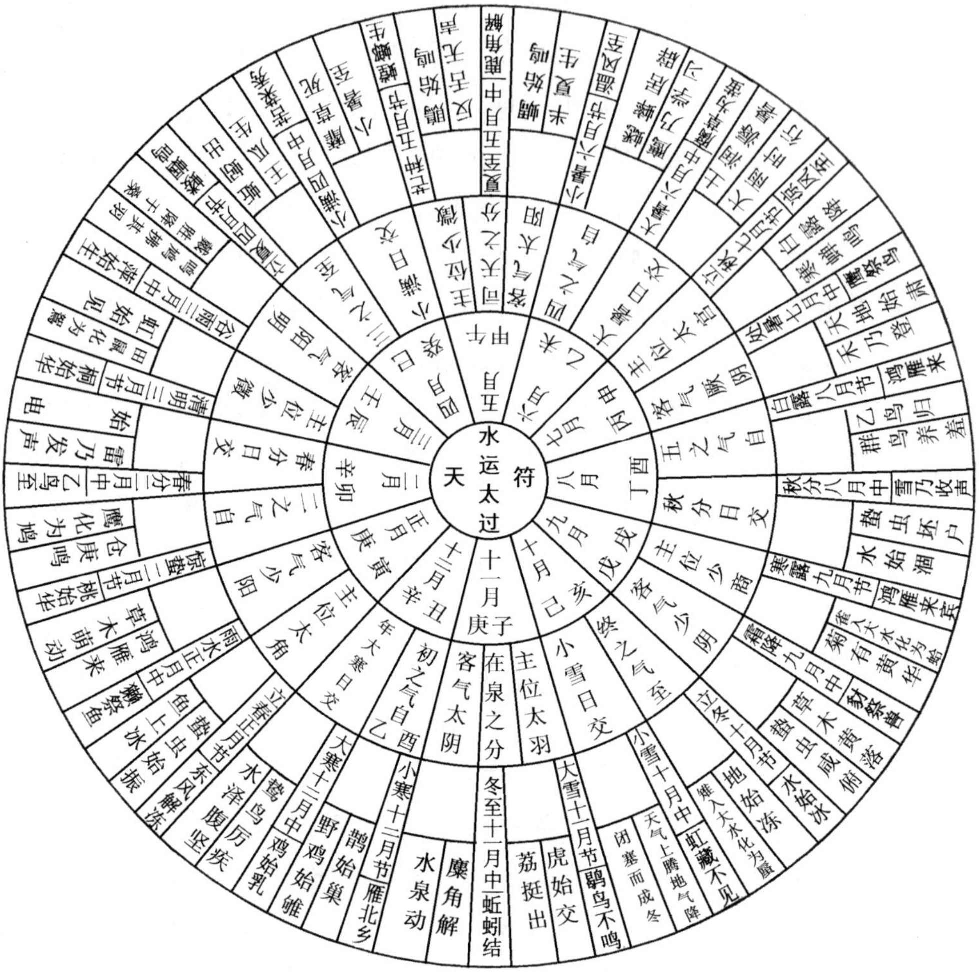

图 4－23　丙戌岁图

五之气，自秋分日寅初，至小雪日子初，凡六十日有奇，主位少商金，客气少阴火，中见水运。大火所居，阳复化，草乃长乃化乃成，民乃舒。宜调少阴之客，以咸补之，以甘写之，以酸收之，岁谷宜黅，间谷宜豆，则热不为邪。

终之气，自小雪日子正，至大寒日戌正，凡六十日有奇，主位太羽水，客气太阴土，中见水运。水运得位，湿土居之，地气正，湿令行，阴凝太虚，埃昏郊野，民乃惨凄，寒风以至，反者孕乃死。宜调太阴之客，以甘补之，以苦写之，以甘缓之，岁谷宜黅，间谷宜麻，则湿不为邪，此六气之化也。

岁行平水之化，天符为执法，邪或中之，民有卒急之病，《经》曰“中执法者，其病速而危也”。

丁亥岁图

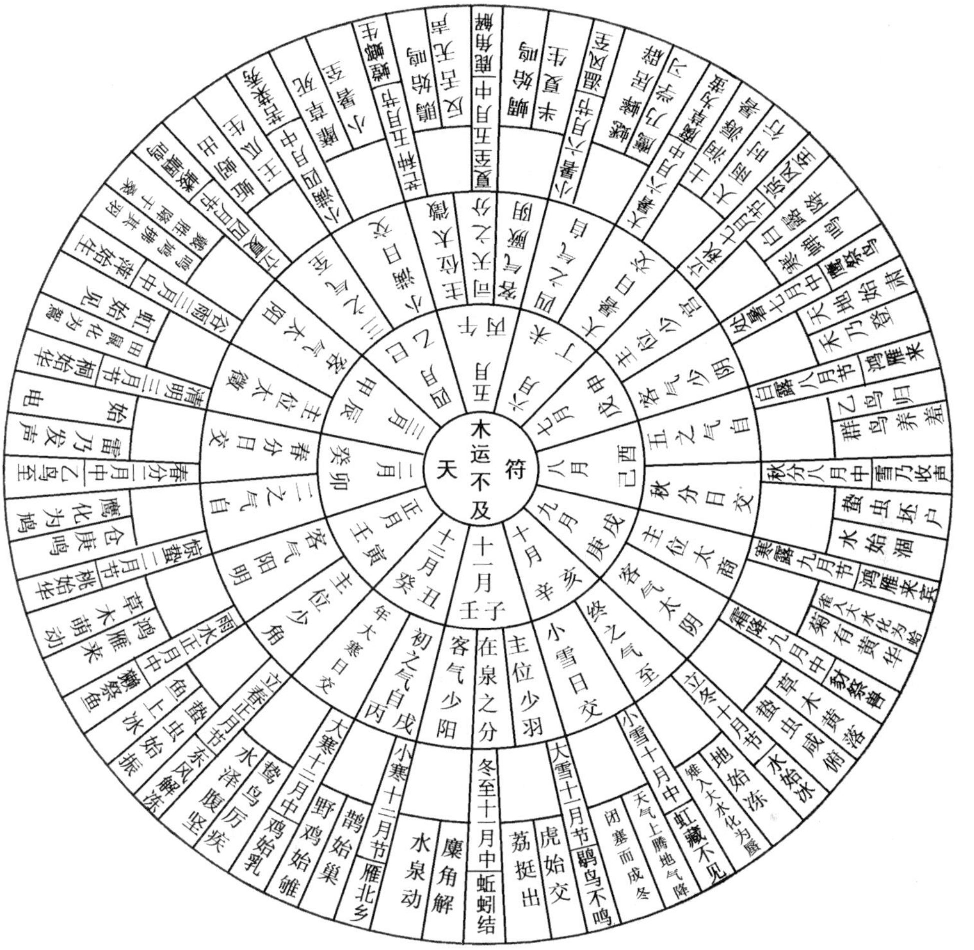

图 4－24　丁亥岁图

厥阴风水司天，少阳相火在泉，中见少角木运。

岁木不及，上角与正角同，又木不及而同天化，是谓天符，气化运行同天，木气适平，命曰敷和之纪，木德周行，阳舒阴布，五化宣平，其气端，其性随，其用曲直，其化生荣，其政发散，其候温和，其令风，其类草木，其应春，其谷麻，其果李，其实核，其虫毛，其畜犬，其色苍，其味酸，其音角，其数八，其物中坚。其在人也，其藏肝，其主目，其养筋，其病里急支满，此岁运之化也。岁气之化，上见厥阴，左间少阴，右间太阳，故天气扰而其政挠；下见少阳，左间阳明，右间太阴，故地气正而其令速。风生高远，炎热从之，云趋雨府，湿化乃行，风火同德，上应岁星、荧惑，其谷苍、丹，间谷言太商之谷，其耗文角品羽。清化热化胜复同，邪气化度也。风化三，火化七，正化度也。毛虫虫静，羽虫育，是乃岁物所宜；介虫耗，寒毒不生，是皆地气所制。故风燥火热，胜复更作，蛰虫来见，流水不冰，热病行于下，风病行于上，风燥胜复形于中。是岁阴为天气，阳为地气，天气虚，木运符之，又木火同德，其气专，不资化源，惟赞运木，无使邪胜，岁宜以辛调上，以咸调下，畏火之气，无妄犯之，故曰：其化上辛凉，中辛和，下咸寒，药食宜也。岁半之前，天气主之，天布厥阴之政，其令风；岁半之后，地气主之，地行少阳之令，其化火，气化之常也。

初之气，自丙戌年大寒日亥初，至是岁春分日酉初，凡六十日八十七刻半，主位少角木，客气阳明金，中见木运。岁运得位，金燥客之，寒始肃，杀气方至，民病寒于右之下。宜调阳明之客，以酸补之，以辛写之，以苦泄之，岁谷宜苍，间谷宜黍，则燥不为邪。

二之气，自春分日酉正，至小满日未正，凡六十日有奇，主位太徵火，客气太阳水，中见木运。寒不去，华雪水冰，杀气施化，霜乃降，名草上焦，寒雨数至，阳复化，民病热于中。宜调太阳之客，以苦补之，以咸写之，以苦坚之，以辛润之，岁谷宜苍，间谷宜稷，则寒不为邪。

三之气，自小满日申初，至大暑日午初，凡六十日有奇，主位太徵火，客气厥阴木，中见木运。运与天符，天政布，风乃时举，民病泣出耳鸣掉眩。宜调厥阴之客，以辛补之，以酸写之，以甘缓之，岁谷宜苍，间谷宜稻，则风不为邪。是气也，用温远温，无犯司气之温。

四之气，自大暑日午正，至秋分日辰正，凡六十日有奇，主位少宫土，客气少阴火，中见木运。溽暑湿热相薄，争于左之上，民病黄瘅而为胕肿。宜调少阴之客，以咸补之，以甘写之，以酸收之，岁谷宜丹，间谷宜豆，则热不为邪。

五之气，自秋分日巳初，至小雪日卯初，凡六十日有奇，主位太商金，客气太阴土，中见木运。燥湿更胜，沉阴乃布，寒气及体，风雨乃行。宜调太阴之客，以甘补之，以苦写之，以甘缓之，岁谷宜丹，间谷宜麻，则湿不为邪。

终之气，自小雪日卯正，至大寒日丑正，凡六十日有奇，主位少羽水，客气少阳火，中见木运。木生火，畏火司令，阳乃大化，蛰虫出见，流水不冰，地气大发，草乃生，人乃舒，其病温厉。宜调少阳之客，以咸补之，以甘写之，以咸耎之，岁谷宜丹，间谷宜豆，则火不为邪，此六气之化也。

岁为平木，或有邪气，则中执法，人有急卒之病，《经》曰："中执法者，其病速而危也”。

戊子岁图

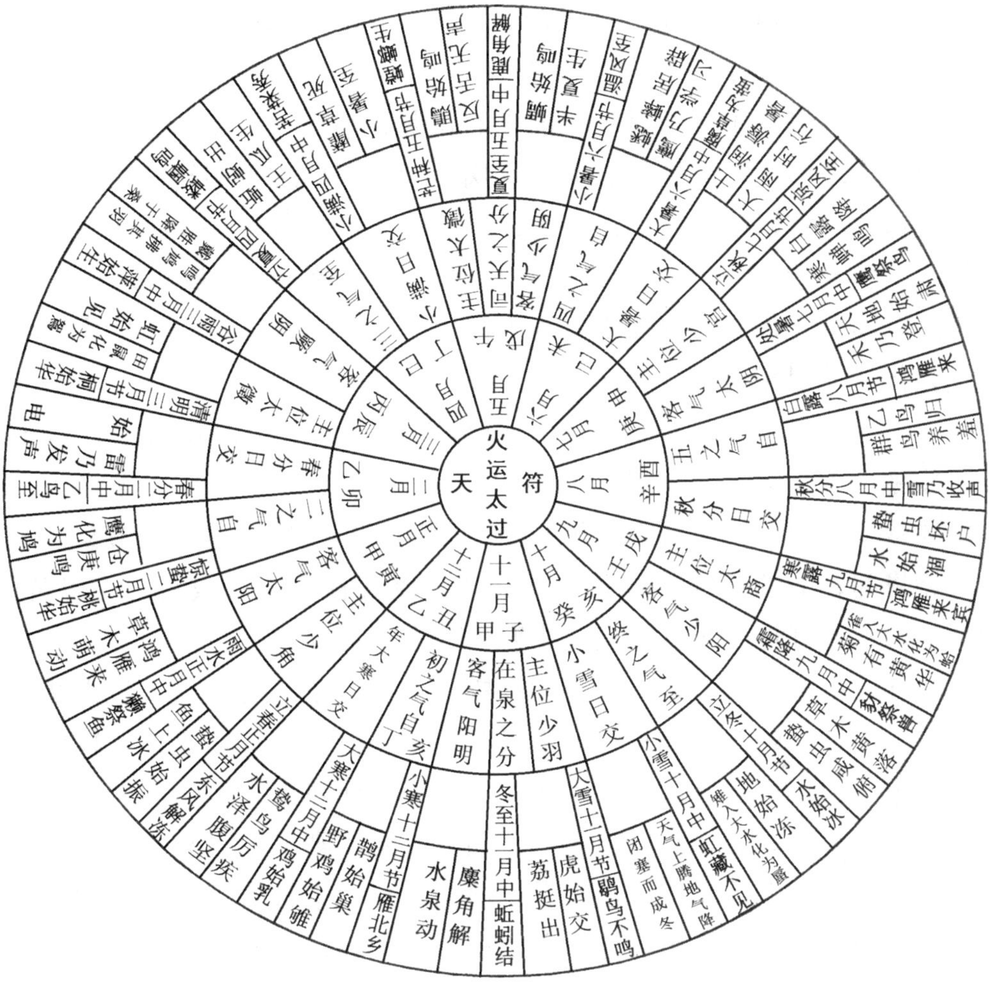

图 4－25　戊子岁图

少阴君火司天，阳明燥金在泉，中见太徵火运。

岁火太过，气化运行先天，太过而同天化，是谓天符，气之平也。平火之岁，命曰升明之纪，正阳而治，德施周普，五化均衡，其气高，其性速，其用燔灼，其化蕃茂，其政明曜，其候炎暑，其令热，其类火，其应夏，其谷麦，其果杏，其实络，其虫羽，其畜马，其色赤，其味苦，其物脉，其音徵，其数七。其在人也，其藏心，其主舌，其养血，其病瞤瘛，此岁运之化也。天地之气，热化司天，柔化左间，动化右间，故天政所布，其气明；辛化在泉，藏化为左间，司气丹化为右间，故地气肃而其令切。寒交暑，热加燥，云驰雨府，湿化乃行，时雨乃降，金火合德，上应荧惑、太白，其谷丹白。热化七，清化九，正化度也。羽虫静，介虫育，岁物所宜也。毛虫耗，湿毒不生，地气制之也。水火寒热，持于气交而为病始，热病生于上，清病生于下，寒热相犯而争于中，民病咳喘，血溢，血泄，鼽嚏，目赤，眦疡，寒厥入胃，心痛，腰痛，腹大，嗌干，肿上。是岁火在上，金在下，火在中，火胜金，天气盈，地气虚，天气虽平，热甚于上，宜于年前先取化源，平其火气，必抑其运火，资其岁胜，折其金之郁气，无使暴过而生其病，食丹、白之谷以全真气，食间气之谷以辟虚邪，岁宜以咸耎之而调其上，以酸收之而安其下。运同天气，以寒清化，故曰“其化上咸寒，中甘寒，下酸温，药食宜也”。岁半之前，少阴主之，少阴有本标之化，寒热得中，为天政之平也。岁半以后，阳明主之，阳明以中气为化，燥湿相半者，地之令也。

初之气，自丁亥年大寒日寅初，至是岁春分日子初，凡六十日八十七刻半，主位少角木，客气太阳水，中见火运。水胜火，地气迁，燥将去，寒乃始，蛰复藏，水乃冰，霜复降，风乃至，阳气郁，民反周密，关节禁固，腰脽痛，炎暑将起，中外疮疡。宜调太阳之客，以苦补之，以咸写之，以苦坚之，以辛润之，岁谷宜丹，间谷宜稷，则寒不为邪。

二之气，自春分日子正，至小满日戌正，凡六十日有奇，主位太徵火，客气厥阴木，中见火运。木火相生，阳气布，风乃行，春气以正，万物应荣，寒气时至，民乃和，其病淋，目瞑目赤，气郁于上而热。宜调厥阴之客，以辛补之，以酸写之，以甘缓之，岁谷宜丹，间谷宜稻，则风不为邪。

三之气，自小满日亥初，至大暑日酉初，凡六十日有奇，主位太徵火，客气少阴火，中见火运。气与运符，天政布，大火行，庶类蕃鲜，寒气时至，民病气厥心痛，寒热更作，咳喘目赤。宜调少阴之客，以咸补之，以甘写之，以酸收之，岁谷宜丹，间谷宜豆，则热不为邪。

四之气，自大暑日酉正，至秋分日未正，凡六十日有奇，主位少宫土，客气太阴土，中见火运。土当其位，火化兼之，溽暑至，大雨时行，寒热互至，民病寒热、嗌干、黄瘅、鼽、衄、饮发。宜调太阴之客，以甘补之，以苦写之，以甘缓之，岁谷宜白，间谷宜麻，则湿不为邪。

五之气，自秋分日申初，至小雪日午初，凡六十日有奇，主位太商金，客气少阳火，中见火运。气同化运，畏火临，暑反至，阳乃化，万物乃生乃长荣，民乃康，其病温。宜调少阳之客，以咸补之，以甘写之，以咸耎之，岁谷宜白，间谷宜豆，则火不为邪。是气也，用热远热，无犯司气之热。

终之气，自小雪日午正，至大寒日辰正，凡六十日有奇，主位少羽水，客气阳明金，中见火运。火胜金，水反制之，燥令行，余火内格，肿于上，咳喘，甚则血溢，寒气数举，则雾霿翳，病生皮腠，内舍于胁，下连少腹而作寒中，地将易也。宜调阳明之客，以酸补之，以辛写之，以苦泄之，岁谷宜白，间谷宜黍，则燥不为邪，此六气之化也。

岁气之交，宜扶其不足，制其有余，使气适平，然是岁天符为执法，若有邪中执法者，民病速而危。

己丑岁图

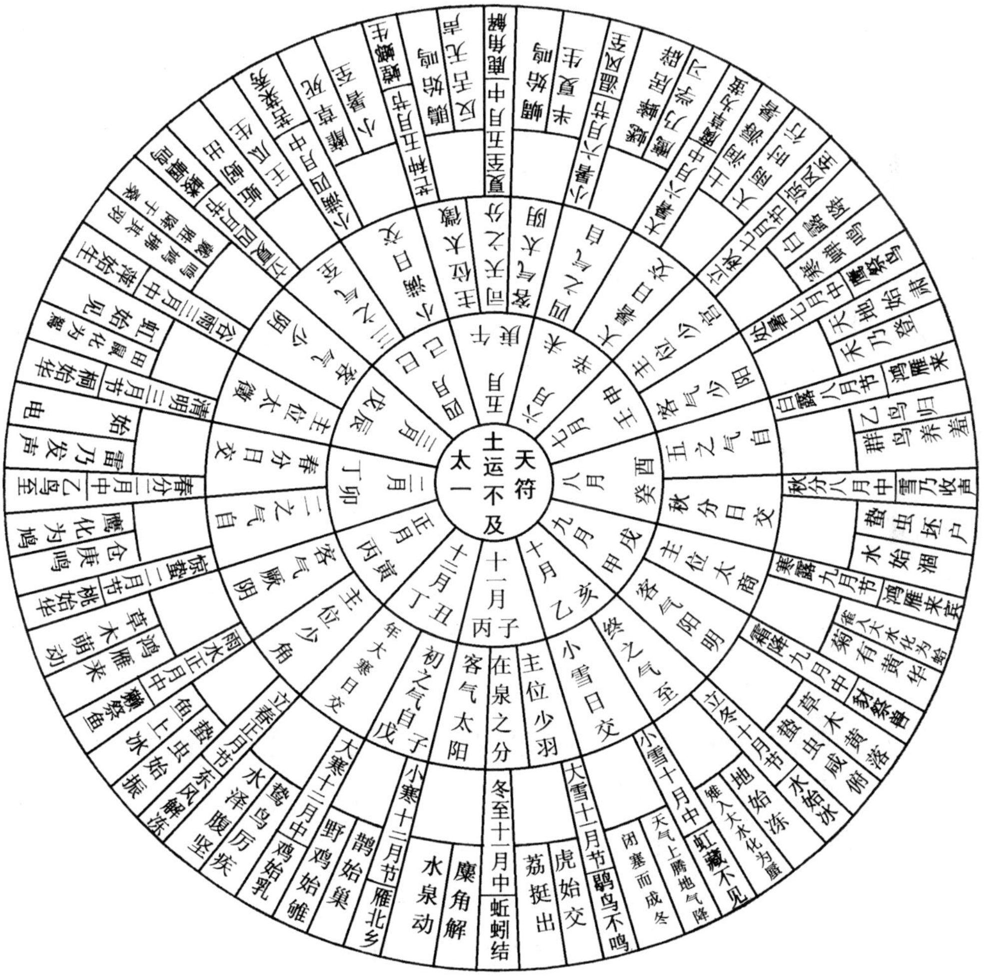

图4-26 己丑岁图

太阴湿土司天，太阳寒水在泉，中见少宫土运。

岁土不及，上宫与正宫同，少宫上临太阴，是为天符，土运临丑，是为岁会，上见天符，下见岁会，三合为治，太一天符之岁，气至平也，命曰备化之纪，气协天休，德流四政，五化齐修，其气平，其性顺，其用高下，其化丰满，其政安静，其候溽蒸，其令湿，其类土，其应长夏，其谷稷，其果枣，其实肉，其虫倮，其畜牛，其色黄，其味甘，其物肤，其音宫，其数五。其在人也，其藏脾，其主口，其养肉，其病否，此岁运之化也。岁气之化，湿化司天，明化间左，灼化居右，故地气上腾而其政肃；咸化在泉，动化间左，清化间右，故天气下降而其令寂。阴专其政，阳气退辟，大风时起，原野昏霿，白埃四起，云奔南极，寒雨数至，物成于差夏，湿寒合德，黄黑埃昏，流行气交，上应镇星、辰星，其谷黅、玄，间谷命太商、太徵者，物成于差夏，故阴凝于上，寒积于下，寒水胜火，则为冰雹，阳光不治，杀气乃行，有余宜高，不及宜下，有余宜晚，不及宜早，土之利，气之化也，民气亦从之。其病寒湿腹满、身䐜愤、胕肿、痞逆、寒厥拘急，故曰风化清化胜复同，邪气化度也。雨化五，寒化一，正化度也。倮虫静，鳞虫育，岁物所宜也。羽虫耗，热毒不生，地气制之也。是岁土在上，水在下，土胜水，天气盈，当取化源，岁遇太一天符，其气至平，不取化源，惟折其水郁，益其岁气，赞其阳火，令御甚寒，无使邪胜，食黅、玄之谷以全其真，食间气之谷以保其精，岁宜以苦燥之温之。运与湿同，宜以燥化，故曰“其化上苦热，中甘和，下甘热，药食宜也”。岁半之前，其政湿，岁半之后，其令寒。

初之气，自戊子年大寒日巳初，至是岁春分日卯初，凡六十日八十七刻半，主位少角木，客气厥阴土，中见土运。木当其位，地气迁，寒乃去，春气正，风乃来，生布万物以荣，民气条舒，风湿相薄，雨乃后，民病血溢，筋络拘强，关节不利，身重筋痿。宜调厥阴之客，以辛补之，以酸写之，以甘缓之，岁谷宜黅，间谷宜稻，则风不为邪。

二之气，自春分日卯正，至小满日丑正，凡六十日有奇，主位太徵火，客气少阴火，中见土运。大火正，物承化，民乃和，其病温厉盛行，远近咸若，湿蒸相薄，雨乃时降。宜调少阴之客，以咸补之，以甘写之，以酸收之，岁谷宜黅，间谷宜豆，则热不为邪。

三之气，自小满日寅初，至大暑日子初，凡六十日有奇，主位太徵火，客气太阴土，中见土运。气与运符而行平气，天政布，湿气降，地气腾，雨乃时降，寒乃随之，感于寒湿，则民病身重、胕肿、胸腹满。宜调太阴之客，以甘补之，以苦写之，以甘缓之，岁谷宜黅，间谷宜麻，则湿不为邪。是气也，无犯司气。

四之气，自大暑日子正，至秋分日戌正，凡六十日有奇，主位少宫土，客气少阳火，中见土运。岁运得位，相火居之，畏火临，溽蒸化，地气腾，天气否隔，寒风晓暮，蒸热相薄，草木凝烟，湿化不流，则白露阴布以成秋令，民病腠理热，血暴溢，疟，心腹满热，胪胀，甚则胕肿。宜调少阳之客，以咸补之，以甘写之，以咸耎之，岁谷宜玄，间谷宜豆，则火不为邪。

五之气，自秋分日亥初，至小雪日酉初，凡六十日有奇，主位太商金，客气阳明金，中见土运。土生金，金得位，惨令已行，寒露下，霜乃早降，草木黄落，寒气及体，君子周密，民病皮腠。宜调阳明之客，以酸补之，以辛写之，以苦泄之，岁谷宜玄，间谷宜黍，则燥不为邪。

终之气，自小雪日酉正，至大寒日未正，凡六十日有奇，主位少羽水，客气太阳水，中见土运。水当其位，湿气合德，寒大举，湿大化，霜乃积，阴乃凝，水坚冰，阳光不治，感于寒则病人关节禁固，腰脽痛，寒湿持于气交而为疾也。宜调太阳之客，以苦补之，以咸写之，以苦坚之，以辛润之，岁谷宜玄，间谷宜稷，则寒不为邪，此六气之化也。

气交之化，岁有水郁，当随胜气安其屈伏，无问其数，以平为期，此其道也。

庚寅岁图

少阳相火司天，厥阴风木在泉，中见太商金运。

岁金太过，气化运行先天。火化为天气，素化司气为左间，柔化为右间，故天气正而其政严；酸化为地气，灼化居气为左间，藏化为右间，故地气扰而其令挠。风乃暴举，木偃沙飞，炎火乃流，阴行阳化，雨乃时应，风热参布，云物沸腾，太阴横流，寒乃时至，凉雨并起，火木同德，上应荧惑、岁星，其谷丹、苍。火化七，清化九，风化三，正化度也。羽虫静，毛虫育，是谓岁物之宜。倮虫耗，清毒不生，是皆地气所制。民病寒中，外发疮疡，内为泄满，圣人遇之，和而不争，往复之作，民病寒热疟，泄，聋瞑，呕吐，上怫肿色变。是岁阳为天气，阴为地气，金运在中，天气刑运，运刑地气，天气盈，地气虚，当于年前先取化源，以平火气，无使运郁，次抑其运金，赞所不胜，无使木郁，折其郁气，则暴过不生，苛疾不起，岁宜咸宜辛宜酸，渗之泄之，渍之发之。运异风热，少用寒化，其化上咸寒，中辛温，下辛凉，药食宜也。候其气者，岁半之前，少阳主之，若火淫所胜，则温气流行，金政不平，民病头痛发热，恶寒而疟，热上皮肤痛，色变黄赤，传而为水，身面胕肿，腹满仰息，泄注赤白，疮疡咳唾血，烦心胸中热，甚则鼽衄，病本于肺，诊在手天府之脉，法宜平以咸冷，佐以苦甘，以酸收之，以苦发之，以酸复之。岁半之后，厥阴主之，若风淫于内，则地气不明，平野昧，草乃早秀，民病洒洒振寒，善伸数欠，心痛支满，两胁里急，饮食不下，鬲咽不通，食则呕，腹胀善噫，得后与气，则快然如衰，身体皆重，法宜治以辛凉，佐以苦，以甘缓之，以辛散之。岁运之化，金太过，纪曰坚成，是谓收引，天气洁，地气明，阳气随，阴治化，燥行其政，物以司成，收气繁布，化洽不终，其化成，其气削，其政肃，其令锐切，其动暴折疡疰，其德雾露萧飂，其变肃杀凋零，其化兼其所胜，其病喘喝，胸凭仰息，上徵与正商同，其生齐，其病咳，故曰：岁金太过，燥气流行，肝木受邪，民病两胁下少腹痛，目赤痛眦疡，耳无所闻，甚则喘咳逆气，肩背痛下连股膝髀腨胻足皆病，其治宜以辛温。

初之气，自己丑年大寒日申初，至是岁春分日午初，凡六十日八十七刻半，主位少角木，客气少阴火，中见金运。火胜金，地气迁，风胜乃摇，寒乃去，候乃大温，草木早荣，寒来不杀，温病乃起，其病气怫于上，血溢目赤，咳逆头痛，血伤胁满，肤腠中疮。宜治少阴之客，以咸补之，以甘写之，以酸收之，岁谷宜丹，间谷宜豆。

二之气，自春分日午正，至小满日辰正，凡六十日有奇，主位太徵火，客气太阴土，中见金运。火生土，火反郁，白埃四起，云趋雨府，风不胜湿，雨乃零，民乃康，其病热郁于上，咳逆呕吐，疮发于中，胸嗌不利，头痛身热，昏愦脓疮。宜治太阴之客，以甘补之，以苦写之，以甘缓之，岁谷宜丹，间谷宜麻。

三之气，自小满日巳初，至大暑日卯初，凡六十日有奇，主位太徵火，客气少阳火，中见金运。火当其位，天政布，炎暑至，少阳临上，雨乃涯，民病热中、聋、瞑、血溢、脓疮、咳、呕、鼽衄、渴、嚏、欠、喉痹目赤，善暴死。宜调少阳之客，以咸补之，以甘写之，以咸耎之，岁谷宜丹，间谷宜豆。

四之气，自大暑日卯正，至秋分日丑正，凡六十日有奇，主位少宫土，客气阳明金，中见金运。气与运同，是谓司气，凉乃至，炎暑间化，白露降，民气和平，其病满身重。宜治阳明之客，以酸补之，以辛泻写，以苦泄之，岁谷宜苍，间谷宜黍。是气也，用凉远凉，无犯司气之凉。

五之气，自秋分日寅初，至小雪日子初，凡六十日有奇，主位太商金，客气太阳水，中见金运。金当其位而生水，阳乃去，寒乃来，雨乃降，气门乃闭，刚木早凋，民避寒邪，君子周密。宜治太阳之客，以苦补之，以咸写之，以苦坚之，以辛润之，岁谷宜苍，间谷宜稷。

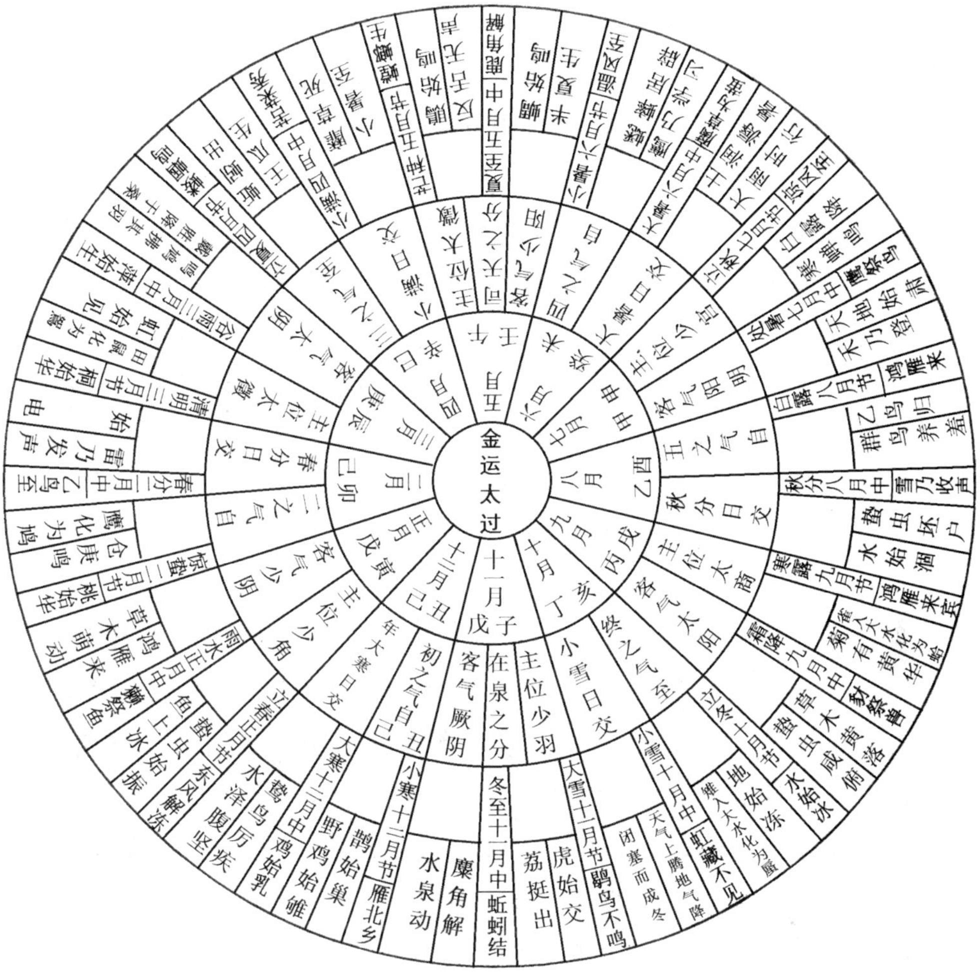

图 4－27　庚寅岁图

终之气，自小雪日子正，至大寒日戌正，凡六十日有奇，主位少羽水，客气厥阴木，中见金运。金生水，水生木，地气正，风乃至，万物反生，霿雾以行，其病关闭，不禁心痛，阳气不藏而咳。宜治厥阴之客，以辛补之，以酸写之，以甘缓之，岁谷宜苍，间谷宜稻。

岁气之化，胜复更作，当佐以所利，和以所宜，安其主客，适其寒温，同者逆之，异者从之，是其法也。

辛卯岁图

阳明燥金司天，少阴君火在泉，中见少羽水运。

岁水不及，气化运行后天。燥化为天气，玄化为左间，明化为右间，故天气急而其政切；苦化为地气，柔化为左间，动化为右间，故地气明而其令暴。

阳专其令，炎暑盛行，物燥以坚，淳风乃治，风燥横运，流于气交，多阳少阴，云趋雨府，湿化乃敷，燥极而泽，金火合德，上应太白、荧惑，其谷白、丹，间谷命太徵者，其耗白甲品羽。雨化风化胜复同，邪气化度也。清化九，寒化一，热化七，正化度也。介虫静，羽虫育，是乃岁物之宜；介虫耗，寒毒不生，是皆地气所制。蛰虫乃见，流水不冰，清热之气，持于气交，民病咳嗌塞，寒热发暴，振栗癃闷，清先而劲，毛虫乃死，热后而暴，介虫乃殃，其发躁。是岁金在上，火在下，水运在中，水胜火，火胜金，天气虚，水能制火而生金，金又生运，其邪乃微，宜资其化源，以助金气，安其运水，无使受邪，折其火气之郁，食白、丹之谷以安其气，食间气之谷以去其邪，岁宜以咸以苦以辛，汗之清之散之。运化同清，宜多地化，其化上苦小温，中苦和，下咸寒，药食宜也。候其气者，岁半之前，阳明主之，若燥淫所胜，则木乃晚荣，草乃晚生，筋骨内变，民病左胠胁痛，寒清于中，感而疟，大凉革候，咳，腹中鸣，注泄鹜溏，名木敛，生菀于下，草焦上首，心胁暴痛，不可反侧，嗌干面尘，腰痛，目眛眦，疡疮痤痈，病本于肝，诊在足太冲之脉，法宜平以苦温，佐以酸辛，以苦下之。岁半之后，少阴主之，若热淫于内，则焰浮川泽，阴处反明，民病腹中常鸣，气上冲胸，喘不能久立，寒热皮肤痛，目瞑、齿痛、颛肿，恶寒发热如疟，少腹中痛，腹大，法宜治以咸寒，佐以甘苦，以酸收之，以苦发之。气交之间，水运统之，不及之水，纪曰涸流，是谓反阳，藏令不举，化气乃昌，长气宣布，蛰虫不藏，土润，水泉减，草木条茂，荣秀满盛，其气滞，其用渗泄，其动坚止，其发燥槁，其藏肾，其化兼所不胜，其病癃闷，邪伤肾也。候其气者，四维有湍润埃云之化，则不时有和风生发之应，若四维发埃昏骤注之变，则不时有飘荡振拉之复。其眚北，其病内舍腰脊骨髓，外在溪谷踹膝，故曰：岁水不及，湿乃盛行，长气反用，其化乃速，暑雨数至，民病腹满身重濡泄，寒疡流水，腰股痛发，腘腨股膝不便，烦冤足痿清厥，脚下痛，甚则胕肿。复则大风暴发，草偃木零，生长不鲜，面色时变，筋骨并辟，肉瞤瘛，目视䀮䀮，物疏璺，肌肉胗发，气并隔中，痛于心腹，黄气乃损，其谷不登。

初之气，自庚寅年大寒日亥初，至是岁春分日酉初，凡六十日八十七刻半，主位少角木，客气太阴土，中见水运。土胜水，地气迁，阴始凝，气始肃，水乃冰，寒雨化，其病中热胀，面目浮肿，善眠，鼽衄，嚏欠，呕，小便黄赤，甚则淋。宜治太阴之客，以甘补之，以苦写之，以甘缓之，岁食白谷，间谷用麻。虽有湿邪，莫之能害。

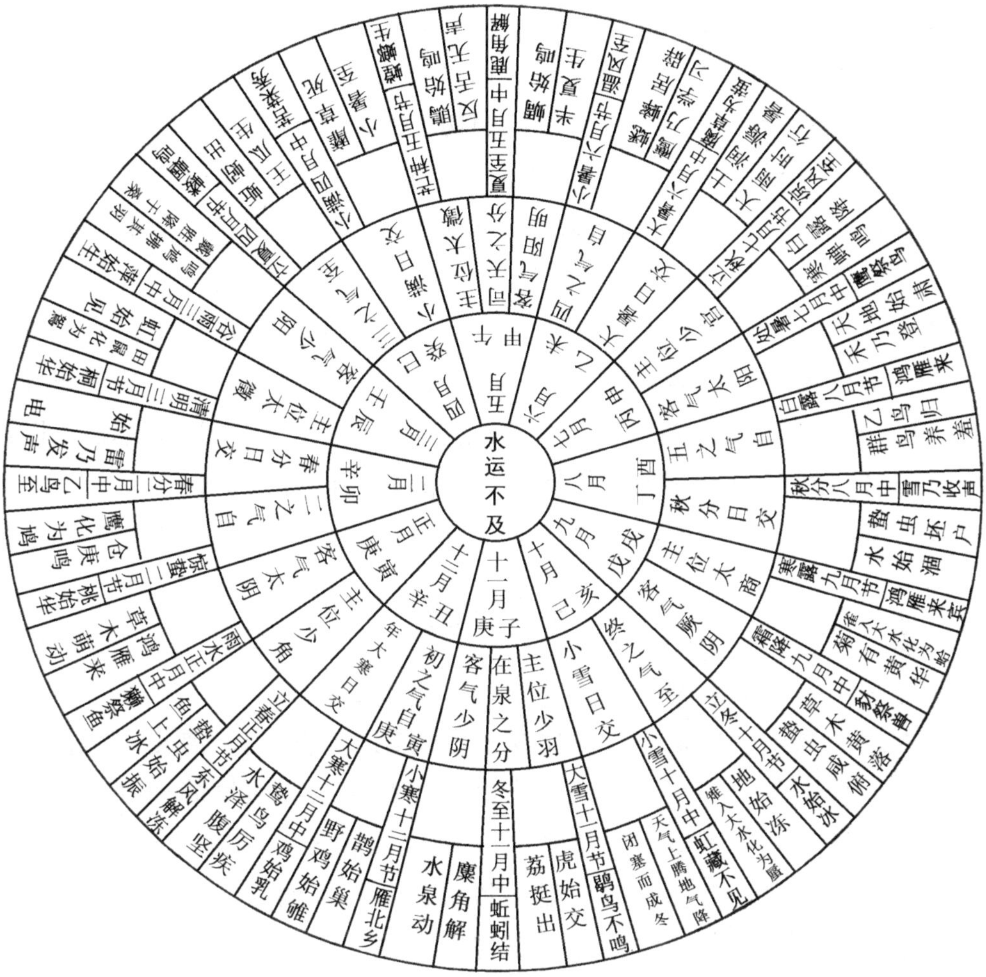

图 4-28 辛卯岁图

二之气，自春分日酉正，至小满日未正，凡六十日有奇，主位太徵火，客气少阳火，中见水运。阳乃布，民乃舒，物乃生荣，厉大至，民善暴死，水运承之，其邪亦微。宜治少阳之客，以咸补之，以甘写之，以咸耎之，岁食白谷，间谷用豆。虽有火邪，莫之能害。

三之气，自小满日申初，至大暑日午初，凡六十日有奇，主位太徵火，客气阳明金，中见水运。天政布，凉乃行，燥热交合，燥极而泽，民病寒热。宜治阳明之客，以酸补之，以辛写之，以苦泄之，岁食白谷，间谷用黍。虽有燥邪，莫之能害。

四之气，自大暑日午正，至秋分日辰正，凡六十日有奇，主位少宫土，客气太阳水，中见水运。气与运同，是谓司气，寒雨降，病暴仆振栗，谵妄少气，嗌干引饮，及为心痛、痈肿、疮疡、疟寒之疾，骨痿血便。宜治太阳之客，以苦补之，以咸写之，以苦坚之，以辛润之，岁食丹谷，间谷用稷。虽有寒邪，莫之能害。是气也，用寒远寒，无犯司气之寒。

五之气，自秋分日巳初，至小雪日卯初，凡六十日有奇，主位太商金，客气厥阴木，中见水运。水生木，春令反行，草乃生荣，民气和。宜调厥阴之客，以辛补之，以酸写之，以甘缓之，岁食丹谷，间谷用稻。虽有风邪，莫之能害。

终之气，自小雪日卯正，至大寒日丑正，凡六十日有奇，主位少羽水，客气少阴火，中见水运。水运得位，少阴居之，阳气布，候反温，蛰虫来见，流水不冰，民乃康平，其病温。宜治少阴之客，以咸补之，以甘写之，以酸收之，岁食白谷，间谷用豆。虽有热邪，莫之能害，此六气之化也。

岁气之交，天气胜者少阳复之，地气胜者太阳复之，其治皆如复气之法。

壬辰岁图

太阳寒水司天，太阴湿土在泉，中见太角木运。

岁木太过，气化运行先天。寒化在上，苍化司气左间，清化右间，故天政所布其气肃；甘化在下，明化左间，灼化居气右间，故地气静而其令徐。寒临太虚，其政大举，阳气不令，泽无阳焰，则火发待时，少阳中治，时雨乃涯，止极雨散，还于太阴，云朝北极，湿化乃布，泽流万物。寒化六，风化八，雨化五，正化度也。鳞虫静，倮虫育，岁物之宜也。鳞虫不成，燥毒不生，地气制之也。寒敷于上，雷动于下，寒湿之气，持于气交，民病寒湿，发肌肉萎，足痿不收，濡写血溢。是岁水为天气，土为地气，土胜水，天气虚，当资化源，以助天气之水，岁运木，天气生运，木能制土，地气反郁，其邪乃微，必折郁土，抑其运木，扶其不胜，无使暴过而生其疾，食玄、黅之谷以全其真，避虚邪之气以安其正，运与寒湿异，宜以燥湿化，其化上苦温，中酸和，下甘温，药食宜也。岁半之前，太阳主之，若寒淫所胜，则寒气反至，水且冰，血变于中，发为痈疡，民病厥心痛，呕血，血泄，鼽衄，善悲，时眩仆，运火炎烈，雨暴乃雹，胸腹满，手热，肘挛，腋肿，心澹澹大动，胸胁胃脘不安，面赤目黄，善噫嗌干，甚则色炲，渴而欲饮，病本于心，诊在手神门脉，其法平以辛热，佐以甘苦，以咸写之。岁半之后，太阴主之，若湿淫于内，则埃昏岩谷，黄反见黑，至阴之交，民病饮积，心痛耳聋，浑浑焞焞，嗌肿喉痹，阴病血见，少腹痛肿，不得小便，病冲头痛，目似脱，项似拔，腰似折，髀不可以回，腘如结，腨如别，其法宜治以苦热，佐以酸淡，以苦燥之，以淡泄之。气交之间，木运太过，发生之纪，是谓启陈，土疏泄，苍气达，阳和布化，阴气乃随，生气淳化，万物以荣，其化生，其气美，其政散，其令条舒，其动掉眩巅疾，其德鸣靡启坼，其变振拉摧拔，其化兼其所胜，其病怒，故曰：岁木太过，风气流行，脾土受邪，民病飧泄，食减，体重，烦冤，肠鸣，腹支满，甚则忽忽善怒，眩冒巅疾，反胁痛而吐甚，冲阳脉绝者不治，其法治以酸和。

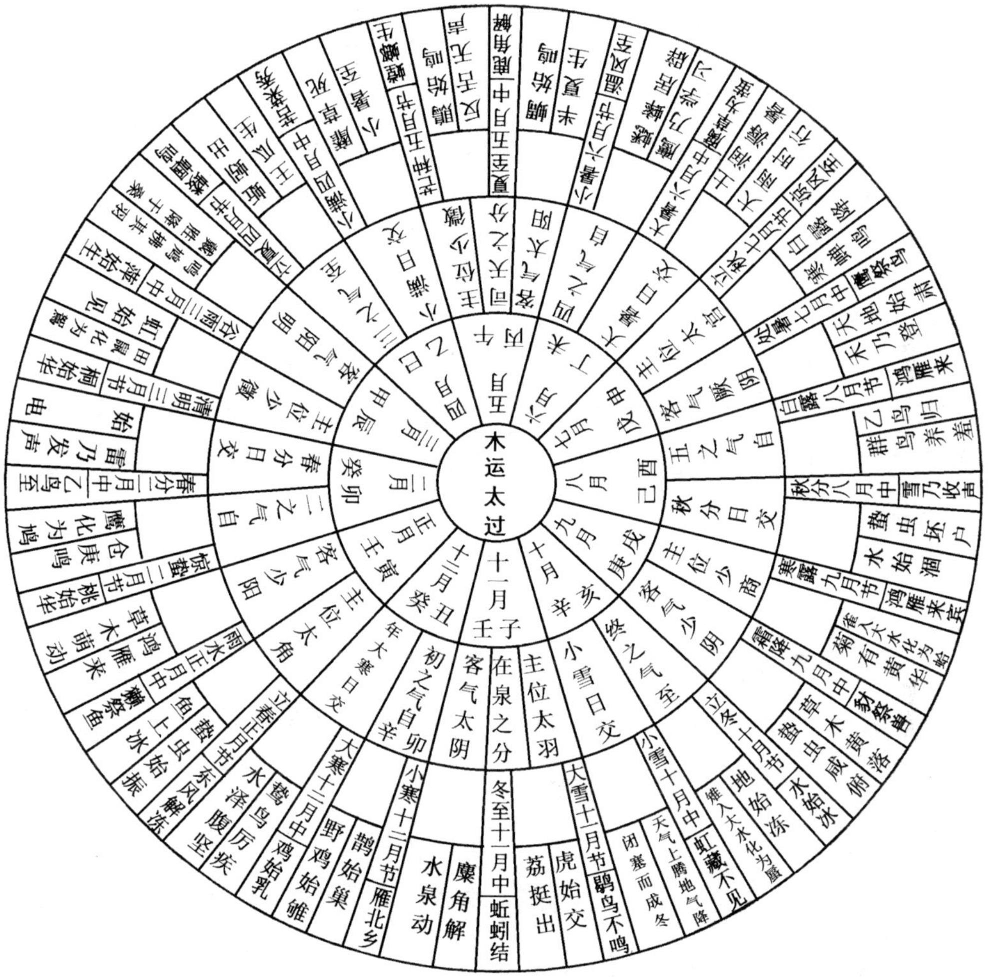

图 4-29　壬辰岁图

初之气，自辛卯岁大寒日寅初，至是年春分日子初，凡六十日八十七刻半，主位太角木，客气少阳火，中见木运。岁木当位，相火居之，地气迁，气乃大温，草乃早荣，民乃厉，温病乃作，身热头痛呕吐，肌腠疮疡。宜治少阳之客，以咸补之，以甘写之，以咸耎之，岁谷宜玄，间谷宜豆。虽有火邪，不能为害。

二之气，自春分日子正，至小满日戌正，凡六十日有奇，主位少徵火，客气阳明金，中见木运。金胜木，大凉反至，民乃惨，草乃遇寒，火气遂抑，民病气郁中满，寒乃始。宜治阳明之客，以酸补之，以辛写之，以苦泄之，岁谷宜玄，间谷宜黍。虽有燥邪，不能为害。

三之气，自小满日亥初，至大暑日酉初，凡六十日有奇，主位少徵火，客气太阳水，中见木运。天政布，寒气行，雨乃降，民病寒反热中，痈疽注下，心热瞀闷，不治者死。宜治太阳之客，以苦补之，以咸写之，以苦坚之，以辛润之，岁谷宜玄，间谷宜稷。虽有寒邪，不能为害。

四之气，自大暑日酉正，至秋分日未正，凡六十日有奇，主位太宫土，客气厥阴木，中见木运。气与运同，是谓司气，风湿交争，风化为雨，乃长乃化乃成，民病大热少气，肌肉萎足痿，注下赤白。宜治厥阴之客，以辛补之，以酸写之，以甘缓之，岁谷宜黅，间谷宜稻。虽有风邪，不能为害。是气也，用温远温，无犯司气之温。

五之气，自秋分日申初，至小雪日午初，凡六十日有奇，主位少商金，客气少阴火，中见木运。木生火，火胜金，阳复化，草乃长乃化乃成，民乃舒。宜调少阴之客，以咸补之，以甘写之，以酸收之，岁谷宜黅，间谷宜豆。虽有热邪，不能为害。

终之气，自小雪日午正，至大寒日辰正，凡六十日有奇，主位太羽水，客气太阴土，中见木运。地气正，湿令行，阴凝太虚，埃昏郊野，民乃惨凄，寒风以至，反者孕乃死，木运制之，土乃郁。宜治太阴之客，以甘补之，以苦写之，以甘缓之，岁谷宜黅，间谷宜麻。虽有湿邪，不能为害。此六气之化也。

岁气之交，天气胜则有太阴之复，地气胜则有厥阴之复，治之宜以胜复之法。

癸巳岁图

厥阴风木司天，少阳相火在泉，中风少徵火运。

岁火不及，气化运行后天，火同地化，不及而加同岁会，气之平也，诸同正岁，气化运行同天，平火之岁，命曰升明之纪。正阳而治，德施周普，五化均衡，其气高，其性速，其用燔灼，其化蕃茂，其政明曜，其候炎暑，其令热，其类火，其应夏，其谷麦，其果杏，其实络，其虫羽，其畜马，其色赤，其味苦，其物脉，其音徵，其数七。其在人也，其藏心，其主舌，其养血，其病瞤瘛，此岁运之化也。天地之气，风化在上，灼化左，藏化右，苦化在下，清化左，黅化右，故天气扰而其政挠，地气正而其令速。风生高远，炎热从之，云趋雨府，湿化乃行，风火同德，上应岁星荧惑，其谷苍丹，间谷言太宫、太羽者，其耗文角品羽。寒化雨化胜复同，邪气化度也。风化八，火化二，正化度也。岁物之宜，则毛虫静，羽虫育，地气所制，则介虫耗，寒毒不生。风燥火热，胜复更作，蛰虫来见，流水不冰，热病行于下，风病行于上，风燥胜复形于中。是岁阴为天气，阳为地气，天气虚，火运适平，不资化源，惟赞运火，无使邪胜，岁宜以辛调上，以咸调下，畏火之气，无妄犯之，其化上辛凉，中咸和，下咸寒，药食宜也。岁半之前，厥阴主之，厥阴所至，其令风，当其时风化行者，天之政也。岁半之后，少阳主之，少阳所至其令火，当其时火化行者，地之令也。

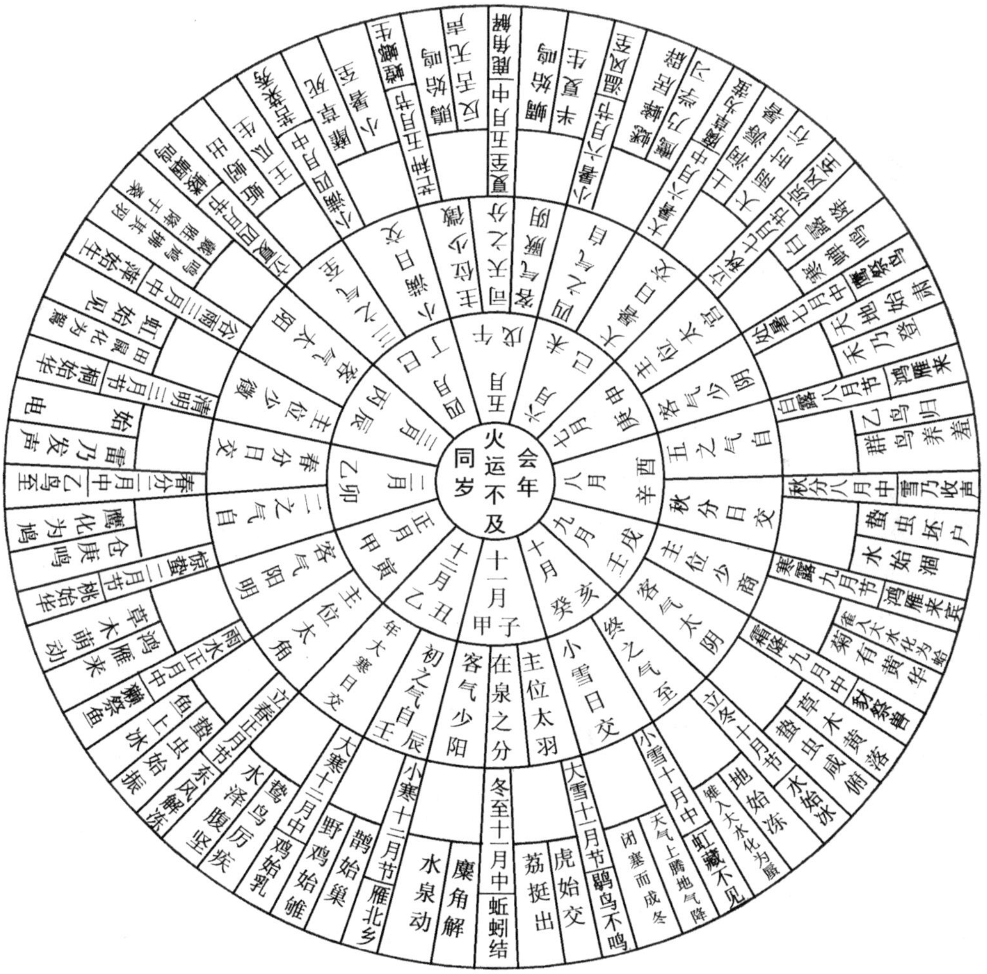

图 4－30　癸巳岁图

初之气，自壬辰年大寒日巳初，至是岁春分日卯初，凡六十日八十七刻半，主位太角木，客气阳明金，中见火运。寒始肃，杀气方至，民病寒于右之下，运行平火，其邪乃微。宜调阳明之客，以酸补之，以辛写之，以苦泄之，岁谷宜苍，间谷宜黍。

二之气，自春分日卯正，至小满日丑正，凡六十日有奇，主位少徵火，客气太阳水，中见火运。火居其位，寒水承之，寒不去，华雪水冰，杀气施化，霜乃降，名草上焦，寒雨数至，阳复化，民病热于中。宜调太阳之客，以苦补之，以咸写之，以苦坚之，以辛润之，岁谷宜苍，间谷宜稷。

三之气，自小满之日寅初，至大暑日子初，凡六十日有奇，主位少徵火，客气厥阴木，中见火运。火当其位，风木客之，天政布，风乃时举，民病泣出耳鸣掉眩。宜调厥阴之客，以辛补之，以酸写之，以甘缓之，岁谷宜苍，间谷宜稻。

四之气，自大暑日子正，至秋分日戌正，凡六十日有奇，主位太宫土，客气少阴火，中见火运。气与运同，灼化所居，湿热相薄，争于左之上，民病黄瘅而为胕肿。宜调少阴之客，以咸补之，以甘写之，以酸收之，岁谷宜丹，间谷宜豆。

五之气，自秋分日亥初，至小雪日酉初，凡六十日有奇，主位少商金，客气太阴土，中见火运。火生土，燥湿更胜，沉阴乃布，寒气及体，风雨乃行。宜调太阴之客，以甘补之，以苦写之，以甘缓之，岁谷宜丹，间谷宜麻。

终之气，自小雪日酉正，至大寒日未正，凡六十日有奇，主位太羽水，客气少阳火，中见火运。火气符会，畏火司令，阳乃大化，蛰虫出见，流水不冰，地气大发，草乃生，人乃舒，其病温厉。宜调少阳之客，以咸补之，以甘写之，以咸耎之，岁谷宜丹，间谷宜豆。是气也，司气以热，用热无犯，所谓“用热远热”也。

岁气之化，其化淳，又遇火气平，是谓行令，邪或乘之，其病持久，故《经》曰“中行令者，其病徐而持”。

甲午岁图

少阴君火司天，阳明燥金在泉，中见太宫土运。

岁土太过，气化运行先天。热化在上，左黅化司气，右动化厥阴，故天政所布其气明；辛化在下，左藏化太阳，右明化少阳，故地气肃而其令切。寒交暑，热加燥，云驰雨府，湿化乃行，时雨乃降，金火合德，上应荧惑、太白，其谷白、丹。热化二，雨化五，燥化四，所谓正化日也。羽虫静，介虫育，藏物之宜也。毛虫耗，湿毒不生，地气所制也。寒热持于气交而为病始，热病生于上，清病生于下，寒热相犯而争于中，民病咳喘，血溢，血泄，鼽嚏，目赤，眦疡，寒厥入胃，心痛，腰痛，腹大，嗌干，肿上。是岁火为天气，金为地气，火胜金，天气盈，宜于年前，先取化源，以平火气，土运在中，天气生运，运生地气，三气相得而行顺化，其邪乃微，必抑其运土，资其岁胜，无使暴过而生其病，食丹白之谷以全真气，食间气之谷以辟虚邪，岁宜以咸软之，而调其上，甚则以苦发之，以酸收之，而安其下，甚则以苦泄之，适气异同而多少之。运同地气，以温热化，其化上咸寒，中苦热，下酸热，药食宜也。岁半之前，少阴主之，少阴之化热，若热淫所胜，即怫热至，火行其政，民病胸中烦热嗌干，右胠满，皮肤痛，寒热咳喘，大雨且至，唾血，血泄，鼽衄，嚏呕，溺色变，甚则疮疡胕肿，肩背臂臑及缺盆中痛，心痛，肺䐜，腹大满，膨膨而喘咳，病本于肺，诊在手尺泽之脉，其法平以咸寒，佐以苦甘，以酸收之。岁半之后，阳明主之，阳明之气燥，若燥淫于内，即霿雾清瞑，民病喜呕，呕有苦，善太息，心胁痛不能反侧，甚则嗌干面尘，身无膏泽，足外反热，其法治以苦温，佐以甘辛，以苦下之。气交之中，土运主之，敦阜之纪，是谓广化，厚德清静，顺长以盈，至阴内实，物化充成，烟埃朦郁，见于厚土，大雨时行，湿气乃用，燥政乃辟，其化圆，其气丰，其政静，其令周备，其动濡积并穑，其德柔润重淖，其变震惊飘骤，其化兼其所胜，其病腹满四肢不举，故曰：岁土太过，雨湿流行，肾水受邪，民病腹满，清厥意不乐，体重烦冤，甚则肌肉萎，足痿不收，行善瘈，脚下痛，饮发中满食减，四肢不举，变生得位，藏气伏，化气独治之，泉涌河衍，涸泽生鱼，风雨大至，土溃鳞见于陆，病腹满溏泄，肠鸣反下，甚而太溪绝者，死不治。

初之气，自癸巳年大寒日申初，至是岁春分日午初，凡六十日八十七刻半，主位太角木，客气太阳水，中见土运。地气迁，燥将去，寒乃始，蛰复藏，水乃冰，霜复降，风乃至，阳气郁，民反周密，关节禁固腰脽痛，炎暑将起，中外疮疡。宜治太阳之客，以苦补之，以咸写之，以苦坚之，以辛润之，岁谷宜丹，间谷宜稷。虽有寒邪，不能为害。

二之气，自春分日午正，至小满日辰正，凡六十日有奇，主位少徵火，客气厥阴木，中见土运。木胜土，阳气布，风乃行，春气以正，万物应荣，寒气时至，民乃和，其病淋，目瞑目赤，气郁于上而热。宜治厥阴之客，以辛补之，以酸写之，以甘缓之，岁谷宜丹，间谷宜稻。虽有风邪，不能为害。

三之气，自小满日巳初，至大暑日卯初，凡六十日有奇，主位少徵火，客气少阴火，中见土运。二火相加，天政布，大火行，庶类蕃鲜，寒气时至，民病气厥心痛，寒热更作，咳喘目赤。宜治少阴之客，以酸补之，以甘写之，以酸收之，岁谷宜丹，间谷宜豆。虽有热邪，不能为害。

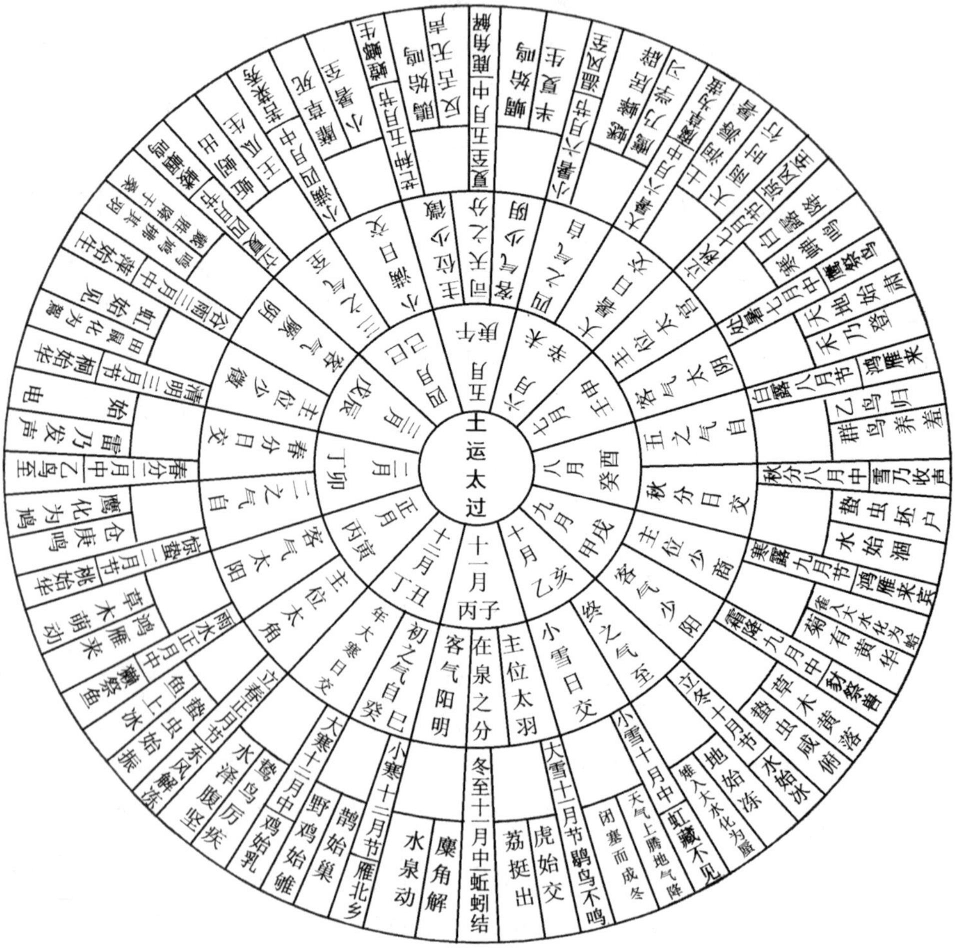

图 4－31　甲午岁图

四之气，自大暑日卯正，至秋分日丑正，凡六十日有奇，主位太宫土，客气太阴土，中见土运。气与运同，又当其位，是谓司气，溽暑至，大雨时行，寒热互至，民病寒热，嗌干，黄瘅，鼽衄，饮发。宜调太阴之客，以甘补之，以苦写之，以甘缓之，岁谷宜白，间谷宜麻。虽有湿化，不能为邪。是气也，无犯司气。

五之气，自秋分日寅初，至小雪日子初，凡六十日有奇，主位少商金，客气少阳火，中见土运。畏火临，暑反至，阳乃化，万物乃生乃长荣，民乃康，其病温。宜治少阳之客，以咸补之，以甘写之，以咸耎之，岁谷宜白，间谷宜豆。虽有火邪，不能为害。

终之气，自小雪日子正，至大寒日戌正，凡六十日有奇，主位太羽水，客气阳明金，中见土运。土生金，燥令行，余火内格，肿于上，咳喘甚则血溢，寒气数举，则雾霧翳，病生皮腠，内舍于胁，下连少腹而作寒中，地将易也。宜治阳明之客，以酸补之，以辛写之，以苦泄之，岁谷宜白，间谷宜黍。虽有燥邪，不能为害。

是岁火胜则水复，金胜则火复。气之胜也，微者随之，甚者制之；气之复也，稍者平之，暴者夺之，皆随胜气安其屈伏，无问其数，以平为期。

乙未岁图

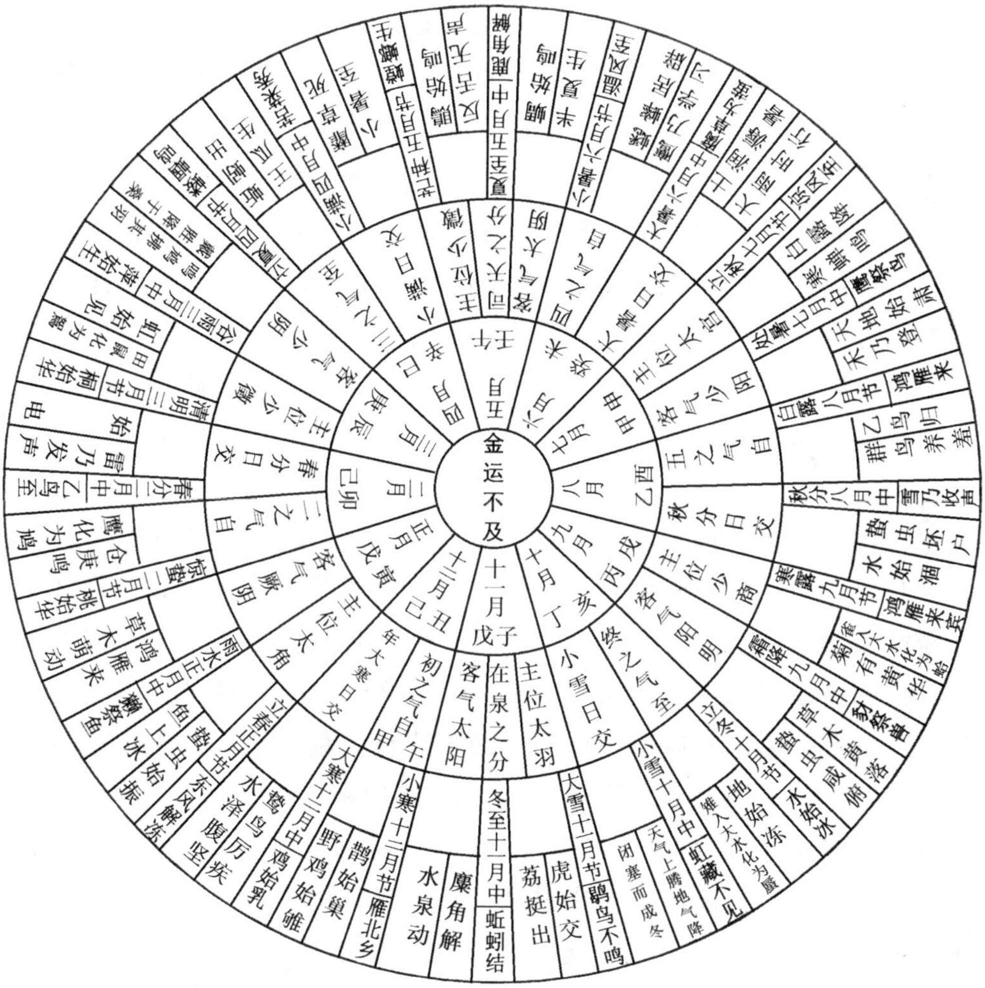

图4－32　乙未岁图

太阴湿土司天，太阳寒水在泉，中见少商金运。

岁金不及，气化运行后天。湿化在上，地气上腾，左少阳明化，右少阴灼化，其政肃；咸化在下，天气下降，左厥阴动化，右司气素化，其令寂。阴专其政，阳气退辟，大风时起，原野昏霧，白埃四起，云奔南极，寒雨数至，物成于差夏，湿寒合德，黄黑埃昏，流行气交，上应镇星、辰星，其谷黅、玄，间谷命太角者。热化寒化胜复同，所谓邪气化日也。湿化五，清化四，寒化六，所谓正化日也。倮虫静，鳞虫育，是谓岁物所宜。羽虫耗，热毒不生，是乃地气所制。故阴凝于上，寒积于下，寒水胜火，则为冰雹，阳光不治，杀气乃行，有余宜高，不及宜下，有余宜晚，不及宜早，土之利气之化也，民气亦从之，其病寒湿，腹满，身䐜膹，胕肿，痞逆，寒厥拘急。土为天气，水为地气，土胜水，天气盈，地气虚，当取化源，以平土气，金运在中，天气生运，运生地气，三气相得，其化顺，邪气乃微，必益其岁气，无使邪胜，食黅、玄之谷以全其真，食间气之谷以保其精，岁宜以苦燥之温之，甚者发之泄之，不发不泄，则湿气外溢，肉溃皮坼而水血交流，必赞其阳火，令御甚寒。岁运同寒，宜以热化，其化上苦热，中酸和，下甘热，所谓药食宜也。岁半以前，太阴主之，若湿淫所胜，则沉阴且布，雨变枯槁，胕肿骨痛阴痹，阴痹者按之不得，腰脊头项痛，时眩，大便难，阴气不用，饥不欲食，咳唾则有血，心如悬，病本于肾，诊在足太溪之脉，其法平以苦热，佐以酸辛，以苦燥之，以淡泄之。岁半以后，太阳主之，若寒淫于内，则凝肃惨栗，民病少腹控睾，引腰脊，上冲心痛，血见嗌痛颔肿，其法治以甘热，佐以苦辛，以咸写之，以辛润之，以苦坚之。岁运之化，金不及，纪曰从革，是谓折收，收气乃后，生气乃扬，长化合德，火政乃宣，庶类以蕃，其气扬，其用躁切，其动铿禁瞀厥，其发咳喘，其化兼所不胜，其病嚏咳，鼽衄。候其气者，夏有光显郁蒸之令，则冬有严凝整肃之应，若夏有炎烁燔燎之变，则秋有冰雹霜雪之复。其眚西，其藏肺，其病内舍膺胁肩背，外在皮毛，所谓岁金不及，民病肩背瞀重，鼽嚏，血便注下，收气乃后。复则寒雨暴至，乃零冰雹，霜雪杀物，阴厥且格，阳反上行，头脑户痛，延及囟顶，发热口疮，甚则心痛。

初之气，自甲午年大寒日亥初，至是岁春分日酉初，凡六十日八十七刻半，主位太角木，客气厥阴木，中见金运。木当其位，地气迁，寒乃去，春气正，风乃来，生布万物以荣，民气条舒，风湿相薄，雨乃后，民病血溢，筋络拘强，关节不利，身重筋痿。宜调厥阴之客，以辛补之，以酸写之，以甘缓之，岁谷宜黅，间谷宜稻。虽有风化，不能为邪。

二之气，自春分日酉正，至小满日未正，凡六十日有奇，主位少徵火，客气少阴火，中见金运。二火得位而胜金运，大火正，物承化，民乃和，其病温厉盛行，远近咸若，湿蒸相薄，雨乃时降。宜调少阴之客，以咸补之，以甘写之，以酸收之，岁谷宜黅，间谷宜豆。虽有热化，不能为邪。

三之气，自小满日申初，至大暑日午初，凡六十日有奇，主位少徵火，客气太阴土，中见金运。火生土，天政布，湿气降，地气腾，雨乃时降，寒乃随之，感于寒湿，民病身重胕肿，胸腹满。宜治太阴之客，以甘补之，以苦写之，以甘缓之，岁谷宜黅，间谷宜麻。虽有湿邪，不能为害。

四之气，自大暑日午正，至秋分日辰正，凡六十日有奇，主位太宫土，客气少阳火，中见金运。火胜金，畏火临，溽蒸化，地气腾，天气否隔，寒风晓暮，蒸热相薄，草木凝烟，湿化不流，则白露阴布以成秋令，民病腠理热，血暴溢，疟，心腹满热，胪胀，甚则胕肿。宜治少阳之客，以咸补之，以甘写之，以咸耎之，岁谷宜玄，间谷宜豆。虽有火邪，不能为害。

五之气，自秋分日巳初，至小雪日卯初，凡六十日有奇，主位少商金，客气阳明金，中见金运。气与运同，又得其位，惨令已行，寒露下，霜乃早降，草木黄落，寒气及体，君子周密，民病皮腠。宜调阳明之客，以酸补之，以辛写之，以苦泄之，岁谷宜玄，间谷宜黍。虽有燥化，不能为邪。是气也，司气以凉，用凉无犯。

终之气，自小雪日卯正，至大寒日丑正，凡六十日有奇，主位太羽水，客气太阳水，中见金运。金生水，寒大举，湿大化，霜乃积，阴乃凝，水坚冰，阳光不治，感于寒则病人关节禁固，腰脽痛，寒湿持于气交而为疾也。宜调太阳之客，以苦补之，以咸写之，以苦坚之，以辛润之，岁谷宜玄，间谷宜稷。虽有寒化，不能为邪。

岁气之交，湿胜则厥阴复之，寒胜则太阴复之，观其气至而致其治，湿者燥之，寒者热之，温者清之，其气乃平，治之大体也。

丙申岁图

少阳相火司天，厥阴风木在泉，中见太羽水运。

岁水太过，气化运行先天。相火在上，左阳明，右太阴，故天气正而其政严；厥阴在下，左少阴，右太阳，故地气扰而其令挠。风乃暴举，木偃沙飞，炎火乃流，阴行阳化，雨乃时应，风热参布，云物沸腾，太阴横流，寒乃时至，凉雨并起，火木同德，上应荧惑、岁星，其谷丹、苍。火化二，寒化六，风化八，所谓正化日也。羽虫静，毛虫育，是谓岁物所宜；倮虫耗，清毒不生，是皆地气所制。民病寒热疟泄，聋瞑呕吐，上怫肿色变。是岁阳为天气，阴为地气，天气盈，当于年前取火之化源，水运在中，制火而生木，其邪乃微，必抑其运水，赞所不胜，则暴过不生，苛疾不起，岁宜咸宜辛宜酸，渗之泄之，渍之发之，观气寒温以调其过。运异风热，宜少寒化，食宜同法，此其道也，故曰“其化上咸寒，中咸温，下辛温，所谓药食宜也”。岁半之前，少阳相火主之，若火淫所胜，则温气流行，金政不平，民病头痛发热，恶寒而疟，热上皮肤痛，色变黄赤，传而为水，身面胕肿，腹满仰息，泄注赤白，疮疡，咳唾血，烦心，胸中热，甚则鼽衄，病本于肺，诊在手天府之脉，其法平以咸冷，佐以苦甘，以酸收之，以苦发之，以酸复之。岁半之后，厥阴风木主之，若风淫于内，则地气不明，平野昧，草乃早秀，民病洒洒振寒，善伸数欠，心痛支满，两胁里急，饮食不下，鬲咽不通，食则呕，腹胀善噫，得后与气，则快然如衰，身体皆重，其法治以辛凉，佐以苦，以甘缓之，以辛散之。岁运之化，水运太过，纪曰流衍，是谓封藏，寒司物化，天地严凝，藏政以布，长令不扬，其化凛，其气坚，其政谧，其令流注，其动漂泄沃涌，其德凝惨寒雾，其变冰雪霜雹，其病胀，其化兼其所胜，故曰：岁水太过，寒气流行，邪害心火，民病身热烦心躁悸，阴厥上下中寒，谵妄心痛，甚则腹大胫肿，喘咳寝汗出憎风，诊在手神门之脉，其法治以咸温。

初之气，自乙未年大寒日寅初，至是岁春分日子初，凡六十日八十七刻半，主位太角木，客气少阴火，中见水运。木生火，水运承之，地气迁，风胜乃摇，寒乃去，候乃大温，草木早荣，寒来不杀，温病乃起，其病气怫于上，血溢目赤，咳逆头痛，血伤胁满，肤腠中疮。宜治少阴之客，以咸补之，以甘写之，以酸收之，岁谷宜丹，间谷宜豆。

二之气，自春分日子正，至小满日戌正，凡六十日有奇，主位少徵火，客气太阴土，中见水运。土胜水，火乃反郁，白埃四起，云趋雨府，风不胜湿，雨乃零，民乃康，其病热郁于上，咳逆呕吐，疮发于中，胸嗌不利，头痛身热，昏愦脓疮。宜治太阴之客，以甘补之，以苦写之，以甘缓之，岁谷宜丹，间谷宜麻。

三之气，自小满日亥初，至大暑日酉初，凡六十日有奇，主位少徵火，客气少阳火，中见水运。火居其位，水运承之，天政布，炎暑至，少阳临上，雨乃涯，民病热中，聋瞑，血溢，脓疮，咳呕，鼽衄，渴，嚏欠，喉痹，目赤，善暴死。宜调少阳之客，以咸补之，以甘写之，以咸耎之，岁谷宜丹，间谷宜豆。

四之气，自大暑日酉正，至秋分日未正，凡六十日有奇，主位太宫土，客气阳明金，中见水运。土生金，凉乃至，炎暑间化，白露降，民气和平，其病满身重。宜治阳明之客，以酸补之，以辛写之，以苦泄之，岁谷宜苍，间谷宜黍。

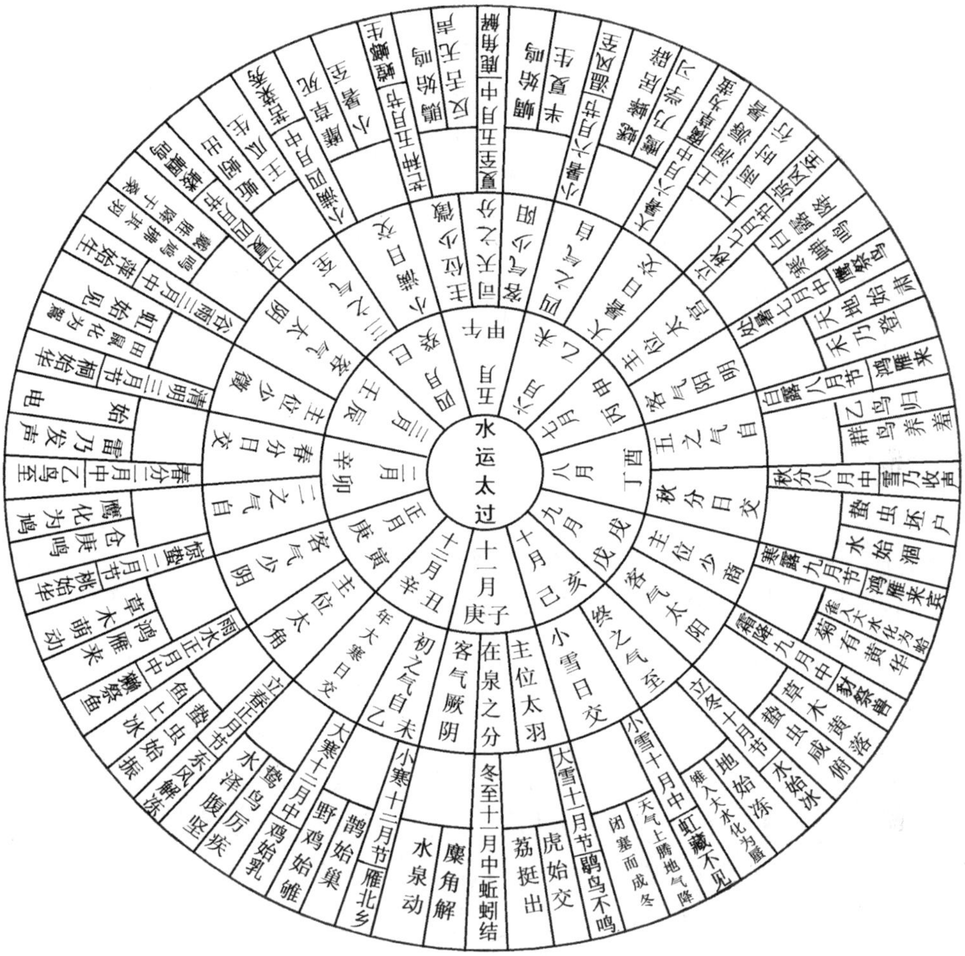

图 4－33 丙申岁图

五之气，自秋分日申初，至小雪日午初，凡六十日有奇，主位少商金，客气太阳水，中见水运。水金相和，又气与运同，岁之司气，是为玄化，时令至此，阳乃去，寒乃来，雨乃降，气门乃闭，刚木早雕，民避寒邪，君子周密。宜治太阳之客，以苦补之，以咸写之，以苦坚之，以辛润之，岁谷宜苍，间谷宜稷。是气也，用寒远寒，无犯司气之寒。

终之气，自小雪日午正，至大寒日辰正，凡六十日有奇，主位太羽水，客气厥阴木，中见水运。水生木，地气正，风乃至，万物反生，霿雾以行，其病关闭，不禁心痛，阳气不藏而咳。其法宜治厥阴之客，以辛补之，以酸写之，以甘缓之，岁谷宜苍，间谷宜稻。此六气之化也。

岁气火木同德，其气专，其化淳，胜气自微，而况圣人遇之，和而不争也。

丁酉岁图

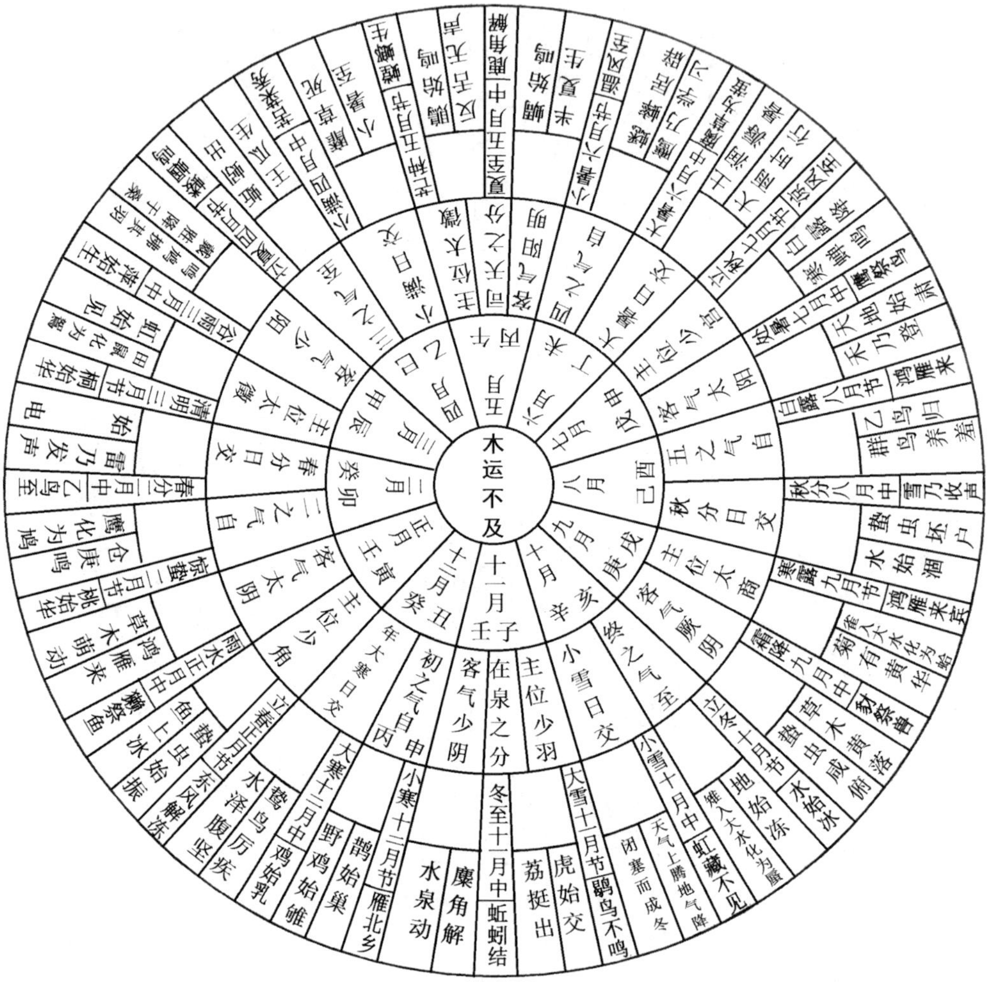

图 4－34　丁酉岁图

阳明燥金司天，少阴君火在泉，中见少角木运。

岁木不及，气化运行后天。燥化在上，左藏化，右明化，故天气急而其政切；苦化在下，左柔化，右苍化，故地气明而其令暴。阳专其令，炎暑盛行，物燥以坚，淳风乃治，风燥横运，流于气交，多阳少阴，云趋雨府，湿化乃敷，燥极而泽，清先而劲，毛虫乃死，热后而暴，介虫乃殃，金火合德，上应太白、荧惑，其谷白、丹，间谷命太徵之谷，其耗白甲品羽。清化热化胜复同，所谓邪气化日也。燥化九，风化三，热化七，所谓正化日也。介虫静，羽虫育，是谓岁物之宜。介虫耗，寒毒不生，是皆地气所制。清热之气，持于气交，民病咳嗌塞，寒热发暴，振栗癃闷，金为天气，火为地气，火胜金，天气虚，当资化源，以助金气，安其运木，无使受邪，食白、丹之谷以安其气，食间气之谷以去其邪，岁宜以咸以苦以辛，汗之清之散之。运与热同，宜多天化，此其道也，其化上苦小温，中辛和，下咸寒，所谓药食宜也。岁半之前，阳明主之，若燥淫所胜，则木乃晚荣，草乃晚生，筋骨内变，民病左胠胁痛，寒清于中，感而疟，大凉革候，咳腹中鸣，注泄鹜溏，名木敛，生菀于下，草焦上首，心胁暴痛，不可反侧，嗌干面尘，腰痛目眛，疡疮痤痈，病本于肝，诊在足太冲脉，法宜平以苦温，佐以酸辛，以苦下之。岁半之后，少阴主之，若热淫于内，则焰浮川泽，阴处反明，民病腹中常鸣，气上冲胸，喘不能久立，寒热皮肤痛，目瞑，齿痛，𩓐肿，恶寒发热如疟，少腹中痛腹大，法宜治以咸寒，佐以甘苦，以酸收之，以苦发之。岁运之化，木不及，纪曰委和，是谓胜生，生气不政，化气乃扬，长气自平，收令乃早，凉雨时降，风云并兴，草木晚荣，苍干雕落，物秀而实，肤肉内充，其气敛，其用聚，其动緛戾拘缓，其发惊骇，其化兼所不胜。春有鸣条律畅之化，则秋有雾露清凉之政，春有惨凄残贼之胜，则夏有炎暑燔烁之复。其眚东，其藏肝，其病内舍胠胁，外在关节，上临阳明，上商与正商同，其病支废，痈肿疮疡，其甘虫，邪伤肝也。

初之气，自丙申年大寒日巳初，至是岁春分日卯初，凡六十日八十七刻半，主位少角木，客气太阴土，中见木运。风湿相遇以行春令，地气迁，阴始凝，气始肃，水乃冰，寒雨化，民病中热胀，面目浮肿，善眠，鼽衄，嚏欠，呕，小便黄赤，甚则淋。宜调太阴之客，以甘补之，以苦写之，以甘缓之，岁谷宜白，间谷宜麻。虽有湿化，不能为邪。

二之气，自春分日卯正，至小满日丑正。凡六十日有奇，主位太徵火，客气少阳火，中见木运。二火相加，木运相和，阳乃布，民乃舒，物乃生荣，厉大至，民善暴死。宜治少阳之客，以咸补之，以甘写之，以咸耎之，岁谷用白，间谷用豆。虽有火邪，不能为害。

三之气，自小满日寅初，至大暑日子初，凡六十日有奇，主位太徵火，客气阳明金，中见木运。金胜木，天政布，凉乃行，燥热交合，燥极而泽，民病寒热。宜治阳明之客，以酸补之，以辛写之，以苦泄之，岁谷宜白，间谷宜黍。虽有燥邪，不能为害。

四之气，自大暑日子正，至秋分日戌正，凡六十日有奇，主位少宫土，客气太阳水，中见木运。寒雨降，民病暴仆振栗，谵妄少气，嗌干引饮，及为心痛，痈肿疮疡，疟寒之疾，骨痿血便。宜治太阳之客，以苦补之，以咸写之，以苦坚之，以辛润之，岁谷宜丹，间谷宜稷。虽有寒邪，不能为害。

五之气，自秋分日亥初，至小雪日酉初，凡六十日有奇，主位太商金，客气厥阴木，中见水运。气与运同，司气为苍化，春令反行，草乃生荣，民气和。宜调厥阴之客，以辛补之，以酸写之，以甘缓之，岁谷宜丹，间谷宜稻。虽有风化，不能为邪。是气也，用温远温，无犯司气之温。

终之气，自小雪日酉正，至大寒日未正，凡六十日有奇，主位少羽水，客气少阴火，中见木运。水生木，木生火，其化顺，阳气布，候反温，蛰虫反见，流水不冰，民乃康平，其病温。宜治少阴之客，以咸补之，以甘写之，以酸收之，岁谷宜丹，间谷宜豆。虽有热邪，不能为害。

岁气之交，天气胜者少阳复之，地气胜者太阳复之，其治各依其胜复法。

戊戌岁图

太阳寒水司天，太阴湿土在泉，中见太徵火运。

岁火太过，气化运行先天。寒化在上，左动化，右清化，故天政所布其气肃；甘化在下，左丹化，右灼化，故地气静而其令徐。寒临太虚，其政大举，阳气不令，泽无阳焰，则火发待时，少阳中治，时雨乃涯，止极雨散，还于太阴，云朝北极，湿化乃布，泽流万物，寒敷于上，雷动于下。寒化一，热化七，湿化五，所谓正化日也。鳞虫静，倮虫育，是谓岁物所宜；鳞虫不成，燥毒不生，是皆地气所制。寒湿之气，持于气交，水土合德，上应辰星、镇星，其谷玄、黅，民病寒湿，发肌肉萎，足痿不收，濡泻血溢。盖水为天气，土为地气，土胜水，天气虚，先资化源，以助水化，抑其运气，扶其不胜，无使暴过而生其疾，食玄、黅之谷以全其真，避虚邪之气以安其正，岁宜苦以燥之温之，适气同异多少制之。运与寒湿异，宜以燥湿化，其化上苦温，中甘和，下甘温，所谓药食宜也。岁半之前，天气主之，其化太阳寒水，若寒淫所胜，则寒气反至，水且冰，血变于中，发为痈疡，民病厥心痛，呕血，血泄，鼽衄，善悲，时眩仆，运火炎烈，雨暴乃雹，胸腹满，手热肘挛腋肿，心澹澹大动，胸胁胃脘不安，面赤目黄，善噫嗌干，甚则色炲，渴而欲饮，病本于心，诊在手神门之脉，其法平以辛热，佐以甘苦，以咸写之。岁半之后，地气主之，其化太阴湿土，若湿淫于内，则埃昏岩谷，黄反见黑，至阴之交，民病饮积，心痛耳聋，浑浑焞焞，嗌肿喉痹，阴病血见，少腹痛肿，不得小便，病冲头痛，目似脱，项似拔，腰似折，髀不可以回，腘如结，腨如别，其法治以苦热，佐以酸淡，以苦燥之，以淡泄之。岁运之火，纪曰赫曦，是谓蕃茂，阴气内化，阳气外荣，炎暑施化，物得以昌，其化长，其气高，其政动，其令鸣显，其动炎灼妄扰，其德暄暑郁蒸，其变炎烈沸腾，其化兼其所胜，其病笑、疟、疮疡、血流、狂妄、目赤，上见太阳，水抑运火，是谓上羽与正徵同，其收齐，其病痓，其治宜以甘和。

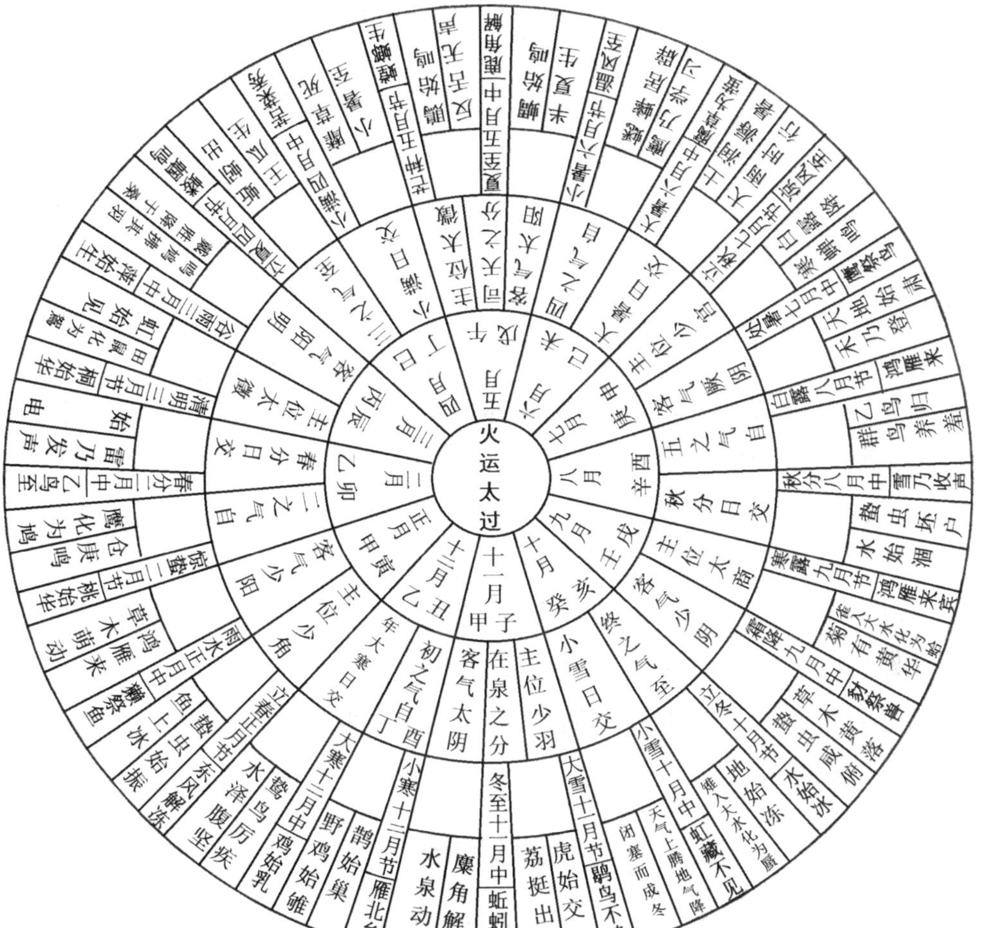

图 4 – 35　戊戌岁图

初之气，自丁酉年大寒日申初，至是岁春分日午初，凡六十日八十七刻半，主位少角木，客气少阳火，中见火运。气与运同，地气迁，气乃大温，草乃早荣，民乃厉，温病乃作，身热头痛呕吐，肌腠疮疡。宜调少阳之客，以咸补之，以甘写之，以咸耎之，岁谷宜玄，间谷宜豆，则火不为邪。是气也，无犯司气之热。

二之气，自春分日午正，至小满日辰正，凡六十日有奇，主位太徵火，客气阳明金，中见火运。岁运得位，阳明客之，燥热相遇，大凉反至，民乃惨，草乃遇寒，火气遂抑，民病气郁中满，寒乃始。宜调阳明之客，以酸补之，以辛写之，以苦泄之，岁谷宜玄，间谷宜黍，则燥不为邪。

三之气，自小满日巳初，至大暑日卯初，凡六十日有奇，主位太徵火，客气太阳水，中见火运。火当其位，天政布，寒气行，民病寒反热中，痈疽注下，心热瞀闷，不治者死。宜治太阳之客，以苦补之，以咸写之，以苦坚之，以辛润之，岁谷宜玄，间谷宜稷，则寒不为邪。

四之气，自大暑日卯正，至秋分日丑正，凡六十日有奇，主位少宫土，客气厥阴木，中见火运。土木相刑，风湿交争，风化为雨，乃长乃化乃成，民病大热少气，肌肉萎，足痿，注下赤白。宜治厥阴之客，以辛补之，以酸写之，以甘缓之，岁谷宜黅，间谷宜稻，则风不为邪。

五之气，自秋分日寅初，至小雪日子初，凡六十日有奇，主位太商金，客气少阴火，中见火运。气与运同，不司气化，时令至此，阳复化，草乃长乃化乃成，民乃舒。宜调少阴之客，以咸补之，以甘写之，以酸收之，岁谷宜黅，间谷宜豆，则热不为邪。

终之气，自小雪日子正，至大寒日戌正，凡六十日有奇，主位少羽水，客气太阴土，中见火运。地气正，湿令行，阴凝太虚，埃昏郊野，民乃惨凄，寒风以至，反者孕乃死。宜治太阴之客，以甘补之，以苦写之，以甘缓之，岁谷宜黅，间谷宜麻，则湿不为邪。此六气之化也。

岁半之前有胜气者，岁半之后必有复气，水胜则太阴复之，土胜则厥阴复之，治各以其胜复之法。

己亥岁图

厥阴风木司天，少阳相火在泉，中见少宫土运。

岁土不及，气化运行后天。风化为天气，灼化左，藏化右，故天气扰而其政挠；苦化为地气，清化左，黅化右，故地气正而其令速。风生高远，炎热从之，云趋雨府，湿化乃行，风火同德，上应岁星、荧惑，其谷苍丹，间谷言太商者，其耗文角品羽。风化清化胜复同，所谓邪气化日也。风化三，湿化五，火化七，所谓正化日也。毛虫静，羽虫育，是谓岁物之宜；介虫耗，寒毒不生，是皆地气所制。风燥火热，胜复更作，热病行于下，风病行于上，风燥胜复形于中，阴在上，阳在下，天气虚，当资化源，以助木气，岁土不及，上角与正角同，其邪乃微，必赞其运气，无使邪胜，岁宜以辛调上，以咸调下，畏火之气，无妄犯之，故曰“其化上辛凉，中甘和，下咸寒，药食宜也”。岁半之前，厥阴风化主之，若风淫所胜，则太虚埃昏，云物以扰，寒生春气，流水不冰，民病胃脘当心而痛，上支两胁，鬲咽不通，饮食不下，舌本强，食则呕，冷泄腹胀，溏泄瘕水闭，蛰虫不去，病本于脾，诊在足冲阳之脉，法宜平以辛凉，佐以苦甘，以甘缓之，以酸写之。岁半之后，少阳相火生之，若火淫于内，则焰明郊野，寒热更至，民病注泄赤白，少腹痛溺赤，甚则血便，法宜治以咸冷，佐以苦辛，以酸收之，以苦发之。岁运之化，纪曰卑监，是谓减化，化气不令，生政独彰，长气整，雨乃愆，收气平，风寒并兴，草木荣美，秀而不实，成而秕也，其气散，其用静定，其动疡涌分溃痈肿，其发濡滞，其化兼所不胜。风化盛行，四维有埃云润泽之化，则春有鸣条鼓坼之政，四维发振拉飘腾之变，则秋有肃杀霖霪之复。其眚四维，其藏脾，其病内舍心腹，外在肌肉四肢，上临厥阴，气同正角，民病飧泄，邪伤脾也，法宜治以甘和。

初之气，自戊戌年大寒日亥初，至是岁春分日酉初，凡六十日八十七刻半，主位少角木，客气阳明金，中见土运。土生金，清化行，寒始肃，杀气方至，民病寒于右之下。宜治阳明之客，以酸补之，以辛写之，以苦泄之，岁谷宜苍，间谷宜黍。制其燥邪，弗能为害。

二之气，自春分日酉正，至小满日未正，凡六十日有奇，主位太徵火，客气太阳水，中见土运。湿寒合气以行舒荣之化，寒不去，华雪水冰，杀气施化，霜乃降，名草上焦，寒雨数至，阳复化，民病热于中。宜治太阳之客，以苦补之，以咸写之，以苦坚之，以辛润之，岁谷宜苍，间谷宜稷。制其寒邪，弗能为害。

三之气，自小满日申初，至大暑日午初，凡六十日有奇，主位太徵火，客气厥阴木，中见土运。木胜土，天政布，风乃时举，民病泣出，耳鸣掉眩。宜治厥阴之客，以辛补之，以酸写之，以甘缓之，岁谷宜苍，间谷宜稻。制其风邪，莫能为害。

四之气，自大暑日午正，至秋分日辰正，凡六十日有奇，主位少宫土，客气少阴火，中见土运。土居其位，少阴居之，溽暑至，湿热相薄，争于左之上，民病黄瘅而为胕肿。宜治少阴之客，以咸补之，以甘写之，以酸收之，岁谷宜丹，间谷宜豆。制其邪热，莫能为害。

五之气，自秋分日巳初，至小雪日卯初，凡六十日有奇，主位太商金，客气太阴土，中见土运。气与运同，燥湿更胜，沉阴乃布，寒气及体，风雨乃行。宜治太阴之客，以甘补之，以苦写之，以甘缓之，岁谷宜丹，间谷宜麻。制其湿邪，莫能为害。是气也，无犯司气。

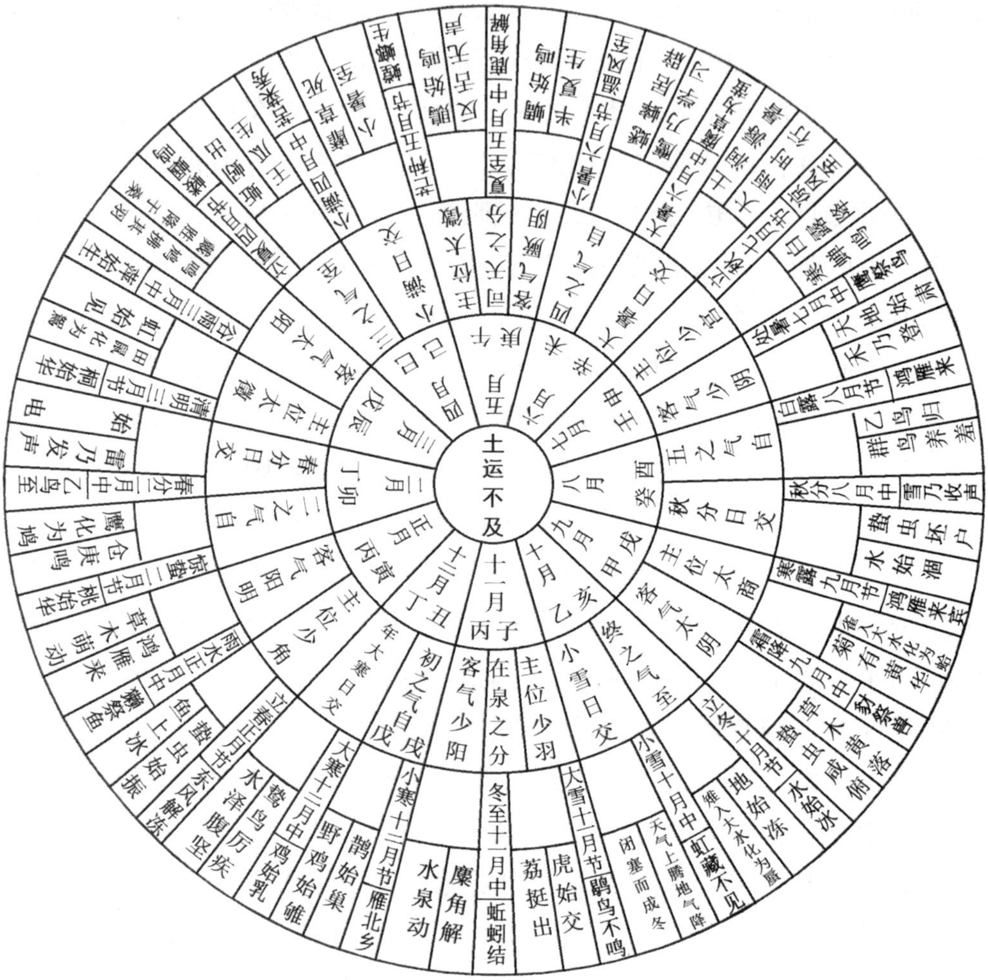

图 4－36　己亥岁图

终之气，自小雪日卯正，至大寒日丑正，凡六十日有奇，主位少羽水，客气少阳火，中见土运。火土相得，畏火司令，阳乃大化，蛰虫出见，流水不冰，地气大发，草乃生，人乃舒，其病温厉。宜治少阳之客，以咸补之，以甘写之，以咸软之，岁谷宜丹，间谷宜豆。制其火邪，莫能为害。

岁气大法，风胜则有阳明之复，火胜则有太阳之复，观气所至，各以其法治之。

庚子岁图

少阳君火司天，阳明燥金在泉，中见太商金运。

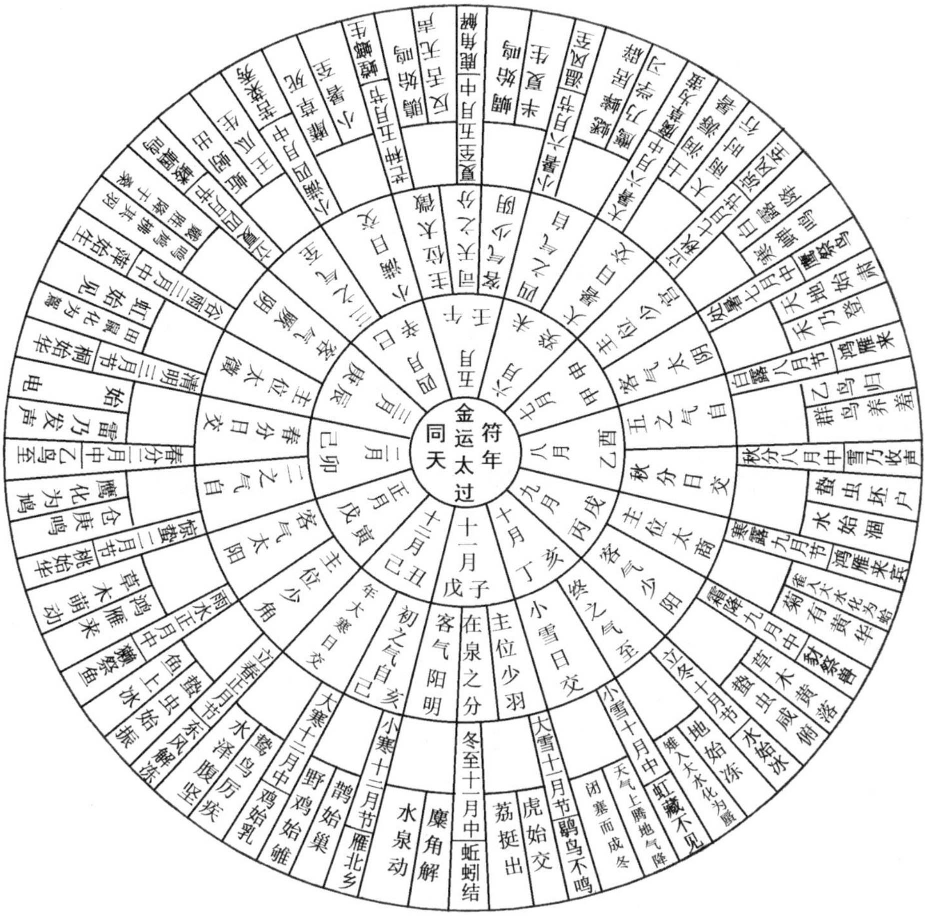

图 4－37 庚子岁图

岁金太过，气化运行先天，坚成之纪，纪曰上徵与正商同，又曰太商下加阳明，太过而加同天符，天符为执法，是谓平气之化，命曰审平之纪，收而不争，杀而无犯，五化宣明，其气洁，其性刚，其用散落，其化坚敛，其政劲肃其候清切，其令燥，其类金，其应秋，其谷稻，其果桃，其实壳，其虫介，其畜鸡，其物外坚，其色白，其味辛，其音商，其数九。其在人也，在藏为肺，在窍为鼻，在体为皮毛，在病为咳，此岁运所主也。天地之气，热化在上，左柔化，右动化，故天政所布其气明；辛化在下，左藏化，右明化，故地气肃而其令切。二岁交司之气，寒交暑，天地相应之气，热加燥，云驰雨府，湿化乃行，时雨乃降，金火合德，上应荧惑、太白，其谷丹、白，热化七，清化九，燥化九，所谓正化之日。羽虫静，介虫育，是谓岁物所宜；毛虫耗，湿毒不生，是谓地气所制。水火寒热，持于气交而为病始，热病生于上，清病生于下，寒热相犯而争于中，民病咳喘，血溢，血泄，鼽嚏，目赤，眦疡，寒厥入胃，心痛，腰痛，腹大，嗌干，肿上。岁半之前，少阴君火以司天气，少阴之化，有本标之异，寒热得中，其气乃和而无热淫之胜。岁半之后，阳明燥金以司地气，阳明不从标本，以中气为化，燥湿相兼，其化乃平而无燥淫之胜。是岁平金无胜复，不取化源，惟资岁胜，折其郁气，无使暴过而生其病，岁宜以咸寒调其上，以酸温安其下，以辛温调其中，食丹、白之谷以全真气，食间气之谷以辟虚邪。运同地气，宜多温热化，司气以凉，用凉远凉，此其道也。

初之气，自己亥年大寒日寅初，至是岁春分日子初，凡六十日八十七刻半，主位少角木，客气太阳水，中见金运。风寒燥三气，同奉少阴之政以行春令，地气迁，燥将去，寒乃始，蛰复藏，水乃冰，霜复降，风乃至，阳气郁，民反周密，关节禁固，腰脽痛，炎暑将起，中外疮疡。宜治太阳之客，以苦补之，以咸写之，以苦坚之，以辛润之，岁谷用丹，间谷用稷，乃无寒邪之害。

二之气，自春分日子正，至小满日戌正，凡六十日有奇，主位太徵火，客气厥阴木，中见金运。风火燥三气，同奉少阴之政以行舒荣之化，木火相得，阳气布，风乃行，春气以正，万物应荣，寒气时至，民乃和，其病淋，目瞑目赤，气郁于上而热。宜治厥阴之客，以辛补之，以酸写之，以甘缓之，岁谷用丹，间谷用稻，乃无风邪之害。

三之气，自小满日亥初，至大暑日酉初，凡六十日有奇，主位太徵火，客气少阴火，中见金运。二火胜运，又为天政所布，故大火行，庶类蕃鲜，寒气时至，民病气厥心痛，寒热更作，咳喘目赤。宜治少阴之客，以咸补之，以甘写之，以酸收之，岁谷用丹，间谷用豆，乃无热邪之害。

四之气，自大暑日酉正，至秋分日未正，凡六十日有奇，主位少宫土，客气太阴土，中见金运。土得其位，以生运金，二气相得，以行阳明之令，溽暑至，大雨时行，寒热互至，民病寒热嗌干，黄瘅，鼽衄饮发。宜治太阴之客，以甘补之，以苦写之，以甘缓之，岁谷用白，间谷用麻，乃无湿邪之害。

五之气，自秋分日申初，至小雪日午初，凡六十日有奇，主位太商金，客气少阳火，中见金运。岁金虽得位，客气少阳用事，清化乃抑，畏火临，暑反至，阳乃化，万物乃生乃长荣，民乃康，其病温。宜治少阳之客，以咸补之，以甘写之，以咸耎之，岁谷用白，间谷用豆，乃无火邪之害。

终之气，自小雪日午正，至大寒日辰正，凡六十日有奇，主位少羽水，客气阳明金，中见金运。金气相符，水气生之，又为岁之司气，金气乃平，故燥令行，余火内格，民病肿于上，咳喘，甚则血溢，寒气数举，则雾露翳，病生皮腠，内舍于胁，下连少腹而作寒中。宜调阳明之客，以酸补之，以辛写之，以苦泄之，岁谷用白，间谷用黍，乃无燥邪之害。是气也，司气以凉，用凉无犯，是谓至治。

辛丑岁图

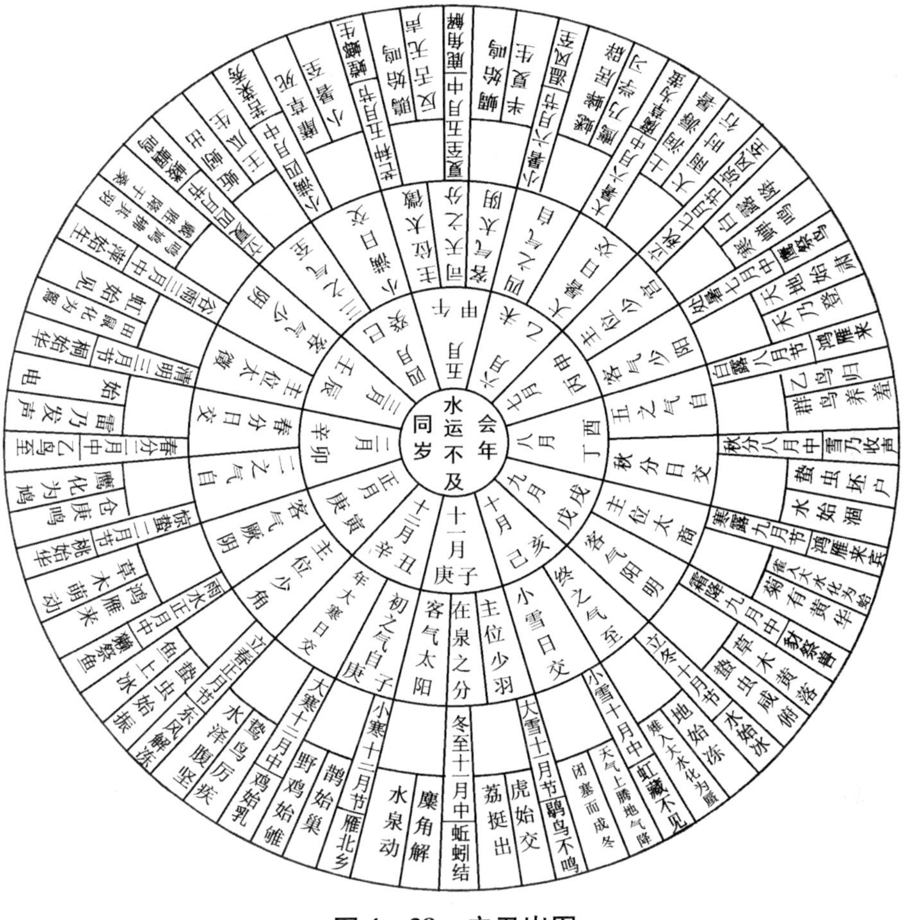

图 4－38　辛丑岁图

太阴湿土司天，太阳寒水在泉，中见少羽水运。

岁水不及，气化运行后天，涸流之纪，曰上宫与正宫同，是岁天气平，又少羽下加太阳，不及而加同岁会，凡岁会为行令，此运化亦平也，诸同正岁，气化运行同天。岁运既平，命曰静顺之纪，藏而勿害，治而善下，五化咸整，其气明，其性下，其用沃衍，其化凝坚，其政流演，其候凝肃，其令寒，其类水，其应冬，其谷豆，其果栗，其实濡，其虫鳞，其畜彘，其色黑，其味咸，其音羽，其数六。其在人也，其藏为肾，其主二阴，其养骨髓，其病厥，此岁运之化也。天地之气，湿化在上，明化左，灼化右，故地气上腾而其政肃；咸化在下，动化左，清化右，故天气下降而其令寂。阴专其政，阳气退辟，大风时起，原野昏霿，白埃四起，云奔南极，寒雨数至，物成于差夏，湿寒合德，黄黑埃昏，流行气交，上应镇星、辰星，其谷黅、玄，故阴凝于上，寒积于下，寒水胜火，则为冰雹，阳光不治，杀气乃行，民病寒湿腹满，身䐜愤，胕肿，痞逆，寒厥，拘急，故有余宜高，不及宜下，有余宜晚，不及宜早，土之利气之化也。民气亦从之，间谷命太徵、太商之谷。岁气既平，不取化源，唯折其水郁之气，无使邪胜，食黅、玄之谷以全其真，食间气之谷以保其精，岁宜以苦热调上，以苦热调下，以苦和调中，燥之温之。岁半之前，天气太阴主之，太阴所至，为云雨，其化从本，当其时多行雨湿化者，太阴之政也。岁半之后，地气太阳主之，太阳所至为寒雰，其化从本从标，当其时寒气至而热气应者，地气之平也。

初之气，自庚子岁大寒日巳初，至是年春分日卯初，凡六十日八十七刻半，主位少角木，客气厥阴木，中见水运。木当其位，水运统之，奉太阴之政而行春令，地气迁，寒乃去，春气正，风乃来，生布万物以荣，民气条舒，风湿相薄，雨乃后，民病血溢筋络拘强，关节不利，身重筋痿。宜治厥阴之客，以辛补之，以酸写之，以甘缓之，岁谷用黅，间谷用稻，乃无客风之害。

二之气，自春分日卯正，至小满日丑正，凡六十日有奇，主位太徵火，客气少阴火，中见水运。火当其位，阴精承之，寒热二气，奉太阴之政，以行舒荣之化，太火正，物承化，民乃和，其病温厉盛行，远近咸若，湿蒸相薄，雨乃时降。宜治少阴之客，以咸补之，以甘写之，以酸收之，岁谷用黅，间谷用豆，乃无客热之害。

三之气，自小满日寅初，至大暑日子初，凡六十日有奇，主位太徵火，客气太阴土，中见水运。天政所布，湿气降，地气腾，雨乃时降，寒乃随之，感于寒湿，民病身重胕肿，胸腹满。宜治太阴之客，以甘补之，以苦写之，以甘缓之，岁谷用黅，间谷用麻，乃无湿邪之害。

四之气，自大暑日子正，至秋分日戌正，凡六十日有奇，主位少宫土，客气少阳火，中见水运。火土相得，奉太阳之令，畏火临，溽蒸化，地气腾，天气否隔，寒风晓暮，蒸热相薄，草木凝烟，湿化不流，则白露阴布以成秋令，民病腠理热，血暴溢，疟，心腹满热，胪胀，甚则胕肿。宜治少阳之客，以咸补之，以甘写之，以咸软之，岁谷用玄，间谷用豆，乃无热邪之害。

五之气，自秋分日亥初，至小雪日酉初，凡六十日有奇，主位太商金，客气阳明金，中见水运。金当其位，与水运相得，惨令已行，寒露下，霜乃早降，草木黄落，寒气及体，君子周密，民病皮腠。宜治阳明之客，以酸补之，以辛写之，以苦泄之，岁谷用玄，间谷用黍，乃无客燥之害。

终之气，自小雪日酉正，至大寒日未正，凡六十日有奇，主位少羽水，客气太阳水，中见水运。气与运符会，寒大举，湿大化，霜乃积，阴乃凝，水坚冰，阳光不治，感于寒，则病人关节禁固，腰脽痛，寒湿持于气交而为疾也。宜治太阳之客，以苦补之，以咸写之，以苦坚之，以辛润之，岁谷用玄，间谷用稷，乃无客寒之害。

是岁行平气之化，岁会为行令，无淫气胜复，唯行德化政令，然土为天气，水为地气，水土虽睦而运化不及，湿土在上土气刑之，或有湿邪，其气亦微，《内经》所谓“中行令者，其病徐而持也”。

壬寅岁图

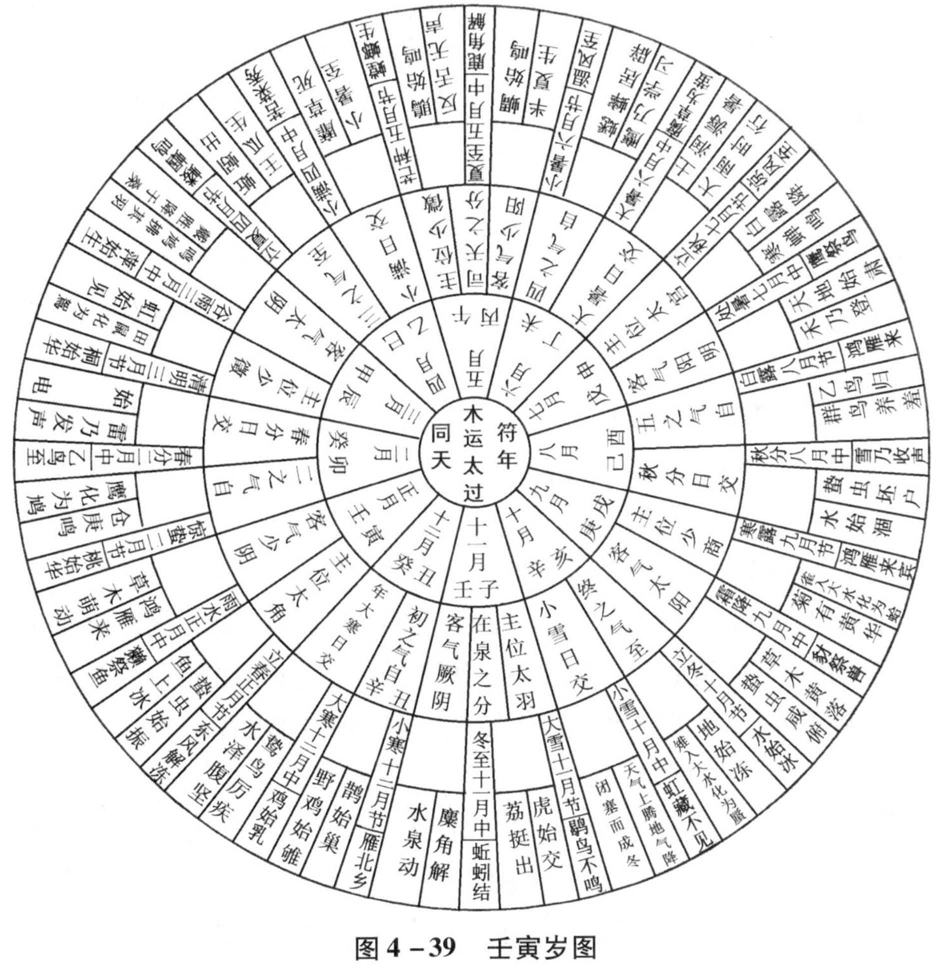

图 4－39　壬寅岁图

少阳相火司天，厥阴风木在泉，中见太角木运。

岁木太过，气化运行先天，太角下加厥阴，太过而加同天符，天符为执法，平木之化也，命曰敷和之纪。木德周行，阳舒阴布，五化宣平，其气端，其性随，其用曲直，其化生荣，其政发散，其候温和，其类草木，其物中坚，其令风，其应春，其谷麻，其果李，其实核，其虫毛，其畜犬，其色苍，其味酸，其音角，其数八。其在人也，其藏肝，其主目，其养筋，其病里急支满，此岁运所主也。天地之气，火化在上，左清化，右柔化，故天气正而其政严；酸化在下，左灼化，右藏化，故地气扰而其令挠。风乃暴举，木偃沙飞，炎火乃流，阴行阳化，雨乃时应，火木同德，上应荧惑、岁星，其谷丹苍，风热参布，云物沸腾，太阴横流，寒乃时至，凉雨并起，民病寒中，外发疮疡，内为泄满，圣人遇之，和而不争，往复之作，民病寒热，疟泄，聋瞑，呕吐，上怫肿色变。岁半之前，天气少阳主之，少阳所至为炎暑，其化从本，当其时火化盛行，风气应之，候乃和。岁半之后，地气厥阴主之，厥阴所至为风府，其化不从标本，而以中气为化，当其时风从火化者，厥阴之中也。是岁运化既平，不取化源，惟赞所不胜，则暴过不生，苛疾不起，岁宜以咸寒调上，以辛凉调下，以酸和调中，渗之泄之，渍之发之。运同风热，宜多寒化，司气以温，用温远温，治之常也。

初之气，自辛丑年大寒日申初，至是岁春分日午初，凡六十日八十七刻半，主位太角木，客气少阴火，中见木运。木火相得，运当其位，以奉少阳之政而行春令，地气迁，风胜乃摇，寒乃去，候乃大温，草木早荣，寒来不杀，温病乃起，其病气怫于上，血溢目赤，咳逆头痛，血伤胁满，肤腠中疮。宜治少阴之客，以咸补之，以甘写之，以酸收之，岁谷宜丹，间谷宜豆，则热不为邪。

二之气，自春分日午正，至小满日辰正，凡六十日有奇，主位少徵火，客气太阴土，中见木运。风湿之气，奉畏火之政，以行舒荣之化，火反郁，白埃四起，云趋雨府，风不胜湿，雨乃零，民乃康，其病热郁于上，咳逆呕吐，疮发于中，胸嗌不利，头痛身热，昏愦脓疮。宜治太阴之客，以甘补之，以苦写之，以甘缓之，岁谷宜丹，间谷宜麻，则湿不为邪。

三之气，自小满日巳初，至大暑日卯初，凡六十日有奇，主位少徵火，客气少阳火，中见木运。火当其位，与木运之气相得，天政布，炎暑至，少阳临上，雨乃涯，民病热中，聋瞑，血溢，脓疮，咳呕，鼽衄，渴，嚏欠，喉痹，目赤，善暴死。宜治少阳之客，以咸补之，以甘写之，以咸耎之，岁谷宜丹，间谷宜豆，则火不为邪。是岁木气适平，自无暴死。

四之气，自大暑日卯正，至秋分日丑正，凡六十日有奇，主位太宫土，客气阳明金，中见木运。风燥之气，下应在泉厥阴之令，而为天地交司，秋气早行，凉乃至，炎暑间化，白露降，民气和平，其病满身重。宜治阳明之客，以酸补之，以辛写之，以苦泄之，岁谷宜苍，间谷宜黍，则燥不为邪。

五之气，自秋分日寅初，至小雪日子初，凡六十日有奇，主位少商金，客气太阳水，中见木运。水木相和，与金相得，当此一气，寒化早至，阳乃去，寒乃来，雨乃降，气门乃闭，刚木早雕，民避寒邪，君子周密。宜治太阳之客，以辛补之，以咸写之，以苦坚之，以辛润之，岁谷宜苍，间谷宜稷，则寒不为邪。

终之气，自小雪日子正，至大寒日戌正，凡六十日有奇，主位太羽水，客气厥阴木，中见木运。太角下加厥阴之时，运与气符，其化和平，又居水位，水木相得，其化乃顺，地气正，风乃至，万物反生，霿雾以行，其病关闭不禁，心痛，阳气不藏而咳，气平之时，不应有疾，或有疾者，气有所承，不能无侮，所谓“邪中执法”也，《经》曰：“中执法者，其病速而危”。宜治厥阴之客，以辛补之，以酸写之，以甘缓之，岁谷宜苍，间谷宜稻，则风不为邪。此一气司气以温，用温无犯。

癸卯岁图

阳明燥金司天，少阴君火在泉，中见少徵火运。

岁火不及，气化运行后天，伏明之纪，曰上商与正商同，言天气平也，《六元正纪》曰：少徵下加少阴，不及而加同岁会，言岁运平也。诸同正岁，气化运行同天，上见天气平，下见运火平，火气之平，命曰升明之纪。正阳而治，德施周普，五化均衡，其气高，其性速，其用燔灼，其化蕃茂，其政明曜，其候炎暑，其类火，其应夏，其谷麦，其果杏，其实络，其虫羽，其畜马，其色赤，其味苦，其物脉，其音徵，其数七。其在人也，其藏心，其主舌，其养血，其病瞤瘛，此岁运所主也。天地之气，燥化在上，左藏化，右丹化，故天气急而其政切；苦化在下，左柔化，右动化，故地气明而其令暴。阳专其令，炎暑盛行，物燥以坚，淳风乃治，风燥横运，流于气交，多阳少阴，云趋雨府，湿化乃敷，燥极而泽，其谷白、丹，间谷命太者，其耗白甲品羽，金火合德，上应太白、荧惑。清热之气，持于气交，民病咳溢塞，寒热发暴，振栗癃闷，清先而劲，毛虫乃死，热后而暴，介虫乃殃。岁运热，寒化雨化胜复同，所谓邪气化日也。燥化四，热化二，所谓正化日也。岁半之前，天气阳明主之，阳明以中气为化，当其时燥湿相半者，阳明得中也。岁半之后，地气少阴主之，少阴有本标之化，当其时寒热得中者，少阴之气和也，岁火适平，不资化源，唯安运气，无使受邪，岁宜以苦小温调上，以咸寒调下，以咸温调中，食白、丹之谷以安其气，食间气之谷以去其邪。运同热气，宜多天化，治之常也。

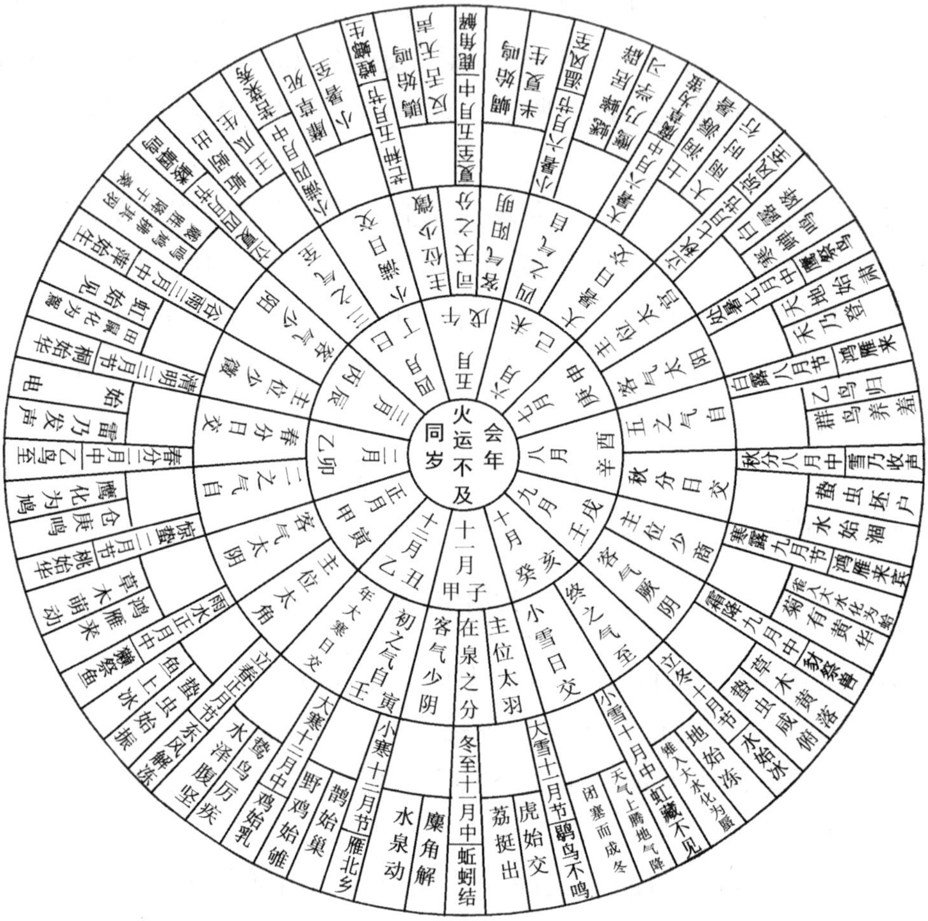

图 4-40　癸卯岁图

初之气，自壬寅年大寒日亥初，至是岁春分日酉初，凡六十日八十七刻半，主位太角木，客气太阴土，中见火运。奉阳明之政而行春令，地气迁，阴始凝，气始肃，水乃冰，寒雨化，其病中热胀，面目浮肿，善眠，鼽衄，嚏欠，呕，小便黄赤，甚则淋。宜治太阴之客，以甘补之，以苦写之，以甘缓之，岁谷宜白，间谷宜麻，乃无湿邪之害。

二之气，自春分日酉正，至小满日未正，凡六十日有奇，主位少徵火，客气少阳火，中见火运。三火相符，以行舒荣之化，阳乃布，民乃舒，物乃生荣，厉大至，民善暴死，是岁火气适平，厉无暴死。宜治少阳之客，以咸补之，以甘写之，以咸耎之，岁谷用白，间谷用豆，乃无火邪之害。是气也，司气以热，用热无犯。

三之气，自小满日申初，至大暑日午初，凡六十日有奇，主位少徵火，客气阳明金，中见火运。金居火位，天政布，凉乃行，燥热交合，燥极而泽，民病寒热。宜治阳明之客，以酸补之，以辛写之，以苦泄之，岁谷用白，间谷用黍，乃无燥邪之害。

四之气，自大暑日午正，至秋分日辰正，凡六十日有奇，主位太宫土，客气太阳水，中见火运。寒湿之气，下奉少阴之令，寒雨降，病暴仆振栗，谵妄少气，嗌干引饮，及为心痛，痈肿疮疡，疟寒之疾，骨痿血便。宜治太阳之客，以苦补之，以咸写之，以苦坚之，以辛润之，岁谷用丹，间谷用稷，乃无寒邪之害。

五之气，自秋分日巳初，至小雪日卯初，凡六十日有奇，主位少商金，客气厥阴木，中见火运。春令反行，草乃生荣，民气和。宜调厥阴之客，以辛补之，以酸写之，以甘缓之，岁谷用丹，间谷用稻，自无风邪之害。

终之气，自小雪日卯正，至大寒日丑正，凡六十日有奇，主位太羽水，客气少阴火，中见火运。火气符会，阳气布，候反温，蛰虫来见，流水不冰，民乃康平，其病温。宜治少阴之客，以咸补之，以甘写之，以酸收之，岁谷用丹，间谷用豆，乃无热邪之害。

是岁气运适平，若有邪气则中行令，其病徐而持也。

甲辰岁图

太阳寒水司天，太阴湿土在泉，中见太宫土运。

岁土太过，气化运行先天，太宫下加太阴，太过而加同天符，又土运临辰，是谓岁会，气之平也，平土之岁，命曰备化之纪。气协天休，德流四政，五化齐修，其气平，其性顺，其用高下，其化丰满，其政安静，其候溽蒸，其令湿，其类土，其应长夏，其谷稷，其果枣，其实肉，其虫倮，其畜牛，其物肤，其色黄，其味甘，其音宫，其数五。其在人也，其藏脾，其主口，其养肉，其病否，此岁运所主也。天地之气，寒化在上，左动化，右清化，故天政所布其气肃；寒化在下，左明化，右灼化，故地气静而其令徐。水土合德，上应辰星、镇星，其谷玄黅，寒临太虚，其政大举，阳气不令，泽无阳焰，则火发待时，少阳中治，时雨乃涯，止极雨散，还于太阴，云朝北极，湿化乃布，泽流万物，寒敷于上，雷动于下，寒湿之气，持于气交，民病寒湿发，肌肉萎，足痿不收，濡写血溢。岁半之前，太阳主之，太阳有本标之化，寒政大举，热气时应者，天气得中也。岁半之后，太阴主之，太阴之化从本，雨湿甚者，地气之应也。寒化六，湿化五，是为正化之日。倮虫育，鳞虫静，是为岁物所宜；鳞虫不成，燥毒不生，是为地气所制。平土之岁，本不资化源，以运与地气临于戌，岁有三土，天令甚虚，宜先资化源，以助于水，所谓“抑其运气，扶其不胜，无使暴过而生其疾也”。食玄、黅之谷以全其真，避岁之虚邪以安其正，以苦热调上，以苦温调下，运土在中，亦以苦温调之。运同寒湿，化宜燥热，治之常也。

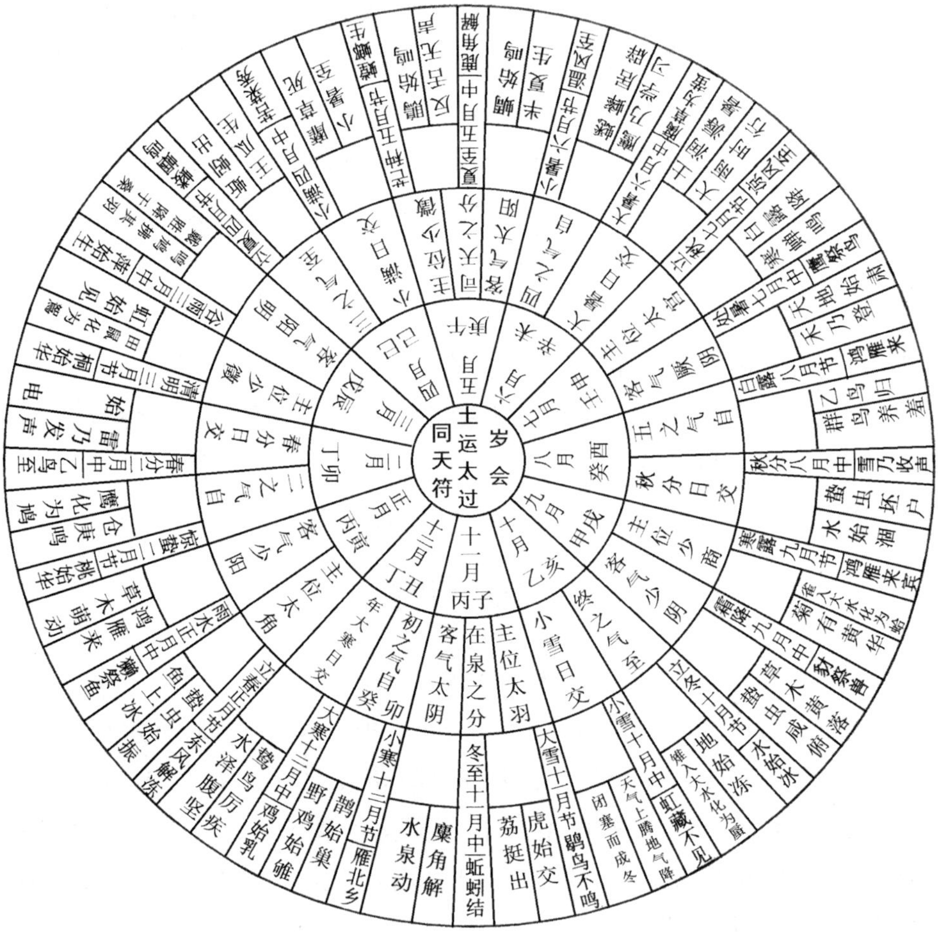

图 4－41　甲辰岁图

初之气，自癸卯年大寒日寅初，至是岁春分日子初，凡六十日八十七刻半，主位太角木，客气少阳火，中见土运。少阳中治，以行春令，地气迁，气乃大温，草乃早荣，民乃厉，温病乃作，身热头痛呕吐，肌腠疮疡。宜治少阳之客，以咸补之，以甘写之，以咸耎之，岁谷宜玄，间谷宜豆，则火不为邪。

二之气，自春分日子正，至小满日戌正，凡六十日有奇，主位少徵火，客气阳明金，中见土运。金土相和，大凉反至，民乃惨，草乃遇寒，火气遂抑，民病气郁中满，寒乃始。宜治阳明之客，以酸补之，以辛写之，以苦泄之，岁谷宜玄，间谷宜黍，则燥不为邪。

三之气，自小满日亥初，至大暑日酉初，凡六十日有奇，主位少徵火，客气太阳水，中见土运。天政布，寒气行，雨乃降，民病寒反热中，痈疽注下，心热瞀闷，不治者死。宜治太阳之客，以苦补之，以咸写之，以苦坚之，以辛润之，岁谷宜玄，间谷宜稷，则寒不为邪。

四之气，自大暑日酉正，至秋分日未正，凡六十日有奇，主位太宫土，客气厥阴木，中见土运。岁土得位，风气居之，风湿交争，风化为雨，乃长乃化乃成，民病大热少气，肌肉萎足痿，注下赤白。宜治厥阴之客，以辛补之，以酸写之，以甘缓之，岁谷宜黅，间谷宜稻，则风不为邪。

五之气，自秋分日申初，至小雪日午初，凡六十日有奇，主位少商金，客气少阴火，中见土运。火能生土，土能生金，气位相和，阳复化，草乃长乃化乃成，民乃舒。宜调少阴之客，以咸补之，以甘写之，以酸收之，岁谷宜黅，间谷宜豆，则热不为邪。

终之气，自小雪日午正，至大寒日辰正，凡六十日有奇，主位太羽水，客气太阴土，中见土运。气与运符，地气正，湿令行，阴凝太虚，埃昏郊野，民乃惨凄，寒风以至，反者孕乃死。宜治太阴之客，以甘补之，以苦写之，以甘缓之，岁谷宜黅，间谷宜麻，则湿不为邪。是气也，不可犯凉，司气以凉故也。

岁气虽平，或有邪气，则中执法，《经》曰：中执法者，其病速而危也。

乙巳岁图

厥阴风木司天，少阳相火在泉，中见少商金运。

岁金不及，气化运行后天，上角与正角同，诸同正岁，气化运行同天。风化行于上，左灼化，右藏化，故天气扰而其政挠；苦化司于地，左素化，右柔化，故地气正而其令速。风生高远，炎热从之，云趋雨府，湿化乃行，风火同德，上应岁星、荧惑，其谷苍、丹，间谷言太宫、太羽者，其耗文角品羽。风燥火热胜复更作，蛰虫来见，流水不冰，热病行于下，风病行于上，风燥胜复形于中，热化寒化胜复同，所谓邪气化日也。风化八，清化四，火化二，所谓正化度也。毛虫静，羽虫育，是乃岁物所宜；介虫耗，寒毒不生，是乃地气所制。然木为天气，火为地气，金运在中，地气胜运，运化胜天，天气虚，地气盈，宜资化源，以助木气，兼赞岁运，无使邪胜，其化上辛凉，中酸和，下咸寒，所谓药食宜也。岁半之前，天气厥阴主之，厥阴以中气为化，当其时风从火化者，天气之和也，若风淫所胜，则太虚埃昏，云物以扰，寒生春气，流水不冰，民病胃脘当心而痛，上支两胁，鬲咽不通，饮食不下，舌本强，食则呕，冷泄腹胀，溏泄瘕水闭，病本于脾，诊在足冲阳之脉，法宜平以辛凉，佐以苦甘，以甘缓之，以酸写之。岁半之后，地气少阳主之，少阳之化从本，若火淫于内，即焰明郊野，寒热更至，民病注泄赤白，少腹痛溺赤，甚则血便，法宜治以咸冷，佐以苦辛，以酸收之，以苦发之。岁运之化金不及，纪曰从革，是谓折收，收气乃后，生气乃扬，长化合德，火政乃宣，庶类以蕃，其气扬，其用躁切，其动铿禁瞀厥，其发咳喘，其病邪伤肺，其化兼所不胜。夏有光显郁蒸之令，则冬有严凝整肃之应，若夏有炎烁燔燎之变，则秋有冰雹霜雪之复。其眚西，其藏肺，其病内舍膺胁肩背，外在皮毛，复则寒雨暴至，乃零冰雹，霜雪杀物，阴厥且格，阳反上行，头脑户痛，延及囟顶发热，甚则心痛，治宜以酸和调中。

初之气，自甲辰年大寒日巳初，至是岁春分日卯初，凡六十日八十七刻半，主位太角木，客气阳明金，中见金运。气与运同居于木位，与厥阴交司而行春令，金木气齐，寒始肃，杀气方至，民病寒于右之下。宜治阳明之客，以酸补之，以辛写之，以苦泄之，岁谷宜苍，间谷宜黍。是气也，司气以凉，用凉无犯。

二之气，自春分日卯正，至小满日丑正，凡六十日有奇，主位少徵火，客气太阳水，中见金运。金水相得，寒不去，华雪水冰，杀气施化，霜乃降，名草上焦，寒雨数至，阳复化，民病热于中。宜治太阳之客，以苦补之，以咸写之，以苦坚之，以辛润之，岁谷宜苍，间谷宜稷。

三之气，自小满日寅初，至大暑日子初，六十日有奇，主位少徵火，客气厥阴木，中见金运。火胜金，金胜木，天政布，风乃时举，民病泣出，耳鸣掉眩。宜治厥阴之客，以辛补之，以酸写之，以甘缓之，岁谷宜苍，间谷宜稻。

四之气，自大暑日子正，至秋分日戌正，凡六十日有奇，主位太宫土，客气少阴火，中见金运。火胜金，溽暑至，湿热相薄，争于左之上，民病黄瘅而为胕肿。宜治少阴之客，以咸补之，以甘写之，以酸收之，岁谷宜丹，间谷宜豆。

五之气，自秋分日亥初，至小雪日酉初，凡六十日有奇，主位少商金，客气太阴土，中见金运。岁运之金得位，与土相和，其化燥湿更胜，沉阴乃布，寒气及体，风雨乃行。宜调太阴之客，以甘补之，以苦写之，以甘缓之，岁谷宜丹，谷间宜麻。

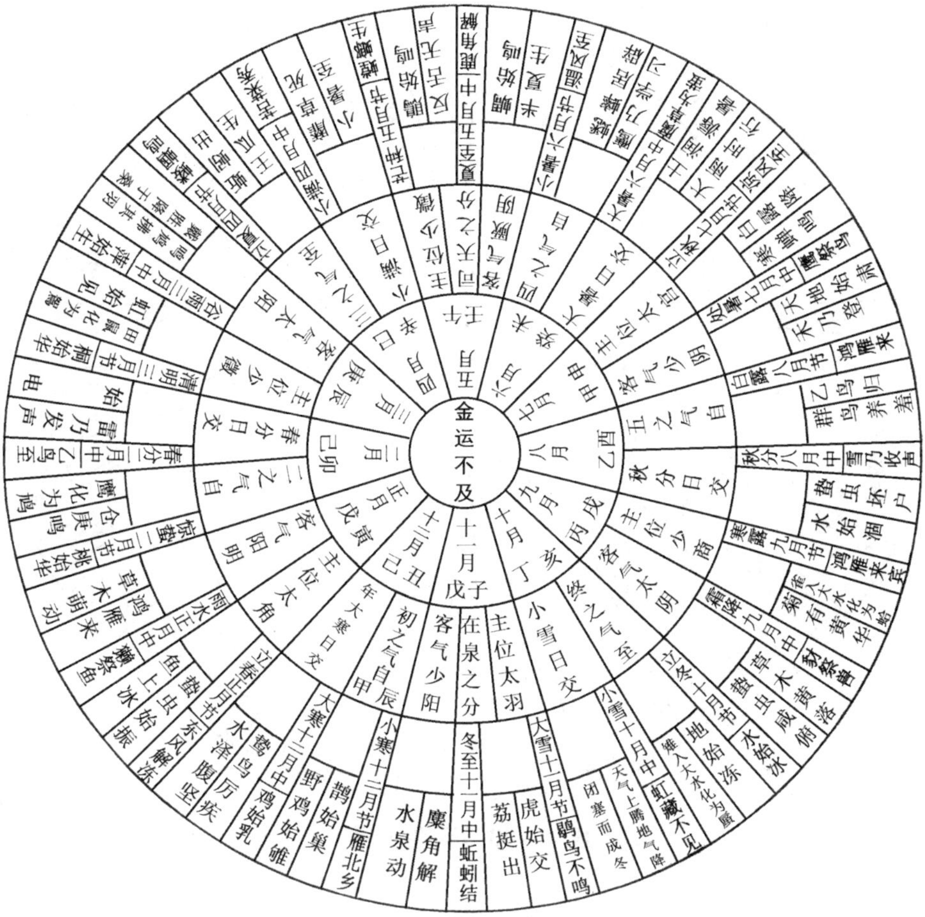

图4－42　乙巳岁图

终之气，自小雪日酉正，至大寒日未正，凡六十日有奇，主位太羽水，客气少阳火，中见金运。畏火司令，阳乃大化，蛰虫出见，流水不冰，地气大发，草乃生，人乃舒，其病温厉。宜治少阳之客，以咸补之，以甘写之，以咸耎之，岁谷宜丹，间谷宜豆，六气之常也。

岁气之化，天气胜者，阳明复之，地气胜者，太阳复之，其治各以其胜复法。

丙午岁图

少阴君火司天，阳明燥金在泉，中见太羽水运。

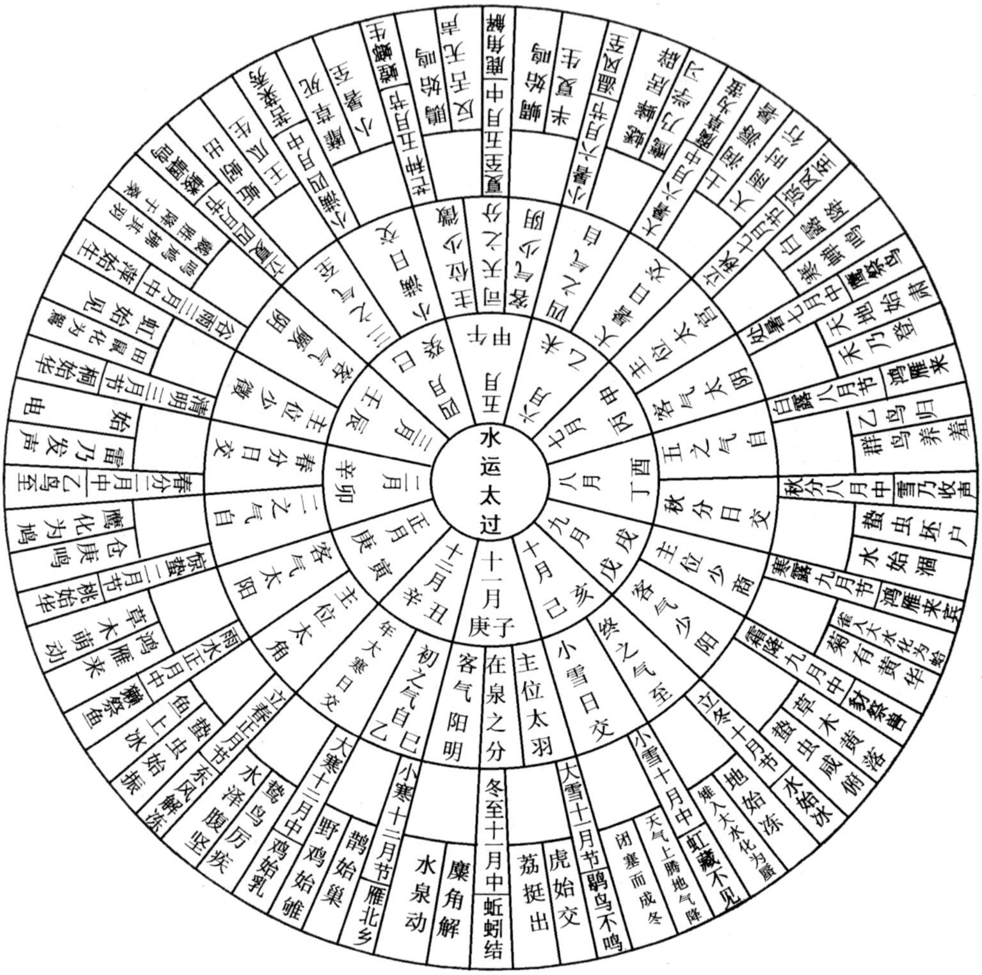

图 4-43　丙午岁图

岁水太过，气化运行先天。热化在上，柔化左，动化右，辛化在下，玄化左，明化右，故天政所布其气明，地气肃而其令切。寒交暑，热加燥，云驰雨府，湿化乃行，时雨乃降，金火合德，上应荧惑、太白，其谷丹、白。热化二，寒化六，清化四，正化度也。羽虫静，介虫育，是谓岁物之宜。毛虫耗，湿毒不生，是皆地气所制。水火寒热，持于气交而为病始，热病生于上，清病生于下，寒热相犯而争于中，民病咳喘，血溢，血泄，鼽嚏，目赤，眦疡，寒厥入胃，心痛，腰痛，腹大，嗌干，肿上。是岁火为天气，金为地气，火胜金，天气盈，当取火之化源，水运在中，火邪乃微，必抑其运水，资其岁胜，无使暴过而生其病，食丹、白之谷以全真气，食间气之谷以辟虚邪，咸以耎之而调其上，甚则以苦发之，以酸收之而安其下，甚则以苦泄之。运同地气，以温热化，其化上咸寒，中咸热，下酸温，药食宜也。岁半之前，少阴主之，其政热，若热淫所胜，则怫热至，火行其政，民病胸中烦热嗌干，右胠满，皮肤痛，寒热咳喘，大雨且至，唾血，血泄，鼽衄，嚏呕，溺色变，甚则疮疡胕肿，肩背臂臑，及缺盆中痛，心痛，肺䐜，腹大满，膨膨而喘咳，病本于肺，诊在手尺泽之脉，法宜平以咸寒，佐以苦甘，以酸收之。岁半之后，阳明主之，其令燥，若燥淫于内，则霿雾清暝，民病喜呕，呕有苦，善太息，心胁痛不能反侧，甚则嗌干面尘，身无膏泽，足外反热，法宜治以苦温，佐以甘辛，以苦下之。岁运之化，水太过，纪曰流衍，是谓封藏，寒司物化，天地严凝，藏政以布，长令不扬，其化凛，其气坚，其政谧，其令流注，其动漂泄沃涌，其德凝惨寒雰，其变冰雪霜雹，其化兼其所胜，其病胀，故曰：岁水太过，寒气流行，大雨至，埃雾霿郁，邪害心火，民病身热烦心躁悸，阴厥上下中寒，谵妄心痛，寒气早至，甚则腹大胫肿，喘咳，寝汗出，憎风，其治悉以咸热。

初之气，自乙巳年大寒日申初，至是岁春分日午初，凡六十日八十七刻半，主位太角木，客气太阳水，中见水运。气与运同，地气迁，燥将去，寒乃始，蛰复藏，水乃冰，霜复降，风乃至，阳气郁，民反周密，关节禁固，腰脽痛，炎暑将起，中外疮疡。宜治太阳之客，以苦补之，以咸写之，以苦坚之，以辛润之，岁谷宜丹，间谷宜稷。虽有寒邪，弗能为害。是气也，用寒远寒，无犯司气之寒。

二之气，自春分日午正，至小满日辰正，凡六十日有奇，主位少徵火，客气厥阴木，中见水运。水生木，阳气布，风乃行，春气以正，万物应荣，寒气时至，民乃和，其病淋，目瞑目赤，气郁于上而热。宜治厥阴之客，以辛补之，以酸写之，以甘缓之，岁谷宜丹，间谷宜稻。虽有风邪，弗能为害。

三之气，自小满日巳初，至大暑日卯初，凡六十日有奇，主位少徵火，客气少阴火，中见水运。二火相加，水运承之，天政布，大火行，庶类蕃鲜，寒气时至，民病气厥心痛，寒热更作，咳喘目赤。宜治少阴之客，以咸补之，以甘写之，以酸收之，岁谷宜丹，间谷宜豆。虽有热邪，弗能为害。

四之气，自大暑日卯正，至秋分日丑正，凡六十日有奇，主位太宫土，客气太阴土，中见水运。土居其位，又能胜水，溽暑至，大雨时行，寒热互至，民病寒热嗌干，黄瘅，鼽衄，饮发。宜调太阴之客，以甘补之，以苦写之，以甘缓之，岁谷宜白，间谷宜麻。虽有湿邪，弗能为害。

五之气，自秋分日寅初，至小雪日子初，凡六十日有奇，主位少商金，客气少阳火，中见水运。火胜金，水运承之，畏火临，暑反至，阳乃化，万物乃生乃长荣，民乃康，其病温。宜治少阳之客，以咸补之，以甘写之，以咸耎之，岁谷宜白，间谷宜豆。虽有火邪，弗能为害。

终之气，自小雪日子正，至大寒日戌正，凡六十日有奇，主位太羽水，客气阳明金，中见水运。水运得位，燥令行，余火内格，肿于上，咳喘甚则血溢，寒气数举，则雾露翳，病生皮腠，内舍于胁，下连少腹而作寒中，地将易也。宜调阳明之客，以酸补之，以辛写之，以苦泄之，岁谷宜白，间谷宜黍。虽有燥邪，弗能为害。此六气之化也。

岁气之交，天气胜则有太阳之复，地气胜则有少阳之复，其治各依胜复之法，寒者热之，热者寒之，无翼其胜，无赞其复，此其道也。

丁未岁图

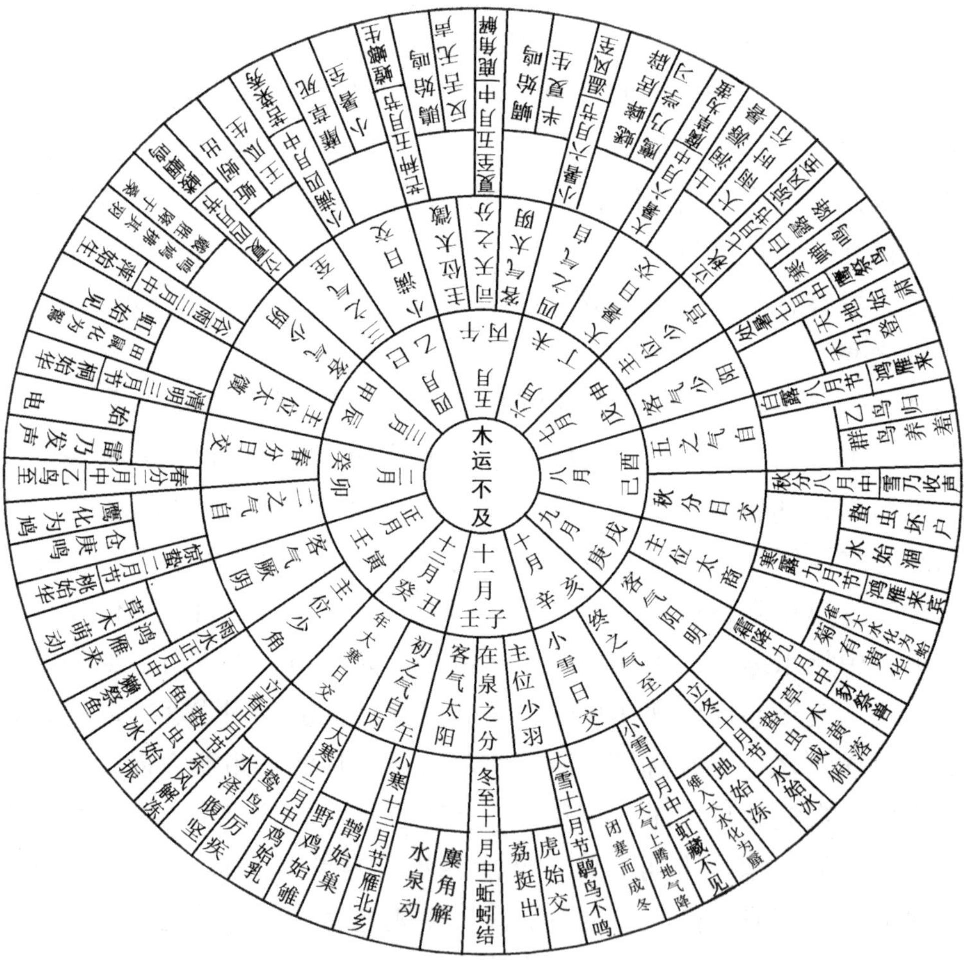

图 4-44 丁未岁图

太阴湿土司天，太阳寒水在泉，中见少角木运。

岁木不及，气化运行后天。太阴湿化在上，少阳明化为左间，少阴灼化为居气，太阳咸化在下，厥阴动化为左间，阳明清化为右间，故地气上腾而其政肃，天气下降而其令寂。阴专其政，阳气退辟，大风时起，原野昏霧，白埃四起，云奔南极，寒雨数至，物成于差夏，湿寒合德，上应镇星、辰星，其谷黅、玄，故阴凝于上，寒积于下，寒水胜火，则为冰雹，阳光不治，杀气乃行，民病寒湿，腹满，身䐜愤，胕肿，痞逆，寒厥，拘急。清化热化胜复同，邪气化度也。雨化五，风化三，寒化一，正化度也。委和之纪，曰上宫与正宫同，诸同正岁，气化运行同天，此言天气之平也。岁物所宜，则鳞虫育，倮虫静；地气所制，则羽虫耗，热毒不生，故有余宜高，不及宜下，有余宜晚，不及宜早，土之利气之化也，民气亦从之，间谷命太徵、太商者。然土为天气，水为地气，土胜水，天气盈，宜取化源，以平土气，益其岁气，无使邪胜，食黅、玄之谷以全其真，食间气之谷以保其精，以苦燥之温之，甚者发之泄之，不发不泄，则湿气外溢，肉溃皮坼而水血交流，必赞其阳火，令御甚寒，从气之异，少其判也。岁半以前，天气太阴主之，太阴所至，其令湿，若湿淫所胜，则沉阴且布，雨变枯槁，胕肿骨痛阴痹，阴痹者，按之不得，腰脊头项痛，时眩大便难，阴气不用，饥不欲食，咳唾则有血，心如悬，病本于肾，诊在足太溪之脉，法宜平以苦热，佐以酸辛，以苦燥之，以淡泄之。岁半以后，地气太阳主之，太阳所至，其令寒，若寒淫于内，则凝肃惨栗，民病少腹控睾引腰脊，上冲心痛，血见嗌痛颔肿，法宜治以甘热，佐以苦辛，以咸写之，以辛润之，以苦坚之。岁木不及，是谓胜生，生气不政，化气乃扬，长气自平，收令乃早，凉雨时降，风云并兴，草木晚荣，苍干雕落，物秀而实，肤肉内充，其气敛，其用聚，其化兼所不胜。春有鸣条律畅之化，则秋有雾露清凉之政，春有惨凄残贼之胜，则夏有炎暑燔烁之复。其眚东，其病内舍胠胁，外在关节，复则炎暑流火，民病寒热疮疡、疿疹痈痤，法宜调以辛温。

初之气，自丙午年大寒日亥初，至是岁春分日酉初，凡六十日八十七刻半，主位少角木，客气厥阴木，中见木运。岁木当位，地气迁，寒乃去，春气正，风乃来，生布万物以荣，民气条舒，风湿相薄，雨乃后，民病血溢，筋络拘强，关节不利，身重筋痿。宜调厥阴之客，以辛补之，以酸写之，以甘缓之，岁谷宜黅，间谷宜稻，则风不为邪。是气也，司气以温，用温无犯。

二之气，自春分日酉正，至小满日未正，凡六十日有奇，主位太徵火，客气少阴火，中见木运。火气当位，大火正，物承化，民乃和，其病温厉盛行，远近咸，若湿蒸相薄，雨乃时降。宜调少阴之客，以咸补之，以甘写之，以酸收之，岁谷宜黅，间谷宜豆，则热不为邪。

三之气，自小满日申初，至大暑日午初，凡六十日有奇，主位太徵火，客气太阴土，中见木运。木生火，火生土，其化顺，天政布，湿气降，地气腾，雨乃时降，寒乃随之，感于寒湿则民病身重胕肿，胸腹满。宜治太阴之客，以甘补之，以苦写之，以甘缓之，岁谷宜黅，间谷宜麻。虽有湿邪，不能为害。

四之气，自大暑日午正，至秋分日辰正，凡六十日有奇，主位少宫土，客气少阳火，中见木运。地气交司，畏火临，溽蒸化，地气腾，天气否隔，寒风晓暮，蒸热相薄，草木凝烟，湿化不流，则白露阴布，以成秋令，民病腠理热，血暴溢，疟，心腹满热，胪胀，甚则胕肿。宜治少阳之客，以咸补之，以甘写之，以咸耎之，岁谷宜玄，间谷宜豆。虽有火邪，不能为害。

五之气，自秋分日巳初，至小雪日卯初，凡六十日有奇，主位太商金，客气阳明金，中见木运。金气得位，惨令已行，寒露下，霜乃早降，草木黄落，寒气及体，君子周密，民病皮腠。宜治阳明之客，以酸补之，以辛写之，以苦泄之，岁谷宜玄，间谷宜黍，则燥不为邪。

终之气，自小雪日卯正，至大寒日丑正，凡六十日有奇，主位少羽水，客气太阳水，中见木运。水当其位，寒大举，湿大化，霜乃积，阴乃凝，水坚冰，阳光不治，感于寒，则病人关节禁固，腰脽痛，寒湿持于气交而为疾也。宜调太阳之客，以苦补之，以咸写之，以苦坚之，以辛润之，岁谷宜玄，间谷宜稷，则寒不为邪，此六气之化也。

岁气之交，天气胜则有厥阴之复，地气胜则有太阴之复，观其气至而治之，无翼其胜，无赞其复，温者清之，湿者燥之，此其道也。

戊申岁图

少阳相火司天，厥阴风木在泉，中见太徵火运。

岁火太过，气化运行先天，太徵上临少阳，太过而同天化，是谓天符，气之平也，火气适平，命曰升明之纪。正阳而治，德施周普，五化均衡，其气高，其性速，其用燔灼，其化蕃茂，其政明曜，其候炎暑，其令热，其类火，其应夏，其谷麦，其果杏，其实络，其虫羽，其畜马，其色赤，其味苦，其物脉，其音徵，其数七。其在人也，其藏心，其主舌，其养血，其病瞤瘛，此岁运之化也。天地之气，火化在上，左清化，右柔化，故天气正而其政严；酸化在下，左灼化，右藏化，故地气扰而其令挠。风乃暴举，木偃沙飞，炎火乃流，阴行阳化，雨乃时应，火木同德，上应荧惑、岁星，其谷丹、苍。岁气之化，火化七，风化三，正化度也。羽虫静，毛虫育，岁物所宜也。倮虫耗，清毒不生，地气制之也。岁半之前，天气主之，其气少阳相火，其令暄者，少阳之政也。岁半之后，地气主之，其气厥阴风木，其令风者，厥阴之化也。风热参布，云物沸腾，太阴横流，寒乃时至，凉雨并起，民病寒中，外发疮疡，内为泄满，圣人遇之，和而不争，往复之作，民病寒热，疟，泄，聋瞑，呕吐，上怫肿色变。是岁阳为天气，阴为地气，风火相值，其气专，其化淳，又遇火运统之，运与天符，火化升明，天气盈，先取化源，抑其运火，赞其金气，则暴过不生，苛疾不起，岁宜咸宜辛宜酸，渗之泄之渍之发之，观气寒温，以调其过。运同风热，宜多寒化，其化上咸寒，中甘和，下辛凉，药食宜也。

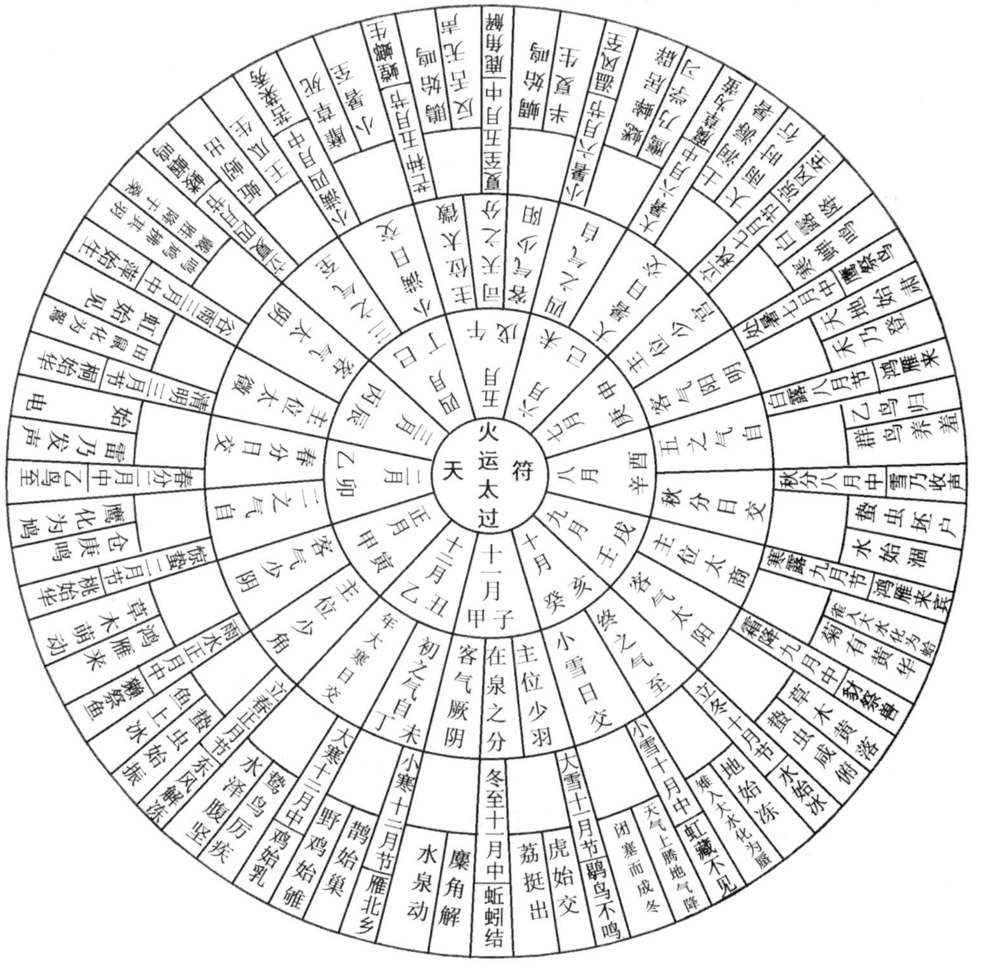

图 4－45　戊申岁图

初之气，自丁未年大寒日寅初，至是岁春分日子初，凡六十日八十七刻半，主位少角木，客气少阴火，中见火运。气与运同，君火不司气化，地气迁，风胜乃摇，寒乃去，候乃大温，草木早荣，寒来不杀，温病乃起，其病气怫于上，血溢目赤，咳逆头痛胁满，肤腠中疮。宜调少阴之客，以咸补之，以甘写之，以酸收之，岁谷宜丹，间谷宜豆，则热不为邪。

二之气，自春分日子正，至小满日戌正，凡六十日有奇，主位太徵火，客气太阴土，中见火运。湿气所客，火反郁，白埃四起，云趋雨府，风不胜湿，雨乃零，民乃康，其病热郁于上，咳逆呕吐，疮发于中，胸嗌不利，头痛，身热，昏愦，脓疮。宜调太阴之客，以甘补之，以苦写之，以甘缓之，岁谷宜丹，间谷宜麻，则湿不为邪。

三之气，自小满日亥初，至大暑日酉初，凡六十日有奇，主位太徵火，客气少阳火，中见火运。气符于天而天政布，炎暑至，少阳临上，雨乃涯，民病热中，聋瞑，血溢，脓疮，咳呕，鼽衄，渴，嚏欠，喉痹，目赤，善暴死。岁火既平，其邪乃微。宜调少阳之客，以咸补之，以甘写之，以咸耎之，岁谷宜丹，间谷宜豆，则火不为邪。是气也，用热远热，无犯司气之热。

四之气，自大暑日酉正，至秋分日未正，凡六十日有奇，主位少宫土，客气阳明金，中见火运。土生金，凉乃至，炎暑间化，白露降，民气和平，其病满身重。宜调阳明之客，以酸补之，以辛写之，以苦泄之，岁谷宜苍，间谷宜黍，则燥不为邪。

五之气，自秋分日申初，至小雪日午初，凡六十日有奇，主位太商金，客气太阳水，中见火运。火胜金，水制之，阳乃去，寒乃来，雨乃降，气门乃闭，刚木早雕，民避寒邪，君子周密。宜调太阳之客，以苦补之，以咸写之，以苦坚之，以辛润之，岁谷宜苍，间谷宜稷，则寒不为邪。

终之气，自小雪日午正，至大寒日辰正，凡六十日有奇，主位少羽水，客气厥阴木，中见火运。水生木，地气正，风乃至，万物反生，霿雾以行，其病关闭，不禁心痛，阳气不藏而咳。宜调厥阴之客，以辛补之，以酸写之，以甘缓之，岁谷宜苍，间谷宜稻，则风不为邪，此六气之化也。

岁气天符为执法，若有邪气，则民有卒急之病，所谓“邪中执法者，民病速而危也”。

己酉岁图

阳明燥金司天，少阴君火在泉，中见少宫土运。

岁土不及，气化运行后天。燥化在上，左藏化，右明化，天气急而其政切；苦化在下，左黅化，右动化，地气明而其令暴。阳专其令，炎暑盛行，物燥以坚，淳风乃治，风燥横运，流于气交，多阳少阴，云趋雨府，湿化乃敷，燥极而泽。其为气也，清热之气，持于气交，风化清化胜复同，所谓邪气化度也。清化九，雨化五，热化七，是谓正化度也。金火合德，上应太白、荧惑，其谷白、丹，间谷命太徵者。岁物所宜，则羽虫育，地气所制，则介虫耗，寒毒不生，其耗白甲品羽。蛰虫乃见，流水不冰，民病咳嗌塞，寒热发暴，振栗癃闷，清先而劲，毛虫乃死，热后而暴，介虫乃殃。然金为天气，火为地气，火能胜金，土运间之，其邪乃微，天气虚，宜资化源，以助金气，兼安其运土，无使受邪，食白、丹之谷以安其气，食间气之谷以去其邪，岁宜以咸以苦以辛，汗之清之散之。运同清气，宜多地化，治之常也。岁半之前，天气阳明主之，若燥淫所胜，木乃晚荣，草乃晚生，民病左胠胁痛，寒清于中感而疟，大凉革候，咳腹中鸣，注泄鹜溏，心胁暴痛，嗌干面尘，腰痛。目昧眦疡，疮痤痈，病本于肝，诊在足太冲之脉，法宜平以苦温，佐以酸辛，以苦下之。岁半之后，地气少阴主之，热淫于内，则焰浮川泽，阴处反明，蛰虫不藏，民病腹中常鸣，气上冲胸，喘不能久立，寒热皮肤痛，目瞑齿痛䪼肿，恶寒发热如疟，少腹中痛腹大，法宜治以咸寒，佐以甘苦，以酸收之，以苦发之。岁运之化，土不及，纪曰卑监，是谓减化，化气不令，生政独彰，长气整，雨乃愆，收气平，风寒并兴，草木荣美，秀而不实，成而粃也，其气散，其用静定，其化兼所不胜。四维有埃云润泽之化，则春有鸣条鼓坼之政，若四维发振拉飘腾之变，则秋有肃杀霖霪之复。其眚四维，其藏脾，其病内舍心腹，外在肌肉四肢，复则收政严峻，名木苍雕，苍谷乃损，胸胁暴痛，下引少腹，善太息，气客于脾，食少失味，治宜以甘和调中。

初之气，自戊申年太寒日巳初，至是岁春分日卯初，凡六十日八十七刻半，主位少角木，客气太阴土，中见土运。气与运同，风不胜湿，地气迁，阴始凝，气始肃，水乃冰，寒雨化，其病中热胀，面目浮肿，善眠，鼽衄，嚏欠，呕，小便黄赤，甚则淋。宜治太阴之客，以甘补之，以苦写之，以甘缓之，岁谷宜白，间谷宜麻。虽有湿邪，不能为害。是气也，司气以凉，用凉无犯。

二之气，自春分日卯正，至小满日丑正，凡六十日有奇，主位太徵火，客气少阳火，中见土运。二火同治，阳乃布，民乃舒，物乃生荣，厉大至，民善暴死。宜治少阳之客，以咸补之，以甘写之，以咸耎之，岁谷宜白，间谷宜豆。虽有厉邪，不能为害。

三之气，自小满日寅初，至大暑日子初，凡六十日有奇，主位太徵火，客气阳明金，中见土运。火土金相生，天政布，凉乃行，燥热交合，燥极而泽，民病寒热。宜治阳明之客，以酸补之，以辛写之，以苦泄之，岁谷宜白，间谷宜黍。虽有燥邪，不能为害。

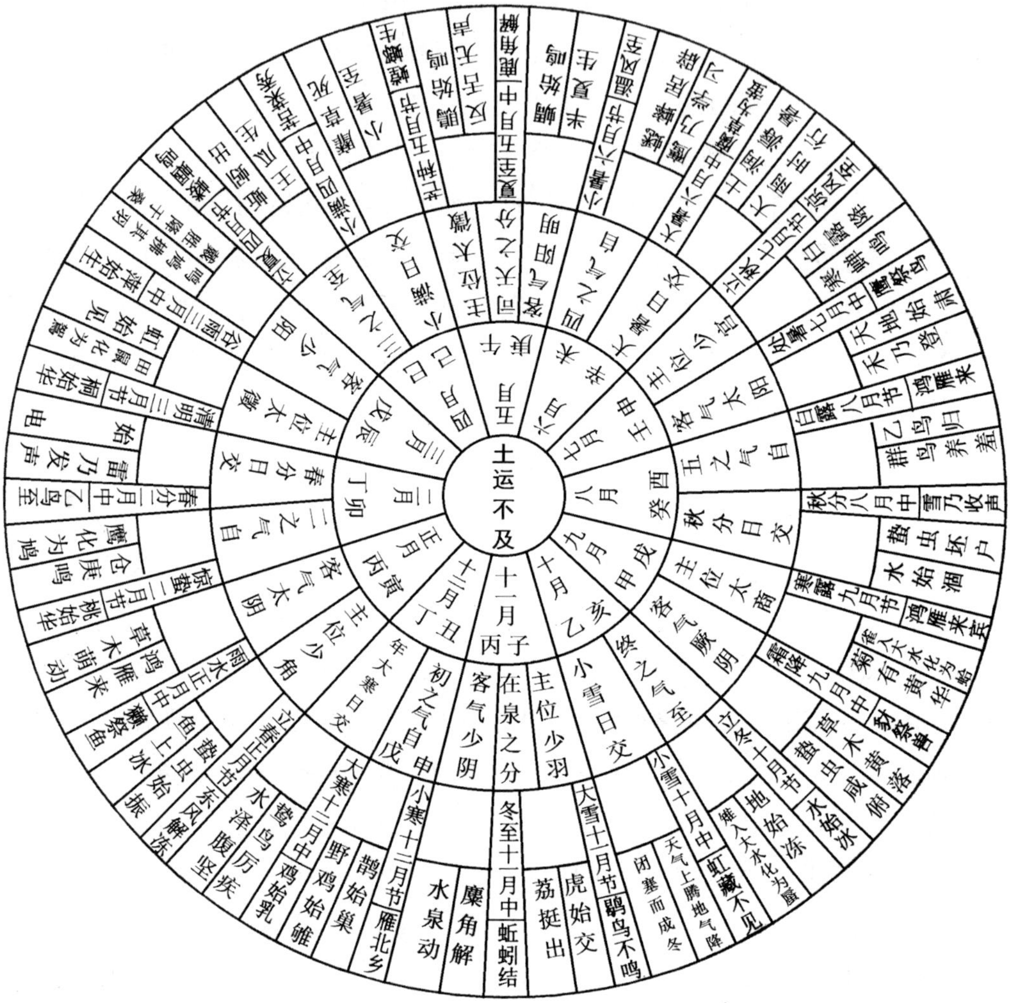

图 4－46　己酉岁图

四之气，自大暑日子正，至秋分日戌正，凡六十日有奇，主位少宫土，客气太阳水，中见土运。运土得位，太阳居之，寒雨降，病暴仆振栗，谵妄少气，嗌干引饮，及为心痛，痈肿疮疡，疟寒之疾，骨痿血便。宜治太阳之客，以苦补之，以咸写之，以苦坚之，以辛润之，岁谷宜丹，间谷宜稷。虽有寒邪，不能为害。

五之气，自秋分日亥初，至小雪日酉初，凡六十日有奇，主位太商金，客气厥阴木，中见土运。客气胜运，春令反行，草乃生荣，民气和。宜调厥阴之客，以辛补之，以酸写之，以甘缓之，岁谷宜丹，间谷宜稻。虽有风邪，不能为害。

终之气，自小雪日酉正，至大寒日未正，凡六十日有奇，主位少羽水，客气少阴火，中见土运。火土相得，阳气布，候反温，蛰虫来见，流水不冰，民乃康平，其病温。宜治少阴之客，以咸补之，以甘写之，以酸收之，岁谷宜丹，间谷宜豆。虽有热邪，不能为害，此六气之常也。

岁气之交，天气胜则有少阳之复，地气胜则有太阳之复，其治各以其胜复法。

庚戌岁图

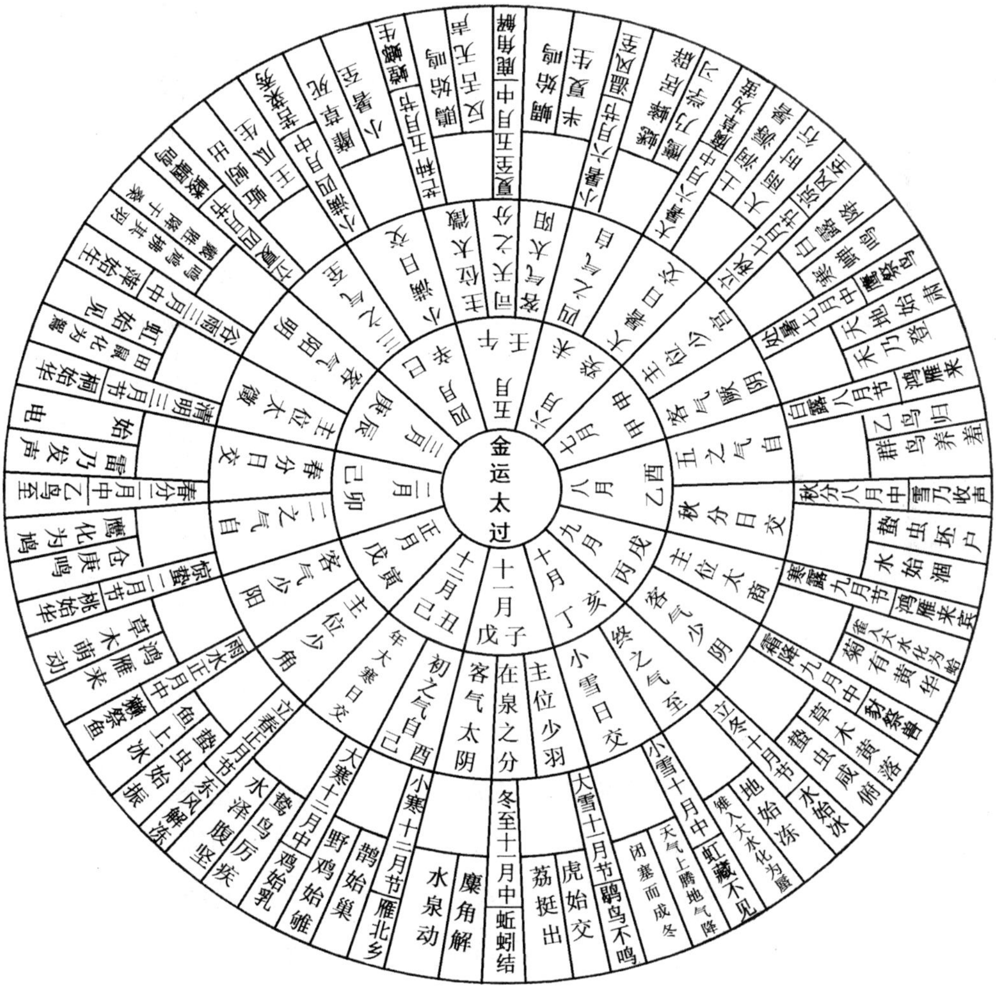

图 4－47　庚戌岁图

太阳寒水司天，太阴湿土在泉，中见太商金运。

岁金太过，气化运行先天。天地之气，寒化在上，左动化，右素化，故天政所布其气肃；甘化在下，左明化，右灼化，故地气静而其令徐。寒临太虚，阳气不令，寒政大举，泽无阳焰，则火发待时，少阳中治，时雨乃涯，止极雨散，还于太阴，云朝北极，湿化乃布，泽流万物，寒敷于上，雷动于下，水土合德，上应辰星、镇星，其谷玄、黅。岁气之化，寒化一，清化九，雨化五，正化度也。倮虫育，岁物所宜也。鳞虫耗，燥毒不生，地气制之也。寒湿之气，持于气交，民病寒湿，发肌肉萎，足痿不收，濡写血溢。是岁水为天气，土为地气，中见金运，土能胜水，天化为虚，金运统之，土生金，金生水，以下生上，其化不纯，天化虽虚，气运相生，其邪乃微，宜于九月，先资化源，以助天气之虚，抑其运金，扶其木气，无使暴过而生其疾，食玄、黅之谷以全其真，避虚邪之气以安其正，岁宜以苦热调上，以甘热调下，以辛温调中，运同寒湿，以燥热化，治之常也。淫胜之气，岁半之前，天气太阳主之，若寒淫所胜，则寒气反至，水且冰，血变于中，发为痈疡，民病厥心痛，呕血，血泄，鼽衄，善悲，时眩仆，运火炎烈，雨暴乃雹，胸腹满，手热，肘挛，腋肿，心澹澹大动，胸胁胃脘不安，面赤目黄，善噫嗌干，甚则色炲，渴而欲饮，病本于心，诊在手神门之脉，法宜平以辛热，佐以甘苦，以咸写之。岁半之后，地气太阴主之，若湿淫于内，则埃昏岩谷，黄反见黑，至阴之交，民病饮积，心痛，耳聋，嗌肿，喉痹，阴病血见，少腹痛肿，不得小便，病冲头痛、目项腰髀腘腨皆痛，法宜治以苦热，佐以酸淡，以苦燥之，以淡泄之。岁运之化，金太过，纪曰坚成，是谓收引，天气洁，地气明，阳气随，阴治化，燥行其政，物以司成，收气繁布，化洽不终，其化成，其气削，其政肃，其令锐切，其德雾露肃飔，其动暴折疡疰，其病喘喝，胸凭仰息，其物兼其所胜，故《经》曰：岁金太过，燥气流行，肝木受邪，民病两胁下少腹痛，目赤痛眦疡，耳无所闻，肃杀而甚，则体重烦冤，胸痛引背，两胁满，且痛引少腹，甚则喘咳逆气，肩背痛，下连股膝髀腨胻足皆病，收气峻，生气下，草木敛，苍干雕陨，胠胁暴痛，不可反侧，咳逆甚而血溢，诊在足太冲之脉，其治悉以辛温调中。

初之气，自己酉年大寒日申初，至是岁春分日午初，凡六十日八十七刻半，主位少角木，客气少阳火，中见金运。客气胜运，地气迁，气乃大温，草乃早荣，民乃厉，温病乃作，身热头痛呕吐，肤腠疮疡。宜治少阳之客，以咸补之，以甘写之，以咸耎之，岁谷宜玄，间谷宜豆。虽有火邪，不能为害。

二之气，自春分日午正，至小满日辰正，凡六十日有奇，主位太徵火，客气阳明金，中见金运。气与运同，大凉反至，民乃惨，草乃遇寒，火气遂抑，民病气郁中满，寒乃始。宜治阳明之客，以酸补之，以辛写之，以苦泄之，岁谷宜玄，间谷宜黍。虽有燥邪，不能为害。是气也，无犯司气之凉。

三之气，自小满日巳初，至大暑日卯初，凡六十日有奇，主位太徵火，客气太阳水，中见金运。水胜火，天政布，寒乃行，雨乃降，民病寒反热中，痈疽注下，心热瞀闷。宜治太阳之客，以苦补之，以咸写之，以苦坚之，以辛润之，岁谷宜玄，间谷宜稷。虽有寒邪，不能为害。

四之气，自大暑日卯正，至秋分日丑正，凡六十日有奇，主位少宫土，客气厥阴木，中见金运。木胜土，金反制之，又遇太阴交司，风湿交争，风化为雨，乃长乃化乃成，民病大热少气，肌肉萎，足痿，注下赤白。宜治厥阴之客，以辛补之，以酸写之，以甘缓之，岁谷宜黅，间谷宜稻。虽有风邪，不能为害。

五之气，自秋分日寅初，至小雪日子初，凡六十日有奇，主位太商金，客气少阴火，中见金运。岁运得位，客气胜之，阳复化，草乃长乃化乃成，民乃舒。宜调少阴之客，以咸补之，以甘写之，以酸收之，岁谷宜黅，间谷宜豆。虽有热化，不能为邪。

终之气，自小雪日子正，至大寒日戌正，凡六十日有奇，主位少羽水，客气太阴土，中见金运。土生金，金生水，其化顺，地气正，湿令行，阴凝太虚，埃昏郊野，民乃惨凄，寒风以至，反者孕乃死。宜治太阴之客，以甘补之，以苦写之，以甘缓之，岁谷宜黅，间谷宜麻。虽有湿邪，不能为害。此六气之化也。

是岁，天气胜者太阴复之，地气胜者厥阴复之，其治皆如复气之法，湿者燥之，温者清之，无翼其胜，无赞其复，此其道也。

辛亥岁图

厥阴风木司天，少阳相火在泉，中见少羽水运。

岁水不及，气化运行后天。风化在上，左灼化，右玄化，故天气扰而其政挠；苦化在下，左清化，右柔化，故地气正而其令速。风生高远，炎热从之，云趋雨府，湿化乃行，风火同德，上应岁星、荧惑，其谷苍、丹，间谷言太商者，其耗文角品羽。风燥火热，胜复更作，风病行于上，热病行于下，风燥胜复形于中，雨化风化胜复同，邪气化度也。风化三，寒化一，火化七，正化度也。其在物则毛虫静，羽虫育，是为岁物所宜；介虫耗，寒毒不生，是为地气所制。然岁气升降，天气为阴而其化虚，地气为阳而其化盈，当资化源，以助司天之木气，化源虽虚，水运在中，水能生木，邪乃微也，必赞岁运之水，扶其不足，调上用辛，调下用咸，畏火之气，慎无妄犯。岁半之前，厥阴为主，若风淫所胜，则太虚埃昏，云物以扰，寒生春气，流水不冰，民病胃脘当心而痛，上支两胁，鬲咽不通，饮食不下，舌本强，食则呕，冷泄，腹胀，溏泄，瘕，水闭，病本于脾，诊在足冲阳之脉，其法平以辛凉，佐以苦甘，以甘缓之，以酸写之。岁半之后，少阳主之，火淫所胜，则焰明郊野，寒热更至，民病注泄赤白，少腹痛溺赤，甚则血便，其法治以咸冷，佐以苦辛，以酸收之，以苦发之。是岁水运不及，纪曰涸流，是谓反阳，藏令不举，化气乃昌，长气宣布，蛰虫不藏，土润，水泉减，草木条茂，荣秀满盛，其气滞，其用渗泄，其动坚止，其发燥槁，其果枣杏，其实濡肉，其谷黍、稷，其味甘咸，其色黅、玄，其畜彘牛，其虫鳞倮，其云埃郁昏翳，其声羽宫。其在人也，病为痿厥坚下，从土化也，病为癃闷，邪伤肾也，法宜以苦和调之也。

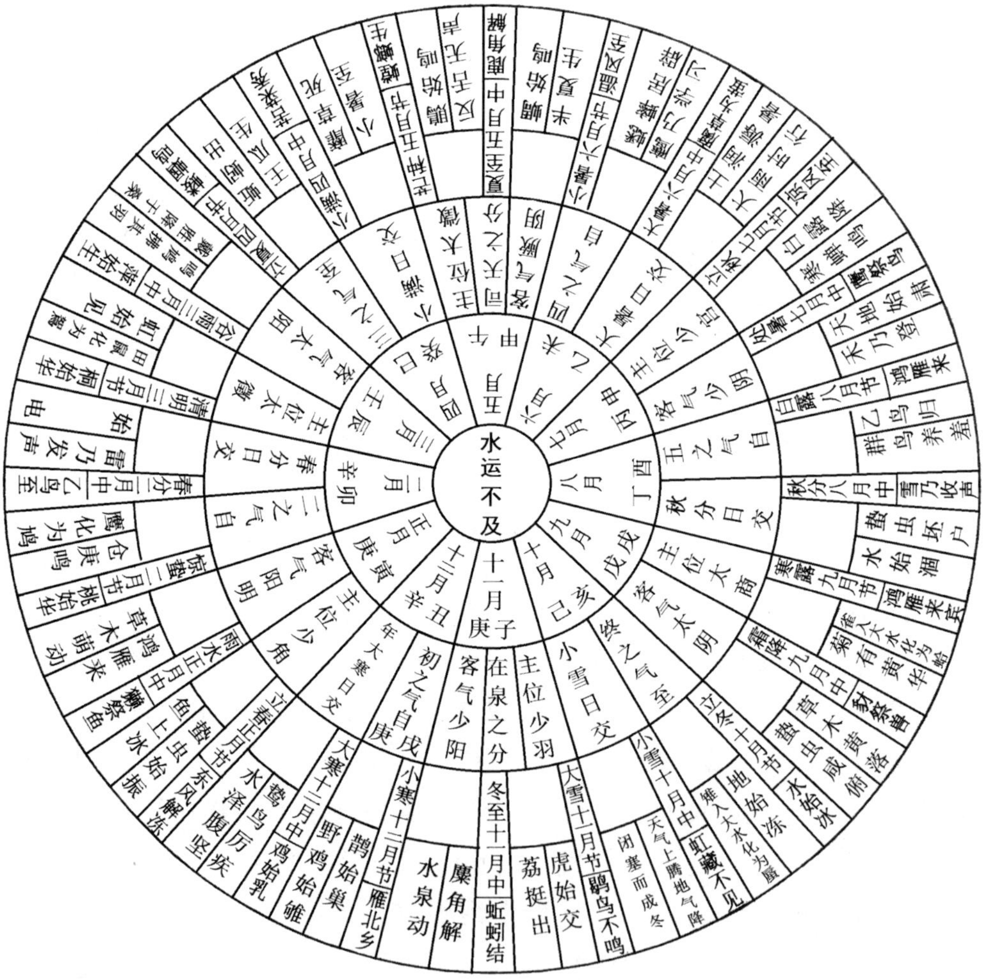

图 4－48　辛亥岁图

初之气，自庚戌年大寒日亥初，至是岁春分日酉初，凡六十日八十七刻半，主位少角木，客气阳明金，中见水运。金胜木，水运间之，寒始肃，杀气方至，民病寒于右之下。宜治阳明之客，以酸补之，以辛泻之，以苦泄之，岁谷宜苍，间谷宜黍。

二之气，自春分日酉正，至小满日未正，凡六十日有奇，主位太徵火，客气太阳水，中见水运。气与运同，寒不去，华雪水冰，杀气旋化，霜乃降，名草上焦，寒雨数至，阳复化，民病热于中。宜治太阳之客，以苦补之，以咸写之，以苦坚之，以辛润之，岁谷宜苍，间谷宜稷。是气也，慎无犯寒。

三之气，自小满日申初，至大暑日午初，凡六十日有奇，主位太徵火，客气厥阴木，中见水运。天政布，风乃时举，民病泣出耳鸣掉眩。宜治厥阴之客，以辛补之，以酸写之，以甘缓之，岁谷宜苍，间谷宜稻。

四之气，自大暑日午正，至秋分日辰正，凡六十日有奇，主位少宫土，客气少阴火，中见水运。溽暑湿热相薄，争于左之上，民病黄瘅而为胕肿。宜治少阴之客，以咸补之，以甘写之，以酸收之，岁谷宜丹，间谷宜豆。

五之气，自秋分日巳初，至小雪日卯初，凡六十日有奇，主位太商金，客气太阴土，中见水运。燥湿更胜，沉阴乃布，寒气及体，风雨乃行。宜治太阴之客，以甘补之，以苦写之，以甘缓之，岁谷宜丹，间谷宜麻。

终之气，自小雪日卯正，至大寒日丑正，凡六十日有奇，主位少羽水，客气少阳火，中见水运。畏火司令，阳乃大化，蛰虫出见，流水不冰，地气大发，草乃生，人乃舒，其病温厉。宜治少阳之客，以咸补之，以甘写之，以咸耎之，岁谷宜丹，间谷宜豆，此六气之化也。

岁气之交，司天气胜则阳明复之，在泉气胜则太阳复之，治胜复者，各以其法。

壬子岁图

少阴君火司天，阳明燥金在泉，中见太角木运。

岁木太过，气化运行先天。君火在上，左太阴，右厥阴，燥金在下，左太阳，右少阳，故天政所布其气明，地气肃而其令切。寒交暑，热加燥，云驰雨府，湿化乃行，时雨乃降，金火合德，上应荧惑、太白，其谷丹、白。热化二，风化八，清化四，正化度也。羽虫静，介虫育，岁物之宜也。毛虫耗，湿毒不生，地气制之也。寒热之气，持于气交而为病始，热病生于上，清病生于下，寒热相犯而争于中，民病咳喘，血溢，血泄，鼽嚏，目赤，眦疡，寒厥入胃，心痛，腰痛，腹大，嗌干，肿上。是岁火为天气，金为地气，木运在中，火胜金，木生火，天气盈，宜先取火之化源，必抑其运木，资其岁胜，无使暴过而生其病，食丹、白之谷以全真气，食间气之谷以辟虚邪，岁宜咸以耎之而调其上，甚则以苦发之，以酸收之而安其下，甚则以苦泄之。运同天气，宜以寒清化，其化上咸寒，中酸凉，下酸温，药食宜也。岁半之前，热化主之，热淫所胜，则怫热至，火行其政，民病胸中烦热嗌干，右胠满，皮肤痛，寒热咳喘，大雨且至，唾血、血泄、鼽、衄、嚏、呕、溺色变，甚则疮疡胕肿，肩背臂臑及缺盆中痛，心痛、肺䐜，腹大满，膨膨而喘咳，病本于肺，诊在手尺泽之脉，法宜平以咸寒，佐以苦甘，以酸收之。岁半之后，燥化主之，燥淫所胜，则霿雾清暝，民病喜呕，呕有苦，善太息，心胁痛不能反侧，甚则嗌干面尘，身无膏泽，足外反热，法宜治以苦温，佐以甘辛，以苦下之。岁运之化，纪曰发生，是谓启陈，土疏泄，苍气达，阳和布化，阴气乃随，生气淳化，万物以荣，其化生，其气美，其政散，其令条舒，其动掉眩巅疾，其德鸣靡启坼，其变振拉摧拔，其化兼其所胜，其病怒，上徵则其气逆，其病吐利，故曰：岁木太过，风气流行，脾土受邪，民病飧泄，食减体重，烦冤肠鸣，腹支满，甚则忽忽善怒，眩冒巅疾，化气不政，生气独治，云物飞动，草木不宁，甚而摇落，反胁痛而吐甚，诊在足冲阳之脉，味宜以酸凉调之也。

初之气，自辛亥年大寒日寅初，至是岁春分日子初，凡六十日八十七刻半，主位太角木，客气太阳水，中见木运。地气迁，燥将去，寒乃始，蛰复藏，水乃冰，霜复降，风乃至，阳气郁，民反周密，关节禁固，腰脽痛，炎暑将起，中外疮疡。宜调太阳之客，以苦补之，以咸写之，以苦坚之，以辛润之，岁谷宜丹，间谷宜稷，则寒气不能为害。

二之气，自春分日子正，至小满日戌正，凡六十日有奇，主位少徵火，客气厥阴木，中见木运。气与运同，是谓司气，阳气布，风乃行，春气以正，万物应荣，寒气时至，民乃和，其病淋，目瞑目赤，气郁于上而热。宜调厥阴之客，以辛补之，以酸写之，以甘缓之，岁谷宜丹，间谷宜稻，则风气不能为害。是气也，无犯司气之温。

三之气，自小满日亥初，至大暑日酉初，凡六十日有奇，主位少徵火，客气少阴火，中见木运。木生火，火当其位，天政布，大火行，庶类蕃鲜，寒气时至，民病气厥心痛，寒热更作，咳喘目赤。宜治少阴之客，以咸补之，以甘写之，以酸收之，岁谷宜丹，间谷宜豆，则热邪不能为害。

四之气，自大暑日酉正，至秋分日未正，凡六十日有奇，主位太宫土，客气太阴土，中见木运。土居其位，溽暑至，大雨时行，寒热互至，民病寒热，嗌干，黄瘅，鼽衄，饮发。宜调太阴之客，以甘补之，以苦写之，以甘缓之，岁谷宜白，间谷宜麻，则湿气不能为害。

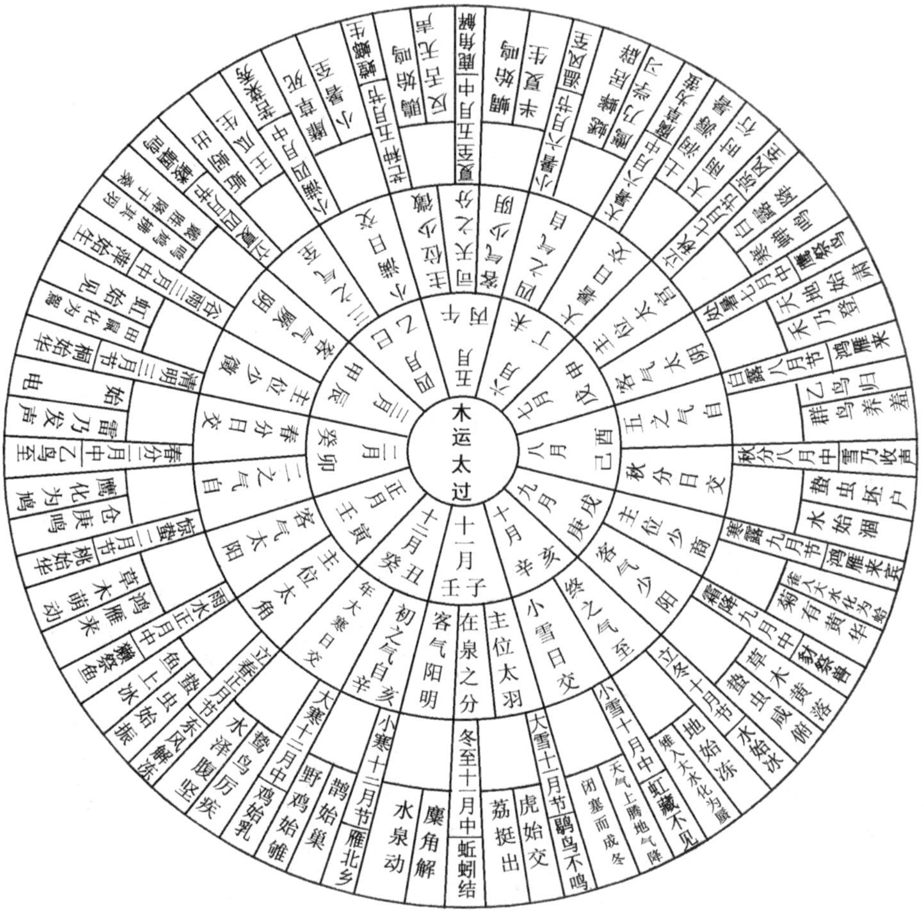

图 4－49　壬子岁图

五之气，自秋分日申初，至小雪日午初，凡六十日有奇，主位少商金，客气少阳火，中见木运。木生火，畏火临，暑反至，阳乃化，万物乃生乃长荣，民乃康，其病温。宜治少阳之客，以咸补之，以甘写之，以咸耎之，岁谷宜白，间谷宜豆，则火气不能为害。

终之气，自小雪日午正，至大寒日辰正，凡六十日有奇，主位太羽水，客气阳明金，中见木运。金胜木，燥令行，余火内格，肿于上咳喘，甚则血溢，寒气数举，则雾露翳，病生皮腠，内舍于胁，下连少腹而作寒中，地将易也。宜治阳明之客，以酸补之，以辛写之，以苦泄之，岁谷宜白，间谷宜黍，则燥气不能为害。

岁气之交，天气胜则太阳复之，地气胜则少阳复之，观其气至，以法为治，热者寒之，寒者热之，清者温之，无翼其胜，无赞其复，此治之大体也。

癸丑岁图

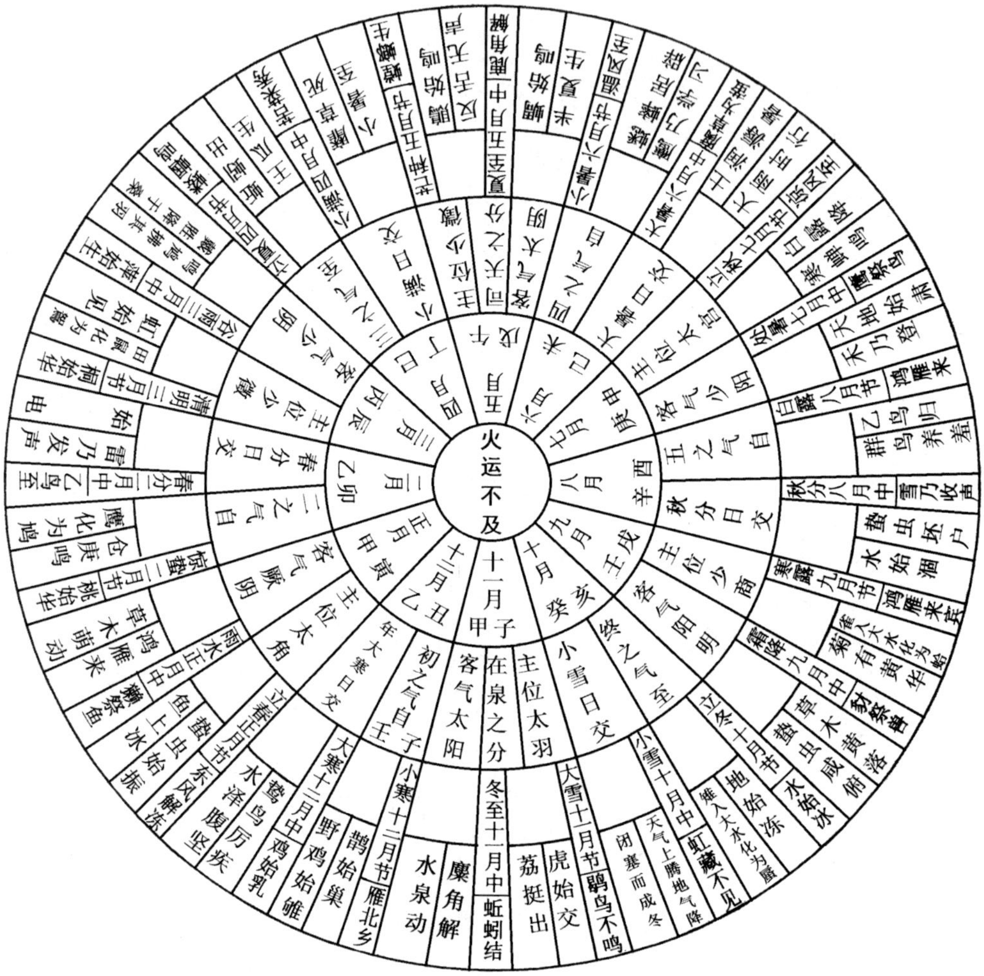

图4－50　癸丑岁图

太阴湿土司天，太阳寒水在泉，中见少徵火运。

岁火不及，气化运行后天。太阴在上，左少阳，右少阴，故地气上腾，阴专其政而其政肃；太阳在下，左厥阴，右阳明，故天气下降，阳气退辟而其令寂。大风时起，原野昏雾，白埃四起，云奔南极，寒雨数至，物成于差夏，湿寒合德，黄黑埃昏，流行气交，上应镇星、辰星，其谷黅、玄，间谷命太角之谷。寒化雨化胜复同，是谓邪气化度也。雨化五，火化二，寒化六，是谓正化度也。阴凝于上，寒积于下，寒水胜火，则为冰雹，阳光不治，杀气乃行，倮虫静，鳞虫育，是为岁物所宜；羽虫耗，热毒不生，是为地气所制。有余宜高，不及宜下，有余宜晚，不及宜早，土之利气之化也，民气亦从之，其病寒湿，腹满，身䐜愤，胕肿，痞逆，寒厥拘急。是岁湿土在上，寒水在下，土能制水，天气盈，地气虚，宜取化源，以平土气，益其岁气，无使邪胜，食黅、玄之谷以全其真，食间气之谷以保其精，岁宜以苦燥之温之，甚者发之泄之，不发不泄，则湿气外溢，肉溃皮拆，而水血交流，必赞其阳火，令御甚寒。运异寒湿，燥热宜少，故药食之宜，其化上苦温，中咸温，下甘热。岁半之前，太阴主之，湿淫所胜，沉阴且布，雨变枯槁，民病胕肿骨痛阴痹，阴痹者，按之不得，腰脊头项痛，时眩大便难，阴气不用，饥不欲食，咳唾则有血，心如悬，病本于肾，诊在足太溪，当平以苦热，佐以酸辛，以苦燥之，以淡泄之。岁半之后，太阳主之，寒淫于内，凝肃惨栗，民病少腹控睾引腰脊，上冲心痛，血见嗌痛颔肿。宜治以甘热，佐以苦辛，以咸写之，以辛润之，以苦坚之。运火不及，命曰伏明之纪，是谓胜长，长气不宣，藏气反布，收气自政，化令乃衡，寒清数举，暑令乃薄，承化物生，生而不长，成实而稚，遇化已老，阳气屈伏，蛰虫早藏，其气郁，其用暴，其动彰伏变易，其发痛，其病昏惑悲忘，其化兼所不胜。夏有炳明光显之化，则冬有严肃霜寒之政，若夏有惨凄凝冽之胜，则不时有埃昏大雨之复。其眚南，其藏心，其病内舍膺胁，外在经络，故曰：岁火不及，寒乃盛行，长政不用，物荣而下，凝惨而甚，则阳气不化，乃折荣美，民病胸中痛，胁支满两胁痛，膺背肩胛间及两臂内痛，甚则屈不能伸，髋髀如别，复则埃郁，大雨且至，黑气乃辱，民病泄注，其法悉以咸温调中。

初之气，自壬子年大寒日巳初，至是岁春分日卯初，凡六十日八十七刻半，主位太角木，客气厥阴木，中见火运。风木得位，地气迁，寒乃去，春气正，风乃来，生布万物以荣，民气条舒，风湿相薄，雨乃后，民病血溢，筋络拘强，关节不利，身重筋痿。宜调厥阴之客，以辛补之，以酸写之，以甘缓之，岁谷宜黅，间谷宜稻，则风不为邪。

二之气，自春分日卯正，至小满日丑正，凡六十日有奇，主位少徵火，客气少阴火，中见火运。君火自居其位，不司气化，是谓灼化，大火正，物承化，民乃和，其病温厉盛行，远近咸若，湿蒸相薄，雨乃时降。宜调少阴之客，以咸补之，以甘写之，以酸收之，岁谷宜黅，间谷宜豆，则热不为邪。

三之气，自小满日寅初，至大暑日子初，凡六十日有奇，主位少徵火，客气太阴土，中见火运。岁火当位，湿化郁之，天政布，湿气降，地气腾，雨乃时降，寒乃随之，感于寒湿，则民病身重、胕肿、胸腹满。宜治太阴之客，以甘补之，以苦写之，以甘缓之，岁谷宜黅，间谷宜麻，则湿不为邪。

四之气，自大暑日子正，至秋分日戌正，凡六十日有奇，主位太宫土，客气少阳火，中见火运。气与运同，畏火临，溽蒸化，地气腾，天气否隔，寒风晓暮，蒸热相薄，草木凝烟，湿化不流，则白露阴布，以成秋令，民病腠理热，血暴溢，疟，心腹满热，胪胀，甚则胕肿。宜治少阳之客，以咸补之，以甘写之，以咸耎之，岁谷宜玄，间谷宜豆，则火不为邪。是气也，无犯司气之热。

五之气，自秋分日亥初，至小雪日酉初，凡六十日有奇，主位少商金，客气阳明金，中见火运。气与运同，燥令已行，寒露下，霜乃早降，草木黄落，寒气及体，君子周密，民病皮腠。宜调阳明之客，以酸补之，以辛写之，以苦泄之，岁谷宜玄，间谷宜黍，则燥不为邪。

终之气，自小雪日酉正，至大寒日未正，凡六十日有奇，主位太羽水，客气太阳水，中见火运。水当其位而能胜火，寒大举，湿大化，霜乃积，阴乃凝，水坚冰，阳光不治，感于寒则病人关节禁固，腰脽痛，寒湿持于气交而为疾也。宜调太阳之客，以苦补之，以咸写之，以苦坚之，以辛润之，岁谷宜玄，间谷宜稷，则寒不为邪。此六节之气也。

气交之化，天气胜者则有厥阴之复，地气胜者则有太阴之复，各以其胜复法治之。

甲寅岁图

少阳相火司天，厥阴风木在泉，中见太宫土运。

岁土太过，气化运行先天。火化在上，清化左，黅化右，酸化在下，灼化左，藏化右，故天气正而其政严，地气扰而其令挠。风乃暴举，木偃沙飞，炎火乃流，阴行阳化，雨乃时应，风热参布，云物沸腾，太阴横流，寒乃时至，凉雨并起。火化二，雨化五，风化八，正化度也。火木同德，上应荧惑、岁星，其谷丹苍。羽虫静，毛虫育，是谓岁物所宜；倮虫耗，清毒不生，是皆地气所制。民病寒中，外发疮疡，内为泄满，圣人遇之，和而不争，往复之作，民病寒热，疟泄，聋瞑，呕吐，上怫肿色变。是岁阳为天气，阴为地气，天气盈，地气虚，宜先取化源，以平火气，抑其运土，赞所不胜，则暴过不生，苛疾不起，岁宜咸宜辛宜酸，渗之泄之，渍之发之，观气寒温以调其过。运异风热，宜少用寒化，其化上咸寒，中咸和，下辛凉，药食宜也。岁行土运，天气生运。岁半之前，天气主之，火淫所胜，则温气流行，金政不平，民病头痛发热，恶寒而疟，热上皮肤痛，色变黄赤，传而为水，身面胕肿，腹满仰息，泄注赤白，疮疡，咳唾血，烦心，胸中热，甚则鼽衄，病本于肺，诊在手天府之脉，其法平以咸冷，佐以苦甘，以酸收之，以苦发之，以酸复之。岁半之后，地气主之，风淫所胜，则地气不明，平野昧，草乃早秀，民病洒洒振寒，善伸数欠，心痛支满，两胁里急，饮食不下，鬲咽不通，食则呕，腹胀善噫，得后与气，则快然如衰，身体皆重，其法治以辛凉，佐以苦，以甘缓之，以辛散之。岁运之化，纪曰敦阜，是谓广化，厚德清静，顺长以盈，至阴内实，物化充成，烟埃朦郁，见于厚土，大雨时行，湿气乃用，燥政乃辟，其化圆，其气丰，其政静，其令周备，其动濡积并稸，其德柔润重淖，其变震惊飘骤，其化兼其所胜，其病腹满，四支不举，故曰：岁土太过，雨湿流行，肾水受邪，民病腹满，清厥意不乐，体重烦冤，甚则肌肉萎，足痿不收，行善瘛，脚下痛，饮发中满食减，四支不举，变生得位，藏气伏，化气独治之，泉涌河衍，涸泽生鱼，风雨大至，土溃鳞见于陆，病腹满溏泄，肠鸣反下，甚而大溪脉绝者不治，其法宜以咸和调中。

初之气，自癸丑年大寒日申初，至是岁春分日午初，凡六十日八十七刻半，主位太角木，客气少阴火，中见土运。木生火，地气迁，风胜乃摇，寒乃去，候乃大温，草木早荣，寒来不杀，温病乃起，其病气怫于上，血溢目赤，咳逆头痛胁满，肤腠中疮。宜治少阴之客，以咸补之，以甘写之，以酸收之，岁谷宜丹，间谷宜豆。虽有热邪，不能为害。

二之气，自春分日午正，至小满日辰正，凡六十日有奇，主位少徵火，客气太阴土，中见土运。气与运同，司气为黅化，火反郁，白埃四起，云趋雨府，风不胜湿，雨乃零，民乃康，其病热郁于上，咳逆呕吐，疮发于中，胸嗌不利，头痛身热，昏愦脓疮。宜治太阴之客，以甘补之，以苦写之，以甘缓之，岁谷宜丹，间谷宜麻。虽有湿邪，不能为害。是气也，无犯司气。

三之气，自小满日巳初，至大暑日卯初，凡六十日有奇，主位少徵火，客气少阳火，中见土运。火居其位，天政布，炎暑至，少阳临上，雨乃涯，民病热中，聋瞑，血溢，脓疮，咳呕，鼽衄，渴，嚏欠，喉痹，目赤，善暴死。宜调少阳之客，以咸补之，以甘写之，以咸耎之，岁谷宜丹，间谷宜豆。虽有火化，不能为邪。

四之气，自大暑日卯正，至秋分日丑正，凡六十日有奇，主位太宫土，客气阳明金，中见土运。岁土当位，凉乃至，炎暑间化，白露降，民气和平，其病满身重。宜调阳明之客，以酸补之，以辛写之，以苦泄之，岁谷宜苍，间谷宜黍。虽有燥邪，不能为害。

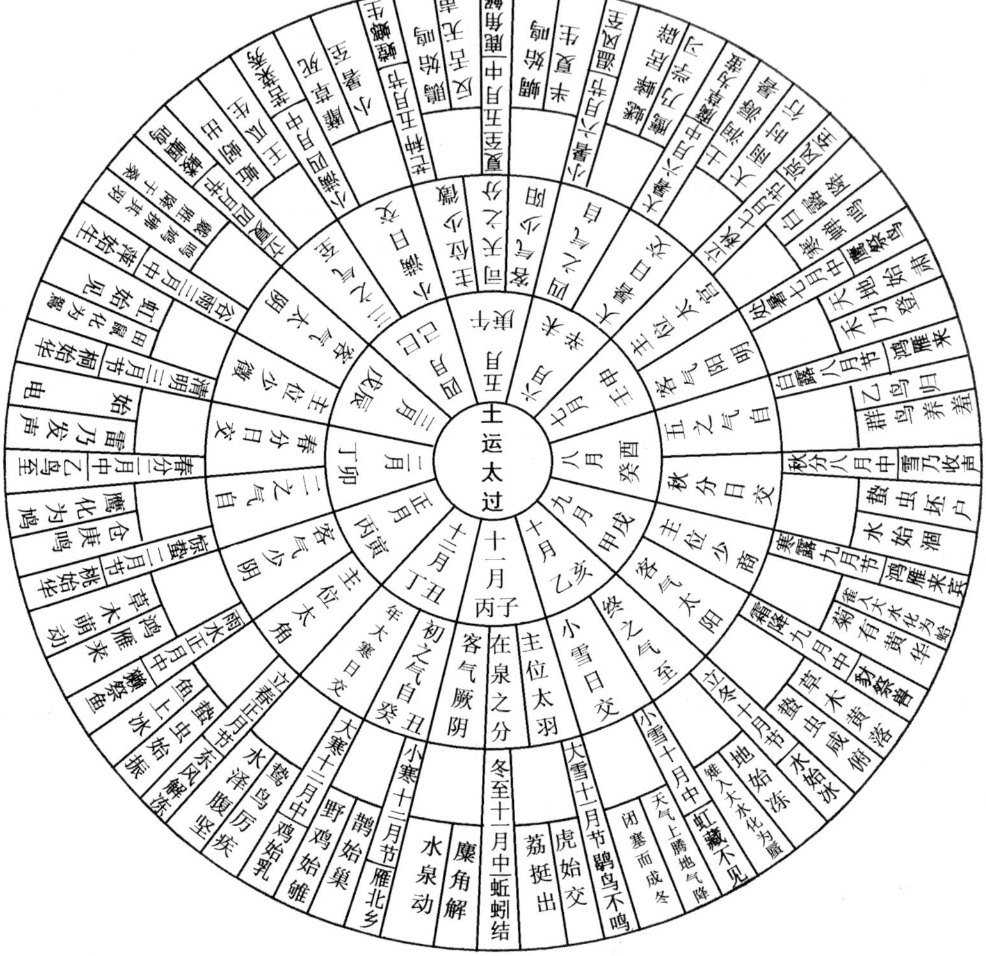

图 4－51　甲寅岁图

五之气，自秋分日寅初，至小雪日子初，凡六十日有奇，主位少商金，客气太阳水，中见土运。寒清相交，阳乃去，寒乃来，雨乃降，气门乃闭，刚木早雕，民避寒邪，君子周密。宜调太阳之客，以苦补之，以咸写之，以苦坚之，以辛润之，岁谷宜苍，间谷宜稷。虽有寒邪，不能为害。

终之气，自小雪日子正，至大寒日戌正，凡六十日有奇，主位太羽水，客气厥阴木，中见土运。木制土，地气正，风乃至，万物反生，霿雾以行，其病关闭，不禁心痛，阳气不藏而咳。宜治厥阴之客，以辛补之，以酸写之，以甘缓之，岁谷宜苍，间谷宜稻。虽有风邪，不能为害。

岁气之交，天气胜者太阳复之，地气胜者阳明复之，观其复至，无翼其胜，无赞其复，依法为治，寒者热之，清者温之，各安其气，则邪气衰去归其所宗，此治之大体也。

乙卯岁图

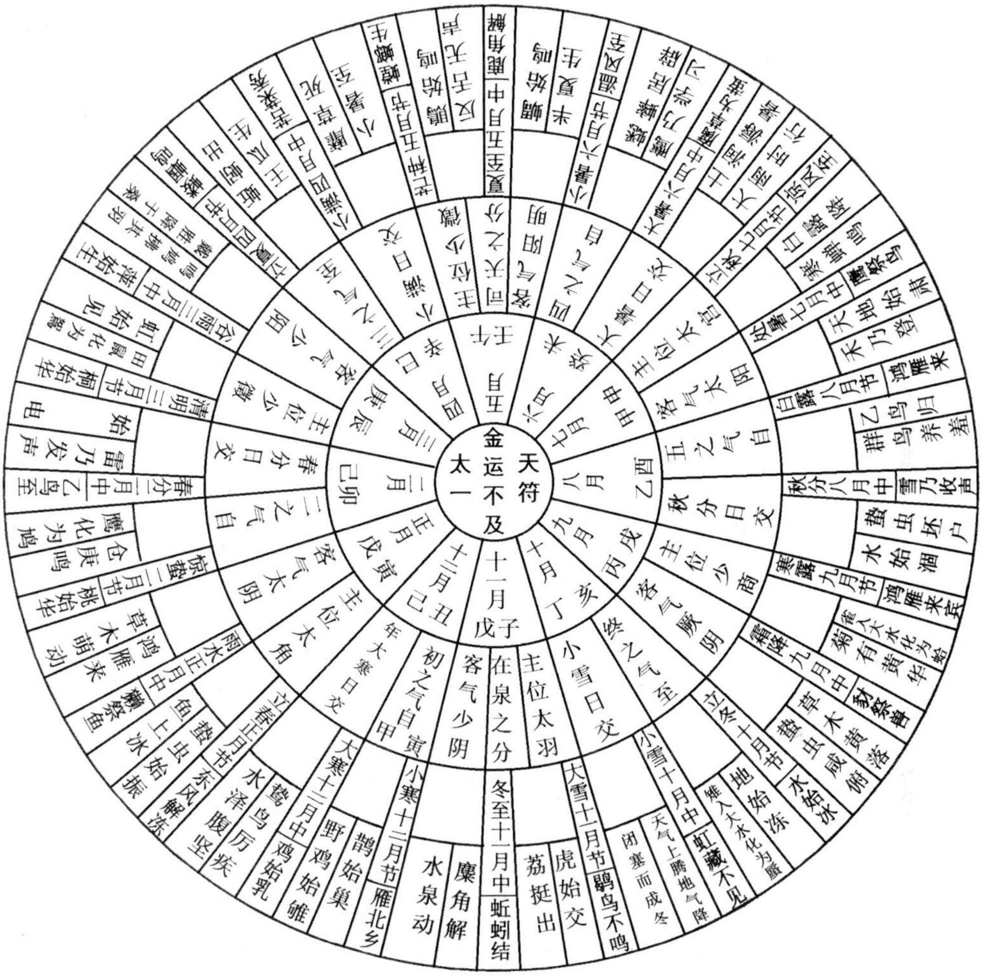

图4-52 乙卯岁图

阳明燥金司天，少阴君火在泉，中见少商金运。

岁金不及，气化运行后天，少商上临阳明，上商与正商同，不及而同天化，是谓天符，气之平也，平金之岁，命曰审平之纪。收而不争，杀而无犯，五化宣明，其气洁，其性刚，其用散落，其化坚敛，其政劲肃，其候清切，其令燥，其类金，其应秋，其谷稻，其果桃，其实壳，其虫介，其畜鸡，其色白，其味辛，其音商，其数九，其物外坚。其在人也，其藏肺，其主鼻，其养皮毛，其病咳，此岁运之化也。天地之气，阳明在上，左太阳，右少阳，故天气急而其政切；少阴在下，左太阴，右厥阴，故地气明而其令暴。阳专其令，炎暑盛行，物燥以坚，淳风乃治，风燥横运，流于气交，多阳少阴，云趋雨府，湿化乃敷，燥极而泽，蛰虫乃见，流水不冰，金火合德，上应太白、荧惑，其谷白、丹，间谷命太者，其耗白甲品羽，故热化寒化胜复同，邪气化度也。燥化四，清化四，热化二，正化度也。岁物之宜，介虫静，羽虫育；地气所制，介虫耗，寒毒不生。清热之气，持于气交，清先而劲，毛虫乃死，热后而暴，介虫乃殃，其发躁，民病咳嗌塞，寒热发暴，振栗癃闷。岁半以前，清气主之，其化燥者，天之政也；岁半以后，热气主之，其化热者，地之令也。金为天气，火为地气，火胜金，天气虚，当资金之化源，是岁金气平，不资化源，惟安其运金，无使受邪，食白、丹之谷以安其气，食间气之谷以去其邪，岁宜以咸以苦以辛，汗之清之散之。其运与清化同，宜多地化，《经》曰：其化上苦小温，中苦和，下咸寒，药食之宜也。

初之气，自甲寅年大寒日亥初，至是岁春分日酉初，凡六十日八十七刻半，主位太角木，客气太阴土，中见金运。地气迁，阴始凝，气始肃。水乃冰，寒雨化，其病中热胀，面目浮肿，善眠，鼽衄，嚏欠，呕，小便黄赤，甚则淋。宜调太阴之客，以甘补之，以苦写之，以甘缓之，岁谷宜白，间谷宜麻，则湿不为邪。

二之气，自春分日酉正，至小满日未正，凡六十日有奇，主位少徵火，客气少阳火，中见金运。二火相加，火胜金，阳乃布，民乃舒，物乃生荣，厉大至，民善暴死。岁运和平，其邪乃微。宜调少阳之客，以咸补之，以甘写之，以咸耎之，岁谷宜白，间谷宜豆，则火不为邪。

三之气，自小满日申初，至大暑日午初，凡六十日有奇，主位少徵火，客气阳明金，中见金运。气运相符，天政布，凉乃行，燥热交合，燥极而泽，民病寒热。宜调阳明之客，以酸补之，以辛写之，以苦泄之，岁谷宜白，间谷宜黍，则燥不为邪。是气也，用凉远凉，无犯司气。

四之气，自大暑日午正，至秋分日辰正，凡六十日有奇，主位太宫土，客气太阳水，中见金运。金生水，寒雨降，病暴仆振栗，谵妄少气，嗌干引饮，及为心痛，痈肿，疮疡，疟寒之疾，骨痿血便。宜调太阳之客，以苦补之，以咸写之，以苦坚之，以辛润之，岁谷宜丹，间谷宜稷，则寒不为邪。

五之气，自秋分日巳初，至小雪日卯初，凡六十日有奇，主位少商金，客气厥阴木，中见金运。风木用事，春令反行，草乃生荣，民乃和。宜调厥阴之客，以辛补之，以酸写之，以甘缓之，岁谷宜丹，间谷宜稻，则风不为邪。

终之气，自小雪日卯正，至大寒日丑正，凡六十日有奇，主位太羽水，客气少阴火，中见金运。火胜金，阳气布，候反温，蛰虫来见，流水不冰，民乃康平，其病温。宜调少阴之客，以咸补之，以甘写之，以酸收之，岁谷宜丹，间谷宜豆，则热不为邪。此六气之常也。

是岁天符为执法，若有邪气，则民病卒急，《经》曰：邪中执法者，其病速而危。

丙辰岁图

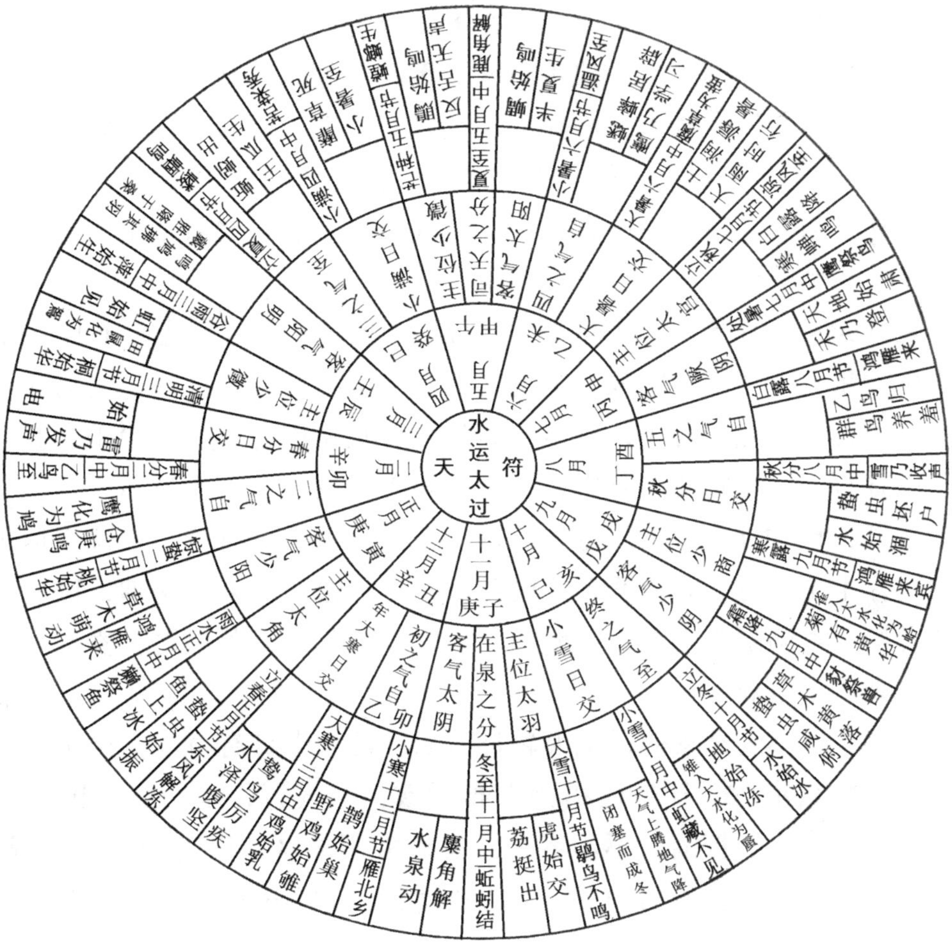

图 4－53 丙辰岁图

太阳寒水司天，太阴湿土在泉，中见太羽水运。

岁水太过，气化运行先天，太过而同天化，是谓天符，平水之岁也，水运平者，命曰静顺之纪。藏而勿害，治而善下，五化咸整，其气明，其性下，其用沃衍，其化凝坚，其政流演，其候凝肃，其令寒，其类水，其应冬，其谷豆，其果栗，其实濡，其虫鳞，其畜彘，其色黑，其味咸，其音羽，其数六，其物濡。其在人也，其藏肾，其主二阴，其养骨髓，其病厥，此岁运之化也。天地之气，太阳在上，左厥阴，右阳明，故天政所布其气肃；太阴在下，左少阳，右少阴，故地气静而其令徐。寒临太虚，其政大举，阳气不令，泽无阳焰，则火发待时，少阳中治，时雨乃涯，止极雨散，还于太阴，云朝北极，湿化乃布，泽流万物。寒化六，雨化五，正化度也。鳞虫静，倮虫育，岁物之宜也。鳞虫不成，燥毒不生，地气制之也。寒敷于上，雷动于下，水土合德，上应辰星、镇星，其谷玄、黅。寒湿之气，持于气交，民病寒湿，发肌肉萎，足痿不收，濡写血溢。是岁水在上，土在下，土胜水，天气虚，水运符天，其气自平，不资化源，惟抑运水，扶其不胜，无使暴过而生其疾，岁宜以苦燥之温之，食玄、黅之谷以全其真，避虚邪之气以安其正。运与寒同，宜燥热化，故曰“其化上苦热，中咸温，下甘热，药食宜也”。岁半之前，太阳主之，太阳有本标之化，当其时寒热得中者，天之和气至也。岁半之后，太阴主之，太阴之化从本，当其时湿化应者，地之令也。

初之气，自乙卯年大寒日寅初，至是岁春分日子初，凡六十日八十七刻半，主位太角木，客气少阳火，中见水运。少阳中治，地气迁，气乃大温，草乃早荣，民乃厉，温病乃作，身热头痛呕吐，肌腠疮疡。宜调少阳之客，以咸补之，以甘写之，以咸耎之，岁谷宜玄，间谷宜豆，则火不为邪。

二之气，自春分日子正，至小满日戌正，凡六十日有奇，主位少徵火，客气阳明金，中见水运。大凉反至，民乃惨，草乃遇寒，火气遂抑，民病气郁中满，寒乃始。宜调阳明之客，以酸补之，以辛写之，以苦泄之，岁谷宜玄，间谷宜黍，则燥不为邪。

三之气，自小满日亥初，至大暑日酉初，凡六十日有奇，主位少徵火，客气太阳水，中见水运。气与运相符而布天政，寒气行，雨乃降，民病寒反热中，痈疽注下，心热瞀闷，不治者死。宜调太阳之客，以苦补之，以咸写之，以苦坚之，以辛润之，岁谷宜玄，间谷宜稷，则寒不为邪。是气也，用寒远寒，无犯司气之寒。

四之气，自大暑日酉正，至秋分日未正，凡六十日有奇，主位太宫土，客气厥阴木，中见水运。水生木，风湿交争，风化为雨，乃长乃化乃成，民病大热少气，肌肉萎足痿，注下赤白。宜调厥阴之客，以辛补之，以酸写之，以甘缓之，岁谷宜黅，间谷宜稻，则风不为邪。

五之气，自秋分日申初，至小雪日午初，凡六十日有奇，主位少商金，客气少阴火，中见水运。大火所居，阳复化，草乃长乃化乃成，民乃舒。宜调少阴之客，以咸补之，以甘写之，以酸收之，岁谷宜黅，间谷宜豆，则热不为邪。

终之气，自小雪日午正，至大寒日辰正，凡六十日有奇，主位太羽水，客气太阴土，中见水运。水运得位，湿土居之，地气正，湿令行，阴凝太虚，埃昏郊野，民乃惨凄，寒风以至，反者孕乃死。宜调太阴之客，以甘补之，以苦写之，以甘缓之，岁谷宜黅，间谷宜麻，则湿不为邪，此六气之化也。

岁行平水之化，天符为执法，邪或中之，民有卒急之病，故《经》曰“中执法者，其病速而危”。

丁巳岁图

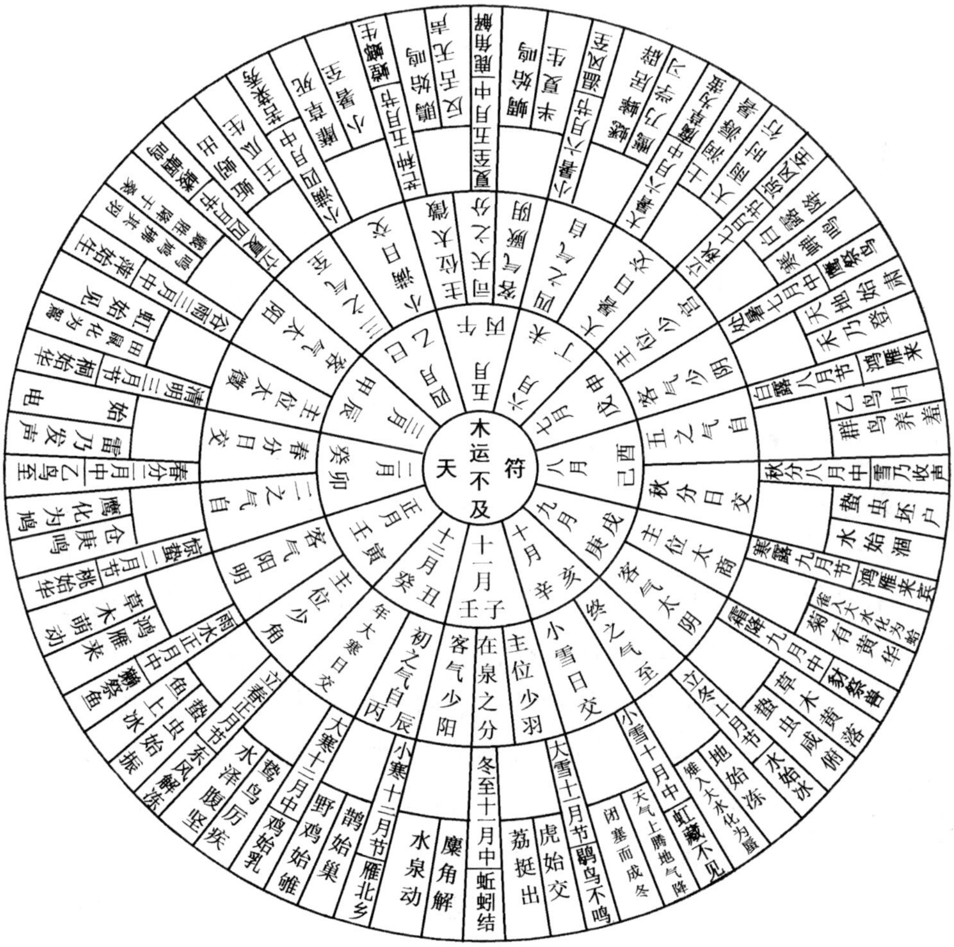

图 4－54　丁巳岁图

厥阴风木司天，少阳相火在泉，中见少角木运。

岁木不及，上角与正角同，又木不及而同天化，气化运行同天，气与天符，木气适平，命曰敷和之纪。木德周行，阳舒阴布，五化宣平，其气端，其性随，其用曲直，其化生荣，其政发散，其候温和，其令风，其类草木，其应春，其谷麻，其果李，其实核，其虫毛，其畜犬，其色苍，其味酸，其音角，其数八，其物中坚。其在人也，其藏肝，其主目，其养筋，其病里急支满，此岁运之化也。天地之化，风化在上，左灼化，右藏化，故天气扰而其政挠；苦化在下，左清化，右柔化，故地气正而其令速。风生高远，炎热从之，云趋雨府，湿化乃行，风火同德，上应岁星、荧惑，其谷苍、丹，间谷言太商之谷，其耗文角品羽。清化热化胜复同，邪气化度也。风化三，火化七，正化度也。毛虫静，羽虫育，是乃岁物所宜；介虫耗，寒毒不生，是皆地气所制。故风燥火热，胜复更作，蛰虫来见，流水不冰，热病行于下，风病行于上，风燥胜复形于中。是岁阴为天气，阳为地气，天气虚，木运符之，又木火同德，其气专，不资化源，惟赞运木，无使邪胜，岁宜以辛调上，以咸调下，畏火之气，无妄犯之，故曰“其化上辛凉，中辛和，下咸寒，药食宜也”。岁半之前，天气主之，天布厥阴之政，其令风，岁半之后，地气主之，地行少阳之令，其化火，气化之常也。

初之气，自丙辰年大寒日巳初，至是岁春分日卯初，凡六十日八十七刻半，主位少角木，客气阳明金，中见木运。岁运得位，金燥客之，寒始肃，杀气方至，民病寒于右之下。宜调阳明之客，以酸补之，以辛写之，以苦泄之，岁谷宜苍，间谷宜黍，则燥不为邪。

二之气，自春分日卯正，至小满日丑正，凡六十日有奇，主位太徵火，客气太阳水，中见木运。寒不去，华雪水冰，杀气施化，霜乃降，名草上焦，寒雨数至，阳复化，民病热于中。宜调太阳之客，以苦补之，以咸写之，以苦坚之，以辛润之，岁谷宜苍，间谷宜稷，则寒不为邪。

三之气，自小满日寅初，至大暑日子初，凡六十日有奇，主位太徵火，客气厥阴木，中见木运。木与天符，天政布，风乃时举，民病泣出，耳鸣掉眩，宜调厥阴之客，以辛补之，以酸写之，以甘缓之，岁谷宜苍，间谷宜稻，则风不为邪。是气也，用温远温，无犯司气之温。

四之气，自大暑日子正，至秋分日戌正，凡六十日有奇，主位少宫土，客气少阴火，中见木运。溽暑湿热相薄，争于左之上，民病黄瘅而为胕肿。宜调少阴之客，以咸补之，以甘写之，以酸收之，岁谷宜丹，间谷宜豆，则热不为邪。

五之气，自秋分日亥初，至小雪日酉初，凡六十日有奇，主位太商金，客气太阴土，中见木运。燥湿更胜，沉阴乃布，寒气及体，风雨乃行。宜调太阴之客，以甘补之，以苦写之，以甘缓之，岁谷宜丹，间谷宜麻，则湿不为邪。

终之气，自小雪日酉正，至大寒日未正，凡六十日有奇，主位少羽水，客气少阳火，中见木运。木生火，畏火司令，阳乃大化，蛰虫出见，流水不冰，地气大发，草乃生，人乃舒，其病温厉。宜调少阳之客，以咸补之，以甘写之，以咸耎之，岁谷宜丹，间谷宜豆，则火不为邪。此六气之化也。

岁为平木，或有邪气，则中执法，人有急卒之病，故《经》曰“中执法者，其病速而危”。

戊午岁图

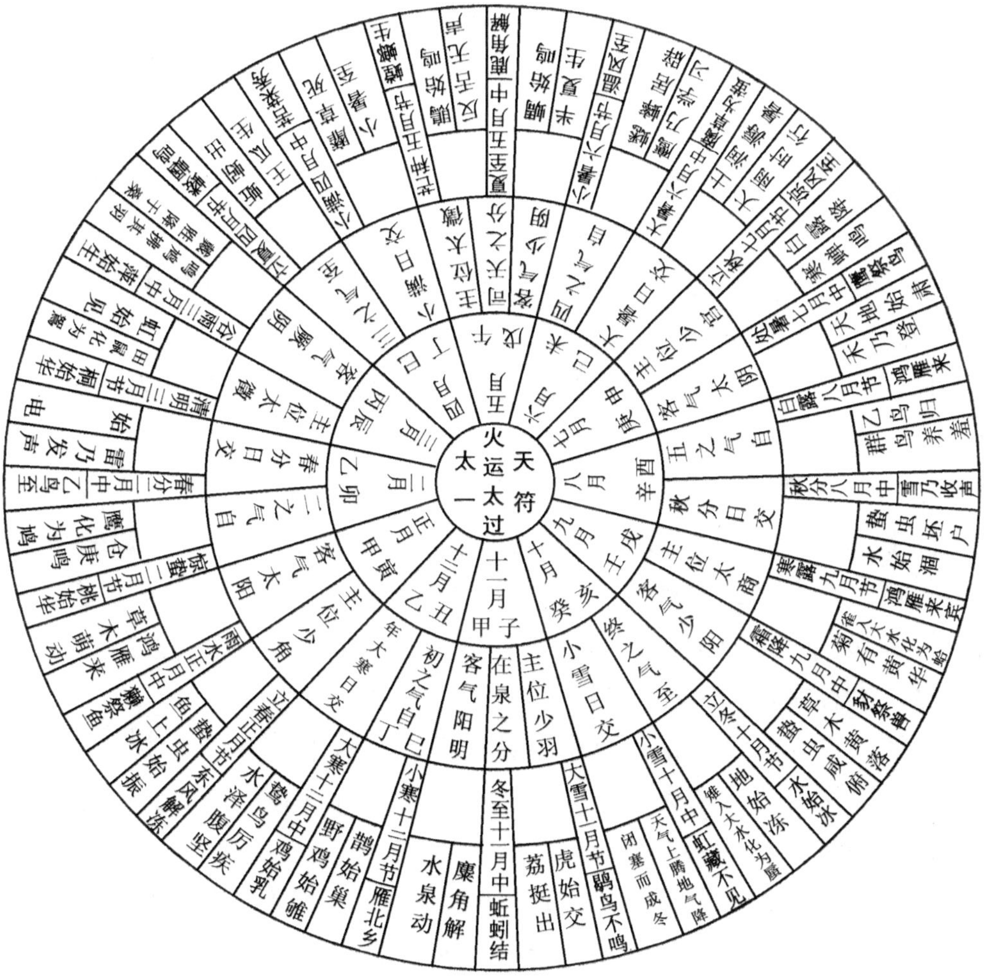

图 4－55 戊午岁图

少阴君火司天，阳明燥金在泉，中见太徵火运。

岁火太过，气化运行先天，太过而同天化，是谓天符；又火运临午，是谓岁会，气之平也；上见天符，下见岁会，三合而治，太一天符之会，平之至也，平火之岁，命曰升明之纪。正阳而治，德施周普，五化均衡，其气高，其性速，其用燔灼，其化蕃茂，其政明曜，其候炎暑，其令热，其类火，其应夏，其谷麦，其果杏，其实络，其虫羽，其畜马，其色赤，其味苦，其物脉，其音徵，其数七。其在人也，其藏心，其主舌，其养血，其病瞤瘛，此岁运之化也。少阴在上，左太阴，右厥阴，故天政所布其气明；阳明在下，左太阳，右少阳，故地气肃而其令切。寒交暑，热加燥，云驰雨府，湿化乃行，时雨乃降，金火合德，上应荧惑、太白，其谷丹、白。热化七，清化九，正化度也。羽虫静，介虫育，岁物所宜也。毛虫耗，湿毒不生，地气制之也。水火寒热，持于气交，而为病始，热病生于上，清病生于下，寒热争于中，民病咳喘，血溢，血泄，鼽嚏，目赤眦疡，寒厥入胃，心痛，腰痛，腹大，嗌干肿上。是岁火在上，金在下，火在中，火胜金，天气盈，天气虽平，热甚于上，宜于年前十二月，先取化源，平其火气，必抑其运火，资其岁胜，折其金之郁气，无使暴过而生其病，食丹白之谷以全真气，食间气之谷以辟虚邪，岁宜咸以耎之而调其上，以酸收之而安其下。运同天气，以寒清化，故曰“其化上咸寒，中甘寒，下酸温，药食宜也”。岁半之前，少阴主之，少阴有本标之化，寒热得中者，天政之平也。岁半以后，阳明主之，阳明以中气为化，燥湿相半者，地之令也。

初之气，自丁巳年大寒日申初，至是岁春分日午初，凡六十日八十七刻半，主位少角木，客气太阳水，中见火运。水胜火，地气迁，燥将去，寒乃始，蛰复藏，水乃冰，霜复降，风乃至，阳气郁，民反周密，关节禁固，腰脽痛，炎暑将起，中外疮疡。宜调太阳之客，以苦补之，以咸写之，以苦坚之，以辛润之，岁谷宜丹，间谷宜稷，则寒不为邪。

二之气，自春分日午正，至小满日辰正，凡六十日有奇，主位太徵火，客气厥阴木，中见火运。木火相生，阳气布，风乃行，春气以正，万物应荣，寒气时至，民乃和，其病淋目瞑目赤，气郁于上而热。宜调厥阴之客，以辛补之，以酸写之，以甘缓之，岁谷宜丹，间谷宜稻，则风不为邪。

三之气，自小满日巳初，至大暑日卯初，凡六十日有奇，主位太徵火，客气少阴火，中见火运。气与运符，天政布，大火行，庶类蕃鲜，寒气时至，民病气厥心痛，寒热更作，咳喘目赤。宜调少阴之客，以咸补之，以甘写之，以酸收之，岁谷宜丹，间谷宜豆，则热不为邪。

四之气，自大暑日卯正，至秋分日丑正，凡六十日有奇，主位少宫土，客气太阴土，中见火运。土当其位，火化兼之，溽暑至，大雨时行，寒热互至，民病寒热，嗌干，黄瘅，鼽衄，饮发。宜调太阴之客，以甘补之，以苦写之，以甘缓之，岁谷宜白，间谷宜麻，则湿不为邪。

五之气，自秋分日寅初，至小雪日子初，凡六十日有奇，主位太商金，客气少阳火，中见火运。气同运化，畏火临，暑反至，阳乃化，万物乃生乃长荣，民乃康，其病温。宜调少阳之客，以咸补之，以甘写之，以咸耎之，岁谷宜白，间谷宜豆，则火不为邪。是气也，用热远热，无犯司气之热。

终之气，自小雪日子正，至大寒日戌正，凡六十日有奇，主位少羽水，客气阳明金，中见火运。火胜金，水反制之，燥令行，余火内格，肿于上咳喘，甚则血溢，寒气数举，则雾霿翳，病生皮腠，内舍于胁，下连少腹而作寒中，地将易也。宜调阳明之客，以酸补之，以辛写之，以苦泄之，岁谷宜白，间谷宜黍，则燥不为邪。此六气之化也。

岁气之交，平火在上，金气抑郁，治宜泄之，各安其气，必清必静，则邪气自衰，归其所宗，此治之大体也。

己未岁图

太阴湿土司天，太阳寒水在泉，中见少宫土运。

岁土不及，上宫与正宫同，少宫上临太阴，是为天符；土运临丑，是为岁会；上见天符，下见岁会，三合为治，太一天符之岁，气至平也，命曰备化之纪。气协天休，德流四政，五化齐修，其气平，其性顺，其用高下，其化丰满，其政安静，其候溽蒸，其令湿，其类土，其应长夏，其谷稷，其果枣，其实肉，其虫倮，其畜牛，其色黄，其味甘，其物肤，其音宫，其数五。其在人也，其藏脾，其主口，其养肉，其病否，此岁运之化也。岁气之化，太阴在上，少阳左，少阴右，故地气上腾而其政肃；太阳在下，厥阴左，阳明右，故天气下降而其令寂。阴专其政，阳气退辟，大风时起，原野昏霿，白埃四起，云奔南极，寒雨数至，湿寒合德，黄黑埃昏，流行气交，上应镇星、辰星，其谷黅、玄，间谷命太商、太徵者，物成于差夏，故阴凝于上，寒积于下，寒水胜火，则为冰雹，阳光不治，杀气乃行，有余宜高，不及宜下，有余宜晚，不及宜早，土之利气之化也，民气亦从之，其病寒湿腹满，身䐜愤，胕肿，痞逆，寒厥，拘急，故曰风化清化胜复同，邪气化度也。雨化五，寒化一，正化度也。倮虫静，鳞虫育，岁物所宜也。羽虫耗，热毒不生，地气制之也。是岁土在上，水在下，土胜水，天气盈，当取化源，岁遇太一天符，其气至平，不取化源，惟折其水郁，益其岁胜，赞其阳火，令御甚寒，无使邪胜，食黅、玄之谷以全其真，食间气之谷以保其精，岁宜以苦燥之温之，运与湿同，宜以燥化，故曰“其化上苦热，中甘和，下甘热、药食宜也”。岁半之前，其政湿；岁半之后，其令寒。

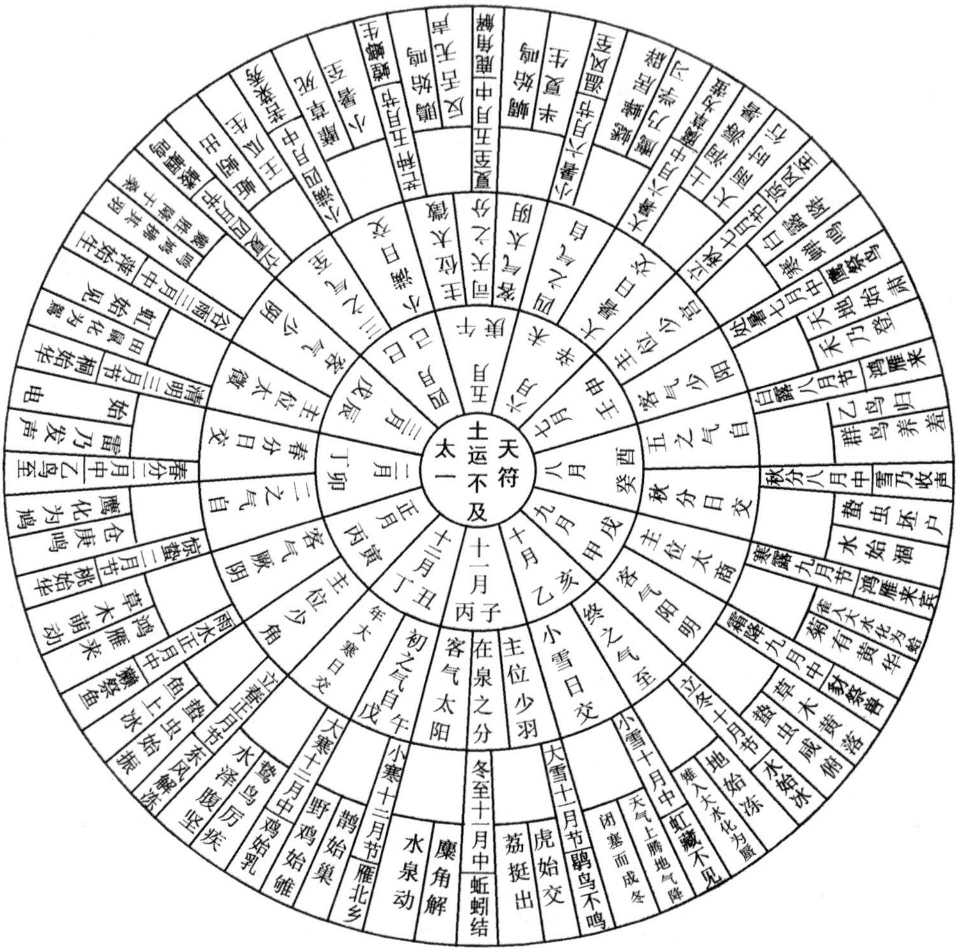

图4－56　己未岁图

初之气，自戊午年大寒日亥初，至是岁春分日酉初，凡六十日八十七刻半，主位少角木，客气厥阴木，中见土运。木当其位，地气迁，寒乃去，春气正，风乃来，生布万物以荣，民气条舒，风湿相薄，雨乃后，民病血溢，筋络拘强，关节不利，身重筋痿。宜调厥阴之客，以辛补之，以酸写之，以甘缓之，岁谷宜黅，间谷宜稻，则风不为邪。

二之气，自春分日酉正，至小满日未正，凡六十日有奇，主位太徵火，客气少阴火，中见土运。大火正，物承化，民乃和，其病温厉盛行，远近咸若，湿蒸相薄，雨乃时降。宜调少阴之客，以咸补之，以甘写之，以酸收之，岁谷宜黅，间谷宜豆，则热不为邪。

三之气，自小满日申初，至大暑日午初，凡六十日有奇，主位太徵火，客气太阴土，中见土运。气与运符而行平气，天政布，湿气降，地气腾，雨乃时降，寒乃随之，感于寒湿则民病身重胕肿，胸腹满。宜调太阴之客，以甘补之，以苦写之，以甘缓之，岁谷宜黅，间谷宜麻，则湿不为邪。是气也，无犯司气。

四之气，自大暑日午正，至秋分日辰正，凡六十日有奇，主位少宫土，客气少阳火，中见土运。岁运得位，相火居之，畏火临，溽蒸化，地气腾，天气否隔，寒风晓暮，蒸热相薄，草木凝烟，湿化不流，则白露阴布，以成秋令，民病腠理热，血暴溢，疟，心腹满热，胪胀，甚则胕肿。宜调少阳之客，以咸补之，以甘写之，以咸耎之，岁谷宜玄，间谷宜豆，则火不为邪。

五之气，自秋分日巳初，至小雪日卯初，凡六十日有奇，主位太商金，客气阳明金，中见土运。土生金，金得位，惨令已行，寒露下，霜乃早降，草木黄落，寒气及体，君子周密，民病皮腠。宜调阳明之客，以酸补之，以辛写之，以苦泄之，岁谷宜玄，间谷宜黍，则燥不为邪。

终之气，自小雪日卯正，至大寒日丑正，凡六十日有奇，主位少羽水，客气太阳水，中见土运。水当其位，湿土合气，寒大举，湿大化，霜乃积，阴乃凝，水坚冰，阳光不治，感于寒，则病人关节禁固，腰脽痛，寒湿持于气交而为疾也。宜调太阳之客，以苦补之，以咸写之，以苦坚之，以辛润之，岁谷宜玄，间谷宜稷，则寒不为邪，此六气之化也。

气交之化，岁有水郁，治宜折之，皆随胜气，安其屈伏，无问其数，以平为期，此其道也。

庚申岁图

少阳相火司天，厥阴风木在泉，中见太商金运。

岁金太过，气化运行先天。上见少阳，左阳明，右太阴，故天气正而其政严；下见厥阴，左少阴，右太阳，故地气扰而其令挠。风乃暴举，木偃沙飞，炎火乃流，阴行阳化，雨乃时应，风热参布，云物沸腾，太阴横流，寒乃时至，凉雨并起，火木同德，上应荧惑、岁星，其谷丹、苍。火化七，清化九，风化三，正化度也。羽虫静，毛虫育，是谓岁物之宜；倮虫耗，清毒不生，是皆地气所制。民病寒中，外发疮疡，内为泄满，圣人遇之，和而不争，往复之作，民病寒热，疟泄，聋瞑，呕吐，上怫肿色变。是岁阳为天气，阴为地气，金运在中，天气刑运，运刑地气，天气盈，地气虚，当于年前先取化源，以平火气，无使运郁，兼抑其运金，赞所不胜，无使木郁，折其郁气，则暴过不生，苛疾不起，岁宜咸宜辛宜酸，渗之泄之，渍之发之。运异风热，少用寒化，其化上咸寒，中辛温，下辛凉，药食宜也。候其气者，岁半之前，其主少阳，若火淫所胜，则温气流行，金政不平，民病头痛发热，恶寒而疟，热上皮肤痛，色变黄赤，传而为水，身面胕肿，腹满仰息，泄注赤白，疮疡，咳唾血，烦心，胸中热，甚则鼽衄，病本于肺，诊在手天府之脉，法宜平以咸冷，佐以苦甘，以酸收之，以苦发之，以酸复之。岁半之后，其主厥阴，若风淫于内，则地气不明，平野昧，草乃早秀，民病洒洒振寒，善伸数欠，心痛支满，两胁里急，饮食不下，鬲咽不通，食则呕，腹胀善噫，得后与气，则快然如衰，身体皆重，法宜治以辛凉，佐以苦，以甘缓之，以辛散之。岁运之金太过，其纪曰坚成，是谓收引，天气洁，地气明，阳气随，阴治化，燥行其政，物以司成，收气繁布，化洽不终，其化成，其气削，其政肃，其令锐切，其动暴折疡疰，其德雾露萧飋，其变肃杀凋零，其化兼其所胜，其病喘喝，胸凭仰息，上徵与正商同，其生齐，其病咳，故曰：岁金太过，燥气流行，肝木受邪，民病两胁下少腹痛，目赤痛眦疡，耳无所闻，甚则喘咳逆气，肩背痛，下连股膝髀腨足皆病，其治宜以辛温，所以调其运也。

初之气，自己未年大寒日寅初，至是岁春分日子初，凡六十日八十七刻半，主位少角木，客气少阴火，金运统之。火能胜金，地气迁，风胜乃摇，寒乃去，候乃大温，草木早荣，寒来不杀，温病乃起，其病气怫于上，血溢目赤，咳逆头痛，血伤胁满，肤腠中疮。宜治少阴之客，以咸补之，以甘写之，以酸收之，岁谷宜丹，间谷宜豆。

二之气，自春分日子正，至小满日戌正，凡六十日有奇，主位太徵火，客气太阴土，金运统之。火生土，土盛郁火，白埃四起，云趋雨府，风不胜湿，雨乃零，民乃康，其病热郁于上，咳逆呕吐，疮发于中，胸嗌不利，头痛身热昏愦脓疮。宜治太阴之客，以甘补之，以苦写之，以甘缓之，岁谷宜丹，间谷宜麻。

三之气，自小满日亥初，至大暑日酉初，凡六十日有奇，主位太徵火，客气少阳火，金运统之。火当其位，天政布，炎暑至，少阳临上，雨乃涯，民病热中，聋瞑，血溢，脓疮，咳呕，鼽衄，渴，嚏欠，喉痹目赤，善暴死。宜治少阳之客，以咸补之，以甘写之，以咸耎之，岁谷宜丹，间谷宜豆。

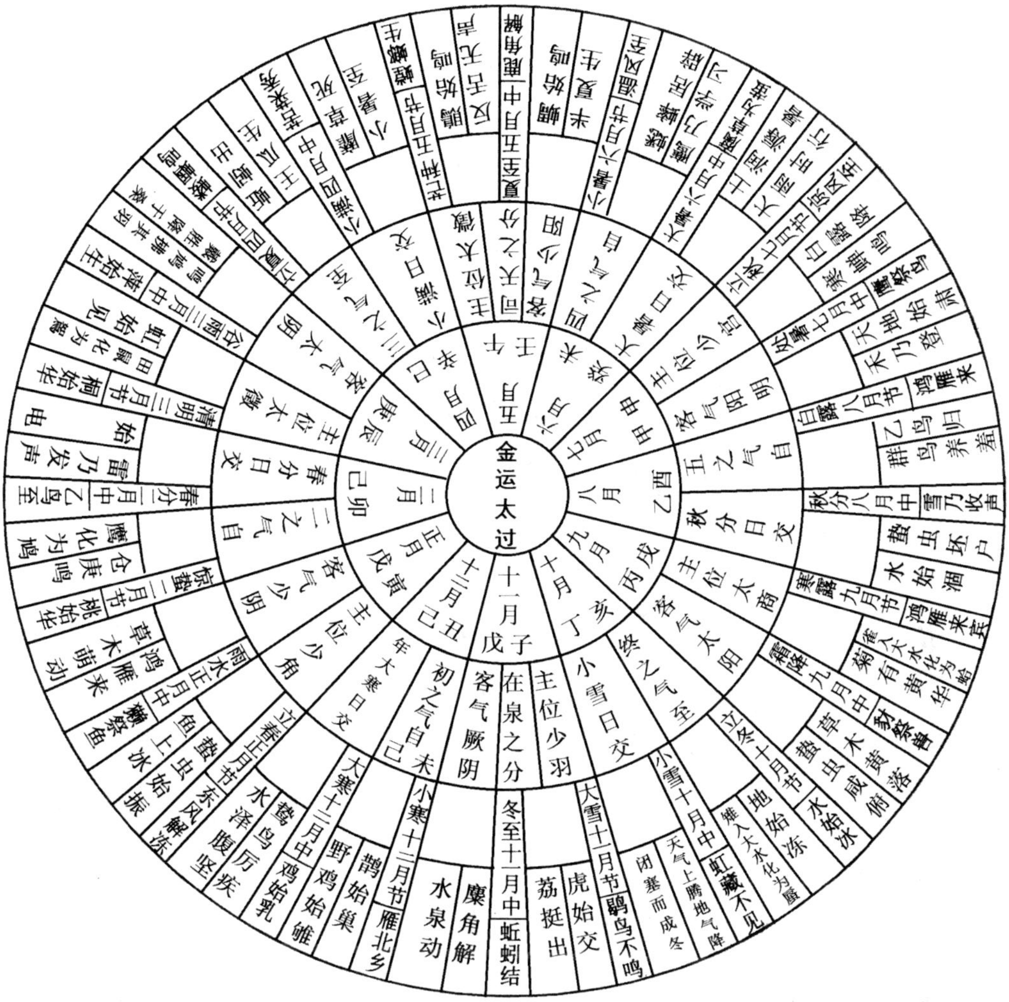

图 4－57　庚申岁图

四之气，自大暑日酉正，至秋分日未正，凡六十日有奇，主位少宫土，客气阳明金，金运统之。气与运同，是谓司气，凉乃至，炎暑间化，白露降，民气和平，其病满身重。宜治阳明之客，以酸补之，以辛写之，以苦泄之，岁谷宜苍，间谷宜黍。是气也，司气以凉，药食之宜，用凉无犯。

五之气，自秋分日申初，至小雪日午初，凡六十日有奇，主位太商金，客气太阳水①。金得其位，与水相生，阳乃去，寒乃来，雨乃降，气门乃闭，刚木早凋，民避寒邪，君子周密。宜治太阳之客，以苦补之，以咸写之，以苦坚之，以辛润之，岁谷宜苍，间谷宜稷。

终之气，自小雪日午正，至大寒日辰正，凡六十日有奇，主位少羽水，客

① 据上文，其后缺“金运统之”四字。

气厥阴木，金运统之。金本刑木，水反生之，地气正，风乃至，万物反生，雾露以行，其病关闭，不禁心痛，阳气不藏而咳。宜治厥阴之客，以辛补之，以酸写之，以甘缓之，岁谷宜苍，间谷宜稻。

岁气之交，天气火胜，即太阳来复，地气木胜，即阳明来复，观其气至，治以胜复之法，寒者热之，清者温之，无翼其胜，无赞其复，是谓至治。

辛酉岁图

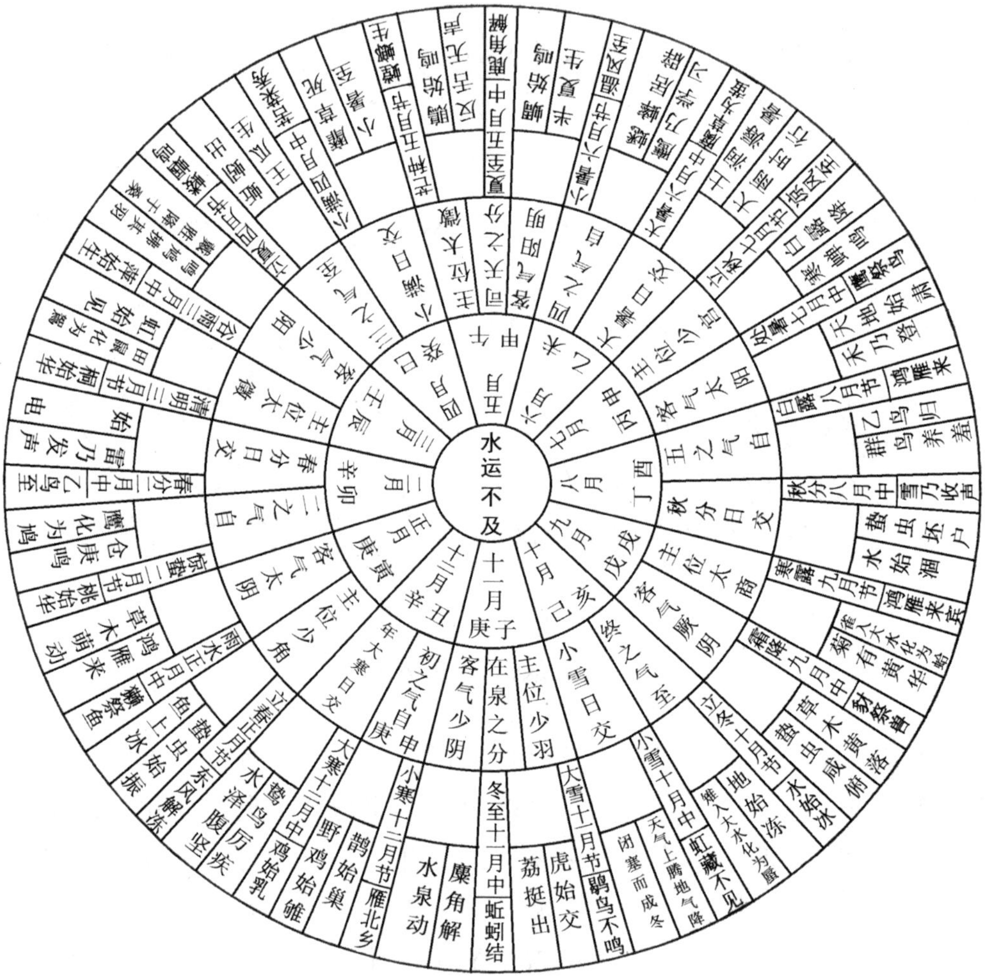

图 4－58 辛酉岁图

阳明燥金司天，少阴君火在泉，中见少羽水运。

岁水不及，气化运行后天。阳明在上，太阳左，少阳右，故天气急而其政切；少阴在下，太阴左，厥阴右，故地气明而其令暴。阳专其令，炎暑盛行，物燥以坚，淳风乃治，风燥横运，流于气交，多阳少阴，云趋雨府，湿化乃敷，燥极而泽，金火合德，上应太白、荧惑，其谷白、丹，间谷命太徵者，其耗白甲品羽。雨化风化胜复同，邪气化度也。清化九，寒化一，热化七，正化度也。介虫静，羽虫育，是乃岁物之宜；介虫耗，寒毒不生，是皆地气所制。蛰虫出见，流水不冰，清热之气，持于气交，民病咳嗌塞，寒热发暴，振栗癃闷，清先而劲，毛虫乃死，热后而暴，介虫乃殃，其发躁。是岁金在上，火在下，水运在中，水胜火，火胜金，天气虚，水能制火而生金，其邪乃微，宜资其化源，以助金气，安其运水，无使受邪，折其火气之郁，食白、丹之谷以安其气，食间气之谷以去其邪，岁宜以咸以苦以辛，汗之清之散之。运化同清，宜多地化，其化上苦小温，中苦和，下咸寒，药食宜也。候其气者，岁半之前，阳明主之，燥淫所胜，则木乃晚荣，草乃晚生，筋骨内变，民病左胠胁痛，寒清于中，感而疟，大凉革候，咳腹中鸣，注泄鹜溏，名木敛，生菀于下，草焦上首，心胁暴痛，不可反侧，嗌干面尘，腰痛，目昧眦疡，疮痤痈，病本于肝，诊在足太冲之脉，法宜平以苦温，佐以酸辛，以苦下之。岁半之后，少阴主之，热淫于内，则焰浮川泽，阴处反明，民病腹中常鸣，气上冲胸，喘不能久立，寒热皮肤痛，目瞑齿痛颇肿，恶寒发热如疟，少腹中痛腹大，法宜治以咸寒，佐以甘苦，以酸收之，以苦发之。气交之间，水运统之，涸流之纪，是谓反阳，藏令不举，化气乃昌，长气宣布，蛰虫不藏，土润水泉减，草木条茂，荣秀满盛，其气滞，其用渗泄，其动坚止，其发燥槁，其藏肾，其化兼所不胜，其病癃闷，邪伤肾也。候其气者，四维有湍润埃云之化，则不时有和风生发之应，若四维发埃昏骤注之变，则不时有飘荡振拉之复。其眚北，其病内舍腰脊骨髓，外在溪谷踹膝，故曰：岁水不及，湿乃盛行，长气反用，其化乃速，暑雨数至，民病腹满，身重濡泄，寒疡流水，腰股痛发，腘腨股膝不便烦冤，足痿清厥，脚下痛，甚则胕肿，藏气不政，肾气不衡，复则大风暴发，草偃木零，生长不鲜，面色时变，筋骨并辟，肉瞤瘛，目视䀮䀮，肌肉胗发，气并膈中，痛于心腹，黄气乃损，其谷不登。

初之气，自庚申年大寒日巳初，至是岁春分日卯初，凡六十日八十七刻半，主位少角木，客气太阴土，中见水运。土胜水，地气迁，阴始凝，气始肃，水乃冰，寒雨化，其病中热胀，面目浮肿，善眠，鼽衄，嚏欠，呕，小便黄赤，甚则淋。宜治太阴之客，以甘补之，以苦写之，以甘缓之，岁食白谷，间谷用麻。虽有湿邪，莫之能害。

二之气，自春分日卯正，至小满日丑正，凡六十日有奇，主位太徵火，客气少阳火，中见水运。阳乃布，民乃舒，物乃生荣，厉大至，民善暴死，水运承之，其邪亦微。宜治少阳之客，以咸补之，以甘写之，以咸耎之，岁食白谷，间谷用豆。虽有火邪，莫之能害。

三之气，自小满日寅初，至大暑日子初，凡六十日有奇，主位太徵火，客气阳明金，中见水运。天政布，凉乃行，燥热交合，燥极而泽，民病寒热。宜治阳明之客，以酸补之，以辛写之，以苦泄之，岁食白谷，间谷用黍。虽有燥邪，莫之能害。

四之气，自大暑日子正，至秋分日戌正，凡六十日有奇，主位少宫土，客气太阳水，中见水运。气与运同，是谓司气，寒雨降，病暴仆振栗，谵妄少气，嗌干引饮，及为心痛，痈肿疮疡，疟寒之疾，骨痿，血便。宜治太阳之客，以苦补之，以咸写之，以苦坚之，以辛润之，岁食丹谷，间谷用稷。虽有寒邪，莫之能害。是气也，用寒远寒，无犯司气之寒。

五之气，自秋分日亥初，至小雪日酉初，凡六十日有奇，主位太商金，客气厥阴木，中见水运。水生木，春令反行，草乃生荣，民气和。宜调厥阴之客，以辛补之，以酸写之，以甘缓之，岁食丹谷，间谷用稻。虽有风邪，莫之能害。

终之气，自小雪日酉正，至大寒日未正，凡六十日有奇，主位少羽水，客气少阴火，中见水运。水运得位，少阴居之，阳气布，候反温，蛰虫来见，流水不冰，民乃康平，其病温。宜治少阴之客，以咸补之，以甘写之，以酸收之，岁食丹谷，间谷用豆。虽有热邪，莫之能害。此六气之化也。

岁气之交，天气胜者少阳复之，地气胜者太阳复之，详察阴阳所在而调之，以正为期。

壬戌岁图

太阳寒水司天，太阴湿土在泉，中见太角木运。

岁木太过，气化运行先天。太阳为天气，左厥阴，右阳明，故天政所布其气肃；太阴为地气，左少阳，右少阴，故地气静而其令徐。寒临太虚，其政大举，则火发待时，少阳中治，时雨乃涯，云朝北极，湿化乃布，泽流万物。寒化六，风化八，雨化五，正化度也。鳞虫静，倮虫育，岁物之宜也。鳞虫不成，燥毒不生，地气制之也。寒敷于上，雷动于下，寒湿之气，持于气交，民病寒湿发，肌肉萎，足痿不收，濡写血溢。是岁水为天气，土为地气，土胜水，当资化源，以助天气，又岁遇木运，木能制土，地气乃郁，其邪亦微，必折郁土，抑其运木，扶其不胜，无使暴过而生其疾，食玄、黅之谷以全其真，避虚邪之气以安其正。运与寒湿异，宜以燥湿化，其化上苦温，中酸和，下甘温，药食宜也。岁半之前，太阳主之，寒淫所胜，则寒气乃至，水且冰，血变于中，发为痈疡，民病厥心痛，衄衄，善悲，时眩仆，病本于心，诊在神门之脉，其法平以辛热，佐以甘苦，以咸写之。岁半之后，太阴主之，湿淫于内，则埃昏岩谷，黄反见黑，至阴之交，民病饮积，心痛耳聋，浑浑焞焞，嗌肿喉痹，少腹痛肿，病冲头痛，目项腰髀腘腨皆痛，其法宜治以苦热，佐以酸淡，以苦燥之，以淡泄之。气交之间，木运太过，命曰发生之纪，是谓启陈，土疏泄，苍气达，阳和布化，阴气乃随，生气淳化，万物以荣，其化生，其气美，其政散，其令条舒，其动掉眩巅疾，其德鸣靡启坼，其象春，其变振拉摧拔，其谷麻稻，其果李桃，其畜鸡犬，其虫毛介，其物中坚外坚，其色青黄白，其味酸甘辛，其经足厥阴少阳，其藏肝脾，其病怒，故曰：岁木太过，风气流行，脾土受邪，民病飧泄，食减体重，烦冤肠鸣，腹支满，甚则忽忽善怒，眩冒巅疾，诊在冲阳之脉，其法治以酸和。

初之气，自辛酉岁大寒日申初，至是年春分日午初，凡六十日八十七刻半，主位太角木，客气少阳火，中见木运。岁木当位，相火居之，地气迁，气乃大温，草乃早荣，民乃厉，温病乃作，身热头痛呕吐，肌腠疮疡。宜治少阳之客，以咸补之，以甘写之，以咸耎之，岁谷宜玄，间谷宜豆。虽有火邪，不能为害。

二之气，自春分日午正，至小满日辰正，凡六十日有奇，主位少徵火，客气阳明金，中见木运。金胜木，大凉乃至，草乃遇寒，火气遂抑，民病气郁中满，寒乃始。宜治阳明之客，以酸补之，以辛写之，以苦泄之，岁谷宜玄，间谷宜黍。虽有燥邪，不能为害。

三之气，自小满日巳初，至大暑日卯初，凡六十日有奇，主位少徵火，客气太阳水，中见木运。天政布，寒气行，雨乃降，民病寒反热中，痈疽注下，心热瞀闷。宜治太阳之客，以苦补之，以咸写之，以苦坚之，以辛润之，岁谷宜玄，间谷宜稷。虽有寒邪，不能为害。

四之气，自大暑日卯正，至秋分日丑正，凡六十日有奇，主位太宫土，客气厥阴木，中见木运。气与运同，是谓司气，风湿交争，风化为雨，乃长乃化乃成，民病大热少气，肌肉萎足痿，注下赤白。宜治厥阴之客，以辛补之，以酸写之，以甘缓之，岁谷宜黅，间谷宜稻。虽有风邪，不能为害。是气也，用温远温，无犯司气之温。

五之气，自秋分日寅初，至小雪日子初，凡六十日有奇，主位少商金，客气少阴火，中见木运。木生火，火胜金，阳复化，草乃长乃化乃成，民乃舒。宜调少阴之客，以咸补之，以甘写之，以酸收之，岁谷宜黅，间谷宜豆。虽有热邪，不能为害。

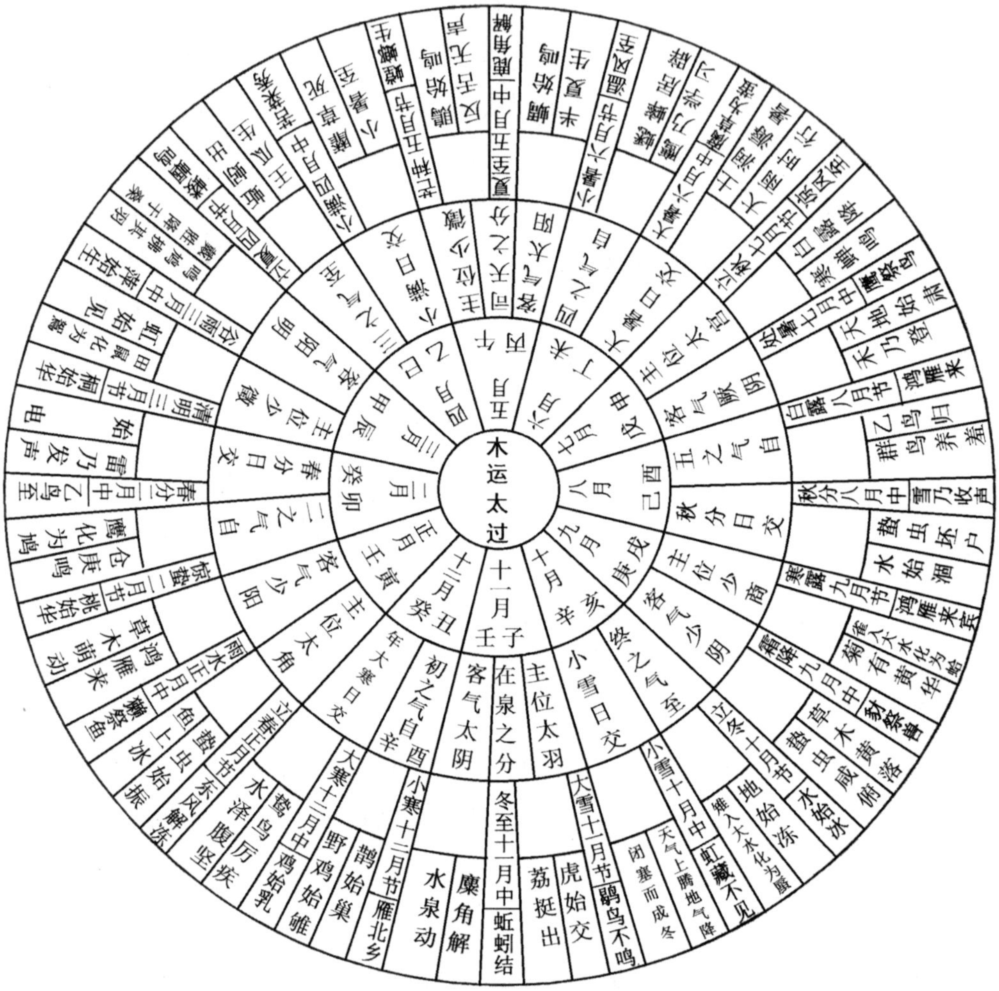

图 4－59　壬戌岁图

终之气，自小雪日子正，至大寒日戌正，凡六十日有奇，主位太羽水，客气太阴土，中见木运。地气正，湿令行，阴凝太虚，寒风以至。宜治太阴之客，以甘补之，以苦写之，以甘缓之，岁谷宜黅，间谷宜麻。虽有湿邪，不能为害。此六气之化也。

岁气之交，天气胜则有太阴之复，地气胜则有厥阴之复，依其复法治之，所谓湿者燥之，温者清之，故其气乃平也。

癸亥岁图

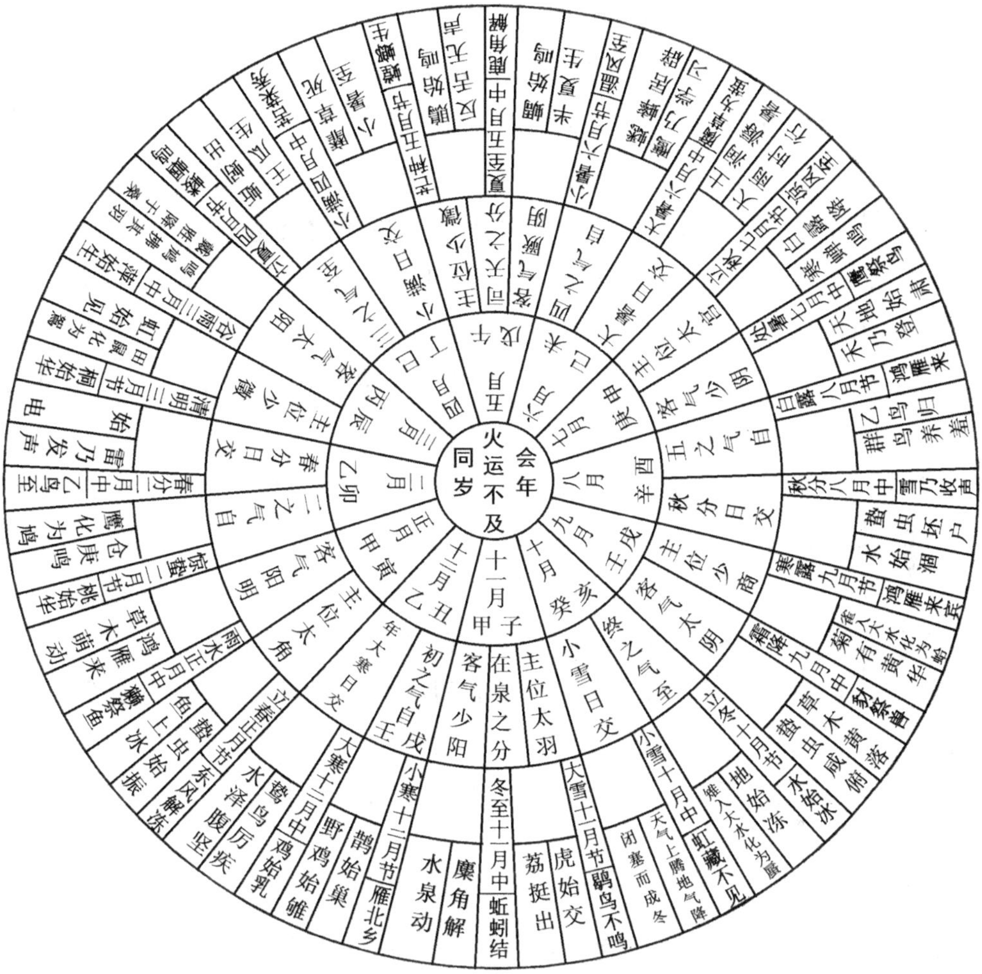

图 4－60 癸亥岁图

厥阴风木司天，少阳相火在泉，中见少徵火运。

岁火不及，气化运行后天，不及而同地化，是谓同岁会，气之平也，诸同正岁，气化运行同天，平火之岁，命曰升明之纪。正阳而治，德施周普，五化均衡，其气高，其性速，其用燔灼，其化蕃茂，其政明曜，其候炎暑，其令热，其类火，其应夏，其谷麦，其果杏，其实络，其虫羽，其畜马，其色赤，其味苦，其物脉，其音徵，其数七。其在人也，其藏心，其主舌，其养血，其病瞤瘛，此岁运之化也。天地之气，上见厥阴，左少阴，右太阳，故天气扰而其政挠；下见少阳，左阳明，右太阴，故地气正而其令速。风生高远，炎热从之，云趋雨府，湿化乃行，风火同德，上应岁星、荧惑，其谷苍、丹，间谷言太宫太羽者，其耗文角品羽。寒化雨化胜复同，邪气化度也。风化八，火化二，正化度也。岁物之宜，则毛虫静，羽虫育；地气所制，则介虫耗，寒毒不生。风燥火热，胜复更作，蛰虫来见，流水不冰，热病行于下，风病行于上，风燥胜复形于中。是岁阴为天气，阳为地气，天气虚，火运适平，不资化源，惟赞其运火，无使邪胜，岁宜以辛调上，以咸调下，畏火之气，无妄犯之，其化上辛凉，中咸和，下咸寒，药食宜也。岁半之前，厥阴主之，多风化者，厥阴之政也。岁半之后，少阳主之，多火化者，少阳之令也。

初之气，自壬戌岁大寒日亥初，至是年春分日酉初，凡六十日八十七刻半，主位太角木，客气阳明金，中见火运。寒始肃，杀气方至，民病寒于右之下，运行平火，其邪乃微。宜调阳明之客，以酸补之，以辛写之，以苦泄之，岁谷宜苍，间谷宜黍。

二之气，自春分日酉正，至小满日未正，凡六十日有奇，主位少徵火，客气太阳水，中见火运。火居其位，寒水承之，寒不去，华雪水冰，杀气施化，霜乃降，名草上焦，寒雨数至，阳复化，民病热于中。宜调太阳之客，以苦补之，以咸写之，以苦坚之，以辛润之，岁谷宜苍，间谷宜稷。

三之气，自小满日申初，至大暑日午初，凡六十日有奇，主位少徵火，客气厥阴木，中见火运。火当其位，风木客之，天政布，风乃时举，民病泣出耳鸣掉眩。宜调厥阴之客，以辛补之，以酸写之，以甘缓之，岁谷宜苍，间谷宜稻。

四之气，自大暑日午正，至秋分日辰正，凡六十日有奇，主位太宫土，客气少阴火，中见火运。气与运同，灼化所居，溽暑湿热相薄，争于左之上，民病黄瘅而为胕肿。宜调少阴之客，以咸补之，以甘写之，以酸收之，岁谷宜丹，间谷宜豆。

五之气，自秋分日巳初，至小雪日卯初，凡六十日有奇，主位少商金，客气太阴土，中见火运。火生土，燥湿更胜，沉阴乃布，寒气及体，风雨乃行。宜调太阴之客，以甘补之，以苦写之，以甘缓之，岁谷宜丹，间谷宜麻。

终之气，自小雪日卯正，至大寒日丑正，凡六十日有奇，主位太羽水，客气少阳火，中见火运。火气符会，畏火司令，阳乃大化，蛰虫出见，流水不冰，地气大发，草乃生，人乃舒，其病温厉。宜调少阳之客，以咸补之，以甘写之，以咸耎之，岁谷宜丹，间谷宜豆。是气也，用热远热，无犯司气之热。

岁气之化，其气专，其化淳，又遇火气平，与岁会同，是谓行令，邪气乘之，其病持久，《经》曰：中行令者，其病徐而持也。

上六气司岁，五运统岁，五六相合，三十年一周，六十年再周，凡千四百四十气，而天地之气数备焉，终而复始，时立气布，如环无端，守其数，稽其化，若合符节，可谓悉矣。此特定期之纪，气化之常也，不能无变，变不可以常拘。推考其要，或因本标不同，谓太阳为寒，阳明为燥，少阳为火，太阴为湿，少阴为热，厥阴为风，所谓本也。本之下为中之见，见之下为气之标，太阳之中见少阴，时或为暄，太阴之中见阳明，时或为燥，以至燥湿相交，暄寒相应，风火相值，其本标不同有如此者，或因积数之差，若春温、夏暑、秋凉、冬寒，时令之常也，或春、夏、秋、冬各差其分，应在四维后，皆三十度有奇，其积数之差有如此者。或因有胜有复，谓六气之化，行各有次，止各有位，随六节以观其应。或至而太过者，六气之胜也。若有非常之气，应在岁半之前者，名为岁气淫胜；应在岁半之后者，名为六气来复，其胜复有如此者。或因气位相胜，谓天有常政，地有常令，应各有时，当其时各以其化来报，至而甚者客胜也。若临在反胜之位，则司岁之气，不得其应，是为主胜，其气位相胜有如此者。或因气运之郁，谓气运各有所制，屈而不伸也，天气胜运，则运化郁，运胜在泉，则地气郁；或六气临胜己之位，则六气亦郁。凡有所郁，则进退升降，皆不能也，其气郁有如此者。或因郁而必发，谓五气之郁乘时而发也。木发则飘骤，其应无时；火发则曛昧，应在四气；土发则昏溃，应在长夏；金发而毁折，应在秋；水发而雹雪，应在二火前后，其郁气之发有如此者。或因邪气反胜，谓天政布于夏，地令行于冬，至其时，或当寒而热，当热而寒，当温而清，当燥而热，当湿而燥，其邪气反胜有如此者。

夫定期之外，犹有是者，则不拘于常数也，兹造化密移所以新新不穷欤！

5 经典运气医案

明·王肯堂著，殷宅心编《医学穷源集》

王肯堂（1549—1613），字字泰，又字损庵，号念西居士，江苏金坛人。明代医学大家，约生活于明代嘉靖、天启年间，著有《六科准绳》《医论》《医辨》《医镜》《损庵经验方》《胤产全书》《胎产证治》《医学穷源集》《灵兰要览》《尚书要旨》等书，辑录《古今医统正脉全书》。其中，尤以《六科准绳》最负盛名，但《六科准绳》有意回避依经审运之法，实因运气不易理解而有意回避不谈，此为一些明清医家的流行做法。

王肯堂“知圣经运气之说，为审证之捷法，疗病之秘钥”，另撰《医学穷源集》六卷，倡“运气之说为审证之捷法”。《医学穷源集》前二卷为运气图说，系王肯堂本人所撰。后四卷是殷宅心整理的殷氏本人及其他门人记录的王氏医案。医案以就诊年的岁运归类，合计14年112病案，是以气运分析病情、指导处方用药的珍贵史料。

《医学穷源集》病案部分的写作体例，均首标年干支，下注司天、岁运、在泉，气化类型，尺寸脉应；后标主客六气及主运五运。其后，另行书写病例，记其姓氏、年龄、病证，以“案”字示诊断，下列处方；处方之后加辑者按语，以“释”字标明。每换方一次，记录服药后的反应、脉证变化及处方，再加释语，直至痊愈。从其病案实例可窥见王肯堂应用五运六气理论指导诊断、治疗之一斑。本节仅选摘其卷三内容，足为临证借鉴。

卷三 木运年

壬子 少阴司天，中运太角，阳明在泉，木齐金化，两尺不应。

初气大寒交，主厥阴，客太阳。二气春分交，主少阴，客厥阴。三气小满交，主少阳，客少阴。四气大暑交，主太阴，客太阴。五气秋分交，主阳明，客少阳。终气小雪交，主太阳，客阳明。

初运大寒交，主少角，客太角。二运春分后十三日交，主太徵，客少徵。三运芒种后十日交，主少宫，客太宫。四运处暑后七日交，主太商，客少商。终运立冬后四日交，主少羽，客太羽。

郑姓，廿七，感冒风邪，燥热无汗。脉象浮数无力，两尺沉细。两尺不应岁气也。

［案］此肺感风而脾虚热也，里虚表实，故毒郁于内矣。

茯苓二钱　麦冬二钱　大生地三钱　广木香一钱　秦艽二钱　前胡一钱　柴胡二钱　甘草钱半

［释］此壬子年立秋后五日方也。去岁在泉之右间，升为今岁司天之左间，应属太阴间气主事，奈为天冲所窒，郁而不前，故中宫虚而致疾。肺为风袭，邪凑于虚而手足太阴俱病，固非传经之说所得拘也。内郁则生热，宜用甘寒以治内热。表实则阳陷，宜用辛散苦泄以祛表邪。生地本太阴中土之味，《经》云：作汤，治寒热积聚。佐以木香者，非特恐生地之沉滞，亦以舒足太阴之郁，使之升而至天也。秦艽、柴胡，世俗但传为肝胆之药，抑知艽者，交也，禀天地阴阳交感之气，能使阴交于阳，阳交于阴也。柴胡，一名地薰，是禀太阴坤土之气，而外达于太阳也，仲祖于伤寒中风不从表解，太阳之气逆于中土，不能枢转外出，则用小柴胡汤达太阳之气于肌表，何尝有引邪入少阳之疑哉？然谓其必不可用于肝胆，则又非也。

周姓，卅四，蛔积多年，因患吐泻而发。脉乍有乍无，大小无定。

［案］金临月建，前属太阴，象似观卦。而五气少阳欲出不能，非但木屈于土，抑亦阳遏于阴矣，法当因而越之也。

胆星一钱　黄芩一钱　胡黄连六分　广木香二钱　车前子一钱　朴硝一钱　归身三钱　泽泻一钱　干葛一钱　醋一两，蜜一两，煎后和入。

［释］此秋分前六日方也。病本在于太阴，而少阳五气将至，由运届少商，甲木萌芽被屈，不能出土。又木齐金化之年，月建酉金，金木交争，遏而生热，积蛔蠢动，故有此象。黄芩、胡黄连、胆星清少阳者也，醋引木气而安蛔者也，余皆疏土去湿之味，加以生蜜甘凉润滑，以和其争，清者升而浊者降矣。

服前方，呕吐无遗，再服亦然，病势更增。

［案］此时中土实蠢蠢然，掌旗鼓者不得不学孟施舍。

儿茶一钱　乌梅七个　降香一两　归身三钱　泽泻二钱　神曲二钱　阿魏二钱　白豆蔻二钱　贝母二钱　雷丸一钱　车前子二钱　首乌三钱　五灵脂一钱　米醋一勺　汤批：此方与前方意义略同。前方苦寒而性峻，虫不耐毒，故作吐。此方则和而缓矣。

［释］儿茶生于木而藏于土，掘土而出，破竹而见，有雷出地奋之义，此少阳之出于中土者也。乌梅、雷丸，调少阳甲木之气，梅先百木而华，雷为一阳之震。降香、阿魏、神曲疏太阴之湿土，车前、白蔻、贝母、泽泻清太阴之湿金，当归、五灵以宣通血分之滞，血气和而虫平矣。如必曰乌梅、雷丸专为杀虫而用，犹皮相也。

六日后换方。

［案］力战相持，终非了局，此时当背城借一矣。

石榴皮三钱　雷丸二钱　云苓三钱　白术三钱　五灵脂二钱　萸肉二钱　蕲艾四钱　轻粉五分

［释］榴开五月，其色红艳，应丁火也；皮汁色黑，可染须发，离中有真水也；味多酸涩，性属木也。丁火合于壬水，辅以雷丸、山萸，俾从木化以舒少阳之气。此因时之宜也。土弱则木无所附，故用术、苓去湿以扶土。阳虚则阴湿蚀木，故用艾叶益阳而退阴。此因人之体也。灵脂调血而理木，轻粉因木以化金。此因病之机也。凡此皆治本而兼治标之用者也。于文，皿虫为蛊。《易》云：山风蛊，艮为山，巽为风，土上而木下，木郁土中，斯蛊生焉。治之者，必使土气运行，而木气条达，则蛊可除矣。夫岂拘拘于化蛊诸方讨生活哉！

前方服过一剂，腹痛更甚。病者任医不疑，呼人重按，索药甚急，一昼夜连进四帖，泻出白沫及死蛔无数，最后有老蛔长尺余者出，痛乃止。仍进一剂，神气惫极。

云苓二钱　白芍二钱　鳖甲三钱　广木香二钱　新会皮二钱　百部一钱　豨莶草二钱　粟壳一钱　使君子三十个　陈米一勺

［释］此病后调理之剂也。滋木和土，人所易晓，惟百部，人第知其杀虫，而不知天运行至秋分，主客俱属少商，斯不可不兼理辛金矣。粳米、粟壳，亦借金气以收脱之意。盖斯时少阳五气交足，木齐金化之年，木强金弱，理应兼补金气，况又因病者之脉象、体气所宜而为之者乎！

又换方。

大生地三钱　白术三钱　新会皮一钱　麦芽二钱　使君子十个　赤芍一钱

归身一钱　黑料豆四钱　川椒一钱　杏仁七粒　黄柏一钱　白茯苓三钱　白芍二钱　鳖甲三钱　粟壳一钱

服二帖后，去使君子、粟壳，服至愈为度。

［释］此方大意同前，不过因脉象而小变耳。

又换方。

［案］诊之，但觉气血未调耳。

大生地三钱，酒蒸　厚朴一钱，酒炒　夏枯草一钱　桑皮三钱　柿蒂一钱　东壁败螺三钱，醋炒　木通二钱　木香二钱　归身三钱　赤芍二钱　川椒一钱　云苓二钱

［释］此寒露日方也。地气少阳主事已久，特恐木火之气过于上升。《易》云：升而不已，必困，故借天运少商之气以降之，此用桑皮、木通、柿蒂之意也。螺壳利湿除痰，本与蚌蛤同气，入壁土中干久转白，是阴金出于阳土之中，得气坚厚，加醋炒之，用以敛金而坚土，盖恐木森火炎，而克土烁金也。少商辛金属阴，少阳甲木属阳，故用夏枯草以阳和阴。虫为阴类，故用川椒助阳燥土以除阴也。余皆调和血气之常药，不难解矣。

曹氏，廿五，产后久泻，腹痛。脉迟细，两尺虚躁。

［案］此郁寒在内，而下元之气不旺也。

川郁金一钱　归身二钱　枸杞子二钱　肉果一钱，面煨　黑芝麻二钱　鹿角胶二钱　南天烛一钱

［释］此寒露后四日方也。木齐金化之年，又值少阳间气主事，耗泄母气，故肾脏之真阴真阳皆虚，宜用枸杞、芝麻、鹿胶、南烛以培之。郁金靖少商之气，金靖而后能生水。当归苦温散寒，通行血气。佐以肉果，治病标也。南烛，气味酸涩，结实于霜雪之中，其色红润，叶似冬青，性类枸杞，服食家制为青精饭，强筋益气。盖禀坎中之真阳，而兼甲木胎养之意者也。近世人不知用，故特表之。朱雪山记

服煎剂七八帖，病体脉象俱平，因请丸方。

茯苓二两　萸肉二两　山豆根二两　破故纸一两　肉苁蓉一两　蛤粉一两　升麻三钱

蜜丸，每服三钱。

［释］此霜降前二日方也。本岁阳明在泉，通主下半年，故丸方多主之。茯苓、蛤粉平金气也，苁蓉、故纸助土气也，豆根降手阳明之气，升麻升足阳

明之气，山萸滋木而温中，用木火以配金土也。

宋姓，卅二，感风嗽痰，日久不愈。脉沉细无力，惟右寸浮洪。两尺应沉，惟左寸两关嫌其不及。

北沙参一钱　桑寄生二钱　薤白一钱　荆芥一钱　桔梗一钱　桑白皮二钱　白蔻仁一钱　飞面一钱

黄虀水一杯入煎，服三次愈。

［释］此大寒前四日方也。在泉之气主事未退，兼之运属太羽，故用沙参、寄生取金水相生之义。小麦虽为心谷，而飞面色白体轻，却兼金气，有金出红炉之象，故用以助火气而除燥金之寒嗽。余则阳明金土之常味也。

丁巳　厥阴司天，中运少角，少阳在泉，金兼木化，左尺不应，天符。

初气大寒交，主厥阴，客阳明。二气春分交，主少阴，客太阳。三气小满交，主少阳，客厥阴。四气大暑交，主太阴，客少阴。五气秋分交，主阳明，客太阴。终气小雪交，主太阳，客少阳。

初运大寒交，主少角，客少角。二运春分后十三日交，主太徵，客太徵。三运芒种后十日交，主少宫，客少宫。四运处暑后七日交，主太商，客太商。终运立冬后四日交，主少羽，客少羽。

周姓，卅二，咳嗽喘急，多汗。脉虚散微数。

［案］阴分虚弱，土不能生金，故金水不能相生为用耳，先须理肺以舒气。

郁金二钱　沙参二钱　生白芍一钱　甘草节一钱　藕节三钱　云苓二钱　金樱子钱半　金铃子钱半　松节二钱　麦冬二钱　桑白皮二钱　半夏曲二钱

［释］此丁巳年惊蛰前六日方也。天运角木，厥阴司天，客气虽属阳明，而木强则土惫，金弱则水乏生化之源。方内郁金、半夏、桑皮、云苓为金土正药，而沙参、金樱、麦冬皆兼金水相生之意，白芍、甘草节和土以生金也，川楝、松节借天运之少角以疏土气，藕节生于水底，而禀五行之气，用以入阴分而通调金、木、水、土也。李云图曰：斯岁木气不及，金来兼化，厥阴风木司天，不及得助，斯谓天符，反弱为强，故制方如此。

又换方。

［案］此时宜使金水相涵耳。

金樱子一钱 金橘叶一钱 橘红一钱 麦冬一钱 马料豆三钱 马兜铃一钱 远志一钱 当归钱半 牡蛎粉钱半 黑芝麻一钱 茯神一钱 丹皮钱半 黑豆皮一钱 白芍一钱，土炒 香附一钱

藕节、桑枝为引，分早晚服，十余剂后去金樱、橘叶、芝麻，加荷蒂三钱、白蔹一钱、地丁一钱，又服十余剂。

［释］此清明前三日方也。运交太徵，气换太阳，此刚柔相摩、水火相射之时也。第主气少阴君火，太阳之标热，亦应丙丁，男子阴常不足，惟有重用壮水之味，以为火之牡焉已矣。然非清金不足以生水，况病标在肺，清金尤为切要。原案“相涵”字，大有意义。盖水非金不生，金非水不明，古人方诸取水，洗金用盐，具有至理。辛金生壬水，壬水既足，自能上合丁火，以成木化，故方内又有调停丁火之味也。既用料豆，复用豆皮者，料豆滋肾，豆皮则兼入肝脾而清虚热。若用料豆炒香杵碎，亦能醒脾胃而滋土气矣。用药当以意会，读书贵乎隅反。

又换丸方。

杜仲一两，盐水、壁土同炒 女贞子一两，酒炒 黑豆皮一两五钱 青盐五钱 泽泻一两 菟丝子一两，土炒 黄柏一两，盐水炒 金狗脊五钱 马兜铃两半 浮海石八钱 薤白一两 鸡内金六钱 石菖蒲一两 茯神黄连水浸一两，东壁土炒一两 汤批：此时木气最强，方内惟用金水之味以配之，而不用克木之品者，以丸方服经累月，司天执法将近弩末，制之太过，恐生他患也。后邱姓芒种前一方同此。

［释］此夏至前五日方也。是年丁巳，为天符执法之岁，中运属木，上见厥阴，节过芒种，正值司天主令，木气泄水太甚，水亏之人际此必增其剧。方于滋木之中，寓壮水之意，此杜仲、女贞、豆皮、青盐之妙也。于培土去湿之中，寓清金生水之意，此菟丝、泽泻、黄柏、狗脊之妙也。况病标在肺，月建丁火，又逢天符风木煽之，休囚之金何能当此，故用兜铃、海石、鸡内金、薤白等味，导之以伏藏之路。菖蒲禀寒水之气，上合君火，开窍利痰，以治咳嗽上气；茯神生于松根，其治在神，神者君火之所主，色白属金，故治肺气咳逆；二者皆藏金气于丁火之中，而免其销铄者也。用药之妙，几难思议，管窥蠡测，未知当否，聊倡其说，以俟能者。

又换方。

［案］用前丸方去青盐、浮海石，加洋肉果八钱，用面和桂末包煨。其实当用肉桂，以今无好者，勉用肉果，以壮下焦之阳。杜仲用酒炒四两，以壮下

焦之阴。黄柏用淡盐水炒八钱。余照原方，再服一料，霜桑叶煎汤送下。

[释] 此寒露后六日方也。下半岁乃少阳在泉之气所主，青盐、浮石皆出于海，恐咸味补水太甚，反致阴火潜燃，故去之也。其曰宜用肉桂者，桂为水中之木火，能启水中之生阳，上交于肺，肺肾交而上气咳逆可治。代以肉果，仍借其辛温之气、收涩之性，以敛火气。盖月建戌土，五气太阴戌为火库，欲使相火藏于湿土之下，有釜底添薪之益，无膏火自煎之患耳。杜仲加至四两者，以其色黑、味辛、多丝，禀金水之气化，改用酒炒，则能强筋骨，除阴湿，阳金之燥气下行，斯太阴之湿土不滞，盖借天运之太商，以平地气之太阴也。黄柏减而不去者，取其制相火而除湿热，非补水也。大凡真水不足之人，邪水易泛，改正此丸，一以备少阳之火，一以防太阴之湿云。

又换方，病势少退，复生足疮。

[案] 此脾经流荡之热郁，用散药治之可也。

抱木茯神五两　郁金五两　陈皮四两　丹参四两　知母二两　枸杞子二两

上为末，每晨食前服四钱，淡盐汤入姜汁三匙调下。

[释] 此小寒后三日方也。运当少羽之终气，在少阳之末，势足相当。第阴虚土弱之人，土不垣水，故木火挟水以外泄，所以湿热流荡而下注也。茯神、郁金、丹参降君火以扶土气。《经》曰：诸疮痛痒，皆属心火。君火靖，斯相火不妄动。知母、枸杞借少羽之水运以平相火。陈皮通行气分，外达皮肤，用为治外之引耳。此方直服至戊年立春节后。戊运太徵，初气太阳，司天少阴，火强水弱。方内丹参、知母、枸杞诸品，未雨绸缪，尤为周致，学者宜潜玩焉。

邱姓，卅四，嘈杂反胃二三年，医药无效。脉象数牢。

[案] 此土有湿热，而阳木之气不和也。

金铃子二钱　朴硝一钱　泽泻钱半　泽兰叶二钱　旱莲草一钱　苡仁钱半　粉丹皮二钱　青皮一钱

[释] 此惊蛰前一日方也。土湿热郁，又值天符木运，月建寅木忤之，故此时尤甚。方用楝子之苦寒，从甲木以降阳火。朴硝禀寒水之气，从胸膈而入戊土，以逐积聚。戊土为六府之总领，甲木为六腑之将主也。泽泻启水阴之气，上滋中土而清降湿热，故名曰泽泻，言泽于上而泻于下也。泽兰舒土泄热，和血清水。苡仁调胃而除湿。青皮达胃络而破结。旱莲、丹皮滋壬水而平丁火。丁壬合而木化成，奚不和之有？

服前方，大便中出结块如弹子大者，前后数十枚，病势稍减。

白术一两，土炒、酒炒各半　香附八钱　茯神一两，土炒　柿蒂五钱　石菖蒲八钱，酒炒　冬葵子一两　木通一两　砂仁一两，醋炒　白花百合二两，生捣　女贞子一两，酒炒　杜仲一两，醋炒

上共为细末，每服三钱半，白滚汤调下。

［释］此芒种前一日方也。节近芒种，天运尚属太徵，十日后方交少宫，而司天行令已久，天符木气克土而泄水。方内调木火之气，以生中土。更用扶金壮水之意者，恐金气休囚，不能生水，则壬水不能合于丁火也。其药味有用酒炒，用醋炒，用土炒，用生捣者，精意所存，学者当以意会，不烦缕述也。

尉子，三岁，痰热惊厥，医以除痰清热之药屡服无效。脉象濡结，面色浮黄。

［案］此症当降火以坚脾。盖脾滞则真火不行，而湿注生痰也。

苍术二钱　黑豆皮钱半，土炒　白芷二钱　白蔻仁一钱　白蔹二钱　桑白皮一钱　酒炒砂仁一钱　薏苡仁一钱　红花钱半，酒炒　甘菊根一钱

［释］此惊蛰后四日方也。月建卯木，天运少角，兼之木值天符，木强火煽，阳明客气孤弱无依。方中借金气以平风木，木平而火自安矣。案云降火坚脾者，火气归下，则脾阴不滞而脾阳充实，真火行而阴翳消，湿痰自无猖獗之势。复用酒炒红花者，金品重叠，则木必盘郁而避克，以此舒之，所谓发其病而药之也。

前方煎服一剂，忽然目瞪肢厥，气息短促，良久方苏。伊父委命任医，再服二剂，稍觉痰降气平，略有生机，服至六剂换方。

山萸肉钱半　茯神钱半　青木香一钱　赤茯苓一钱　青黛八分　苏叶一钱　车前子八分　黑山栀一钱　泽泻一钱　白蔹六分　肥玉竹一钱　金石斛一钱　当归八分　甘菊根八分　芦根八分

［释］此春分日方也。阳明之疾未清，太阳之气将至，故方以平木为主，却兼疏阳明之气，而清太阳之邪。其用手少阴之药者，太阳属壬水，滋降丁火以合壬水，自然木化成而青龙驯服矣。

前方服过八次，病势已平，起居如常，但目睛时定，神智欠灵。

［案］此乃湿痰壅于包络中焦，而君火失令也。

青黛五钱　木香五钱　降香末五钱　冬葵子八钱　木通三钱　黄柏三钱，酒炒　大厚朴五钱，酒炒　车前子四钱　皮硝三钱　钩藤三钱　麦门冬三钱　白茯苓一两　木贼四钱　白芷一两　白蔻仁三钱　粉丹皮一钱　贝母五钱

蜜丸如小赤豆大，每服二钱，灯心汤下。汤批：按五行论曰：火盛木烬，木盛火遏。此症即木盛火遏之象也。方内疏木而不壮火者，木疏则火自得位矣。泻水克土，无非此意，须细会之。

［释］此夏至前五日方也。天符执法之候，厥阴气盛，客运少宫，失守其职，土湿生痰，随木上涌。方内用青黛、钩藤、木贼调木，而以疏理中土、开通水道为主者，土为木之妻，水为木之母，一以穷其源，一以达其委也。且土气疏，则戊土之合癸无难，而君火自然得位。水气通，则丁火之合壬不窒，而风木无从太肆矣。

徐女，周岁，由外感而致壮热，腹痛喜按月余，顶心凸起，病势危笃，医药无效。脉滞涩，面色青赤。

［案］此玉海之症，其源深矣。盖首为阳冠，脑为髓海，阳蒸于上而气不下降，脉滞气凝，故有此象。但人稚源深，施治宜审。此时且用缓筋达脉、降气滋营之法治之，却又不宜浓厚之味也。

生山栀一钱　紫苏一钱　川芎一钱，酒炒　广木香一钱　粉丹皮一钱　独活一钱　茯神钱半，醋炒　降香末一钱　香附八分　大白芍一钱　骨碎补一钱　半夏一钱　黄连六分　黄柏六分　升麻四分　鲜鳢鱼脑一钱

一剂分三次服。

［释］此芒种后五日方也。天符执法之候，月建逢丁，木火上炎，升于上而困于下，非常法所能治也，故用缓木之品，多兼太阳壬水之意。水滋则火不上炎，丁火下降，合于壬水，则木化成矣。气为阳，降气即以降火；营为阴，滋营即以滋水；兼用中土之味者，壬属坎，丁属离，交姤必藉黄婆也。半夏生于午月，感一阴而禀金土之气，能制风木，并除痰湿。升麻、鳢脑，取其引药至于髓海之分，非升阳也，学者须善会之。

殷子，周岁，咳嗽喘急，痰涎壅盛。脉浮滑。

［案］此由肺气不得舒达之故耳。

赤茯苓一钱　桑白皮二钱　桂枝八分　茶叶一钱　甘菊花钱半　砂仁一钱，酒炒　黄芩五分　麦门冬一钱　桑枝一钱

［释］此寒露后七日方也。丁系金兼木化之年，上半岁天符在木，金气不能兼化。至月临酉戌，天运太商，加以太阴客气生扶比合，金气焉有不盛者哉！肺为辛金而属太阴，依运得气，清净之域翻致盛满而郁，故方用舒达清解

之味也。桂枝启水中之生阳，上交于肺，且禀太阳之气以配太阴，取肺肾相交、阴阳和洽之意。砂仁导气以归肾，酒制则行于至高之分，引其气以归于下，使金气有所归宿，自无上浮之患矣。

洪氏，四二，产后月余，神倦咽干，肢体浮肿，饮食减少，时或作咳。脉寸虚散，关微迟，尺沉细无力。

[案] 此系肺经气弱，治之宜以土壮其上，其母气固；水壮其下，则子气强。此为相生相养之道也。

肉果一两五钱，面包煨，面同药炒研和入　砂仁一两，制炒同上　归尾两半　麦冬五两，酒炒　川郁金二两　苏梗一两　杜仲两五钱，盐水炒　桑寄生二两　益母草四两，酒浸三日夜

蜜丸，淡盐汤下，每服四钱。

[释] 此霜降后五日方也。运在太商，气在太阴，金气当旺而不旺，由脾气虚寒，不足以生之，肾气虚弱，复有以耗之也。脾虚，宜借在泉之相火以温之。肾虚，宜疏太商之金气以滋之。曰“土壮其上、水壮其下”者，土为金之母，水为金之子，母肥则子壮，子肥则母安。母为上而子为下，仰事俯育之义也。且真火藏于水中，气即火也，真阳之所化也。火旺则土实，水滋则金不泄，所谓相生相养者。以此气不足则血亦滞，故用归尾调血中之气，使心肾交而气血各有所归耳。此方与前方气运相同，而用药相反，观此可以悟症脉之虚实寒热，宜辨晰于微茫。类记于此，以见揣时格理之贵于圆通也。殷月峰记。

花妪，五十，筋络拘挛，周身疼痛，不时举发。脉紧细而弦，左尺沉。左尺不应岁气也。

[案] 此脾经之风气所致也。

净钩藤二两　香附两五钱，姜汁炒　苏叶一两　苏梗一两　摩萝藤两半　宣木瓜一两　半夏一两　木香五钱　杜仲一两，酒炒　桑白皮三两　丝瓜瓤一条，炙存性，研细末，和入药

野菊根煎汁，和蜜为丸，每服四钱，麦冬钩藤汤送下。汤批：风之为病，无所不至。而少阳于腑，又属三焦。方内用金水之藤蔓以治之，非徒制脾风，实以防少阳。盖三焦主周身之营卫脉络，恐丙火盛而风愈煽也。

[释] 此小雪前二日方也。五气太阴之末，少阳在泉之令将至，丸方自宜主之。乃全方但借木气以疏土，兼调肺胃之金以防木火之铄，复清少羽之水，

以养木而荣筋。若不甚留心相火者，以君、相二脉未见火象，不可攻伐无过。且清金滋木，亦以防之于未然，自然天清地肃，风定波平，龙雷蛰伏矣。况天符退位之后，金气得令已久，惟嫌秋金之克木，不虑阳木之克土，故只疏土清金因以滋木，此直捷了当之法也。至于用藤蔓以行筋络，具相生相养之理，治标而实治本。其用金水之味，入土藏而制风，治本而实治标也已。

按：丁巳年木运不及，司天助之，故得平气，而得成敷和之纪，与诸天符之岁不同。前各方平木之强，多用扶金之味，而不重克木者此也。《内经》丁巳年风化之岁，三气、中运同属阴木，吾师用方，真能与经旨相发明者与！殷月峰记。

壬戌 太阳司天，中运太角，太阴在泉，木齐金化，左寸不应。

初气大寒交，主厥阴，客少阳。二气春分交，主少阴，客阳明。三气小满交，主少阳，客太阳。四气大暑交，主太阳，客厥阴。五气秋分交，主阳明，客少阴。终气小雪交，主太阳，客太阴。

初运大寒交，主少角，客太角。二运春分后十三日交，主太徵，客少徵。三运芒种后十日交，主少宫，客太宫。四运处暑后七日交，主太商，客少商。终运立冬后四日交，主少羽，客太羽。

陆女，十九，手足瘛疭，忽然狂叫，腹痛卒倒，不省人事。脉象结促。

［**案**］此郁毒也。

乌药四钱　鬼箭羽三钱　郁金三钱　净银花钱半　砂仁二钱　粉甘草二钱　甘遂六分　大贝母二钱

引用马粪金汁。或不能猝辨，即用多年圊砖亦可。或参用人中黄、地丁、木瓜、柽柳、蜂房、莲房。多煎多服为妙。

［**释**］此春分后十日方也。木齐金化之年，木气本强，但以太阳寒水在上，其年又春行冬令，木气郁而未舒，节过春分，天气骤和，主客之角运倏旺，而间气乃属阳明，故强木忤金，交战于胃阳之分，此病象之所以暴也。方用辛散扶金之法，参以顺气平木之味，兼用秽浊之物以解郁毒，相反之味以攻固结。因时制宜之妙，蔑以加矣。

前方一日夜灌过七八碗，病势稍减，次日换方。

淡巴菰二钱　大贝母三钱　芸香二钱　皮硝三钱　紫花地丁二钱　葛根二钱　薤白三钱　大戟八分　白苏子二钱　陈佛手一钱　雌黄一钱　雄黄一钱　刘寄奴

二钱 凿头木二钱

紧服三剂。

［释］用辛凉解毒之品，以助金而平木，意与前方相同。但秽浊之味减而疏泄之味加者，秽浊之味易致败胃，须用芳香解之，胃气方能起发。盖秽浊属阴，虽有解毒之利，而亦有沉滞之害，芳香属阳，虽有动火之弊，而实有疏通之益。此君子、小人之分也，譬如兵家之使诈使贪，乃敌炽之时偶一用之，平时究以忠廉为主。

邵氏，卅五，寒热欠伸，头重身重，项肿气闭。脉象数软。

［案］此与前症势异而理同，时令之气所感也。如恐更有传染者，用大贯众及大块明矾青布包，入水缸内浸之，以供一家饮食之用可也。

贯众二钱 芸香一钱 车前子二钱 青木香二钱 皮硝二钱 薤白二钱 山茨菇三钱 粉甘草一钱 干姜一钱 砂仁钱半 枳壳一钱 青蒿三钱 泽泻钱半

［释］此清明前四日方也。其理与前方相似，但毒轻而解毒之味亦轻。干姜味辛入胃，能扶土以生金。木齐金化之年，克土太过，易见土郁，故藉此以宣之。土受木克，不能胜湿，故泽泻、车前以治其标也。时邻近有患此症者，即以兹方加减用之，无不立愈。半月以后，气候移而此方无捷效矣。

商子，六岁，素有腹痛之疾，忽然寒热往来，痢下白沫，腹痛更甚。脉沉濡，左寸尤甚。

［案］此时太阳将至，而阳明之气亦聚而上升。但阳明燥气，须得太阴之气以濡之，而后水谷之气方能四达。今太阴与太阳两持其偏，故阳明少传布之力耳。盖太阳之气不达，故郁而为皮毛之热；太阴之气互盘，故郁而为少腹之结。其理本易见也，但痧疹欲出而不能，恐有下陷之患。

苍术 厚朴 陈皮 大腹皮 砂仁 枳壳 香附 皮硝 车前子 蒌仁 薤白 紫苏 海桐皮 生姜 葱白

［释］此立夏后二日方也。天运少徵，气值阳明，十余日后方交太阳司天之令。而此证感气独早，亦客运之少徵有以引之耳。金水子母同气，故阳明之燥气愈升，计惟有濡以太阴之湿土，奈湿土又被强木所克，其气盘錮而不能上达，故太阳、太阴两郁而成夫妇反目之象。阳明子水而母土，职司调剂，今水土各峙，而阳明又为木火所炎，此症之所以重也。本方疏通太阴，清理阳明，使毒气有路外达。复用车前、大腹者，太阴恶湿，且太阳之气本于水府，外行

通体之皮毛也。

前方服过三剂，痧疹略见，痢亦稍稀。

［案］此时太阴之气稍利，毒亦渐出，但又要周旋阳明，送出太阳关耳。

紫花地丁二钱　川芎二钱　紫苏钱半　黄芩钱半　白茯苓二钱　人中黄三钱　升麻钱二　蒌仁钱二　白头翁一钱

柽柳、侧柏叶为引，随服二三剂。

［释］川芎禀阳明之金气而能平木，故用之较重。白头翁色白属金，能破积行淤而治腹痛，故用以为使。余皆疏散解毒之品耳。

前方服一剂后，热退痢止，遂未再服。数日后，复寒热间作，其家延请殷月峰诊视，用养血健脾滋肺之药调理廿余日，疟虽渐轻，尚未全愈，因复请诊。

［案］此症原系太阳伏毒，大约以前方药力尚欠，太阳度内余滞未清耳。太阳本属寒水，其地属纯阴之分，生生提出，其藏必虚，故疟难猝已。且因寒水凝结，壅聚生痰故也，方用分理阴阳，微兼清补可也。

白芍四钱　升麻七分，上二味用壁土拌匀，微洒水，同入阴阳瓦上慢火焙干　白术二钱，土炒　左纹秦艽一钱　泽泻二钱　贝母二钱　枸杞子钱半，酒炒　合欢皮三钱　砂仁钱半，土炒　郁金一钱　钩藤二钱，蜜水炒

阴阳水煎，引用荷茎六钱。

服四剂后，白术、砂仁各加一钱，再服三剂。此系土药为君，因太阳失度，故用土以制水耳。自记。

［释］此芒种前一日方也。太阳气已交足，故乘此天运太宫将至之候，急于扶土。土气既固，自足为水之垣，而有岸阔潮平之乐矣。古云：虽有智慧，不如乘势。其斯之谓与！后此子疟疾旋愈，而腹痛永除，谁谓草木之药无济于病哉！

苏妪，五十，四肢及身肿胀，医以金匮肾气丸治之，月余不效。脉沉涩，独右寸紧数。

［案］此疾正应太阳，何时令之气见之过迟，而医之又过迟乎！今阳藏之气郁结，故渎道闭滞而淤，仍亦太阳之火标郁其水本耳。

白苏子钱二，土炒　茵陈三钱　露蜂房一钱，炙　桔梗三钱　莲房二钱，土拌炒　独活二钱　僵蚕二钱，土炒　夏枯草钱半　紫花地丁钱半　干姜七分

此症似不必用干姜，然阳郁于外，必亏于内，故用以扶阳补土，如外科之内托耳。自记。汤批：按《内经》气之迟速，差凡三十度，在天则有有余、

不足之分。在人则有藏气通、塞之别。此症系太阳为阳明燥气所逼，郁而不达，故病象如此。观方内重用疏金土之味可见。

[释] 此夏至前一日方也。金匮肾气丸，医家持为肿胀主方，不知肿胀一门，其类十数，而运气之失度不与焉，通套古方，安能恰合乎！盖太阳、太阴失配已久，太阴之气滞于中，故太阳之径隧壅闭，不能通行皮毛。且木齐金化之年，木强而金土弱，太阴湿金之气不能助太阳以布散。欲宣太阳之令，须疏太阴之气，务使手太阴与足太阳相配合，而后金水相涵，太阳之本寒标阳不致两厥也。解得此理，乃知此方清金平木、利气散毒之妙已！

前方服过五六剂，饮食稍进，神色似转，众医不解此方之理，因请复诊。

[案] 此症起局，原系时令实症，但遏抑少阴过甚，致水火不能相交，而寒水遂以泛滥，岂非人事之舛错乎！

猬皮二钱　山茨菇三钱　鬼箭羽二钱　朴硝一钱　面神曲四钱　川芎一钱　天花粉二钱　枳壳一钱　砂仁壳一钱　甘草三钱

[释] 此小暑前五日方也。气交之分，中运主之。中运木强太甚，土惫金弱，水不能依垣为固，又不能藉母为养，此太阳所以失度而滥也。方用金水之味，仍兼锋刃之形者，助金气也。然太阳之水必藉少阴之火，而后成向明之治。前此医者，攻伐无过，致少阴下陷，不能自立，而为水配火衰，而土愈郁，故太阴之气阻滞于中。今太阴之气少顺，自宜兼及少阴矣。大约太阳之疾，非疏理太阴、调和少阴不为功。脏腑阴阳之配合，有正有变，俱寓至理，观此可以类推。

宋姓，卅二，疟疾，燥热无汗，象似牡疟。脉濡数。

[案] 湿气在上，而燥气在下，如雾如渎之源不清，且阴不归阳而君火不下济，则上克也。

茯苓三钱　茯神三钱　苍耳子三钱　夏枯草三钱　枯矾六分　泽泻三钱　砂仁壳二钱　马兜铃二钱　木通一钱　郁金一钱　瓜蒌仁二钱　粉甘草八分　猪苓二钱　紫背浮萍四钱

[释] 此小暑后四日方也。溽暑之时，月建原系湿土，兼以天运之太宫、客气之太阳临之，此水湿之气所以盛也。第太阳之标热甚，则太阴之金受其克制，是以不能生水，而三焦乏润泽之资矣。且液出于心，而太阳属水，心与小肠相表里，少阴之气下合于太阳，亦能成既济之功。今为标热所引，翻致上炎，故其象如此。方内用紫背浮萍较重者，上散太阳之邪，且使水气下行归于

渎道也。其余扶金渗湿之味，人所易晓，惟苍耳以去湿之性，而寓平木之意，取其形之多刺。夏枯以纯阳之体，而兼清热之用，取其性之属金也。凡此皆因气交之分，中运木气最强，不可不防也。

后三日换方。

［案］暑湿大减，惟有滞血使行，方无后虑。

知母二钱　黄柏三钱，盐水炒　天花粉三钱　泽泻三钱　云苓四钱　大白芍二钱　银花二钱　人中黄一钱　紫花地丁二钱　甘草一钱　茅根钱半　芦根三钱

［释］太阳失度，少阴火动，肺金受克，胃阳水谷之腑为湿热所滞，故上膈有血热血结之形。方借寒水之气，以清解湿热之毒，微兼凉血散血之意。所谓善用兵者，无赫赫之功也。其后泻出滞血数块，竟无大患。凡人感受六淫之邪，致血热妄动，或上逆，或下泄者，泛常有之。俗医不考诸天时、人事，审其脏腑、阴阳，而概用沉寒滞重之味，如犀角、芦荟、黄连、胆草等物，旦旦伐之，致成不起，可悲也夫！

徐氏，廿五，妊娠恶阻，饮食不进，精神疲倦。脉象浮滑，濡数无力。

［案］宜平木以滋土气，且时令适乘之，尤恐更郁而不达耳。

黑山栀二钱　黑豆皮三钱　黄芩二钱　白术三钱　桑白皮二钱　椿白皮二钱　甘菊二钱　甘草二钱　紫荆皮二钱　大蓟根一钱　黑料豆四钱，炒焦　丹皮三钱

复用黑豆炒焦者，兼滋土气也。

［释］此小暑后八日方也。气交之分，中运主事，司天太阳之标热，复挟心火而上浮，于是火不能生土，而太阴气弱，不能与太阳相配矣。方用降火生土之法，兼助金气以平中运之强木，使太阴之气乘天运、月建之时而蹶然兴起，然后坤道成而广生之运无穷也。师云"时令乘之，尤恐更郁"者，盖恐四气之厥阴将至，复助中运而克土也。

程女，十七，经闭腹痛，饮食减少，半载有余。脉寸口浮濡，关尺俱涩。

［案］此疾原起于太阳，太阳与太阴则身中乾坤也，以其老而不用，故不受污浊，而身中统摄手足六经之脉全在于此。是以地气上腾，而阴位上；天气下降，而阳位乎下。无阻则泰，有碍则否，其道固然。此症始于太阳之闭寒，而太阴之纳藏不顺矣。且用调和上下之法。

五灵脂三钱　马兜铃二钱　神曲三钱　青蒿三钱　泽泻三钱　红曲三钱　夜明砂二钱　原蚕砂三钱　乌贼骨二钱　甘菊一钱　地榆钱半　女贞子二钱，酒炒　发垢五分　丝绵灰一钱

服八剂。

［释］此小暑后五日方也。疾起太阳、太阴，宜乘此运太宫、司天太阳之气以调之，俾之上升下济。《经》所谓“升降出入，无气不有”，即此义也。他症当木齐金化之年，又值风木将交，自当预防木气，此则生气全在厥阴，盖水滞则不能生木，木弱则不能疏土，太阳、太阴之否隔，其权恒在于木。预培木气，使其易出于土，则水非死水，土非滞土，而木亦无拂郁之□。兼用二曲为使者，火能生土，引坤气以上行。用兜铃、泽泻者，导乾气以下济，且能生水以养木也。发垢、丝灰，取其味浊脂多，故借其气以益脂而行浊。方内脂、砂等物皆兼此意，所谓以意用药者也，非格致功深，曷克臻此。

又换方。

［案］金气渐生之时，其属之人，金者精也，又经也，考《素问》可知：凡有其疾者，金之气大约受制于火，而屈制于木。且肺主一身卷舒之气，以阴而不能下济于阳，则阳位缺阴，而阴精何由布乎！其理可参也。

白花百合四钱　紫花地丁二钱　白茯苓四钱，猪乳拌蒸　北沙参三钱　瓜血竭五分　丹参三钱　贝母三钱　枳壳二钱　红花八分

甜瓜蒂、荷蒂为引，服八剂。

［释］此立秋前三日方也。此时厥阴交足，不患木气之郁矣。而主气太阴之候，秋金伏于土中未出，故以预培金气为主。兼用养血活血者，血即水也，培金所以生水也。引用瓜蒂、荷蒂者，水物乃金之子，蒂则其华盖也，肺为五藏之华盖，用以引经，恰合耳。

服前方，经气已通，饮食未复。

［案］此厥阴舒而无力，太阴郁而少制也。

广郁金二钱　砂仁钱半　黑豆皮二钱　红曲三钱，酒炒　地骨皮三钱　益智二钱，面煨　山栀钱半，炒黑　五灵脂二钱　夜明砂二钱　合欢皮　椿皮　姜皮各一钱

服八剂。

汤批：《经》云“主胜，客则从”，此症恰当主胜客弱之时，自宜以克主为事。然经闭之疾，究非外邪实证可比，重用伐土之味，恐致木根动摇。方内惟用引木之法，而无峻削太阴之品，真能用经而不泥于经者。

［释］此处暑前一日方也。客气厥阴，加于主气太阴之上，秋木本弱，不能制主，主气遂强而无制矣。太阴主金土二脏，土为金母。方以益智、砂仁生扶土气，却以合欢、椿皮助木以疏之，则土不硗而生物，金气可从之而出，即

用壮水之品以生水，亦不虑其致土之泥泞也。

偶因调摄失宜，小腹复觉膨胀。

［案］此系金亏而土无所泄，故盘郁于下焦耳。

金石斛二钱　马兜铃二钱　郁金二钱半　砂仁三钱，酒炒　苏梗二钱　五灵脂三钱　泽兰二钱　天花粉二钱　枳壳二钱　川芎三钱，酒炒　桔梗三钱

引用荷叶连茎一大个，服如上。

［释］此秋分前三日方也。客气方交少阴君火，前有厥阴之风木相之，火气烁金过甚，此金之所以弱也。方用舒金降气之味，人所易知，惟泽兰清少阴之火，砂仁酒炒以收少阴之浮火，归缩于丹田，川芎禀金气而平木，制之以酒，俾行于至高之分，引其气以流布于周身，咸以扶金而泄土，非粗工所能窥其阃奥①矣。

又换方。

［案］此时仍宜泄土以生金也。

泽兰三钱　白茯苓三钱　陈皮二钱　老松节二钱　藕节三钱　甘菊花一钱　郁金二钱半　天花粉二钱　砂仁二钱，土炒　枳壳二钱　乳香四钱，绢包入煎　女贞子三钱，酒炒　皮硝八分　苏子钱二　地榆二钱

椿皮、竹茹为引，服六剂。

［释］此寒露前六日方也。时当少阳客气之中，火盛而土强，金愈受郁矣。方用泽兰、藕节、砂仁降少阴也，甘菊、郁金、花粉清少商也。余俱疏泄土气之味耳。

又换方。

［案］此本土塞金燥之疾，今土气半舒矣。须待土气全舒，而后金气乃有藏身之处，且有出身之原也。

泽泻二钱　大麦冬三钱　紫苏叶钱半　蒌仁二钱　松香钱半　乳香钱半　女贞子三钱　地骨皮二钱　广藿香一钱　红曲三钱，酒炒　香附三钱，酒炒　大白芍钱半　赤芍钱半　丝瓜藤三钱　摩萝藤三钱　服如上。

［释］此立冬后二日方也。半岁以后，地气主之。今岁太阴在泉，土脏有病者，每滞而难舒。此时少阴将衰，而主客运逮交太羽，月建亦属亥水，金气生泄过甚，母为子瘠，只得以扶金为主，而以疏土为辅焉。十月号为小春，乃木气长生之地，女贞、摩萝滋养金水，而复兼木气萌芽之意。此所谓眼光四

① 阃（kǔn）奥：内室，又借指妇女。

射，心细如发也。

又换方。

川芎二钱　归身三钱　黑芝麻五钱　柏子仁二钱　楂肉四钱　苍术二钱，制　女贞子三钱　地骨皮三钱　青黛二钱　乳香四钱，绢包　旱莲草二钱　椿根皮一钱　秦艽二钱　白芍二钱

梅、杏蕊为引，服十余剂。

［释］此小雪后五日方也。在泉之气得令，而主气之太阳受其制，《经》所谓“客胜主”者是也。方内重用楂肉、乳香、秦艽之类以泄土气，更重用芝麻及女贞、旱莲之类以壮水气，极得因时制宜之妙。至用梅、杏蕊以引木气，亦犹前方女贞、摩萝之意云。

又换方。

［案］此时可用从治之法，预扶木气。恐春令屈曲，而生气不旺也。盖此时阳气萌芽，木气蓄而未动。天地之大德曰生，木者东方之生气也，木为五行之长，犹仁为众善之元耳。俗医治妇女病，亦每从木上生情，未尝非管窥之一得也。

青木香一两　木香一两，面包煨　青蒿两五钱　松节八钱　桃脂五钱　桑树汁八钱　柳眼五钱　梅枝皮五钱　海螵蛸五钱　泽兰一两　马兜铃一两　桔梗一两　郁金一两　女贞子二两

上共为末，每服六钱，开水调下。汤批：按此症起于太阳，而病之分野恰在太阴。首一方，通调上下以治其源，以下重扶手太阴而微疏足太阴。盖肺朝百脉，能滋津液而灌注于三焦。肺气不舒，则脾经血滞，不能下达矣。世医治经闭之法，惟知活血破血，而不知扶金泄土，往往通而复塞，渐成痨瘵。盖未稔病症、节气、因时制宜之妙也。

［释］此小寒后三日方也。天地运气如前，但月建改属丑土，土气更加滞重。木齐金化之年，正治原应扶金克木，今中运退令已久，复恐土重金埋，故反借木气以疏之。且来年癸亥厥阴为司天之令，故预透其气以疏土而提金，亦以防在泉之不退位、司天之不迁正也。其旨微矣。

邓姓，卅二，前有寒热咽痛之疾，勿药自已，神气未复。延至立秋后，微觉头运[①]发热，亦不甚经意。数日后，偶因他出，突然神昏气喘、泻血吐血、

① 头运：即“头晕”。

饮食不进。延医调治，进以清暑小剂数帖，病势愈急。脉象弦结。

［案］此疾起于阳明客令之时，今乃郁久传于厥阴也。

羚羊角八分，镑片　人中黄三钱　阿魏二钱　藿香二钱　鬼箭羽二钱　煨木香三钱　枳壳三钱，麸炒　茯苓三钱　苍术二钱半，姜汁炒　陈萝卜菜四钱　生姜汁钱半

［释］此处暑前五日方也。月建申金，申金属阳明，故阳明之疾乘时而发。兼之客气为厥阴用事。厥阴者，两阴交尽也；阳明者，两阳合明也。以两阳合明之盛，而值两阴交尽之令，阴经且为阳气所盘踞矣。治法惟有开散阳明申金之郁，疏泄太宫湿土之滞，清理厥阴风木之邪而矣。

后二日换方。

［案］厥阴虽觉微舒，而阳明盘踞如故，仍宜顺胃而疏肝，使上焦不壅而归于下焦也。

薤白三钱　大贝母三钱　大戟六分，酒微炒　桔梗二钱　皮硝钱二　枯矾八分　马兜铃钱二　粉丹皮三钱　白茯苓钱半　黄柏二钱，盐水炒　青盐八分　神曲四钱　生姜汁三钱　竹沥五匙

［释］用手足阳明之味，宜矣！而并及辛金者，以木齐金化之年，当秋金之月而行风木之令，强宾夺主，使清肃之令不能下济，故治之者不得不清降辛金，助克乙木也。盖金清而后能生水，故兼用咸寒之味，以咸能软坚，阳明盘踞之邪，非此不足以泄之。且咸为水味，水行于地中，而源于天汉，所谓水天一气也。此症金气挠阻，水气无根，《易》所谓天与水违行者。故必使天气下降，水气上滋，而后水天之气乃克，保守于清净之区，庶几天水之讼，转而为水天之需耳。

后二日换方。

［案］此时上气稍顺，而与下焦尚未能贯也，当思用清下之法。

鲜首乌三钱　制首乌三钱　大青二钱　川芎三钱　皂角刺钱二　红曲二钱　苍术二钱，姜汁炒　郁金三钱　青蒿二钱　滑石二钱　砂仁三钱，麸炒　紫花地丁二钱　薤白二钱　露蜂房烧焦，八分，用茶叶水少洗，薰干入煎　甘草一钱　大田螺三个，去靥入冰片、枯矾少许。取水和药内服　小蚌一个，入麝八厘，取水　益母草一钱　虎耳草一钱　车前草一钱

［释］此方泻热清湿、攻坚破结，从金制木之理显然易见。而用药之灵变，开人无限法门。

后二日换方。

［案］此症系阳明郁火所致，其邪冒入最下之地，故成水火不相济之象。其实舍发舒之法，无他道也。

莪术二钱　荆三棱钱二　白茯苓四钱　大青二钱　土茯苓二钱　柏子仁四钱　泽泻二钱　红曲三钱，酒炒　蒌仁三钱　丹皮三钱　炒山栀钱半　大贝母二钱　甘草一钱　花粉钱半　蚯蚓泥三钱

［释］此方多清手足厥阴之味，而攻坚破积较前为甚。盖前方所攻，尚在半表半里之间，而此方所攻，却在厥阴深处，要总不外清金制木之意而已。

又换方。

［案］胃金之郁半舒，而少阴少阳之气不交，故仍见沉霾耳。

黄连一钱　胡黄连八分　车前子三钱　黄芩二钱　黄柏三钱，盐水炒　龟板三钱，醋炙　紫苏枝钱半　枣仁三钱　青皮钱半　茯苓二钱　元参三钱　鲜地骨皮三钱　鲜生地三钱　通草四分

当归、川芎少许，入水捣汁，待药熟，滤入和服，用以奉心化血也。

［释］此处暑后五日方也。二日之后，天运当换少商，故方内参用清理辛金之味。但既用芩、连，而复重用归、芎者，盖君火由木而生，相火寄于肝胆之间，厥阴之气不顺，则二火不交，郁而成燥金之势。且少阴、少阳者，实太阴、太阳之用，先天之乾坤，后天之坎离也。火气不能伏藏于下，水气不能灌溉于上，尚未成既济之象耳。后用丹、元二参及香燥醒脾之味成功。

李子，十四，据病家言，从八月初旬起，似三日疟，不甚应期，作时亦不甚重。因未医治，九月底忽觉手足厥冷，肢倦神疲，终日昏睡，不思饮食，不能转侧，亦不呻吟。诘之，不自知其病。医以开散之味治之，愈加沉重。脉象沉涩而结。

［案］此肝脾郁极之症，前医治之门路却是，究竟脾郁未开，只可尽力维持耳。

淡豆豉二钱　神曲三钱　广藿香二钱　青皮钱半　桔梗二钱　大贝母三钱　莲房三个　海螵蛸一钱　赤芍二钱　白茯苓二钱　茯神二钱　大厚朴八分　皮硝八分　生萝卜汁四钱　生姜汁五匙，上二味和服

［释］此立冬后二日方也。月建亥水，运在少商之末，气属少阴君火之时，而病却起于前，此厥阴风木之令所感，又系湿土在泉之气，五行庞杂，莫可主持。方用豆豉、皮硝以解太阳寒水之邪，应月建也。桔梗、贝母清少商辛金之郁，因天运也。神曲、茯神、赤芍解少阴君火之郁，乘时令也。海螵、青

皮、莲房清手足厥阴之邪，顾来脉也。厚朴、藿香疏散太阴湿土之滞，治感受之原也。此所谓与物推移者也。

后三日换方。

［案］脾郁终未解得，只肝郁少舒耳。且再用解毒散结之法。

羚羊角尖五分，磨　黄柏二钱　姜黄一钱　赤芍二钱　乌药钱半　人中黄三钱　皮硝一钱　海浮石一钱　川郁金二钱　木通八分　当归身二钱　泽泻二钱　枳壳二钱

服一剂后，换用四逆汤加滋阴之味，服二剂再看。

［释］此时运交太羽，则金运全退，而水运为主矣。但在泉之气方来正盛，客气之君火为湿土所遏，而不能下济，水气亦微弱而未能上滋，则犹未济之时也。中运木气已退，而木强金弱之年，究以扶金泄土为要。惟太羽为初交之运，并入月建之亥水，元英沍寒，恐致沉阴穷固之患，故间入四逆汤二剂，俾水中生阳，火气起于釜底，而太阴之凝滞已开，病势庶有转机乎。

后二日换方。

［案］脾经沉郁所以不能遽开者，以湿土生痰之故。痰壅于内，则君火无所用其生生之力而壅滞也。

天南星一钱　天花粉三钱　鳖甲二钱　皮硝二钱　香附钱半，姜汁炒　黑芝麻一钱　大青一钱　黄柏一钱　竹茹二钱　元参二钱　青盐八分

引用姜汁五匙、竹沥三匙，生和入服。

［释］木气未舒之时，则用庚以化乙，扶金即所以舒木。木气将舒之候，则用甲以化己，滋木亦所以疏土。然土气之壅滞生痰，又由火气之不能下降，水气之不能上滋也。方用益水扶木、软坚化痰之味，其所以利导之者至矣！

后二日换方。

［案］卫气凝结，盘踞膜原，不得透下耳。

天南星钱半　当归身三钱　大戟六分　红花七分　生熟首乌各钱五　楂肉三钱　皮硝钱五　韭子二钱，炒　桃仁钱二分，去皮尖炒　竹沥五匙　半夏二钱，制　枳壳一钱，麸炒　川芎八分　黑豆皮二钱　陈仓米六钱

二剂以后，殷生可代诊之。如脉起，可去大戟，加入开胃生土之味，成功有望矣。

［释］前方滋木以备克土之用，今则直用木味以克土矣。盖此症之标，惟肝脾二脏之郁。前此所以不能用木以泄土者，以木气未顺，金气太弱，冒昧用之，不能疏土，而反致忤金，无根之金，惧有中绝之虞，故先用清金平木之

法。待木气稍舒，而金气渐起，而后可借木气以导中宫之滞耳。然至此而犹不忘保金之意，此真能骊珠独探者也。后学可从此暗渡金针矣。

小雪日拟方呈政，殷宅心遵教用药数剂，脉起病减，奈胃气一时难复，因复录方请正，师命加用川芎、楂肉，三剂而痊。全方附录于下：

焦楂肉三钱　川芎二钱　益智仁二钱，面煨　甘松钱二，面煨　广木香钱二，面煨　青木香二钱　青蒿钱二　贝母二钱　枳壳二钱　陈佛手六分

引用鲜橙皮二钱、陈稻根五钱。

［**释**］病情已近弩末，故宅心敢遵教一试铅刀。而明白浅近，无甚妙义，不必强为注释也。

按中元四绿统运，壬戌流年九紫，于统运为生气，故斯年木火气盛，郁而成疾。木忤土，火烁金，故阳明太阴见证居多。吾师用方，无非舒其郁滞，折其胜气，而补剂绝少，亦以斯年元运有余故也。至久病虚损等症，不在此例，读者慎无执焉。

6　经典运气方药

唐・许寂撰《元和纪用经》

五代时后唐人许寂，自谓友人梁自然授予“启元三章”，用之甚效，乃传《元和纪用经》一卷于世。该书先概述全书内容，后三章依次分述六气用药增损、五味俱备服饵、百万灵方神妙治病，其临床实用价值值得重视。

《元和纪用经》总论部分文简义宏，融五运六气理论精神于临床之中。各论中，对六气用药及增损的论述，颇合运气七篇之旨，文简理明，切合实用。下章罗列81张各科验方，方后附以说明，介绍验方来源、施用疗效或不同时令加减法等，医理确凿，药用贴切。清乾隆间医生程永培（瘦樵）高度评价本书各方疗效，称“执方疗病，辄应手愈”。

本书或题为唐启元子王冰著，瘦樵程永培校。因唐代王冰首倡五运六气，对后世影响巨大，一些阐发运气之理的书籍托伪于“启玄子”撰述。

六气用药增损上章六法

厥阴风木，辛凉为治。以辛调上，以咸调下。必先胃主，必先荣卫。胃主者生之原，荣卫者气之主。气主既辅，生原无穷。精神内居，病无不愈。精生形盛，不失其机。人迎气口，持道深微。不知胃主，不知荣卫，不可以语奉生之宜；不知人迎，不知气口，不可以语逆顺之合离。

己巳、己亥，上厥阴辛凉，中土运甘和，下少阳咸寒。

乙巳、乙亥，上厥阴辛凉，中金运酸和，下少阳咸寒。

辛巳、辛亥，上厥阴辛凉，中水运苦和，下少阳咸寒。

丁巳、丁亥，上厥阴辛凉，中木运辛和，下少阳咸寒。

癸巳、癸亥，上厥阴辛凉，中火运咸和，下少阳咸寒。

岁主药食，五味所宜。六位之主，主胜为逆，客胜为从。客胜则泻，客补主。主胜则泻，主补客。客主之部，各六十一，居无常所，随岁迁移，宣补解治，厥阴性理，处用增损，莫极其纪，法举一隅，三隅可知。化原四月，迎而取之，无使邪胜，以调其正。厥阴之主，先酸后辛，先以酸泻，后以辛补。

厥阴司天，风火同德。调下者宜以酸寒，宣解易处，辛凉焕然，众或可知。若病当补，宜用车前子、鸡肶胵、楮实熟者、秦椒、地骨皮、丹砂、磁石、元参、生干地黄、丹参、牡丹、泽泻、戎盐之类，皆岁主所宜，随证命方。寒补者倍之，咸而寒者两倍之，应运者倍之，运气主客、逆从所赖者三倍之。倍多主病者为君，君以定名；倍少者佐君为臣，不倍者应臣为使。伪书俗方，非古圣之法者，制用不经，性理乖误，无验有伤，慎不可用宣解之道，咸以为准。

少阴君火，咸寒为治，以咸调上，以酸调下。必先胃主，必先荣卫。□□□□阴论奉生之宜。

甲子、甲午，上少阴咸寒，中土运苦热，下阳明苦小温。

庚子、庚午，天符，二年同，上少阴咸寒，中金运辛温，下阳明苦小温。

丙子、丙午，丙子岁会，上少阴咸寒，中水运咸热，下阳明苦小温。

壬子、壬午，上少阴咸寒，中木运酸凉，下阳明苦小温。

戊子天符、戊午太乙天符，上少阴咸寒，中火运甘寒，下阳明苦小温。

岁主药食，同厥阴所论，唯改厥阴为少阴。化原一岁，十二月期，迎而取之，无使邪胜。少阴之主，先甘后咸，先以甘泻，后以咸补。一云“三月”。

少阴司天，寒交暑，热加燥，寒热凌犯。上热下清，宣补不可造次，慎重乃举。解治安血，宜用高婢赤小豆花也、地黄、没药、蒲黄、白芍药、甲香、决明子、盐、白僵蚕、粟米、羚羊角、胡黄连、安息香、大菊、羌活、独活、雌黄、蛇蜕之类，皆岁主所宜，随证命方。咸寒者倍之，治上治下，随其所当者倍之，□□相当者两倍之，运气主客、逆从所赖者三倍之。倍多者为君，君以定名。倍少者佐君为臣，不倍者应臣为使。云云同前。

太阴湿土，苦热为治，苦温兼化，上下调和。主岁有异，同则求异。同则求异，必先胃主，必先荣卫。下文同厥阴奉生之宜。

乙丑、乙未，上太阴苦热，中金运酸和，下太阳甘热。

辛丑、辛未，并同岁会，上太阴苦热，中水运苦和，下太阳甘热。

己丑、己未，并太乙天符，上太阴苦热，中土运甘和，下太阳甘热。

癸丑、癸未，上太阴苦热，中火运咸温，下太阳甘热。

丁丑、丁未，上太阴苦热，中火运咸温，下太阳甘热。

岁主药食，同厥阴所论，唯改厥字为太字。九月化原，迎而取之，无使邪胜，以平其正。太阴之主，先苦后甘，先以苦泻，后以甘补。一云“丑月”，此未详。

太阴司天，阴专其政。其化苦热，以平淫湿，补解易处，宜散邪湿，宜用术、麻黄、附子、牡荆实、熟艾叶、独活、柴胡、芍药、射干、干姜、桂、穰之类，皆岁主所宜，随证命方，苦热者倍之。下文同厥阴所论。

少阴相火，咸寒为治，以咸调上，以辛调下。必先胃主，必先荣卫。

丙寅、丙申，上少阳咸寒，中水运咸温，下厥阴辛凉。

壬寅、壬申，上少阳咸寒，中木运咸和，下厥阴辛凉。

戊寅、戊申，上少阳咸寒，中火运甘和，下厥阴辛凉。

甲寅、甲申，上少阳咸寒，中土运咸和，下厥阴辛凉。

庚寅、庚申，上少阳咸寒，中金运辛温，下厥阴辛凉。

主岁用药食，五味所宜，六味之主，主胜为逆，同上，改厥阴字为少阳。化原三月，迎而取之，无使邪胜，以平其正。少阳之主，先甘后咸，先以甘泻，后以咸补。一云“十二月”，非。

少阳司天，风热参布，其化咸寒，以平风热。治内辛凉，水运辛温，宣风解热，邪不能胜，宜用羚羊角、石膏、白薇、车前子补、泽泻、白僵蚕、旋覆花、牡蛎、人参、铁粉之类，皆岁主所宜，随证命方，咸寒者倍之，治上治下。同前。一本：咸补治者，宜用磁石、戎盐、车前子、鹿角、腽肭脐、桑螵蛸、苁蓉、白马茎、狗阴茎之类。

阳明燥金，苦温为治，以苦调上，以咸调下。必先胃主，必先荣卫。下文同。

丁卯、丁酉，卯岁会，上阳明苦小温，中木运辛和，下少阴咸寒。

癸卯、癸酉，并同岁会，上阳明苦小温，中火运咸温，下少阴咸寒。

己卯、己酉，上阳明苦小温，中土运甘和，下少阴咸寒。

乙卯、乙酉，太乙天符，卯天符，上阳明苦小温，中金运苦和，下少阴咸寒。

辛卯、辛酉，上阳明苦小温，中水运苦和，下少阴咸寒。

主岁药食，五味所宜。主胜则逆，同前，唯改阳明二字。化原六月，迎而取之，无使邪胜，以平其正。阳明之主，先辛后酸，先以辛泻，后以酸补。

阳明司天，阳专其令。其化苦温，命曰小温，以平专令故也。五等之□，寒次冷，冷大寒也，寒然后凉，凉然后小温，小温然后温，温之甚曰和，和甚曰小热，小热甚则热矣。以此为法，平调六气，温解寒宣，宜用牛胆、紫参、知母、桑根白皮、槐实、栝蒌仁、竹叶、竹沥、犀角、豉、栀子、升麻、柴胡、丹参、前胡、五加皮、茗若茶、天门冬、菊花、独活、秦艽、黄芩、芍药、天南星、牛黄、狗胆、桦皮、桃仁、牛角角思、露蜂房、麻黄、紫苑、术、蓬莪术、芒硝、葶苈、芦荟、决明子、鹿角、栗、蚯蚓、白僵蚕、旋覆花、羚羊角、漏芦、青黛、铁粉、石蟹之类，皆岁主所宜，随证命方。苦小温，温者倍之，治上治下，随所当者倍之。同上。

太阳寒水，苦热为治，以苦治上，以甘兼苦治下。必先胃主，必先荣卫。下文同上。

戊辰、戊戌，上太阳苦热温，中火运甘和，下太阴甘温。

甲辰、甲戌，并岁会同，辰又同天符，上太阳苦热温，中土运苦温，下太阴甘温。

庚辰、庚戌，上太阳苦热温，中金运辛温，下太阴甘热。

丙辰、丙戌，并天符，上太阳苦热温，中水运咸温，下太阴甘热。

壬辰、壬戌，上太阳苦热温，中木运酸和，下太阴甘温。

主岁药食，五味所宜。六岁之主，主胜则逆，同上。化原九月，迎而取之，无使邪胜，以平其正。太阳之主，先咸后苦，先以咸泻，次以苦补。

太阳司天，寒临太虚。其化苦温，若热先解，易处温补。解热补宜用萆薢、蛇床子、继断、泽兰、艾叶、何首乌、术、远志、骨碎补、松脂、松节、厚朴、附子、乌头、芍药、当归、苁蓉、姜、桂之类，皆岁主所宜，随证命方。苦热者倍之，治上苦热，治下甘温。随其所宜者倍之。同上。

六气用药，寒、暑、燥、湿、风、火所胜，中见五运，下见《内经》□□之气，或逆或从，或从天而逆地，或从地而逆天。临御之化，天道可□，阴阳舒卷，人气可调。用寒远寒，寒无犯寒也；用热远热，热无犯热也。从者养和，逆者生病。六位之兴，四时之王气之月，饮食、衣药、温凉，可以轻犯。寒热则同者，皆宜避之。若四时同犯，则以水济水，以火助火，病必生矣。

岐伯曰：司气以热，用热无犯。间气同其主，无犯。异其主，则小犯之。是谓四畏，必谨察之。天气反时则可依时，反甚为病故也。反胜其主，则可犯之，谓夏寒甚则可以热，寒气不甚则不可犯之，以平为期而不可过，过而病生与反犯同邪。客胜主则不可御六步之气，六位之中，胜不可翼，复不可赞，无逆其宜，是谓至治。

《神农药经》：五味，寒、热、温、凉、平性，配合五行，内应五人、五气、五宜，参酌岁运，太过不及，处用有殊，六气标本，治病之枢。

少阳之本火，太阴之本湿。二者本末同，故从本也。

厥阴之中少阳。二者本末与中不同，故不从标本，从乎中也。

少阴之本热，其标阴；太阳之本寒，其标阳；阳明之中太阴，从本、从标、从中，皆以其为化主之用。

从本者，化生于本；从标者，有标本之化；从中者，以中气为化。化，谓气化之元主，有病以元主，气用寒热治之。

少阳之上，暑气治之，中见厥阴；阳明之上，燥气治之，中见太阴；太阳之上，寒气治之，中见少阴；厥阴之上，风气治之，中见少阳；少阴之上，热气治之，中见太阳；太阴之上，湿气治之，中见阳明，所谓本也。本之下，中之见也，见之下，气之标也；标本不同，气应异象，故曰：知标与本，用之不殆。要格曰：寒盛格阳，治热以热，慎不可寒，格阳而治以寒，外似顺而中气乃逆。热盛拒阴，治寒以寒。慎不可热，拒阴而治以热，外似顺而中气乃逆。热要曰：粗工嘻嘻，以为可知，言热未已，寒病复始，因气异形，迷证乱经。学者慎之，精思有灵。参大经第六十五篇，会文合义，消息求之。

明·李时珍著《本草纲目》

李时珍（1518—1593），字东壁，号濒湖，明代蕲州（今湖北蕲春）人，历三十余载，著成医药学巨著《本草纲目》。该书卷一“序例上”中，分列采药分六气岁物、四时用药例、五运六淫用药式等内容，阐述五运六气对采药、用药的认识。

“岁物”为逢运气之岁而生长的药物，药工在司天在泉所主的年份内采收，则药属味正专精之品。五运有余，主乎太过，则药物专精之气充足；五运不及，主乎不足，则药物专精之气亏缺。专精之气充足者肥壮有力，气味纯正，专精之气亏缺者形同力薄，故而药物气味有厚薄，性用有躁静，治保有多少，力化有深浅。

四时用药例

李时珍曰：《经》云：必先岁气，毋伐天和。又曰：升降浮沉则顺之，寒热温凉则逆之。故春月宜加辛温之药，薄荷、荆芥之类，以顺春升之气；夏月宜加辛热之药，香薷、生姜之类，以顺夏浮之气；长夏宜加甘苦辛温之药，人参、白术、苍术、黄檗之类，以顺化成之气；秋月宜加酸温之药，芍药、乌梅之类，以顺秋降之气；冬月宜加苦寒之药，黄芩、知母之类，以顺冬沉之气，所谓顺时气而养天和也。《经》又云：春省酸、增甘以养脾气，夏省苦、增辛以养肺气，长夏省甘、增咸以养肾气，秋省辛、增酸以养肝气，冬省咸、增苦以养心气。此则既不伐天和，而又防其太过，所以体天地之大德也。昧者，舍本从标，春用辛凉以伐木，夏用咸寒以抑火，秋用苦温以泄金，冬用辛热以涸水，谓之时药。殊背《素问》逆顺之理，以夏月伏阴，冬月伏阳，推之可知矣。虽然月有四时，日有四时，或春得秋病，夏得冬病，神而明之，机而行之，变通权宜，又不可泥一也。王好古曰：四时总以芍药为脾剂，苍术为胃剂，柴胡为时剂，十一脏皆取决于少阳，为发生之始故也。凡用纯寒、纯热之药，及寒热相杂，并宜用甘草以调和之，惟中满者禁用甘尔。

五运六淫用药式

厥阴司天巳亥年，风淫所胜，平以辛凉，佐以苦甘，以甘缓之，以酸泻之。王注云：厥阴气未为盛热，故以凉药平之。清反胜之，治以酸温，佐以甘苦。

少阴司天子午年，热淫所胜，平以咸寒，佐以苦甘，以酸收之。寒反胜之，治以甘温。

太阴司天丑未年，湿淫所胜，平以苦热，佐以酸辛，以苦燥之，以淡泄之。湿上甚而热，治以苦温，佐以甘辛，以汗为故。身半以上，湿气有余，火气复郁，则宜解表流汗而祛之也。热反胜之，治以苦寒，佐以苦酸。

少阳司天寅申年，火淫所胜，平以酸冷，佐以苦甘，以酸收之，以苦发之，以酸复之。热气已退，时发动者，是为心虚气散不敛，以酸收之，仍兼寒助，乃能除根。热见太甚，则以苦发之。汗已便凉，是邪气尽；汗已犹热，是邪未尽，则以酸收之；已汗又热，又汗复热，是脏虚也，则补其心可也。寒反胜之，治以甘热，佐以苦辛。

阳明司天卯酉年，燥淫所胜，平以苦温，佐以酸辛，以苦下之。制燥之法以苦温。宜下必以苦，宜补必以酸，宜泻必以辛热。

太阳司天辰戌年，寒淫所胜，平以辛热，佐以苦甘，以咸泻之。热反胜之，治以咸冷，佐以苦辛。

厥阴在泉寅申年，风淫于内，治以辛凉，佐以苦，以甘缓之，以辛散之。风喜温而恶清，故以辛凉胜之。佐以苦，随所利也。木苦急，以甘缓之。木苦抑，以辛散之。清反胜之，治以酸温，佐以苦甘，以辛平之。

少阴在泉卯酉年，热淫于内，治以咸寒，佐以甘苦，以酸收之，以苦发之。热性恶寒，故以咸寒。热甚于表，以苦发之；不尽，复寒制之；寒制不尽，复苦发之，以酸收之。甚者再方，微者一方，可使必已。时发时止，亦以酸收之。寒反胜之，治以甘热，佐以苦辛，以咸平之。

太阴在泉辰戌年，湿淫于内，治以苦热，佐以酸淡，以苦燥之，以淡泄之。湿与燥反，故以苦热。佐以酸淡，利窍也。热反胜之，治以苦冷，佐以咸甘，以苦平之。

少阳在泉巳亥年，火淫于内，治以咸冷，佐以苦辛，以酸收之，以苦发之。火气大行于心腹，咸性柔软以制之，以酸收其散气。大法须汗者，以辛佐之。寒反胜之，治以甘热，佐以苦辛，以咸平之。

阳明在泉子午年，燥淫于内，治以苦温，佐以甘辛，以苦下之。温利凉性，故以苦下之。热反胜之，治以平寒，佐以苦甘。

太阳在泉丑未年，寒淫于内，治以甘热，佐以苦辛，以咸泻之，以辛润之，以苦坚之以热治寒，是为摧胜，折其气也。热反胜之，治以咸冷，佐以甘辛，以苦平之。

李时珍曰：司天主上半年，天气司之，故六淫谓之所胜，上淫于下也，故曰平之。在泉主下半年，地气司之，故六淫谓之于内，外淫于内也，故曰治之。当其时而反得胜己之气者，谓之反胜。六气之胜，何以征之？燥甚则地干，暑胜则地热，风胜则地动，湿胜则地泥，寒胜则地裂，火胜则地涸是也。其六气胜复主客、证治病机甚详，见《素问·至真要大论》，文多不载。

清·王泰林著《运气证治歌诀》

王泰林（1798—1862），字旭高，号退思居士，江苏无锡人，清代名医，著有《医学刍言》《外科证治秘要》《西溪书屋夜话录》《吴又可温疫论歌括》《温疫明辨歌括》《葛可久十药神书歌诀》《薛氏湿热论歌诀》《运气证治歌诀》《退思集类方歌诀》《医方证治汇编歌诀》《医方歌括》《环溪草堂医案》《医论拾遗》等，以肝病证治、方剂研究著称。现有《王旭高医书全集》（学苑出版社，2001）行世。其中，《运气证治歌诀》出于无锡徐湘亭所藏抄本，列陈无择《三因极一病证方论》所载运气诸方及五瘟丹等，并加歌诀、方解，便于理解、记忆。

陈言，字无择，南宋医家，浙江青田人，著有《三因极一病证方论》（1174）。书中所载运气诸方，中正平和，流传较广，为众书引用，对后世有颇多影响。

五瘟丹，又名代天宣化丸，以不同年份岁运（中运）确定君药为其配伍特点，较早见于明代韩懋《韩氏医通·方诀无隐章》载自制五瘟丹，流传亦广，佐使药略有差异。方中甲己土运年君药甘草，明万全《万氏家传保命歌括·瘟疫》五瘟丹称：甘草为立冬日封青竹筒中而浸厕缸，至冬至前三日取出晒干用，实为人中黄，亦可参考。

总 论

陈无择曰：五运六气，乃天地阴阳运行升降之常道也。五运流行，有太过、不及之异，六气升降，有逆从、胜复之差。凡不合于德、化、政、令者，则为变、眚，皆能病人。故经云：六经波荡，五气倾移，太过不及，专胜兼并。所谓治化，人应之也。或遇变眚，聿兴灾沴。因郁发以乱其正常之德，而致折伤，复随人藏气虚实而为病者，谓之时气，与夫感冒中伤、天行疫沴①，迥然不同。前哲知夫天地有余、不足、违戾之气，还以天地所生德味而平治之。经论昭然，人鲜留意，恐成湮没，故叙而记之。

旭高按 运气证治方，载于《三因书》，系陈无择编辑，未知创自何人。揆其大旨，不出《内经》六淫治例与夫五脏苦欲补泻之义。假令风木之年，而得燥金之年之病，即从燥金之年方法求治；发生之纪，而得委和之纪之病，即从委和之纪方法求治，此其道也。若谓其年必生某病，必主某方，真是痴人说梦矣。

《三因》司天运气方

一、苓术汤

凡遇六壬年，发生之纪，岁木太过，风气流行，脾土受邪，民病飧泄，食减体重，烦冤肠鸣，胁支满；甚则忽忽喜怒，眩晕颠疾。为金所复，则反胁痛而吐血，甚则冲阳绝者死。

茯苓　白术　青皮　炙草　厚朴姜汁炒　半夏　炮姜　草果　各等分

上㕮咀，每服四钱，水杯半，姜三片，枣二枚，煎七分，去滓，空心温服。

---

① 沴（lì）：因气不和而生的灾害，引申为相害、相克。

歌诀 苓术汤青甘朴夏，炮姜草果枣姜加，六壬之岁壬申、壬午、壬辰、壬寅、壬子、壬戌六年发生纪木运太过曰发生，木胜风淫土受邪，飧泄肠鸣胁支痛，苦温甘淡治脾家。

方解 木胜风淫，则脾土受病而湿不运。《经》曰："脾苦湿，急食苦以燥之。""湿淫于内，治以苦温，佐以甘辛。"故用白术、厚朴、草果、炮姜、半夏之苦辛温，以运脾燥湿；用茯苓者，所谓以淡泄之；甘草者，所谓以甘补之也。惟用青皮一味之酸以泻肝，亦可晓然于肝邪之不可过伐矣。仲景曰："见肝之病，知肝传脾，当先实脾。"尤在泾云："肝邪盛者，先实脾土，以杜滋蔓之祸。"然则岁木太过，民病飧泄，而主以苓术汤，不治肝而治脾，不治风而治湿，谓非肝病实脾之一证乎！

二、麦门冬汤

凡遇六戊年，赫曦之纪，岁火太过，炎暑流行，肺金受邪，民病痎疟，上气咳喘，咯血痰壅，嗌干耳聋，肩背热甚，胸中痛，胁支满，背髀并两臂痛，身热骨疼，而为浸淫。为水所复，则反谵妄狂越。太渊绝者死。

麦冬　桑白皮　钟乳粉　人参　紫菀　白芷　半夏　甘草　竹叶　各等分

煎服如上法。

歌诀 麦门冬汤桑白皮，钟乳人参紫菀随，白芷半甘兼竹叶，咳喘咯血此方推。赫曦之纪火运太过曰赫曦年逢戊戊辰、戊寅、戊子、戊戌、戊申、戊午六年，火灼金伤肺病宜。

方解 火淫热胜，则相傅之官受制，而治节失司，为咳喘上气咯血，肩背臂膊皆痛，皆肺病也。肺属燥金而恶火，火就燥，燥火本为同类，故肺受火刑为病，与燥气自伤无异。所谓自伤，气之削也。是方以麦冬补肺之阴，钟乳补肺之阳，人参补肺之正气，此三味先为运筹帷幄，保守中军。然后用桑皮、紫菀之苦以泄之，白芷、半夏之辛以泻之，甘草缓之，竹叶清之，此数味者，是为斩将搴旗之师也。统而论之，即经旨"热者寒之，燥者润之，弱者补之，强者泻之，调其气，而使其平"，此之谓也。

三、附子山萸汤

凡遇六甲年，敦阜之纪，岁土太过，雨湿流行，肾水受邪，民病腹痛，清厥，意不乐，体重烦冤；甚则肌肉痿，足痿不收，腰膝痛，中满食减。为风所复，则反溏泄肠鸣，大腹肿胀。太溪绝者死。

附子　山萸肉各一两　半夏、肉果煨，各三钱　木瓜　乌梅　藿香　丁香各一钱　姜七片　枣三枚　水煎服，如前法。

歌诀　附子山萸半肉果，瓜梅丁藿二香和，再加姜枣治敦阜土运太过曰敦阜，六甲之年土太过甲子、甲戌、甲申、甲午、甲辰、甲寅六年，湿胜阳微脾肾伤，君以苦热酸辛佐。

方解　腹痛寒厥，足痿不收，湿伤脾肾之阳矣。《经》言：湿胜阳微，治之以苦热酸辛。盖苦能燥湿，辛可理脾，热性刚而扶阳，酸属木而制土故也。然肾肝同处下焦，而脾与胃为表里，脾肾既受湿邪，肝胃岂无波及！故用附子之热壮肾阳，即用山萸之温养肝阳，用肉果之辛醒脾阳，即用半夏之辛和胃阳，少佐瓜梅之酸甘，制敦阜之太过，丁、藿之辛香，辟雨湿之阴气，更加姜、枣以和之，而邪有不却者乎！

四、牛膝木瓜汤

凡遇六庚年，坚成之纪，岁金太过，燥气流行，肝木受邪，民病胁与少腹拘急痛，目赤耳聋，甚则咳逆，肩背尻阴股膝髀腨䯒足皆痛。为火所复，则暴痛，胠胁不可转侧，甚而喘咳溢血。太冲绝者死。

牛膝酒浸　木瓜各一两　炙甘草五钱　芍药　天麻　菟丝子酒浸　枸杞子各三钱　黄松节二钱　姜二片　枣一枚　杜仲姜汁炒，三钱　煎同前法。

歌诀　牛膝木瓜杞菟草，天麻芍药仲姜枣，六庚之岁庚午、庚辰、庚寅、庚子、庚戌、庚申六年遇坚成金运太过曰坚成，金行太甚肝伤燥，燥属阳邪肝主筋，舒筋养血斯方好。

方解　岁运太过，燥气伤肝，燥乃阳邪，伤肝之血，肝伤苦急，虽缓之者必以甘，而入肝者惟酸，故君牛膝、木瓜之苦酸以入肝，臣甘草之甘以缓肝，甘酸相得，便能化肝之液，以滋筋血之燥。仲景所谓“肝之病，补用酸，助用苦，益用甘味调之”是也。佐以白芍敛肝阴，天麻平肝阳，菟丝、枸杞养肝血，姜炒杜仲理肝气。盖燥气伤肝，肝之阴血急宜培，而肝之阳气不宜亢也。使以松节者，松为木长，其节多油，能祛骨节之风燥，肝属木而主筋，又同气相求之理也。统论全方，在养血以舒筋，则肝无燥急之苦矣。

五、川连茯苓汤

凡遇六丙年，流衍之纪，岁水太过，寒气流行，邪害心火，民病身热烦躁谵妄，手足厥冷，甚则腹胀大，喘咳上气，寝汗出憎风。为土所复，则反腹满肠鸣，溏泄，渴妄。神门绝者死。

川连　茯苓各一两　麦冬　车前子　远志姜汁制　通草各半两　半夏　黄芩　炙甘草各一钱　姜七片　枣三枚　煎服同前。

歌诀　川连茯苓汤远志，车通麦夏草黄芩，纪逢六丙丙寅、丙子、丙戌、丙申、丙午、丙辰六年为流衍水运太过曰流衍，寒水流行邪害心，谵妄躁烦肢厥冷，急清心主此宜斟。

方解　身热谵妄烦躁，而手足厥冷，显然君主为寒水遏伏，阳气不得四布，而坐令自焚。故重用黄连之苦，急清心经之焰，内安君主。茯苓之淡，急泄流衍之水，外御客邪；麦冬、黄芩、甘草佐川连同致救焚之功；半夏、车前、通草佐茯苓共成决渎之功；远志开心窍，用姜汁制之，则能通神明而宣阳气，阳气得宣，水邪尽却，烦躁厥冷自已。

六、苁蓉牛膝汤

凡遇六丁年，委和之纪，岁木不及，燥乃盛行，民病中清，胠胁小腹痛，肠鸣溏泄，为火所复，则反寒热疮疡，咳而鼽衄。

肉苁蓉　牛膝　木瓜　当归　白芍　大熟地　乌梅　炙草　各等分

煎同前法。如筋痿脚弱，加鹿角屑同煎。

歌诀　苁蓉牛膝汤熟地，归芍瓜梅炙草比，肝虚伤燥此方宜，六丁之岁丁卯、丁丑、丁亥、丁酉、丁未、丁巳六年委和纪木运不及曰委和，胠胁少腹悉皆疼，脚弱还加鹿角使。

方解　此与前牛膝木瓜汤大段相同，但彼因燥盛伤肝，肝血虽虚不甚，故止化肝之液，养肝之血，便可以却燥。此以肝虚伤燥，血液大亏，故用苁蓉、熟地峻补肾阴，是虚则补母之法也。

七、黄芪茯苓汤

凡遇六癸年，伏明之纪，岁火不及，寒乃盛行，民病心胸中痛，膺背两臂内痛，噎塞郁冒，暴喑，甚则髋髀痛，不能屈伸。为土所复，则反溏泄肠鸣腹痛，手足痿痹，不能任身。

黄芪　茯苓　紫河车　远志姜汁炒　苡仁生研　人参　各等分　肉桂心新增

水煎服。

按此汤用河车，当作丸剂为是。

歌诀　黄芪茯苓汤人参，河车远志苡仁生，岁火不足寒威盛，六癸之年癸酉、癸未、癸巳、癸卯、癸丑、癸亥六年是伏明火运不及曰伏明，蒙昧心胸疼痛服，更加肉桂义尤精。

方解 心阳衰少，则君火无权，故寒邪得以侵凌而来犯。观其暴暗蒙昧，心胸疼痛等证，不徒寒威肆虐，其义可绎思矣。方中参、芪、河车并用，大温补其气血，俾气血足而神旺，则心阳自畅。更用远、茯安神，苡仁养心，取意非不善，但不无迂缓之嫌。旭高因僭加桂心一味，以宣导诸药，启发心阳，临症取裁，是所望于君子。

八、白术厚朴汤

凡遇六己年，卑监之纪，岁土不及，风气盛行，民病飧泄，霍乱，身重腹痛，肉瞤筋软，善太息，不嗜食。为金所复，则反胸胁暴痛，下引少腹，善怒，吞酸食少。

白术 厚朴 半夏 青皮 桂心 藿香各三钱 炮姜 炙草各五钱 姜三片 枣二枚 煎同前法。

歌诀 白术厚朴汤藿香，青甘半夏炮干姜，桂心补火以生土，六己之年己巳、己卯、己丑、己亥、己酉、己未六年卑监方土运不及曰卑监，泄泻脾虚不嗜食，温中补土此为良。

方解 此即六壬年苓术汤去茯苓、草果，加藿香畅脾气，桂心补土母，余则大段相同。

九、紫菀汤

凡遇六乙年，从革之纪，岁金不及，炎火盛行，民病咳逆上气，身热咳衄，汗出，肩背臂痛。为水所复，则反头脑痛及于顶，发热口疮心痛。

紫菀 人参 甘草 黄芪 五味子 白芍 杏仁 地骨皮 桑白皮 各等分

水煎服。

歌诀 紫菀人参味草芪，杏仁地骨芍桑皮，岁金不及名从革金运不及曰从革，六乙之年乙丑、乙亥、乙酉、乙未、乙巳、乙卯六年遇此奇，上气咳喘多汗出，肺虚有火最相宜。

方解 肺位高原，职司下降，肺虚而火热乘之，则反苦气上逆。《经》曰：“肺苦气上逆，急食苦以泄之”，故用紫菀、杏仁之苦以降气；“损其肺者益其气”，故用人参、黄芪、以补气。咳逆汗多是肺气耗散矣，散者收之，故用五味、白芍以收肺，收之亦以补之也。肺之所畏者火，而所赖以生者土也，故用甘草泻心火而除烦，补脾土而生气，金有所恃矣。然恐火郁之久，金伤特甚，不能受补，而反壅气，故用骨皮、桑皮清之泻之。益知肺虚热甚之证，降气补肺，清金泻火，每相须为用也。

以上十方①，治五运大运太过不及、逆从胜复为灾者。按运气有三，有大运、主运、客运。大运者，中运也，主一岁之气，如“甲己之岁，土运统之；乙庚之岁，金运统之；丙辛之岁，水运统之；丁壬之岁，木运统之；戊癸之岁，火运统之”是也。主运者，如春木属角，夏火属徵，秋金属商，冬水属羽，土寄四季属宫，春必始于角，而冬则终于羽，岁岁相仍者是也。客运者，十年一周，各以本年中运为初运，而以次相生。如甲年阳土，则太宫起初运；己年阴土，则少宫起初运。乙年阴金，则少商起初运；庚年阳金，则太商起初运。丙年阳水，则太羽起初运；辛年阴水，则少羽起初运。丁年阴木，则少角起初运；壬年阳木，则太角起初运。戊年阳火，则太徵起初运；癸年阴火，则少徵起初运。五运不同，迭相用事者是也。三运之中，俱有太少相生之异。如甲丙戊庚壬，五太之年为阳，为太过，其数应于成；乙丁己辛癸，五少之年为阴，为不足，其数应于生。先圣察生成之数，以求运气者，盖欲因数以占夫气化之盛衰，而示人以法阴阳，和术数，先岁气，合天和也。然而难言之矣，一岁之中，五运相推，六气相荡，运气错杂，而变各不同，如湿挟风而化燥，风兼燥而化凉，火燔亢而生风，湿郁蒸而为热，则阴阳之消息，固难以识其微，而形象之著明，是必有可凭之理。是故执司天以求治，而其失在隘；舍司天以求治，而其失在浮。嗟乎！安得读万卷书，明阴阳者，与之共谈斯言哉！

十一、静顺汤

治辰戌之年，太阳司天，太阴在泉，气化运行先天。初之气，乃少阳相火加临厥阴风木。民病瘟疠，身热头痛，呕吐，肌腠疮疡。二之气，乃阳明燥金

---

① 《王旭高医书全集·运气证治歌诀》之五味子汤方及歌诀、方解佚。《三因极一病证方论》载：遇六辛年，涸流之纪，岁水不及，湿乃盛行，民病肿满身重，濡泄寒疡，腰、腘、腨、股、膝痛不便，烦冤足痿，清厥，脚下痛，甚则跗肿，肾气不行。为木所复，则反面色时变，筋骨并辟，肉瞤瘈，目视䀮䀮，肌肉胗发，气并膈中，痛于心腹。五味子汤治肾虚坐卧湿地，腰膝重着疼痛，腹胀满，濡泄无度，步行艰难，足痿清厥，甚则浮肿，面色不常。或筋骨并辟，目视䀮䀮，膈中咽痛。五味子，附子（炮，去皮脐）、巴戟（去心）、鹿茸（燎去毛，酥炙）、山茱萸、杜仲（制炒），各等分。上剉散，每服四钱，水盏半，姜七片，盐少许，煎七分，去滓，食前服之。

加临少阴君火，民病气郁中满。三之气，乃太阳寒水加临少阳相火，民病寒，反热中，身热瞀闷。四之气，厥阴风木加临太阴湿土，风湿交争，民病肉痿足痿，注下赤白。五之气，少阴君火加临阳明燥金，民病郁郁不舒。终之气，太阴湿土加临太阳寒水，民病凄惨。治法宜用甘温平其水，酸苦补其火，折其郁气，资其化源，抑其运气，扶其不胜也。

附子辛甘热　炮姜苦辛温　木瓜酸温　茯苓甘淡　牛膝苦酸　甘草甘平　诃子苦温　防风甘辛温

自大寒至春分，去附子加杞子。

自春分至小满，依原方加杞子。

自小满至大暑，去附子、木瓜、炮姜，加人参、杞子、地榆、白芷、生姜。

自大暑至秋分，依原方加石榴皮。

自秋分至小雪，依原方不加减。

自小雪至大寒，去牛膝，加当归、白芍、阿胶。

歌诀　静顺汤医辰戌年，太阳寒水是司天，附姜茯膝木瓜草，诃子防风八味全，随气初终加减服，扶其不胜抑其偏。

方解　按《内经》运气篇："太阳司天，寒淫所胜。太阴在泉，湿淫所胜。"为病与此不同。其治司天之寒淫，平以辛热，佐以甘苦。治在泉之湿淫，主以苦热，佐以酸淡。立方大意即本之，此后俱仿此。

十二、审平汤

治卯酉之岁，阳明司天，少阴在泉，气化运行后天。初之气，乃太阴湿土加临厥阴风木，此下克上，民病中湿肿胀，面目浮肿，善上气，衄衄，嚏欠，呕吐，小便黄赤，甚则淋。二之气，乃少阳相火加临少阴君火，民病寒热。三之气，阳明燥金加临少阳相火，此下克上，民病燥热交合，凉风间发，寒热、头痛作渴。四之气，太阳寒水加临太阴湿土，此下克上，民病暴仆，振栗谵妄，少气，咽干引饮，心痛，痈肿疮疡，骨痿便血。五之气，厥阴风木加临阳明燥金，民病气不和。终之气，少阴君火加临太阳寒水，此下克上，民病温。治法宜咸寒以抑火，辛甘以助金，汗之、清之、散之，安其运气，适事为故。

天冬甘寒　远志苦辛温　白术苦甘温　白芍苦酸寒　檀香辛温　山萸酸微温　炙甘草甘微温　生姜辛温

自大寒至春分，加茯苓、半夏、紫苏。

自春分至小满，加元参、白薇。

自小满至大暑，去远志、白术、山萸，加丹参、泽泻。

自大暑至秋分，去远志、白术，加酸枣仁、车前子。

自秋分至小雪，依原方。

自小雪至大寒，依原方。

歌诀 审平汤方治燥淫，司天卯酉属阳明，檀香远志山萸肉，白术天麦芍药并，甘草生姜同入剂，扶金抑火令其平。

方解 按方下原注云："宜咸寒以抑火，辛甘以助金"，而方中无咸寒之药，何也?《内经》："阳明司天，燥淫所胜。少阴在泉，热淫所胜"，为病与此不同。其治司天之燥淫，主以苦温，佐以酸辛。治在泉之热淫，主以咸寒，佐以甘苦。细绎其义，亦不外五行生克之理。

十三、升明汤

治寅申之岁，少阳司天，厥阴在泉，气化运行先天。初之气，少阴君火加临厥阴风木，民病气怫于上，血溢目赤，咳逆头痛，血崩，胁痛，肤腠生疮。二之气，太阴湿土加临少阴君火，民病热郁，咳逆呕吐，胸臆不利，头痛、身热、昏愦，脓疮。三之气，少阳相火加临少阳相火，民病热中，耳聋目瞑，血溢疮疡，咳血衄衄，渴欠喉痹，目赤，善暴死。四之气，阳明燥金加临太阴湿土，民病胁胸支满，身重。五之气，太阳寒水加临阳明燥金，民病避寒邪，君子周密。终之气，厥阴风木加临太阳寒水，民病关闭不禁，心痛，阳气不藏而咳。法宜咸寒平其上，辛温治其下，渗之，泄之，渍之，发之。

酸枣仁甘酸　蔷薇甘苦微寒　生姜辛温　半夏辛温　青皮辛酸　紫檀香辛温　炙草甘平　车前子甘淡微寒

自大寒至春分，加白薇、玄参。

自春分至小满，加丁香。

自小满至大暑，加漏芦、升麻、赤芍。

自大暑至秋分，加茯苓。

自秋分至小雪，依原方。

自小雪至大寒，加五味子。

歌诀 升明汤治寅申岁，相火司天木在泉，酸枣蔷薇青与草，檀香姜夏共车前。

方解 按原注云："咸寒平其上"，而方中仍无咸寒之药。惟加减法有白薇、玄参，正是咸寒之味。所谓平其上者，司天之气，主上半年也。《内经》："少阳司天，火淫所胜，厥阴在泉，风淫所胜"，与此为病不同。其治司天之火淫，主以咸寒，佐以苦甘，则与此略同。其治在泉之风淫，主以辛凉，佐以苦甘，而此方云辛温，则不同矣。

十四、备化汤

治丑未之岁，太阴司天，太阳在泉，气化运行先天。初之气，厥阴风木加临厥阴风木，民病血溢，经络拘强，关节不利，身重脚弱。二之气，少阴君火加临少阴君火，民病温疠盛行，远近咸若。三之气，太阴湿土加临少阳相火，民病身重胕肿，胸腹满。四之气，少阳相火加临太阴湿土，民病腠理热，血暴溢，心腹胀满，寒疟，甚则跗肿。五之气，阳明燥金加临阳明燥金，民病皮肤寒气及体。终之气，太阳寒水加临太阳寒水，民病关节禁固，腰脽痛。治法宜酸苦以平其上，甘温以治其下，以苦燥之温之，甚则发之泄之，赞其阳火，令御其寒。

木瓜酸温　茯神甘淡　牛膝苦酸　附子苦辛热　地黄甘寒　覆盆子甘温　甘草甘平　生姜辛温

自大寒至春分，依原方。

自春分至小满，去附子，加天麻、防风。

自小满至大暑，加泽泻。

自大暑至秋分、小雪、大寒，并依原方。

歌诀　备化汤年临丑未，司天湿土太阴居，覆盆茯膝瓜甘地，赞火御寒姜附胥。

方解　《内经》："太阴司天，湿淫所胜，太阳在泉，寒淫所胜"，为病与此大不同。其治司天之湿淫，主以苦温，佐以酸辛。湿上甚而为热，则佐以甘辛，以汗为故而止也。其治在泉之寒淫，主以甘热，佐以苦辛。而此云"酸苦以平其上，甘温以治其下"，正与经文相合处。

十五、正阳汤

治子午之岁，少阴司天，阳明在泉，气化运行先天。初之气，乃太阳寒水加临厥阴风木，民病关节禁固，腰脽痛，中外皆疮疡。二之气，厥阴风木加临少阴君火，民病淋，目赤，气郁而热。三之气，少阴君火加临少阳相火，民病热厥心痛，寒热更作，咳喘，目赤。四之气，太阴湿土加临太阴湿土，民病黄疸，衄衄，呕吐。五之气，少阳相火加临阳明燥金，民病乃安，邪复至，春为疟。终之气，阳明燥金加临太阳寒水，民病上肿，咳喘，甚则血溢，下连少腹，而作寒中。治法宜咸以平其上，苦热以治其下，咸以软之，苦以发之，酸以收之。

白薇咸寒　玄参咸苦寒　川芎辛甘温　当归辛甘温　桑白皮甘寒　白芍酸寒　旋覆花咸辛　甘草甘平　生姜辛温

自大寒至春分，加杏仁、升麻。

自春分至小满，加茯苓、车前子。

自小满至大暑，加杏仁、麻仁。

自大暑至秋分，加荆芥、茵陈蒿。

自秋分至小雪，依原方。

自小雪至大寒，加紫苏子。

歌诀　正阳汤里咸酸苦，君火司天交子午，旋覆玄参桑白薇，芎归芍草姜同取。

方解　《内经》："少阴司天，热淫所胜，治以咸寒，佐以甘苦，以酸收之。""阳明在泉，燥淫所胜，治以苦温，佐以甘辛，以苦下之。"此方治法，皆合经旨。惟"以苦发之"之句，见少阴在泉治法中，少阴司天无此句。按此句原本于《六元正纪大论》所云："甚则以苦发之，以酸收之，而安其下。"

十六、敷和汤

治巳亥之岁，厥阴司天，少阳在泉，气化运行后天。初之气，乃阳明燥金加临厥阴风木，民病寒，于右胁下痛。二之气，太阳寒水加临少阴君火，民病热中。三之气，厥阴风木加临少阳相火，民病泪出，耳鸣，掉眩。四之气，少阴君火加临太阴湿土，民病黄疸，胕肿。五之气，太阴湿土加临阳明燥金，燥湿相胜，寒气及体。终之气，少阳相火加临太阳寒水，此下水克上火，民病瘟疠。治法宜用辛凉平其上，咸寒调其下，畏火之气，无妄犯之。

半夏辛温　枣仁甘酸　五味子甘酸　炮姜苦辛　枳实苦辛　茯苓甘淡　诃子苦温　橘皮辛甘　炙甘草甘平

自大寒至春分，加牛蒡子。

自春分至小满，加麦冬、山药。

自小满至大暑，加紫菀。

自大暑至秋分，加泽泻、山栀。

自秋分至小雪，大寒，并依原方。

歌诀 厥阴巳亥用敷和，风木司天土病多，《内经》：厥阴风木司天，脾胃之病为多。橘半草苓姜味枳，枣仁诃子九般哦。

方解 《内经》："厥阴司天，风淫所胜，治以辛凉，佐以苦甘。""少阳在泉，火淫所胜，治以咸冷，佐以苦辛。"此方辛凉咸寒，在加减法中，而不入正方，正方九味，多是温中补土益肺之药。盖木盛者土必衰，培土生金，正所以抑木也。

以上六方，治六气之客气为病者，客气迁移，故法有加减。其方意深奥，有与病相合者，有与病不相合者，若必欲为强解，未免昧心诬圣，宁阙其义，以俟明者。

按六气有二，一曰主气，一曰客气。主气者，节有常期，岁有常令。凡一岁之气，始于大寒日，交风木之初气；次至春分日，交君火之二气；次至小满日，交相火之三气；次至大暑日，交湿土之四气；次至秋分日，交燥金之五气；次至小雪日，交寒水之终气。每气各主六十日八十七刻半。客气者，三阴三阳之气，更迭主时，而行天令，以加临于主气之上，而为一岁之变化。如子午年，则太阳寒水为初气；丑未年，则厥阴风木为初气；寅申年，则少阴君火为初气；卯酉年，则太阴湿土为初气；辰戌年，则少阳相火为初气；巳亥年，则阳明燥金为初气。以次而转，余可类推。

然主气以五行相生为序，故太阴湿土居少阳相火之后。客气以三阴三阳先后之数为序，故太阴湿土居少阳相火之前也。凡客气所至，则有寒、暑、燥、湿、风、火非常之变，故冬有烁石之热，夏有凄沧之凉。和则生化，不和则为灾伤，此盖客气所加，乃为胜制郁发之变耳。

总而言之，司天通主上半年，在泉通主下半年。析而言之，六气各有所主，非其位则邪，当其位则正，气相得则微，不相得则甚，千变万化，何有穷尽。上凡一十六方，不过示人以规矩耳。病有万变，药亦万变，圆机之士，不须余赘矣。

附方 五瘟丹《韩氏医通》治瘟疫

甘草甲己年土运，甘草为君① 黄芩乙庚年金运，黄芩为君 黄柏丙辛年水运，黄柏为君 栀子丁壬年木运，栀子为君 黄连戊癸年火运，黄连为君 紫苏 香附

---

① 甘草：或用"人中黄"。

上七味，俱生用，各等分，凡为君者多一倍。如甲己年甘草二两，余各一两。于冬至日择净室，避妇女、鸡犬，研为末。用锦文大黄二两，浓煎去渣熬膏和药为丸。如嫌干，少加蒸饼糊捣丸，如弹子大，朱砂、雄黄为衣，再加金箔外护。凡病瘟疫，用一丸冷水磨服。并治诸疮肿毒，以此外敷，无不神效。

歌诀 五瘟丹紫苏香附，黄柏芩连栀草临，大黄煮汁丸如弹，外护雄朱更贴金。甲己之年君甘草，丁壬栀子乙庚芩，戊癸黄连丙辛柏，除却为君等分饮。

方解 旭高曰：运气错杂，不得其正，人在气交之中，受其不正之气，则瘟病生。瘟之为病，虽有五运之分，要皆必有热毒。盖瘟疠郁蒸则成热，互相传染则成毒也。故喻嘉言、张路玉、叶天士辈，治疗瘟疫，清理三焦，均必佐以解毒。此方即黄连解毒汤合香附饮加味为丸，其分两则随五运而增减，以治五种瘟疫，义亦精矣。盖香附、紫苏，芳香辛散，足以辟邪，朱砂、雄黄、金箔，得天地阴阳精灵之气。足以正不正之气。余五味，总言其功，清热解毒，分言其妙，则甘草入脾，用以为君，能领诸药，泻土中之火；黄芩入肺，用以为君，能领诸药泻金中之火。故甲己土运，甘草为君；乙庚金运，黄芩为君。余可类推矣。

7 经典运气医论

清·黄元御著《四圣心源》

黄元御（1705—1758），字坤载，号研究，别号玉楸子，山东昌邑人，清乾隆年间名医，曾任太医，被誉为“一代医宗”。黄元御积二十余年研习医经之心得，对医理多有创见。临床精于运气、脏腑、脉法，曾受乾隆帝亲题“妙悟岐黄”扁额。

《四圣心源》十卷，成书于乾隆十八年癸酉（1753），融贯《内经》《难经》《伤寒》《金匮》之旨，撰此“解内外百病原始要络”，其卷二之六气解，论述精辟，列主方示意，足启后学。

六气解

内外感伤，百变不穷，溯委穷源，不过六气，六气了彻，百病莫逃，义至简而法至精也。仲景既没，此义遂晦，寒热错讹，燥湿乖谬，零素雪于寒泉，飘温风于阳谷，以水益水而愈深，以火益火而弥热。生灵夭札，念之疚心，作六气解。

六气名目

厥阴风木	足厥阴肝	乙木
	手厥阴心主	相火
少阴君火	手少阴心	丁火
	足少阴肾	癸水
少阳相火	手少阳三焦	相火
	足少阳胆	甲木
太阴湿土	足太阴脾	己土
	手太阴肺	辛金

阳明燥金	手阳明大肠	庚金
	足阳明胃	戊土
太阳寒水	足太阳膀胱	壬水
	手太阳小肠	丙火

六气从化

天有六气，地有五行。六气者，风、热、暑、湿、燥、寒；五行者，木、火、土、金、水。在天成象，在地成形，六气乃五行之魂，五行即六气之魄。人为天地之中气，秉天气而生六腑，秉地气而生五脏。六气五行，皆备于人身。内伤者，病于人气之偏；外感者，因天地之气偏，而人气感之。

内外感伤，总此六气。其在天者，初之气，厥阴风木也，在人则肝之经应之。二之气，少阴君火也，在人则心之经应之。三之气，少阳相火也，在人则三焦之经应之。四之气，太阴湿土也，在人则脾之经应之。五之气，阳明燥金也，在人则大肠之经应之。六之气，太阳寒水也，在人则膀胱之经应之。

天人同气也，经有十二，六气统焉。足厥阴以风木主令，手厥阴火也，从母化气而为风。手少阳以相火主令，足少阳木也，从子化气而为暑。手少阴以君火主令，足少阴水也，从妻化气而为热。足太阳以寒水主令，手太阳火也，从夫化气而为寒。足太阴以湿土主令，手太阴金也，从母化气而为湿。手阳明以燥金主令，足阳明土也，从子化气而为燥。

盖癸水上升，而化丁火，故手少阴以君火司气，而足少阴癸水在从化之例。丙火下降，而化壬水，故足太阳以寒水当权，而手太阳丙火在奉令之条。木之化火也，木气方盛，而火气初萌，母强子弱，故手厥阴以相火而化气于风木。火气既旺，而木气已虚，子壮母衰，故足少阳以甲木而化气于相火。土之化金也，土气方盛，而金气初萌，母强子弱，故手太阴以辛金而化气于湿土。金气方旺，而土气已虚，子壮母衰，故足阳明以戊土而化气于燥金。母气用事，子弱未能司权，则子从母化，子气用事，母虚不能当令，则母从子化，所谓将来者进，成功者退，自然之理也。

六气偏见

人之六气，不病则不见，凡一经病，则一经之气见。平人六气调和，无风、无火、无湿、无燥、无热、无寒，故一气不至独见，病则或风、或火、或湿、或燥、或寒、或热，六气不相交济，是以一气独见。如厥阴病则风盛，少阴病则热盛，少阳病则暑盛，太阴病则湿盛，阳明病则燥盛，太阳病则寒盛也。

以此气之偏盛，定缘彼气之偏虚，如厥阴风盛者，土金之虚也；少阴热盛、少阳暑盛者，金水之虚也；太阴湿盛者，水木之虚也；阳明燥盛者，木火之虚也，太阳寒盛者；火土之虚也。以六气之性，实则克其所胜而侮所不胜，虚则己所不胜者乘之，而己所能胜者亦来侮之也。

究之一气之偏盛，亦缘于虚。厥阴能生，则阳气左升而木荣，其风盛者，生意之不遂也。少阴能长，则君火显达而上清，其热盛者，长气之不旺也。阳明能收，则阴气右降而金肃，其燥盛者，收令之失政也。太阳能藏，则相火闭蛰而下暖，其寒盛者，藏气之不行也。土为四维之中气，木火之能生长者，太阴己土之阳升也，金水之能收藏者，阳明戊土之阴降也，中气旺则戊己转运而土和，中气衰则脾胃湿盛而不运。

土生于火而火灭于水，土燥则克水，土湿则水气泛滥，侮土而灭火。水泛土湿，木气不达，则生意盘塞，但能贼土，不能生火以培土，此土气所以困败也。血藏于肝而化于脾，太阴土燥，则肝血枯而胆火炎，未尝不病。但足太阴脾以湿土主令，足阳明胃从燥金化气，湿为本气而燥为化气，是以燥气不敌湿气之旺。阴易盛而阳易衰，土燥为病者，除阳明伤寒承气证外不多见，一切内外感伤杂病，尽缘土湿也。

本气衰旺

经有十二，司化者六经，从化者六经。从化者不司气化，总以司化者为主，故十二经统于六气。病则或见司化者之本气，或见从化者之本气，或司化者而见从化之气，或从化者而见司化之气，全视乎本气之衰旺焉。

手少阴以君火司化，足少阴之水从令而化热者，常也，而足少阴之病寒，是从化者自见其本气，以水性原寒，手少阴之病寒，是司化者而见从化之气，以君火原从水化也。足太阳以寒水司化，手太阳之火从令而化寒者，常也，而手太阳之病热，是从化者自见其本气，以火性原热，足太阳之病热，是司化者而见从化之气，以寒水原从火化也。足厥阴以风木司化，手厥阴之火从令而化风，手少阳以相火司化，足少阳之木从令而化暑者，常也，而手厥阴之病暑，足少阳之病风，是从化者自见其本气，以火性生暑而木性生风也。足太阴以湿土司化，手太阴之金从令而化湿，手阳明以燥金司化，足阳明之土从令而化燥者，常也，而手太阴之病燥，足阳明之病湿，是从化者自见其本气，以金性本燥而土性本湿也。

大抵足太阳虽以寒化，而最易病热。手少阴虽以热化，而最易病寒。厥阴原以风化，而风盛者固多。少阳虽以火化，而火败者非少。金性本燥，而手太阴从土化湿者，常有七八。土性本湿，而足阳明从金化燥者，未必二三也。

厥阴风木

风者，厥阴木气之所化也，在天为风，在地为木，在人为肝。足厥阴以风木主令，手厥阴心主以相火而化气于风木，缘木实生火，风木方盛，子气初胎，而火令未旺也。

冬水闭藏，一得春风鼓动，阳从地起，生意乃萌。然土气不升，固赖木气以升之，而木气不达，实赖土气以达焉。盖厥阴肝木，生于肾水而长于脾土，水土温和，则肝木发荣，木静而风恬，水寒土湿，不能生长木气，则木郁而风生。

木以发达为性，己土湿陷，抑遏乙木发达之气，生意不遂，故郁怒而克脾土，风动而生疏泄，凡腹痛下利、亡汗失血之证，皆风木之疏泄也。肝藏血而华色，主筋而荣爪，风动则血耗而色枯，爪脆而筋急，凡眦黑唇青、爪断筋缩之证，皆风木之枯燥也。及其传化乘除，千变不穷。故风木者，五脏之贼，百病之长，凡病之起，无不因于木气之郁，以肝木主生，而人之生气不足者，十常八九，木气抑郁而不生，是以病也。

木为水火之中气，病则土木郁迫，水火不交，外燥而内湿，下寒而上热。手厥阴，火也，木气畅遂，则厥阴心主从令而化风，木气抑郁，则厥阴心主自现其本气，是以厥阴之病，下之则寒湿俱盛，上之则风热兼作，其气然也。

少阴君火

热者，少阴君火之所化也，在天为热，在地为火，在人为心。少阴以君火主令，手少阴心，火也，足少阴肾，水也，水火异气，而以君火统之，缘火位于上而生于下。坎中之阳，火之根也，坎阳升则上交离位而化火，火升于水，是以癸水化气于丁火。水化而为火，则寒从热化，故少阴之气，水火并统，而独以君火名也。

君火虽降于手而实升于足，阳盛则手少阴主令于上而癸水亦成温泉，阴盛则足少阴司气于下而丁火遂为寒灰。以丁火虽司气化，而制胜之权，终在癸水，所恃者，生土以镇之。但土虽克水，而百病之作，率由土湿，湿则不能克水，而反被水侮。土能克水者，惟伤寒阳明承气一证，其余则寒水侮土者，十九不止。土溃则火败，故少阴一病，必寒水泛滥而火土俱负，其势然也。至于上热者，此相火之逆也。火中有液，癸水之根，相火上逆，灾及宫城，心液消亡，是以热作。凡少阴病热，乃受累于相火，实非心家之过。而方其上热，必有下寒，以水火分离，而不交也。见心家之热，当顾及肾家之寒。盖水火本交，彼此相交，则为一气，不交则离析分崩，逆为冰炭。究之火不胜水，则上热不敌下寒之剧，不问可知也。

血根于心而藏于肝，气根于肾而藏于肺，心火上热，则清心家之血，肾水下寒，则暖肾家之气。故补肝之血则宜温，补心之血则宜清，补肺之气则宜凉，补肾之气则宜暖，此定法也。

少阳相火

暑者，少阳相火之所化也，在天为暑，在地为火，在人为三焦。手少阳以相火主令，足少阳胆以甲木而化气于相火，缘火生于木，相火既旺，母气传子，而木令已衰也。

三焦之火，随太阳膀胱之经下行，以温水脏，出腘中，贯腨肠，而入外踝。君火升于足而降于手，相火升于手而降于足，少阳之火降，水得此火，而后通调，故三焦独主水道。《素问·灵兰秘典》：三焦者，决渎之官，水道出焉。膀胱者，州都之官，津液藏焉，气化则能出矣。盖水性闭蛰而火性疏泄，闭蛰则善藏，疏泄则善出。《灵枢·本输》：三焦者，入络膀胱，约下焦，实则闭癃，虚则遗溺。相火下蛰，水脏温暖而水腑清利，则出不至于遗溺，藏不至于闭癃，而水道调矣。水之所以善藏者，三焦之火秘于肾脏也，此火一泄，陷于膀胱，实则下热而闭癃，虚则下寒而遗溺耳。

手之阳清，足之阳浊，清则升而浊则降，手少阳病则不升，足少阳病则不降。凡上热之证，皆甲木之不降，于三焦无关也。相火本自下行，其不下行而逆升者，由于戊土之不降。戊土与辛金，同主降敛，土降而金敛之，相火所以下潜也。戊土不降，辛金逆行，收气失政，故相火上炎。足少阳虽从三焦化火，而原属甲木，病则兼现其本气。相火逆行，则克庚金，甲木上侵，则贼戊土，手足阳明，其气本燥，木火双刑，则燥热郁发，故少阳之病，多传阳明。然少阳之气，阴方长而阳方消，其火虽盛，而亦易衰。阴消阳长则壮，阴长阳消则病，病于相火之衰者，十之八九；内伤惊悸之证，皆相火之衰也。病于相火之旺者，十之一二而已。伤寒少阳有之。

太阴湿土

湿者，太阴土气之所化也，在天为湿，在地为土，在人为脾。太阴以湿土主令，辛金从土而化湿，阳明以燥金主令，戊土从金而化燥。己土之湿为本气，戊土之燥为子气，故胃家之燥不敌脾家之湿，病则土燥者少而土湿者多也。

太阴主升，己土升则癸水与乙木皆升。土之所以升者，脾阳之发生也，阳虚则土湿而不升，己土不升，则水木陷矣。火金在上，水木在下，火金降于戊土，水木升于己土，戊土不降，则火金上逆，己土不升，则水木下陷，其原总由于湿盛也。

《子华子》：阴阳交，则生湿。湿者，水火之中气，上湿则化火而为热，下湿则化水而为寒，然上亦有湿寒，下亦有湿热。湿旺气郁，津液不行，火盛者，熏蒸而生热痰，火衰者，泛滥而生寒饮，此湿寒之在上者。湿旺水郁，膀胱不利，火衰者，流溢而为白淫，火盛者，梗涩而为赤浊，此湿热之在下者。

便黄者，土色之下传；便赤者，木气之下陷。缘相火在水，一线阳根，温升而化乙木。木中温气，生火之母，升则上达而化火，陷则下郁而生热。木气不达，侵逼土位，以其郁热，传于己土，己土受之，于是浸淫于膀胱，五行之性，病则传其所胜，其势然也。

阴易盛而阳易衰，故湿气恒长而燥气恒消。阴盛则病，阳绝则死，理之至浅，未尝难知。后世庸愚，补阴助湿，泻火伐阳，病家无不夭枉于滋润，此古今之大祸也。

阳明燥金

燥者，阳明金气之所化也，在天为燥，在地为金，在人为大肠。阳明以燥金主令，胃土从令而化燥，太阴以湿土主令，肺金从令而化湿。胃土之燥，子气而非本气，子气不敌本气之旺，故阴盛之家，胃土恒湿；肺金之湿，母气而非本气，母气不敌本气之旺，故阳盛之家，肺金恒燥。

太阴性湿，阳明性燥，燥湿调停，在乎中气。中气旺则辛金化气于湿土而肺不伤燥，戊土化气于燥金而胃不伤湿，中气衰则阴阳不交而燥湿偏见，湿胜其燥，则饮少而食减，溺涩而便滑，燥胜其湿，则疾饥而善渴，水利而便坚。

阴易进而阳易退，湿胜者常多，燥胜者常少，辛金化湿者，十之八九，戊土化燥者，百不二三。阳明虽燥，病则太阴每胜而阳明每负，土燥而水亏者，伤寒阳明承气证外绝无而仅有，是以仲景垂法，以少阴负趺阳者为顺。缘火胜则土燥，水胜则土湿，燥则克水，湿则反为水侮。水负则生，土负则死，故少阴宜负而趺阳宜胜，以土能胜水，则中气不败，未有中气不败而人死者。

燥为寒热之中气，上燥则化火而为热，下燥则化水而为寒。反胃噎膈之家，便若羊矢，其胃则湿，而肠则燥。

湿为阴邪，阴性亲下，故根起于脾土而标见于膝踝。燥为阳邪，阳性亲上，故根起于大肠而标见于肘腕。所谓“阴邪居下，阳邪居上”，一定之位也。

然上之燥亦因于下之湿，中风之家，血枯筋缩，其膝踝是湿，而肘腕未尝非燥。使己土不湿，则木荣血畅，骨弱筋柔，风自何来！医家识燥湿之消长，则仲景堂奥可阶而升矣。

太阳寒水

寒者，太阳水气之所化也，在天为寒，在地为水，在人为膀胱。太阳以寒水主令，足太阳膀胱，水也，手太阳小肠，火也，火水异气，而以寒水统之，缘水位于下而生于上。离中之阴，水之根也，离阴降而下交坎位而化水，水降于火，是以丙火化气于壬水。火化而为水，则热从寒化，故太阳之气，水火并统，而独以寒水名也。

水性本寒，少阳三焦之火，随太阳而下行，水得此火，应当不寒，不知水之不寒者，癸水而非壬水也。盖水以蛰藏为性，火秘于内，水敛于外，是谓平人。木火主里，自内而生长之，故里气常温；金水主表，自外而收藏之，故表气常清。血生于木火，故血温而内发；气化于金水，故气清而外敛。人之经脉，厥阴在里，春气之内生也；次则少阴，夏气之内长也；次则阳明，秋气之外收也；太阳在表，冬气之外藏也。阳藏则外清而内温，阳泄则内寒而外热，外易寒水而为热火，内易温泉而为寒冰，外愈热而内愈寒，生气绝根，是以死也。

癸水温而壬水寒则治，癸水寒而壬水热则病。癸水病则必寒，壬水病则多热，以丁火化于癸水，故少阴之脏，最易病寒，壬水化于丙火，故太阳之腑，最易病热。是以病寒者，独责癸水而不责壬水，病热者，独责壬水而不责癸水也。

仲景《伤寒》，以六经立法，从六气也。六气之性情形状，明白昭揭，医必知此，而后知六经之证。六经之变化虽多，总不外乎六气。此义魏晋而后，绝无解者，先圣之法，一线莫传，凌夷至于今日，不堪问矣！

六气治法

治厥阴风木法

桂枝苓胶汤

甘草　桂枝　白芍　茯苓　当归　阿胶　生姜　大枣

上热加黄芩。下寒加干姜、附子。

治少阴君火法

黄连丹皮汤

黄连　白芍　生地　丹皮

少阴病，水胜火负，最易生寒。若有下寒，当用椒、附。

治少阳相火法

柴胡芍药汤

柴胡　黄芩　甘草　半夏　人参　生姜　大枣　白芍

治太阴湿土法

术甘苓泽汤

甘草　茯苓　白术　泽泻

治阳明燥金法

百合五味汤

百合　石膏　麦冬　五味

治太阳寒水法

苓甘姜附汤

甘草　茯苓　干姜　附子

太阳病，最易化生湿热，以化气于丙火，而受制于湿土也。若有湿热，当用栀、膏之类。

清·吴瑭著《医医病书》

清代吴瑭（鞠通）在《温病条辨》中开宗明义，卷首原病篇首标运气，以气运明温病发病之原。瑭晚年著《医医病书》，一医流俗之病，二补前刻《温病条辨》之所不及。书中强调明理在先，以《内经》之大论、大法，纠偏补弊，阐明治病之理。《医医病书》气运论曰："五运六气之理，天地运行自然之道。宋人疑为伪书者，盖未体验也。”并作医必备四时五行六气论。

气运论

五运六气之理，天地运行自然之道。宋人疑为伪书者，盖未体验也。《内经》论气运诸篇，当与《大易》《月令》参看，与《大易》相为表里者也。统言之，天地阴阳，一气之流行也。分言之，则有两仪、四时、五行、六气、七政、八风，相为流行，对待制化，以化生万物者也。在天原未伤人，在人之气体有偏，触其相克之气而病。如阳虚者，易伤湿、燥、寒之阴邪；阴虚者，易伤风、火、暑之阳邪也。精通气运之理，有先知之妙。时时体验其气之已至、未至，太过、不及，何者为胜气，何者为中气，何者为复气，何者为化气，再用“有者求之，无者求之，微者责之，盛者责之”之功，临症自有准的。今人概不之讲，梦梦处方，张冠李戴，民命何堪！

医不明六气论

风、寒、暑、湿、燥、火，六淫之病，唐宋以后，皆未分析清楚，如以伤寒法治温病，而又以温病法治燥症。且自唐以后，皆未识燥症，不讲燥症。只有沈目南先生论燥之胜气，引经为证，与喻氏、叶氏之论燥但指化气而言者大不相同，余已详载《温病条辨》中，其余概不之讲。甚至有云燥不为病者，谬之至，愚之甚也！风为长养万物之用，在天为元，且为百病之长，岂燥属金，为杀厉之气，有反不为病之理！盖以《阴阳应象大论》中但言冬伤于寒、春伤于风、夏伤于暑、秋伤于湿，脱简燥症一条，故云尔也。岂未见天元纪、六元正纪诸篇详言燥症之病乎！此读书而不能周密之故也。

医必备四时五行六气论

医不备四时五行六气之学，万不能医四时五行六气之病。唐以后之医，多为门户起见，盖欲天下之病人就其学术，并非以我之学术救天下之病。甚至某医内伤，某医外感，各由人定，医亦自夸。岂知内因、外因、不内外因，疑似甚多。病者果能认症，方书具在，何待求医？医学果可专门，就医者来，宜先择病。且儒理兼赅，非疡医可分业，况外证脉络，亦内科可应通。各执一见，难号十全。试由天道论之，虽天亦不能不备四时五行六气之全，以为生长化收藏，而成长养万物之功，岂人力大于天力，但执一气即能概六气之全乎！唐以后名医之法，可采而不可宗者也，盖皆各有所偏，不能殚述。如李东垣偏于温和，有似乎春；窦真定[1]偏于火功，有似乎夏；刘河间偏于寒凉，有似乎秋；朱丹溪偏于补水，有似乎冬。虽不甚确，然皆有所近。学者能兼数子之所长，而以《内经》、《难经》、仲景为主，知用法而不仅于用方，参考百家，再浑之以太和之气，庶乎不背于道矣。

三元气候不同论

三元气候不同，亦犹四时之候不同也。上元之明医，其用药必能合上元之气；中元之明医，其用药必能调中元之偏；下元之明医，其用药必能矫下元之弊。三元一百八十年，人多无是长寿，不能遍历三元；四时则每年一周，医可借四时以测三元矣。如初春去寒未远，换大毛之衣为小毛之服，仲春则着棉衣，季春则换单夹，夏则纱葛，秋则由葛而单夹，而棉而皮，冬则复用大毛矣。如仲景，明医也，其作《伤寒论》，原为建安纪年下元甲子伤寒颇多，不忍宗族之死、君亲之病而作也。后世不问何气为病，而一以伤寒之法治四时之病，亦自觉不合，遂人各注一伤寒书，而悉以伤寒名书，试问置风、火、暑、湿、燥五气于何地？“伤寒”二字，顾名思义，六气本不全也。余生于中元戊寅，癸丑年，温疫大行，余著《温病条辨》，以正用伤寒法治温病之失；及至下元甲子以后，寒病颇多。辛巳年，燥疫大行，死者无算，余作霹雳散以救之，又补燥金胜气论一卷，附《温病条辨》后。近日每年有燥金症。是余一人之身，历中元则多火症，至下元则多寒症、燥症，岂可执一家之书以医病哉！

清·陆懋修著《世补斋医书》

清代陆懋修（九芝）著《世补斋医书》，对于五运六气理论的论述主要集中在《六气大司天》上下篇、《内经运气病释》、《内经运气表》、《时病气候决病法》等。

《六气大司天》上下篇专论六气司天、六气大司天，完善了运气的大司天理论。陆懋修强调六气司天的重要意义，认为欲明“前人治法，必先明六气司天之为病”。书中还附有大司天三元甲子考，颇有参考价值。

“大司天”是指气候的“六十年一周”，在相临数个六十年之间，存在着

---

① 窦真定，名材，宋·绍兴中开州巡检，又为太医。

类似司天之气逐年更替的转化关系。在“六十年”之内，前三十年与后三十年气候特点也不相同，依其特点各以一气标志之，则前后二气间有着“司天”“在泉”那样的阴阳对应的关系。因此司天之气所统不是半年而是三十年，故称其为“大司天”。大司天理论是探讨六十年以上时间周期中气候运动的规律性，其产生不是逐年观测而来，而是从五运六气理论出发推理、分析而得。

六气大司天上篇

医书自仲景《伤寒论》后，于晋有王叔和，隋有巢元方，唐有孙真人、王刺史，宋有成无己，皆足以发明仲景之道，未有以仲景为偏于温者。至金元之间，刘守真、李东垣、朱丹溪出，而后之相提并论者，辄谓仲景偏于辛温，守真偏于凉泻，东垣偏于温补，丹溪偏于清滋。于是有疑其偏而弃其法者，有用其偏而执其法者，有以偏救偏而偏愈甚者，而不知皆非偏也。子舆氏谓：知人必论世。凡在尚友者皆然，岂至于医而独不然乎？然欲明前人治法之非偏，必先明六气司天之为病。六气者，如厥阴风木司天，少阳相火在泉，是为风火之气；少阴君火司天，阳明燥金在泉，是为火燥之气；太阴湿土司天，太阳寒水在泉，是为湿寒之气；少阳相火司天，厥阴风木在泉，是为火风之气；阳明燥金司天，少阴君火在泉，是为燥火之气；太阳寒水司天，太阴湿土在泉，是为寒湿之气。此逐年司天之六气，可运诸掌上者也。余则更以六十年一气之大司天计之。余盖本于外曾祖王朴庄先生引《内经》“七百二十气凡三十岁而为一纪，千四百四十气凡六十岁而为一周”，扩而大之，以三百六十年为一大运，六十年为一大气。五运六气迭乘，满三千六百年为一大周。

公言如此，遂以知古人之用寒用温，即各随其所值之大司天以为治。而在其人，道与时合，往往有不自知者，其人而当湿土寒水、寒水湿土之运，则以温散、温补为治者，非偏矣。其人而当风火火风、燥火火燥之运，则以凉泻、清滋为治者，非偏矣。自余得公此论，爰为古人尽发其藏。

溯自黄帝命大挠作甲子，贞下起元，从下元厥阴风木运始，以厥阴为下元，则少阴为上元，太阴为中元。复以少阳为下元，则阳明为上元，太阳为中元。合前后三元，而配以厥、少、太、少、阳、太之六气，于黄帝八年起数，前三十年为厥阴风木司天，后三十年为少阳相火在泉。历金天、高阳、高辛、唐、虞、夏、殷、周、秦，至汉灵帝十七年，改元中平之元年，为第四十九甲子。仲景当建安中，乃中平甲子垂二十年，时亦属下元厥阴风火用事，当时习用乌、附辛热，正值风火运中，为治多误，故仲景以桂枝、麻黄之温，治中风、伤寒之病。即以葛根芩连、白虎、承气、柏皮、栀豉之清，治温热、湿温之病。凡遇温热，即用寒凉，其谓仲景但知秋冬不识春夏者，不足与论仲景者也。由此以推至宋高宗绍兴十四年，为第六十五甲子。刘守真著《素问元机》，序云“大定丙午”，为金世宗二十六年，即宋孝宗淳熙十三年，乃绍兴甲子之四十三年，燥火用事，亦宜于凉。张易水与守真同时，李东垣为易水高弟，值宋宁宗嘉泰四年，为第六十六甲子，寒湿用事，故宜于温。丹溪生于至元，卒于至正，值泰定元年第六十八甲子，火燥用事，故宜于清。以上三家亦既按其时运一一符合。即王海藏《阴证略例》纯用温药，麻革于癸卯年序之，为金乃马贞氏称制之三年，即宋理宗淳祐三年，仍在嘉泰甲子中。至明张介宾为万历时人，专主温补，则又为嘉靖四十三年第七十二甲子，寒湿用事时矣。后此吴又可论瘟疫，周禹载论温热暑疫，多用寒凉，均值天启四年第七十三甲子风火用事时，故在国朝康熙二十三年，第七十四甲子火燥运中遵之多效。至乾隆九年，第七十五甲子，运值湿寒，其气已转，而医循故辙施治多乖。朴庄先生《伤寒论注》成于乾隆甲寅，以寒凉之治谓不合湿土寒水之运，公之所治无不以温散、温补见长，盖公固明于大司天之六气，而自知其所值为湿寒也。若与公同时人，则但乐于用温，适与时合，而实不自知其所以然矣。其后嘉庆九年，甲子为第七十有六，属于少阳相火、厥阴风木，则为火风之岁。及余生于嘉庆戊寅，中年以后，肆力于医。逮今同治三年，第七十七甲子又为阳明燥金、少阴君火用事，时上元之气未至而至，故于二年癸亥，上海一隅霍乱盛行，尽为热证。时医以其手足厥逆，竞用丁、附、桂、姜，入口即毙。余于甲子年独以石膏、芩、连，清而愈之，或以凉水调胆矾吐而愈之。证以我躬亲历，而病之各随司天以变者，弥益显然。自此至今，所遇时邪莫非温热，大都以凉散、以寒泻者愈之为多。以余所值燥火之运而宜寒凉，则风燥二火之亦宜于凉，寒湿、湿寒之必宜于温，概可推矣。

由是而知仲景之用青龙、白虎汤也，以其所值为风火也。守真辟朱肱用温之误，申明仲景用寒之治，为三已效方、三一承气也，以其所值为燥火也。东垣以脾胃立论，专事升阳者，以其所值为寒湿也。丹溪以知、柏治肾，专事补阴者，以其所值又为火燥也。明乎此，而知古圣昔贤著书立说都是补偏救敝之人。仲景为医中之圣，师表万世，黄芩、白虎即守真所本也；建中、理中即东垣所本也；炙甘草汤、黄连阿胶汤即丹溪所本也。补泻温凉，各随其运。设以守真而遇湿寒，决不偏于寒凉；东垣而遇风燥，决不偏于温补；丹溪而遇寒湿，决不偏于清滋，乃读其书不论其世，因而不知其人。辄谓如某者偏于凉，如某者偏于温，孰能知法固非偏，而不善用其法者之自涉于偏哉！此无他，皆坐不讲司天故也。

六气大司天下篇

《内经》有曰：必先岁气，毋伐天和。此但就逐年之岁气言之，而六十年之岁气亦不可不讲也。审矣！余既明前人治法各从岁气，更以古今治痘家按时索之，有益觉其显然者。儿病自钱仲阳减金匮八味丸之桂、附，而其于小儿之痘亦用清法，则以其与守真同为六十五甲子燥火用事时也。陈文中十一味木香散、十二味异功散，专主温补，则以其与东垣同为六十六甲子寒湿用事时也。至丹溪以解毒和中立法，复舍陈取钱，则以其时又为六十八甲子火燥用事，同于守真而异于东垣也。迨前明汪机作《痘证理辨》，自序：于嘉靖九年庚寅，以是年痘灾盛行，其治皆主于凉。是为宏治十七年，第七十一甲子燥火运中有宜然者。洎乎嘉靖末年，下逮隆万，苦寒之弊，层见迭出，故万密斋、聂久吾辈首重保元，莫不以温补为事。而崇正甲戌，费建中《救偏琐言》出，专主寒凉下夺，其书中记一茸附治验，似乎不类，而考其时尚为庚申年，万历庚申正是七十二甲子，张介宾著书时。若天启以后，所值七十三甲子，运转风火；七十四甲子，接连火燥；此二运风与燥异，而其为火则同，故费书犹盛行于康雍之间。而乾隆九年，既交七十五甲子，湿寒之运则相沿成习者又相反矣。时毗陵庄在田著《遂生编》以治痘，《福幼编》以治痉，切戒寒凉，全活无算。然揆诸嘉道间，则又有不然者。以嘉庆九年第七十六甲子，又值火风用事，故醒未子于嘉庆癸酉重刻在田书已云：时师之失，固在寒凉；庄公之得，固在温补。然苟有偏执则亦不能无弊，岂不因庄所值为湿寒，而醒未子所值为火风，度必已有投此而不验者，故为是言，而特不能识寒湿、湿寒治法不可施诸风燥二火之运耳？若余既值同治三年七十七甲子燥火之运，每于痘主清热解毒，痉主泻火坠痰，而遇虚寒之体、败坏之证，则步趋庄法，亦足以应无穷之变。盖病者而果属虚寒，病甚而已极败坏，凡在四损之列者，本不得常法是拘。即使温热之未传，或亦须辛热之反佐。而况地形之南北有高下，人身之禀赋有强弱，且于抱恙之新久尤有分别，凡所以随机而应变者，本非一言可竟，而治病之法不出《内经》，《内经》之治不外六气，自《天元正纪》以下七篇，百病之治皆在其间，岂可因其所论皆运气，而忘其为治法所从出哉！

8 经典运气书目

日本·丹波元胤编《中国医籍考》

《中国医籍考》80卷，又名《医籍考》，成于1819年，为日本江户时代汉方医学家丹波元简及其子元胤、元坚相继编纂而成，著录《黄帝内经》至清道光年间的中国医书共2880余种，注明卷数、存佚，列述序跋及有关考证提要，附以评论或作者按语，成为20世纪以前医家解题书目之冠，素有“收书完备、援引浩博、分类合理、考论功深”之称。

该书卷八十，专列运气医籍，居医经、本草、食治、藏象、诊法、明堂经脉、方论、史传、运气九大类别之一，从中可见中国历代五运六气文献之概貌。运气卷之外，亦涉及部分五运六气文献，如医经类张介宾《类经》，本草类张志聪《本草崇原》，伤寒类熊宗立《伤寒运气全书》，疫病类刘奎《松峰说疫》，方论类王氏《泰定养生主论》，教材类清高宗御定《医宗金鉴》等，显示五运六气著述在日本广为流存，具有学术影响。

书中也反映出对五运六气的质疑之态。纵观明清两代，对五运六气的质疑主要涉及理论出处、理论运用两个方面，或质疑运气七篇的出处，或反对马宗素之流的《运气钤法》，或反对不求医理而侈谈五运六气，或因历法变迁引发甲子格局推算的质疑，或因运气术语的解释分歧而反感。个中原由，还应明辨是非。如对待运气七篇大论是否为《内经》亡佚原文的问题，反映了“经文”与“经旨”两个层面的不同认识。在医史文献研究者看来，注重“经文”的考证，由于历史证据的欠缺，尚无法得到公认的结论，仍有待新的历史证据的出土，故成为持续的疑问。在中医理论与临床研究者而言，注重“经旨”的考量。从医理与运用法则角度探讨，运气七篇带有《素问》总结性篇章的特点，有助于天人相应中医学原理的深刻理解与实践操作，其“经旨”的意义大于“经文”出处。当今需要关注和给予重视的是如何运用五运六气理论指导解决大众健康与疾病问题，而非仅仅纠缠于运气七篇何年撰成、是否经文的难以考证的问题当中。

卷八十 运气

《太始天元册文》 佚

《素问》补篇《天元纪大论》：鬼臾区曰：臣积考《太始天元册文》曰：大虚寥廓，肇基化元，万物资始，五运终天，布气神灵，总统坤元，九星悬朗，七曜周旋，曰阴曰阳，曰柔曰刚，幽显既位，寒暑弛张，生生化化，品物咸章。臣斯十世，此之谓也。

王冰曰：《天元册》，所以记天真元气运行之纪也。自神农之世，鬼臾区十世祖始，诵而行之，此太古占候灵文。洎乎伏羲之时，已镌诸玉版，命曰《册文》。太古灵文，故命曰《太始天元册文》。

林亿等曰：详今世有《天元玉册》，或者以谓即是《太始天元册文》，非是。

《太始天元玉册元诰》 十卷 未见

吕复曰：《太始天元玉册元诰》十卷，不知何人所作。历汉至唐，诸《艺文志》俱不载录。其文自与《内经》不类，非战国时书。其间有“天皇真人，昔书其文，若道正无为，先天有之，太易无名，先于道生”等语，皆老氏遗意，意必老氏之徒所著。大要推原五运六气，上下临御，主客胜复，政化淫正，及三元九宫，太乙司政之类，殊为详明，深足以羽翼《内经》六微旨、五常政等论。太玄君扁鹊为之注，犹郭象之于《南华》，非新学之所易晓。观其经注，一律以出一人之手。谓扁鹊为黄帝时人，则其书不古。谓扁鹊为秦越人，则传中无“太玄君”之号。医门仿托，率多类此。（《九灵山房集·沧洲翁传》）

王氏（冰）《玄珠密语》

《宋志》作《素问六脉玄珠密语》。《国史经籍志》作《素问六气玄珠密语》。《艺文略》十卷。《宋志》作一卷，讹。《国史经籍志》作十七卷。《道藏》“基”字号中所辑亦同。 存。

自序曰：余少精吾道，苦志文儒，三冬不倦于寒窗，九夏岂辞于炎暑。后因则天理位，而乃退思休儒，继日优游，栖心正道。每思大数，忧短景以无依；欲究真筌，虑流年而不久。故乃专心问道，执志求贤，得遇玄珠，乃师事之尔。即数年间，未敢询其太玄至妙之门，以渐穷渊源，乃言妙旨授余曰：百年间可授一人也，不得其志求者，勿妄泄矣。余即遇玄珠子，与我启萌，故自号“启玄子”也，谓启问于玄珠子也。今则直书五本，每本一十卷也，头尾篇类义同。其目曰《玄珠密语》，乃玄珠子密而口授之言也。余于百年间，不逢志求之士，亦不敢隐没圣人之言，遂书五本，藏于五岳深洞中，先飨山神，后乃藏之。恐后人志求者，可以遇之，如得遇者，可以珍重之、宝爱之，勿妄传之，不得奇人，不可轻授尔。此玄珠子授余之深诫也。此十卷书，可见天之令，运之化，地产之物，将来之灾害，可以预见之。《素问》中隐奥之言，可以直而申之，可以修养五内，资益群生，有罚强补弱之门，有祛邪全正之法。故圣人云“天生天杀，道之理也”。能究其玄珠之义，见之天生，可以延生；见之天杀，可以逃杀。《阴符经》云：“观天之道，执天之行尽矣。”此者是人能顺天之五行六气者，可尽天年一百二十岁矣。其有夭亡，盖五行六气，近相罚夭，故祖师言六气之道，本天之机，其来可见，其往可追。可以法之玉版，藏之金柜，传之非人，殃堕九祖。

王冰曰：辞理秘密，难粗论述者，别撰《玄珠》，以陈其道。(《素问次注序》)

林亿等曰：详王氏《玄珠》，世无传者。今有《玄珠》十卷，《昭明隐旨》三卷，盖后人附托之文也。虽非王氏之书，亦于《素问》第十九卷至二十二卷，颇有发明。

吕复曰：《玄珠密语》十卷，乃启玄子所述。其自序谓，得遇玄珠子而师事之，与我启蒙，故自号“启玄子”，盖启问于玄珠也。目曰《玄珠密语》，乃玄珠子密而口授之书也。乃考王氏《素问》序云“辞理秘密，难粗论述者，别撰《玄珠》，以陈其道”。二序政自相戾。意者“玄珠”之名，取诸蒙庄子所谓“黄帝遗玄珠，使罔象得之”之语，则师事玄珠子而号启玄者，皆妄也。宋高保衡等校正《内经》曰：详王氏《玄珠》，世无传者。今之《玄珠》，乃后人附托之文耳。虽非王氏之旧，亦于《素问》十九卷、二十二卷，颇有发明。余尝合《素问》观之，而《密语》所述，乃六气之说，与高氏所指诸卷全不侔，疑必刊传者所误也。原其所从，盖捃摭《内经》六微旨及至真要等五篇，洎《天元玉册》要言而附会杂说。其诸纪运休祥之应，未必可征，实伪书也。苟启玄别撰，果见于世，又岂止述气运一端而已。览者取其长而去其短可也。(《九灵山房集·沧洲翁传》)

钱曾曰：《玄珠密语》十七卷，唐启玄子王冰述其师密授之口语也。冰云：能究其言，见之天生，可以延生；见之天杀，可以逃杀。百年间不逢志求之士，遂书五本，藏五岳深洞中，遇者可宝爱之。冰之言如此，余读其书，浩瀚委曲，莫得其津涯，大概直申《素问》六气之隐奥耳。(《读书敏求记》)

《四库全书提要》曰：《玄珠密语》十七卷，旧本题唐王冰撰。冰有《黄帝素问注》。《素问序》称“词理秘密，难粗论述者，别撰《玄珠》以明其道”，则冰实有《玄珠》一书。然考冰为宝应时人，官至太仆令，而此书序中有“因则天理位而退志休儒”之语，时代事迹，皆不相合。其书本《素问》五运六气之说而敷衍之，始言医术，浸淫及于测望占候。前有自序，称为其师玄珠子所授，故曰《玄珠密语》。又自谓以启问于玄珠，故号启玄。然考冰所注《素问》，义蕴宏深，文词典雅，不似此书之迂怪。且序末称“传之非人，殃堕九祖”，乃粗野道流之言。序中文谓“余于百年间，不逢志求之士，亦不敢隐没圣人之言，遂书五本，藏之五岳深洞中”，是直言藏此书时，其年已在百岁之外，居然自号神仙矣，尤怪妄不可信也。宋高保衡等校正《内经》云：“详王氏《玄珠》，世无传者，今之《玄珠》，乃后人附托之文耳。虽非王氏之书，亦于《素问》十九卷、二十四卷颇有发明”，则宋时已知其伪。明洪武间，吕复作《群经古方论》，云《密语》所述乃六气之说，与高氏所指诸卷全不侔，则吕复所见者，并非高保衡所见，又伪本中之重儓。且郑樵《通志·略》称《玄珠密语》十卷，吕复又称十卷，而此本乃十七卷，则后人更有所附益，又非明初之本矣。术数家假托古人，往往如是，不足诘也。其书旧列于医家，今以其多涉机祥，故存其目于术数家焉。

《昭明隐旨》　三卷　佚

林亿等曰：《昭明隐旨》三卷，与今世所谓《天元玉册》者，正相表里，而与王冰之义多不同。

启玄子《天元玉册》《读书后志》　三十卷　佚

赵希弁曰：上[1]启玄子撰，即唐王冰也。书推五运六气之变。

蓝先生（阙名）《素问人式钤》《艺文略》一卷　佚

---

① 上：原作“右”，从竖版横排之例改。

亡名氏《三甲运气经》《艺文略》 三卷 佚

赵氏（从古）《六甲天元运气钤》

旧缺撰人名氏，今据《宋志》订补。 《艺文略》二卷。佚

亡名氏《五运六气玉锁子》《艺文略》 三卷 佚

刘氏（温舒）《素问论奥》《艺文略》四卷《读书后志》作三卷是 **存**

自序曰：夫医书者，乃《三坟》之经。伏羲观天文造《甲历》，神农尝百药制《本草》，黄帝论疾苦成《素问》，因知其奥妙，不易穷研，自非留心刻意，岂达玄机！且以其间气运，最为补泻之要，虽备见黄帝与岐伯、鬼臾区问对，分糅篇章，卒无入法，稍难施用。余性识偏陋，窃慕真风，栖心圣典，积有岁月，虽吏役劳尘之暇，亦未尝暂舍。笔萃斯文，久以盈轴，莫不究源附说，解惑分图，括上古运气之秘文，撮斯书阴阳之精论。若网之在纲，珠之在贯，粲然明白，笺明奥义，感有指归。讵饰文辞，庶易晓悟，使览者经目，顿知妙道，几过半矣。讵敢沽誉，且畏医药之差误，遗人夭殃，绝人长命尔。元符己卯岁丁丑月望日序。

赵希弁曰：《运气论奥》三卷。上皇朝刘温舒撰。温舒以《素问》"气运"最为治病之要，而答问纷糅，文辞古奥，读者难知，因为三十论七十二图，上于朝。

《四库全书提要》曰：《素问入式运气论奥》三卷，附《黄帝内经素问遗论》一卷，宋刘温舒撰。温舒，里居未详。前有元符己卯自序，题朝散郎太医学司业，盖以医通籍者也。晁公武《读书志》云：温舒以《素问》"气运"为治病之要，而答问纷糅，文辞古奥，读者难知，因为三十论，二十七图，上于朝。今详考其图实二十九，盖"十干起运""十二支司天"二图，原本别题曰"诀"，故公武不以入数，仅曰二十有七。其论为三十一篇，末《五行胜复论》一篇，原本别注"附"字，故公武亦不以入数，仅曰三十也。卷末附《刺法论》一卷，题曰《黄帝内经素问遗篇》。案《刺法论》之亡，在王冰作注之前，温舒生北宋之末，何从得此？其注亦不知出自何人，殆不免有所依托，未可尽信。焦竑《国史经籍志》载此书四卷，合此论为一书，益舛误矣。

马氏（昌运）《黄帝素问入试秘宝》 《宋志》七卷 佚

陈氏（蓬）《天元秘演》 《宋志》十卷 佚

叶氏（玠）《五运指掌赋图》 《书录解题》一卷 佚

刘氏（完素）《内经运气要旨论》

旧作《素问要旨》，今据《原病式》订正。《国史经籍志》八卷。《世善堂书目》作一卷。 未见。

刘完素曰：世俗或以谓运气无征，而为惑人之妄说者，或但言运气为大道玄机，若非生而知之，则莫能学之者，由是学人寡而知者鲜。设有攻其本经，而复有注说雕写之误也。况乎造化玄奥之理，未有比物立象以详说者也。仆虽不敏，以其志慕兹道，而究之以久，略得其意。惜乎天下尚有未若仆之知者，据乎所见，而辄伸短识，本乎《三坟》之圣经，兼以众贤之妙论，编集运气要妙之说十万余言，九篇三部，勒成一部，命曰《内经运气要旨》，备见圣经之用矣。（《原病式》序）

亡名氏《运气图解》 一卷 存

按：是书附刻于张卿子《仲景全书》。顷又见元板零册，不载撰人名氏。

邓氏（焱）《运气新书》 佚

吴澄序曰：天地阴阳之运，往过来续，木火土金水，始终如环斯循。六气相生之序也，岁气起于子中，尽于子中，故曰“冬至子之半，天心无改移”。子午之岁始冬至燥金三十日，然后禅于风木，以至燥金，日各六十者五；而小雪以后，其日三十，复终于寒泉；寅申以下皆然，如是六十年，至千万年，气序相生而无间。非小寒之末无所于授，大寒之初无所于承，隔越一气，不相接续，而截自大寒，为次年初气之首也。此造化之妙，《内经》秘而不发，启玄子阙而不言，近代杨子建昉而推而得之。夫医家运气之说，惟《阴阳大论》七篇具存，而启玄子取以补《内经》，医流之究意及此者盖鲜。邓焱京文，贯通儒书，精专医伎，纯厚谨审，而笃于学，演绎七编，条分类别，目曰《运气新书》。经文注义，采拾靡遗，凡著书欲以明运气者，未有能若是赅且悉也。予又因杨氏所推，特表古圣先贤未发未言之奥于其篇端。邓氏之此书之行于世也，可无毫发罅漏矣。（《文集》）

曹氏（大本）《运气考定》　佚

吴澄序曰：邵氏谓《素问》《密语》之类，得术之理。郓城曹君大本彦礼，又嗜邵子书，而尤究意于《素问》《密语》运气之说，裒集《大论》三卷，《密语》七卷，亦勤矣。吾乡有医士邓氏所编《运气新书》，相近而微不同，予尝为之序。噫！世之言运气者，率以每岁大寒节为今年六之气于终、来年一之气所始，其终始交隔，越一气不相接续。予尝疑于是，后见杨子建《通神论》，乃知其论已先于予。彦礼父好邵学，予请以先天、后天卦明之。夫风木，冬春之交，东北之维，艮震也。君火，春夏之交，东南之维，震巽也。相火，正夏之时，正南之方，离也。湿土，夏秋之交，南西之维，坤兑也。燥金，秋冬之交，西北之维，兑乾也。寒水，正冬之时，正北之方，坎也。此主气之定布者也。地初正气子中，而丑中震也。地后间气丑中也，卯中离也矣。前间气卯中，而巳中兑也。天中天气巳中，而未中乾巽也。天后间气未中，而酉中坎也。地前间气酉中，而亥中艮也。地终正气亥中，而子中坤也。此客气之加临者也。主气土居二火之后，客气上行二火之间，终艮始艮，后天卦位也。始震终坤，先天卦序也。世以岁气起大寒者，似协后天终艮始艮之文，然而非也。子建以岁气起冬者，冥契先天始震终坤之义。子午岁之冬至，起燥金而生丑中之寒水。丑未岁之冬至，起寒水而生丑中之风木。寅申岁起风木，卯酉岁起君火，辰戌岁起湿土，巳亥岁起相火，皆肇端于子半。六气相生，循环不穷，岂岁岁间断于传承之际哉！然则终始于艮者，可以分主气所居之位，而非可以论客气所行之序也。彦礼父于经传之所已言，采拾详矣，惟此说乃古今之所未发，欲为诵之，以补遗阙。彦礼父天资淳实，于书无不读，而慕邵子甚矣。昔司马公与邵子同时，而师尊之，注《太玄》，撰《潜虚》，笃学请修。吾彦礼父之资，其几乎！予忝与之聚处国学，获其书，遂为志其卷首。(《文集》)

吕氏（复）《运气图说》　未见

按：上见于《九灵山房集·沧洲翁传》。

亡名氏《运气精华》

《文渊阁书目》一部一册，阙。《菉竹堂书目》作一卷。未见。

熊氏（宗立）**《素问运气图括定局立成》一卷　存**

《四库全书提要》曰：《素问运气图括定局立成》一卷，明熊宗立撰。宗立，字道轩，建阳人，刘剡之门人也，好讲阴阳医卜之术。是书以《素问》五运六气之说编为歌辞，又有天符、岁会之说，以人生年之甲子，观其得病之日气运盛衰，决其生死。医家未有用其法者，盖本五运六气，以生克制化，推其王相休囚而已，初无所征验也。

汪氏（机）**《运气易览》三卷　存**

《四库全书提要》曰：《运气易览》三卷，明汪机撰。是编取《素问》中五运六气之说，详加辨论。所衍各图，亦颇有发明。然治病自以脉证为主，拘泥司天在泉，终无当于经旨也。

楼氏（英）**《运气类注》四卷　存**

王氏（三杰）**《运气指明》二卷　未见**

亡名氏《运气总论》一卷　未见

按：上二书见于《澹生堂书目》。

亡名氏《运化玄枢》　未见

按：上见于《绛云楼书目》。

吕氏（夔）**《运气发挥》　未见**

按：上见于《江阴县志》。

邵氏（弁）**《运气占候补汇》　未见**

按：上见于《图书集成》。

董氏（说）**《运气定论》一卷　未见**

《四库全书提要》曰：《运气定论》一卷，明董说撰。是编凡四论八图。辨《素问》所论运气，当在《六元正纪大论》，原文久佚，故晋皇甫谧作《甲乙经》，隋全元起注《素问》，皆云亡失。唐王冰始私采《阴阳大论》七篇补之，诡云秘藏旧本。刘守真、杨子建递变其说，亦皆乖谬，因著此书以辟之。定以六气为经，五运为纬，气静运动，上下周流，天始于甲，地始于子，数穷六十，循环无端，其说甚辨。然运气之主病，犹分野之占天，以为不验，亦有时而中；以为必验，又有时不然。天道远，人事迩，治病者求之望闻问切，参以天时地气，亦足得其概矣，正不必辨无证无形之事也。

石氏（震）《**运气化机**》　**未见**

按：上见于《武进县志》。

钱氏（宝）《**运气说**》　**未见**

按：上见于《镇江府志》。

张氏（三锡）《**运气略**》**一卷**　**存**

李氏（中梓）《**运气考**》　**未见**

按：运气之说，出于王冰补《素问》七篇，而见于褚澄《遗书》。然则运气之说，起于六朝间者乎？褚书盖萧渊所依托也。隋萧吉《五行大义》，上自经传，下至阴阳医卜之书，凡言涉五行者，莫不搜辑，特至五运六气、胜复加临之义，则片言只字无论及者，其起于隋以后，确乎可知矣。其说凑合纬、医二书所立，自是一家言，未知创于何人。但至王冰，采而阑入《素问》篇内，其说始显。然竟唐代，犹未闻有言之者。及宋杨子建、沈存中、刘温舒笃信之，以为表章，然其泛滥不经，与《灵》《素》之旨相乖。《五变篇》虽有“先立其年，以知其时”之语，是则《岁露篇》所谓“三虚三实”之义，与“加临胜复”等说不同，乃不唯无裨治术，后世医家为之眩惑，为害不鲜。先子尝于所著《医賸》极辨其妄，而古人亦有议及之者。今采录其说，以备镜考。

褚澄《遗书》曰：尹彦成问云：五运六气，是邪非邪？曰：大挠作甲子，隶首作数，志岁月日时远近耳。故以当年为甲子岁，冬至为甲子月，朔为甲子日，夜半为甲子时，使岁月日时积一十百千万，亦有条而不紊也。配以五行，位以五方，皆人所为也。岁月日时，甲子乙丑，次第而及。天地五行，寒暑风雨，仓卒而变，人婴所气，疾作于身，气难预期，故疾难预定。气非人为，故疾难人测，推验多舛，拯救易误。俞、扁弗议，淳、华未稽，吾未之见其是也。

黄鲁直《通神论序》曰：余有方外之友曰杨介，尝谓五运六气，视其岁而为药石，虽仲景犹病之也。

王履《溯洄集》曰："运气"七篇，与《素问》诸篇自是两书，作于二人之手，其立意各有所主，不可混言。王冰以七篇参入《素问》之中，本非《素问》元文也。

黄仲理《伤寒类证辨惑》曰：夫运气应时交反脉者，谓取其加临时日，以诊平人，验其病不生死于将来，非伤寒已病脉之比也。盖伤寒有是证则有是脉，如伤寒脉紧，伤风脉缓是也。有是证而不见是脉者，故云"反"之一字也。温舒、浦云、守真三家之说，岂敢附于仲景之篇，特后人好事者为之耳。

万全《痘疹心法》曰：运气之论，岐黄之秘旨，专论其年，非谓起病日也。《伤寒钤法》以日起病，归号求方，不惟失轩岐之意，而且乱长沙之法矣。况主客之气，胜复之变，一岁之中，难以逆料，岂可以是料病吉凶也。信如其言，太乙天符日起病者凶，则太乙天符年有病者，皆不可治也。

周礼《医圣阶梯》曰：运气治伤寒，以病者之所生，年月日时合得病之日时，推算五运六气，与伤寒六经证候无不吻合，谓某日当得某经，某经当用某药，而以张仲景一百一十有三方按方施治，如太阳无汗麻黄汤、有汗桂枝汤之类。此无稽之术，杀人之方也。世之业医者欺人罔天，动以五运六气为言，殊不知寒毒之气，入人腠理，相搏于营卫之间，怯者则著而成病矣，壮者气行，即时未病，或过一二日，或过三四日而始觉，则得病之日，无真正之日矣。以此不真正之日，而谓某日当得某经，某经当用某药，正所谓差之毫厘，谬以千里，祸不旋踵。况运气推算，假饶得真正之日，万无是理耶！予故曰：运气不可适从也。

缪希雍《本草经疏》曰：原夫五运六气之说，其起于汉魏之后乎，何者？张仲景，汉末人也，其书不载也。华元化，三国人也，其书亦不载也。前之则越人无其文，后之叔和鲜其说，予是以知其为后世所撰，无益于治疗，而有误乎来学，学者宜深辨之。予见今之医师，学无原本，不明所自，侈口而谈，莫不动云五运六气，将以施之治病，譬之指算法之精微，谓事物之实有，岂不误哉！殊不知五运六气者，虚位也，岁有是气至则算，无是气至则不算。既无其气，焉得有其药乎！一言可竟已。其云"必先岁气"者，譬夫此年忽多淫雨，民病多湿，药宜类用二术，苦温以燥之，佐以风药，加防风、羌活、升麻、葛根之属，风能胜湿故也，此必先岁气之谓也。其云“毋伐天和”者，即春夏禁用麻黄、桂枝，秋冬禁用石膏、知母、芩、连、芍药之谓，即“春夏养阴，秋冬养阳”之义耳，乃所以遵养天和之道也。昔人谓“不明五运六气，检遍方书何济”者，正指后人愚蒙，不明五运六气之所以，而误于方册所载，依而用之，动辄成过，则虽检遍方书，亦何益哉！予少检《素问》中载有是说，既长游于四方，见天下医师与学士大夫，在在谈说其义，于时心窃疑之。又见性理所载，元儒草庐吴氏于天之气运之中亦备载之，予益信其为天运气数之法，而非医家治病之书也。后从敝邑见赵少宰家藏宋板仲景《伤寒论》，皆北宋善板，始终详检，并未尝载有是说。六经治法之中，亦并无一字及之。予乃谛信予见之不谬，而断非治伤寒外感之说。

何梦瑶《医碥》曰：运气之说，拘牵不通，固为有识者所不信。然其大指在详举六气，有许多变幻，寒中有热，热中有寒，邪正交错，蕃变纷纷，莫可纪极。一以明人之病源，一以例人之病情耳。明人之病源者，言人感六气而生病，欲人细推所感之气，其中有无夹杂他气，当兼治也。例人之病情者，天地之气变幻无定，则人身之气亦变幻无定，而病情不可以一律拘也。如冬月固属寒气司令，然亦有客热加临，故冬亦有温时，所谓非时之暖也，人于冬月病外感，则未知为感寒而病欤，抑感非时之温而病欤？是其源所当察也。寒气在上，则阳伏地中，故土上凛冽，而井泉温暖。以验人身，则外感于寒，则内郁为热也。是其情之有可例也。此言运气者之大指，取其大者，略其烦碎，弃其纰缪，而实实体验于人身，是在善读书者耳！又曰：徐灵胎《医学源流论》曰：司天运气之说，黄帝不过言天人相应之理如此，其应验先候于脉。凡遇少阴司天，则两手寸口不应。厥阴司天，则右寸不应。太阴司天，则左寸不应。若在泉，则尺脉不应，亦如之。若脉不当其位，则病相反者死，此诊脉之一法也。至于病，则必观是年岁气所胜与不胜，如厥阴司天，风淫所胜，民病心痛、胁满等证。倘是年风淫虽胜，而民另生他病，则不得亦指为风淫之病也。若是年风淫不胜，则又不当从风治矣。又云：相火之下，水气乘之，水位之下，火气承之，五气之胜皆然。此乃“亢则害，承乃制”之理。即使果胜，亦有相克者乘之，更与司天之气相反矣。又云：“初气终三气，天气主之，胜之常也。四气尽终气，地气主之，复之常也。有胜则复，无胜则否。”则岁半以前属司天，岁半以后又属在泉，其中又有胜、不胜之殊，其病更无定矣。又云：厥阴司天，左少阴右太阳，谓之左间、右间，六气皆有左右间，每间主六十日，是一岁之中，复有六气，循环作主矣。其外又有南政北政之反，其位天符、岁会、三合之不齐，太过、不及之异气，欲辨明分晰，终年不能尽其蕴。当时圣人，不过言天地之气运行旋转如此耳。至于人之得病，则岂能一一与之尽合。一岁之中，不许有一人生他病乎？故《内经》治岁气胜复，亦不分所以得病之因。总之见病治病，如风淫于内则治以辛凉，六气皆有简便易守之法。又云："治诸胜复，寒者热之，热者寒之，温者清之，清者温之，无问其数，以平为期"，何等划一！凡运气之道，言其深者，圣人有所不能知，及施之实用，则平正通达，人人易晓。但不若今之医者所云，何气司天则生何病，正与《内经》圆机活法相背耳！

张倬《伤害兼证析义》曰：谚云："不读五运六气，检遍方书何济"。所以稍涉医理者，动以司运为务，曷知《天元纪》等篇，本非《素问》原文，王氏取《阴阳大论》补入经中，后世以为古圣格言，孰敢非之，其实无关于医道也。况论中明言"时有常位，而气无必"，然犹谆谆详论者，不过穷究其理而已。纵使胜复有常，而政分南北，四方有高下之殊，四序有非时之化，百步之内，晴雨不同，千里之外，寒暄各异，岂可以一定之法而测非常之变耶！

何瑭《医学管见》曰：运气之说，起于《素问》，本为四时之变而设。盖以春为木，夏为火，秋为金，冬为水，夏秋之交为土，以此察天地之气候，辨人物之病证，以为治疗之主耳。《素问·六节藏象论》谓"五运相袭，而皆治之，终期之日，周而复始"，又谓"春胜长夏，长夏胜冬，冬胜夏，夏胜秋，秋胜春"，且以一期三百六十日，分为六气，每气主六十日，则其意可见矣。纪以天干则曰五运，纪以地支则曰六气，其实一也。传久致讹，至《天元纪大论》等篇，则遂以年岁之干支分管六气，盖已失先圣之指矣。盖年岁之干支，天下皆同，且通四时不变也，天气之温暑寒凉，民病之虚实衰旺，东西南北之殊方，春夏秋冬之异候，岂有皆同之理！此其妄诞，盖不待深论而可知也。近世《伤寒钤法》则以得病日之支干为主，其源亦出于此，决不可用。盖金木水火土之气，各主一时，当时则为主气，为司天，非其时而有其气，则为客气。其气与时正相反者，则为在泉，谓其气伏于黄泉之下而不见。治疗之法，用热远热，用寒远寒，盖所谓"必先岁气，勿伐天和"者也。春时木气司天，则四方皆温；夏时火气司天，则四方皆热；夏秋之交，土气司天，则四方皆湿；秋则皆凉，冬则皆寒，民病往往因之，此则理之易见者也。其有气与时相反者，则所谓客气者也，故治疗之法，亦有"假者反之"之理。观此则运气之说，思过半矣。